中医外科常见病证辨证思路与方法

主　编　唐汉钧　刘　胜

副主编　李　斌　阙华发　程亦勤

编　委　（以姓氏笔画为序）

邢　捷（上海中医药大学附属龙华医院）
向寰宇（上海中医药大学附属龙华医院）
刘　胜（上海中医药大学附属龙华医院）
刘晓鸫（上海中医药大学附属曙光医院）
李　斌（上海中医药大学附属岳阳中西医结合医院）
肖秀丽（上海市宝山区中西医结合医院）
何春梅（上海中医药大学附属龙华医院）
张　明（上海中医药大学附属岳阳中西医结合医院）
张静喆（上海中医药大学附属龙华医院）
陈　元（上海市普陀区中医医院）
陈　豪（上海中医药大学附属龙华医院）
陈　磊（上海中医药大学附属龙华医院）
周　蜜（上海中医药大学附属岳阳中西医结合医院）
郑　勇（上海市闵行区卫生健康委员会）
单　玮（上海中医药大学附属龙华医院）
高秀飞（浙江中医药大学附属第一医院）
徐杰男（上海中医药大学附属龙华医院）
高尚璞（上海中医药大学附属龙华医院）
唐汉钧（上海中医药大学附属龙华医院）
程亦勤（上海中医药大学附属龙华医院）
阙华发（上海中医药大学附属龙华医院）

人民卫生出版社

图书在版编目（CIP）数据

中医外科常见病证辨证思路与方法 / 唐汉钧，刘胜主编 . —北京：人民卫生出版社，2020

ISBN 978-7-117-29941-1

Ⅰ. ①中… Ⅱ. ①唐…②刘… Ⅲ. ①中医外科 – 常见病 – 辨证论治 Ⅳ. ①R26

中国版本图书馆 CIP 数据核字（2020）第 068109 号

人卫智网	www.ipmph.com	医学教育、学术、考试、健康， 购书智慧智能综合服务平台
人卫官网	www.pmph.com	人卫官方资讯发布平台

中医外科常见病证辨证思路与方法

主　　编：唐汉钧　刘　胜
出版发行：人民卫生出版社（中继线 010-59780011）
地　　址：北京市朝阳区潘家园南里 19 号
邮　　编：100021
E - mail：pmph @ pmph.com
购书热线：010-59787592　010-59787584　010-65264830
印　　刷：保定市中画美凯印刷有限公司
经　　销：新华书店
开　　本：710 × 1000　1/16　**印张**：40
字　　数：676 千字
版　　次：2020 年 6 月第 1 版　2020 年 6 月第 1 版第 1 次印刷
标准书号：ISBN 978-7-117-29941-1
定　　价：89.00 元
打击盗版举报电话：010-59787491　E-mail：WQ @ pmph.com
质量问题联系电话：010-59787234　E-mail：zhiliang @ pmph.com

《中医常见病证辨证思路与方法丛书》编委会

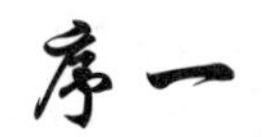

序一

中医学是中华民族文化瑰宝中一颗耀眼的明珠，不仅承载着中国古代人民同疾病做斗争的经验和理论知识，同时也充满了中国优秀的传统哲学思想。这种医哲交融现象是许多学科都不具备的。中医辨证思路是中医学的核心理论之一，是中医临床的灵魂，是每个优秀中医临床医师必须掌握的临床技能。如何用最有效的方法使学习者掌握中医辨证思路是现代中医教育一直探索的课题。

为更好地引导学生掌握中医辨证思路，为学生构建系统的中医知识结构，指导中医基础知识灵活应用于中医临床，上海中医药大学附属龙华医院启动了《中医常见病证辨证思路与方法丛书》编写工作，该丛书集合了在中医领域成绩卓著、享有盛名的学者大家，艺精而道明，如杏林大家陈湘君教授、唐汉钧教授，以及龙华医院知名中医专家胡鸿毅教授、肖臻教授、刘胜教授、徐莲薇教授、姜之炎教授、莫文教授、裴建教授亲自负责编写工作。丛书内容涵盖中医内科、中医外科、中医妇科、中医儿科、中医骨伤、针灸等学科，着眼于中医学生临证思路与方法的培养，在常规教材关于疾病概念、病因病机、辨证施治等论述的基础上，系统整合各学科常见病证的知识体系，通过辨证思路图归纳总结诊治流程，通过病例思维程序示范提供诊疗范例。所用医案均经过精心挑选，力求通过名医名家的临证经历为学习者提供更广阔的诊疗思路，医案后辅以作者精心编撰的按语，对学习者在理论与临床实践结合基础上提高中医临床思辨能力大有裨益。全书渊源澄澈，见病知源，寓教于行间，可知其康济之怀。

风雨砥砺六十载，辉煌铸就一甲子，恰逢上海中医药大学附属龙华医院60华诞。多年来，医院始终坚持“质量第一、病人至上、继承创新、追求卓越”的使命，秉承“严谨、仁爱、继承、创新”的精神，已成为中医特色鲜明、学科底蕴深厚、岐黄人才辈出，集医疗、教学、科研为一体的现代化的著名综合性中医医院。值《中医常见病证辨证思路与方法丛书》即将付梓，综纪各科，膏泽后学，谨以为序，并祝龙华医院精医卓越，再绘新篇。

徐建光

2020年4月28日

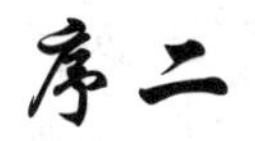

序二

中医药学是中华民族原创的医学科学，辨证论治是中医教育的核心。为引导学生建立初步的中医辨证思维，2002 年至 2007 年间，上海市名中医陈湘君教授、唐汉钧教授先后领衔编写了《中医内科常见病证辨证思路与方法》和《中医外科常见病证辨证思路与方法》两部教学参考书，为本套丛书的编写奠定了坚实的基础。

薪火相承，随着上海中医药大学附属龙华医院近 20 年的学科发展，以胡鸿毅、肖臻、刘胜、徐莲薇、姜之炎、莫文、裴建为代表的各学科青年名医迅速成长，内、外、妇、儿、骨伤、针灸六个学科团队，结合丰富的临床经验和先进的教学理念，高质量地完成了《中医常见病证辨证思路与方法丛书》的编写工作。这既是上海中医药大学附属龙华医院 60 年教育教学成果的展示，也是其 60 年学科建设经验的总结。纵观全书具有以下显著特色：

编写体例严格遵循中医思维的建构规律。围绕辨证思路与方法，全书以“概述、病因病机”言简意丰以助回顾基本知识，以“辨证注意点和辨证思路”提纲挈领引导学生建构中医思维方法，以“病例思维程序示范”带领学生模拟实践中医思维建构过程，寓妙用于流程导图，寄活变于典型医案，青年医师之辨证思路，至此始明。渐进式的编写设计，符合学生认知规律，有利于其提高学习效率，可谓创中医教育新范本。

编写内容诠释了传承与创新并重的内涵。病证选择上，衔接中医执业医师资格考试大纲、中医住院医师规范化培训和专科医师规范化培训细则等最新人才培养要求，补充完善各科常见病证范围；编写内容组织上，既继承总结前人临证经验，又及时融汇编者临证体会，同时还适当引入学科最新进展；编写形式设计上，贯穿全书的思维导图实为本套教参的点睛之笔，而一幅幅充满学科特色的配图更是增强了全书的直观性和形象性。

现今医书可谓汗牛充栋，诸青年医师诚难遍阅，值此 60 周年院庆，《中医常见病证辨证思路与方法丛书》即将付梓出版，厚不盈尺，而于各科常见病证揭要提纲，搜辑略备，使读之可遵道得路，开门即见山，堪为中医教育之宝筏也。

经过几代中医人的励精图治，上海中医药大学附属龙华医院已发展成为集医疗、教学、科研为一体，中医特色鲜明和中医优势突出的全国著名中医医院，努力实践着“在继承中创新发展，在发展中服务人民”的理念。作为一名龙医人，适逢甲子之年，展阅书稿，凡辨证论候，别具新裁，尤感于怀，及其命序，不辞而书，以寄龙华医院卫生济民之业，培育后学之功！

刘嘉湘

2020 年 4 月 28 日

前言

中医外科学是一门富有特色的中医临床学科。编写此书的目的在于让读者在学习中医外科学教材基础上,通过对本书的参考学习,较好地掌握中医外科常见病证的临床思路,提高中医外科临床思维能力。

本书主要供高等中医药院校学生、低年资中医住院医师及广大基层医务工作者参考。本书从概述,主要病因病机,辨证注意点,辨证思路,病例思维程序示范,医案、经验方及常用中成药等项介绍中医外科常见病证。其中,辨证思路对疾病的诊断要点、鉴别诊断、辨证论治进行详细、实用地介绍,病例思维程序示范详细介绍了各病证的辨治过程,给临床提供示范作用。尽量搜集各病证相应的名医医案、经验方及中成药以供临证参考,每个医案和经验方均注明出处以备查阅,介绍的中成药以《国家基本药物目录》为主,既方便又实用。

本书共介绍中医外科常见病证 100 余种,紧贴临床,在前一版的基础上增加了石疽等临床常见外科病证,删减了疫疔等少见病证,调整了瘿痈(以亚急性甲状腺炎为主),增加了桥本甲状腺炎、脱疽(分述为血栓闭塞性脉管炎、下肢动脉硬化闭塞症、糖尿病足等外科病证。重点突出辨证思路及病例思维程序示范,选用古今名家医案,并用真实的或作者自拟的典型医案加以示范指导,每个医案的辨证思维程序均为作者精心编撰,特别是名医医案的按语,均由本书作者所写,是本书的一大特色。本书医案拓展辨证思路大有裨益,对现行中医外科学教材有较大补充和发展,有助于初学中医外科者提高中医辨证能力,同时也为临床中医外科学教学模式改革提供有益的探索。

本书编写力求突出中医外科临床辨证思维方法,突出中医外科特色,突出临床实用,在中医外科学教材与临床实践间架起一座沟通的桥梁。

本书在编写过程中得到上海中医药大学、上海中医药大学附属龙华医院的大力支持。然由于时间仓促,且编写水平有限,书中缺点在所难免,恳请读者提出宝贵意见。

编者

2019 年 9 月

目录

第一章　疮疡

第一节　疖

【概述】

疖是指发生在肌肤浅表部位、范围较小的急性化脓性疾病。其特点是肿势局限，范围多小于3cm，突起根浅，色红、灼热、易脓、易溃、易敛。相当于西医学的疖、头皮穿凿性脓肿、疖病。

【主要病因病机】

1. 外感暑毒　夏秋季节感受暑毒；或身有痱子，复经搔抓，破伤染毒而生。

2. 热毒蕴结　饮食不节，脾胃运化失司，湿热火毒内生，复感风邪，以致风湿火邪凝聚肌表所致。

3. 脓毒旁窜　患疖后处理不当（疮口过小引起脓毒潴留）；或护理不慎（搔抓损伤引起脓毒旁窜）而成“蝼蛄疖”。

4. 体虚毒恋　体虚（阴虚内热或脾胃虚弱）而皮毛不固，外邪易侵袭肌肤，更易染毒发病，并可反复发作，缠绵难愈。

【辨证注意点】

1. 根据发病季节、部位的不同，以及患者体质差异、所兼夹之病邪差异，辨证有所侧重。一般而言，发于夏秋季节者，辨证为暑热浸淫证；发于气实火盛者，辨证为热毒蕴结证；发于体虚者，辨证为体虚毒恋证。

2. 应注意患者有无消渴或其他慢性疾病。

【辨证思路】

一、明确诊断

1. 局部皮肤红、肿、热、痛，范围多小于3cm（儿童以同身寸计，为1~2寸），单个或多个同时发生。

2. 可有发热、口干、便秘等症状。

3. 有头疖　患处皮肤上有一指头大小的红色肿块,灼热疼痛,突起根浅,中心有一脓头,脓出即愈。

4. 无头疖　患处皮肤上有一红色肿块,无脓头,表面灼热,触之疼痛,2~3日化脓后为一软的脓肿,溃后愈合较快。

5. 蝼蛄疖　多发于儿童头部,未破如蛐蟮拱头,已破如蝼蛄窜穴。

6. 疖病　特点是此愈彼起,经久不愈,应检查有无消渴或其他慢性疾病。

7. 应根据病情做血常规、C反应蛋白、降钙素原、血糖、免疫功能等检查。

二、与痈、颜面部疔疮相鉴别

1. 痈　常为单发,初起无头,局部顶高色赤,表皮紧张光亮,肿势范围较大,常为6~9cm,初起即伴有明显全身症状。

2. 颜面部疔疮　初起有粟粒状脓头,根脚较深,状如钉丁,肿势散漫,肿胀范围显著大于疖,出脓较晚且有脓栓,大多数患者初起即有明显全身症状。

三、辨证论治

本病基本证型为热毒蕴结证,治以清热解毒为法。需根据发病季节、患者体质差异、所兼夹之病邪差异等进行辨证,施以相应的方剂。

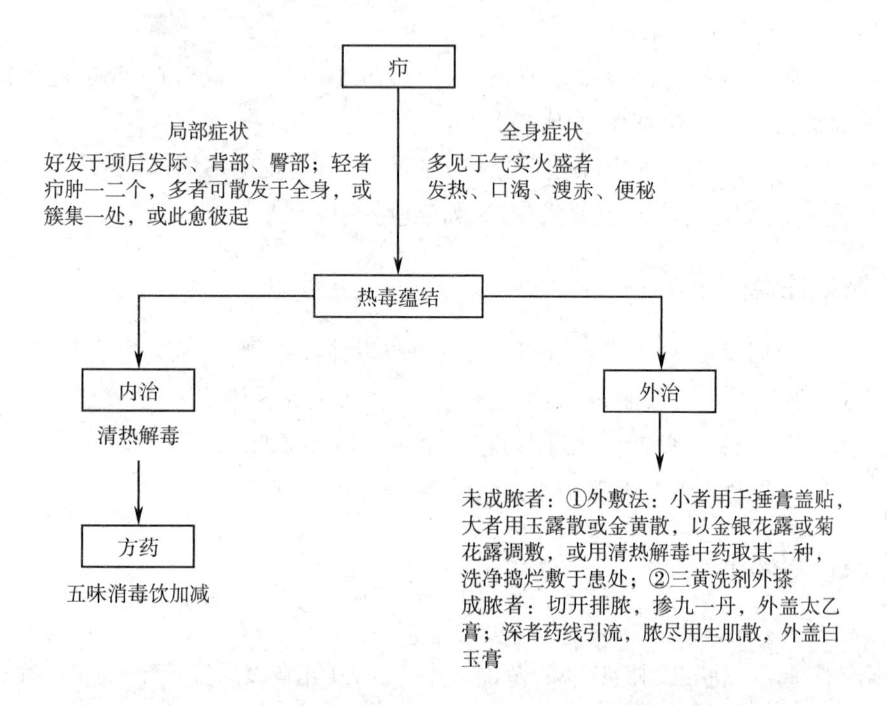

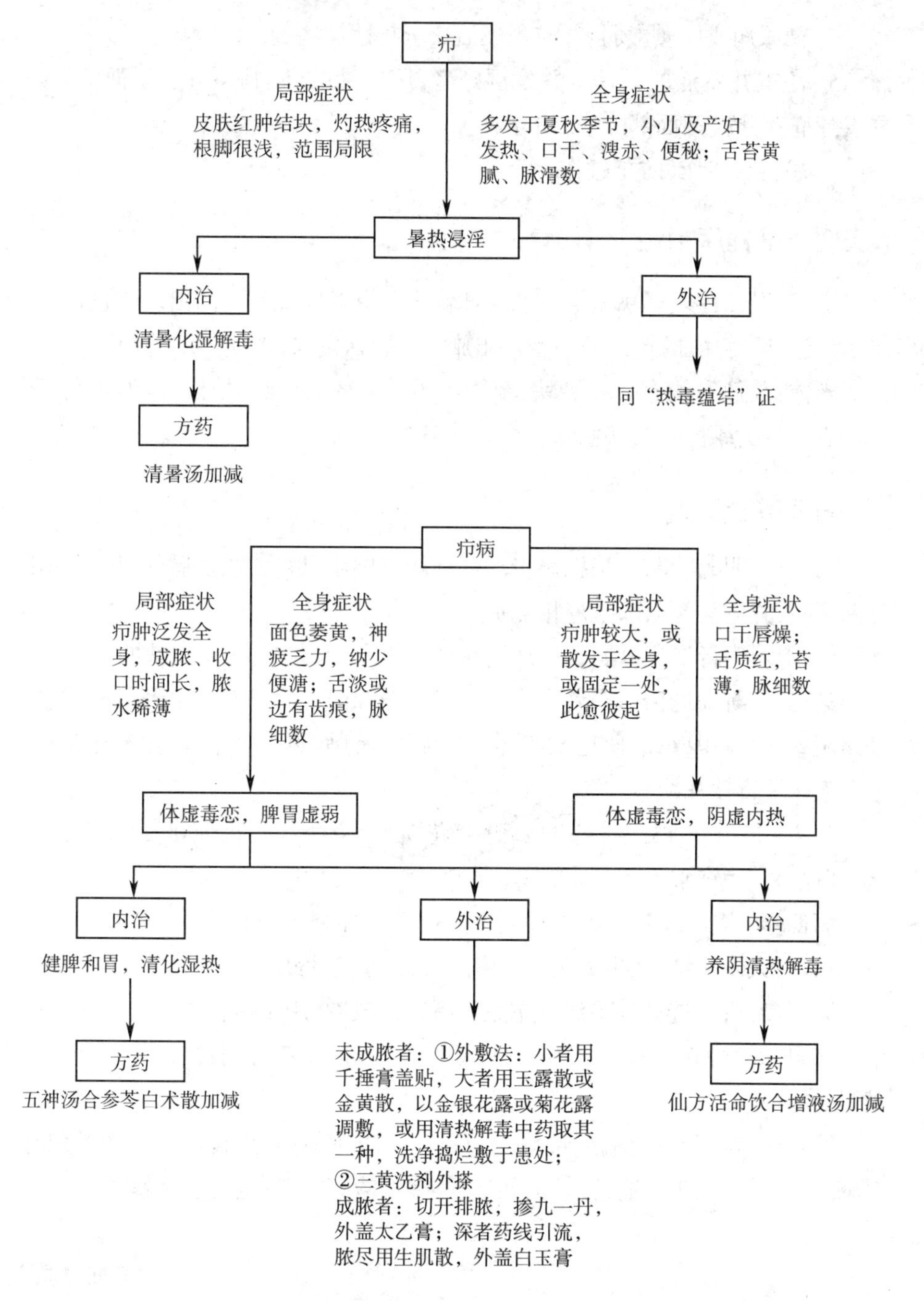

四、注意事项

1. 头部蝼蛄疖宜切开引流，如有死骨者，可待松动时用镊子钳出，外敷红油膏掺九一丹，待收口愈合时改用生肌散加垫棉法。

2. 糖尿病或体质虚弱者,应积极治疗全身性疾病。

3. 注重并发症的处理 并发湿疹者,用青黛散麻油调敷;发于面部者及并发疔疮者,按“颜面部疔疮”治疗。

4. 忌自行挤压,防止碰伤。

【病例思维程序示范】

王某,男,21岁。1998年8月3日就诊。患者3日前面部出现红色结块,未予诊治,后疼痛加剧,发病前曾外出旅游。否认发热,大便秘结,溲赤。

查体:前额右侧有一枚肿块,范围约1cm×2cm,色红,根浅,肤温稍高,顶端中心有一黄绿色脓头,触痛(+)。舌苔薄腻,脉滑。

辨证思维程序:

第一步:明确诊断。根据患者局部结块范围小,根脚浅,成脓快,可以初步诊断为疖,并应与颜面部疔疮相鉴别。

第二步:进行辨证分期。局部结块红肿热痛,中有脓头,属成脓期。

第三步:辨证论治。患者为青壮年,局部红肿热痛,是热毒之邪郁阻皮肤,经络阻塞;热毒炽盛,故便秘、舌苔薄黄、脉滑。证属热毒蕴结,治拟清热解毒,方用五味消毒饮加减。

处方:金银花15g,连翘12g,野菊花9g,黄芩9g,紫花地丁30g,蒲公英30g,白芷9g,皂角刺9g,生甘草3g。

第四步:根据患者的兼证对上述方剂进行加减。疖在头面部,加防风9g清热祛风;大便秘结,加生大黄12g、枳实12g通腑泻实。

第五步:辨证选择外治法。本案患者疖已成脓,用千捶膏外盖腐蚀脓头或沿皮肤自然纹理切开排脓,溃后疮口处掺九一丹,深者可用药线引流,外盖金黄膏。

第六步:调摄与生活指导。忌自行挤压,防止碰伤;少食辛辣之物及肥甘厚腻之品;忌食鱼腥发物;保持大便通畅;多饮清凉饮料;避免烈日暴晒。

(自拟医案)

【医案、经验方及常用中成药】

一、医案

1. 唐汉钧医案(《唐汉钧谈外科病》)

徐某,男性,26岁。7月初右臀部始发一结块,先痒后痛,随后又相继出现2枚,无发热,大便2~3日一行;舌质红,苔薄黄,脉滑。

检查:右臀部见2枚红肿结块,大小约1cm×1cm、1cm×2cm,中央各有脓头,触痛(+),质硬,另见一结块已消退,但留有色素沉着。

治拟清热祛暑。

处方:金银花10g,黄连4.5g,黄柏10g,连翘10g,淡竹叶6g,荷叶10g,芦根10g,制大黄9g。口服5剂,外用千捶膏。

5日后复诊,用药1日后脓出,肿痛随减,3日后肿痛渐消。

按语:患者年轻气盛,病位在下,方中黄连、连翘、黄柏、金银花清热解毒,消肿散结;淡竹叶、荷叶、芦根清热生津祛暑;制大黄清热泻火。外用千捶膏拔脓外出,脓出热泄则肿痛渐消。

2. 陆德铭医案[阙华发,吴娟飞.陆德铭教授治疗疖病的经验.吉林中医药,1999,19(1):6-7.]

包某,男,43岁。1994年2月26日初诊。患者头皮、颜面部遍发疖肿,连续不断,此愈彼起,经多方治疗未能控制。刻下症见左耳前一疖肿,红、肿、热、痛,脓头未出,耳后扪及肿大淋巴结,二便通畅;舌质红,苔薄,脉濡。

证属气阴两亏,热毒壅阻。治拟益气养阴,清热解毒。

处方:生黄芪30g,生地黄15g,玄参12g,麦冬9g,女贞子15g,白花蛇舌草30g,金银花9g,连翘9g,紫花地丁30g,黄连6g,野菊花9g,皂角刺15g,赤芍15g,生甘草6g。

经治10日,耳前原发疖肿消退,耳后淋巴结缩小,苔少,脉濡细。续宗前意,前方加天花粉15g,生黄芪用量增至45g。续服1个月,头皮、枕后仍有少量疖肿新发,然疼痛较轻,肿势亦小,一般在3日内可自行消退,而服药前常需治疗1个月才可控制。伴头皮瘙痒,舌边有齿痕,苔薄,脉濡。前方改生黄芪为60g、生地30g,加苦参12g、白鲜皮30g以止痒,防风9g以引药直达皮肤腠理,使内蕴之毒邪从外而解。再服2个月,已有1个月无疖肿新发,停药2周亦无新发。舌苔薄,脉濡。续以下方巩固之:生黄芪60g,生地5g,玄参12g,麦冬9g,天花粉15g,女贞子15g,枸杞子12g,防风9g,白术9g,白花蛇舌草30g,

赤芍12g,生甘草6g。之后未有新发。

3. 夏少农医案(《历代名医医案精选》)

瞿某,女,19岁。

暑邪内不入于脏腑为痧,又不入于经络而为流注,却客于肌肤,熏蒸化毒,发为脓头痱子(多发性毛囊炎)。病起1周,先限于颌下延及面额,焮红肿痛,治宜清暑解毒法。但暑乃熏蒸之气,暑必夹湿,湿为黏腻之邪,易聚难化,故治难于速效。

处方:青蒿梗30g,大豆卷12g,淡豆豉12g,鲜生地黄30g,蒲公英30g,藿香9g,佩兰9g,西瓜翠衣9g,冬瓜皮9g。2剂。

外用:丝瓜叶捣汁调金黄散。

二诊:

处方:原方加千里光30g,紫花地丁9g,蚤休9g。2剂。

三诊:前进清暑解毒法,新之脓疹未发,原有者逐渐消退。

处方:鲜荷叶1角,蒲公英30g,藿香4.5g,佩兰4.5g,淡豆豉12g,丹皮9g。

按语:脓头痱子,疖之小者。疖,中医分暑疖、热疖、顽疖等数种,暑疖多发于夏秋之季,因疖发于暑季故名,暑疖用清暑解毒法,有较好的效果。

二、经验方

1. 野菊败毒饮(《中医外科学》)

功能:清热解毒。

主治:颜面部疖肿。

组成:野菊花9g,连翘9g,玄参9g,紫花地丁草9g,金银花12g,蒲公英15g,浙贝母6g,生甘草3g。

用法:水煎服,日1剂,分2次服。

2. 蜂房散(《中医外科学》)

功能:清热利湿解毒。

主治:发际疮。

组成:蜂房6g,泽泻12g,紫花地丁草12g,赤茯苓12g,赤芍12g,金银花15g,蒲公英15g,羌活4.5g,僵蚕9g。

用法:水煎服,日1剂,分2次服。

3. 疖病方(《中医外科学》)

功能:健脾养阴,清热解毒。

主治:疖病。

组成:生黄芪30g,太子参30g,白术9g,茯苓12g,生地黄18g,玄参12g,麦冬9g，生首乌30g，女贞子12g，丹参30g，天花粉12g，皂角刺12g，赤芍30g，金银花15g，蒲公英15g，黄芩9g，生甘草3g。

用法：水煎服，日1剂，分2次服。

三、常用中成药

可选用清解片、六应丸、小金丹。

（向寰宇）

第二节　疔

颜面部疔疮

【概述】

颜面部疔疮是指发生于颜面部的急性化脓性疾病。其特点是疮形如粟，坚硬根深，如钉丁之状，全身热毒症状明显，病情变化迅速，易成走黄之变。相当于西医学的颜面部急性化脓性感染及颜面部疖、痈伴发蜂窝织炎。

【主要病因病机】

1. 饮食不节　恣食膏粱厚味、醇酒辛辣炙煿，脏腑蕴热，火毒结聚。
2. 感受六淫之邪　感受四时不正之气（火热之气），郁于肌肤。
3. 外伤染毒　虫咬皮损，面部外伤，或因抓破染毒，复染毒邪，蕴蒸肌肤。

【辨证注意点】

1. 注意辨别火热之毒轻重。热为阳邪，热极可化为火，热与火两者仅是程度上的不同。热与火蕴久均可以生毒，热毒势缓，火毒势猛。
2. 注意发病部位。
3. 注意合并症（走黄、流注、附骨疽、内痈）辨证治疗。

【辨证思路】

一、明确诊断

1. 多发于额前、颧、颊、鼻、口唇等部。

2. 初期局部有粟米样脓头,或痒或麻,肿势范围3~6cm,但多根深坚硬,形如钉丁之状;继之红肿高突,灼热疼痛;后期肿势局限,顶高根软溃脓,脓栓随脓外出,肿消痛止。

3. 可伴有发热、口渴、头痛、便干、溲赤等症。

4. 可有颈颌部淋巴结肿大疼痛。

5. 合并症可见走黄、流注、附骨疽、内痈。

6. 血常规检查白细胞计数及中性粒细胞百分比明显增高,C反应蛋白及降钙素原升高。血糖、疮面脓液细菌培养及药敏、血细菌培养及药敏等检查有助于治疗及判断预后。

二、与疖相鉴别

疖:虽好发于颜面部,但红肿范围不超过3cm,无明显根脚,一般无全身症状。

三、辨证论治

临证根据火热之毒的轻重分型论治,分为热毒蕴结证及火毒炽盛证。

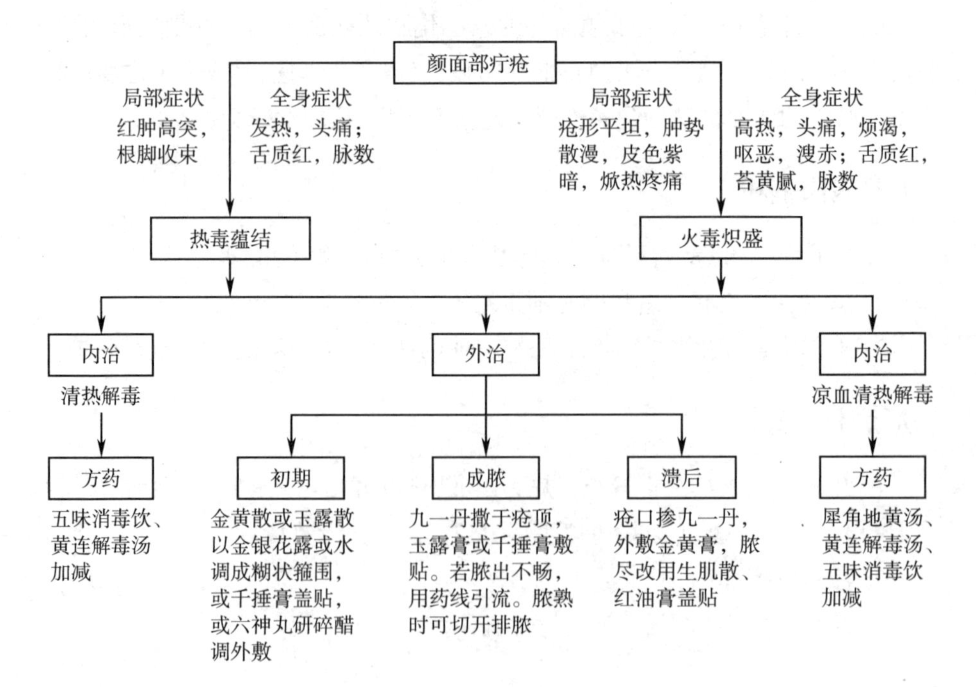

四、注意事项

1. 疔疮治疗应清不应温,应聚不应散。

2. 清热解毒之苦寒药易伤胃气,注意中病即止。

3. 忌早期切开及针挑，忌挤脓，忌灸法，防止碰撞，换药时手法应轻柔，以免疔毒走散入里。

4. 并发走黄，宜中西医综合治疗。

【病例思维程序示范】

周某，女，42岁。1998年6月12日就诊。患者4日前左侧口角处始发一脓头，自行挤破后，左侧颜面部随之出现红肿疼痛，伴发热，外院予静脉滴注甲硝唑等治疗，病情未缓解，肿势逐渐增大，疼痛加剧，身热不退，头痛，纳呆，口干，大便秘结。

查体：体温37.7℃，左侧颜面部红肿，质地偏硬，肤温高，触痛明显，左侧口角处有一脓头已溃，脓痂附着，触痛明显。舌质红，苔黄腻，脉数。

辨证思维程序：

第一步：明确诊断。根据患者颜面部先局部高肿，四周肿势增大，伴发热、头痛等全身症状，可以初步诊断为颜面部疔疮。

第二步：进行必要的检查。为明确感染的程度，需做血常规检查，同时要做血培养及药物敏感试验来判断病情的严重程度。

第三步：进行分期。本案患者肿势明显，四周浸润明显，疼痛加剧，属疾病中期。

第四步：进行辨证论治。局部皮肤焮红灼热，是脏腑蕴热，火热之毒结聚肌肤，局部气血凝滞所致；局部肿痛，是经络阻滞，气血凝滞所致；肿胀形势高起，是因气血充实，能御邪于外，约束毒邪；发热、苔黄腻、脉数，均为热毒蕴结之象。证属热毒蕴结，治拟清热解毒，方用五味消毒饮、黄连解毒汤加减。

处方：金银花15g，连翘12g，黄芩15g，半枝莲30g，野菊花12g，紫花地丁30g，草河车30g，生地黄20g，赤芍15g，丹皮12g，白芷6g，生甘草6g。

第五步：根据患者的兼证对上述方剂进行加减。壮热口渴，加竹叶9g、生石膏18g清热生津；大便秘结，加生大黄9g、枳实12g清热通腑；不易出脓，加皂角刺15g托毒透脓。

第六步：辨证选择外治法。病在中期，于脓头已溃处，掺少许九一丹，肿胀处用金黄散水调箍围。

第七步：调摄与生活指导。忌内服发散药；忌灸法；忌早期切开及针挑；忌挤脓，防止跌跤碰伤患部；饮食清淡，忌烟酒，忌食辛辣、荤腥发物、甜腻之品；

忌房事、忿怒、过度思虑、惊恐。

（自拟医案）

【医案、经验方及常用中成药】

一、医案

1. 唐汉钧医案（《唐汉钧谈外科病》）

钱某，女性，39岁。4日前鼻唇间始发一小脓头，自行挤抓溃破后，鼻唇及右侧面部红肿遂起，出现高热，外院应用抗生素治疗后，肿势反重，发热不退，张口及右眼睑开闭受影响，泛泛欲吐，不思饮食，大便2日未行，寐差；舌质淡红，苔薄黄腻，脉细数。

检查：右侧面颊至右眼睑处、右侧鼻翼及上唇部均肿胀，扪之灼热，触痛发麻，右侧鼻唇沟有一脓头已溃，见有干结的脓痂，压痛明显。体温37.7℃，神志清楚。

治拟清热解毒泻火。

处方：金银花15g，连翘12g，蒲公英15g，紫花地丁15g，黄芩9g，半枝莲15g，野菊花15g，生地黄15g，丹皮9g，赤芍9g，生大黄（后下）3g，枳实9g，川朴9g，苍术9g，生甘草6g。静滴双黄连、清开灵注射液，另外内服清热败毒饮。局部肿胀处用金黄散水调外敷，脓头外露，掺少许九一丹。

1周后，患者面颊肿势消退，上唇肿胀减轻，右鼻唇沟脓去疮敛，触之稍觉僵硬发麻，舌质偏黯，苔薄白，脉细。

处方：生黄芪30g，太子参30g，白术15g，黄精12g，黄芩12g，菊花9g，生地黄30g，金银花9g，川朴9g，枳实9g，苏梗12g，生甘草6g。

再巩固治疗2周。

按语：该患者起病急骤，红肿疼痛严重，为火毒所患，应用五味消毒饮加减，用金银花、连翘、蒲公英、紫花地丁、野菊花、半枝莲等大量清热解毒之品；丹皮、赤芍配合生地，既能凉血清热，又能消肿、通便；黄芩可清人体上部之热，并用生大黄、枳实通腑泻火。由于疔疮发于头面，故采用金黄散水调箍围，中央脓头放少量九一丹，既便于换药，又利于脓毒从中溃而出，病情才能较快好转。肿消脓尽后，当以黄芪、太子参、白术、黄精等益气健脾，而少佐菊花、金银花清解余热，巩固疗效。

2. 夏少农医案(《历代名医医案精选》)

陈某,男,30岁。

疔疮2天,因挤压而致右面颊部红热肿痛,肿块1cm×1cm,肿势大于肿块3倍,按之甚痛,目前无五脏症状。苔黄腻,脉弦。此由热毒炽盛,化火成疔,治宜清火解毒,慎防走黄。

处方:鲜生地黄30g,紫花地丁30g,野菊花4.5g,金银花30g,蒲公英30g,蚤休9g,丹皮9g,大青叶15g,生甘草3g,赤芍9g,绿豆衣6g,广犀角粉(吞服)3g。2剂。

外用:九一丹加金黄膏。

二诊:右面颊疔疮,经服清火解毒之品,外敷千捶膏加金黄膏显效,刻下肿势已消,脓已去,尚留僵块缓慢消散。脓乃气血所化,脓去必耗阴血,再从前法加养阴药治之。

处方:鲜生地黄30g,紫花地丁30g,赤芍9g,野菊花15g,金银花12g,蚤休9g,蒲公英30g,丹皮9g,大青叶15g,天花粉12g,生甘草4.5g。3剂。

外用:金黄膏加九一丹。

三诊:脓液泄后,肿块亦减,此毒邪得化,再取原法。

按语:本病例属典型的颜面部疔疮。中医所谓"疔"的典型症状是中有疔头,四周有肿块,肿块外有大于肿块数倍之肿势,并有脓头如钉硬深藏于内。本证用中药清热解毒法,外用升丹拔毒,不过数日便脓泄邪化,肿痛消退而愈。凡中医所称为"疔"都由火毒为患,故治疗原则以清火解毒为主,方剂以犀角地黄汤、黄连解毒汤及五味消毒饮加减,一般疔疮不用犀角,如到"走黄"阶段必须用上三方,以犀角为主药(注:方中犀角为原书记载,现多用适量的水牛角代替)。

二、经验方

1. 菊花甘草汤(《中医外科学》)

功能:清热解毒。

主治:颜面部疔疮属热毒蕴结型。

组成:菊花120g,生甘草12g。

用法:水煎服,日1剂,分2次服。

2. 九味消疔汤(《中医外科学》)

功能:凉血清热解毒。

主治:颜面部疔疮属火毒炽盛型。

组成：金银花30~50g，紫花地丁草30~50g，生地黄9~30g，夏枯草15g，赤芍9g，黄连9g，知母9g，生甘草9g，桔梗6g。

用法：水煎服，日1剂，分2次服。

三、常用中成药

可选用清解片、六应丸、六神丸、新癀片、西黄丸。

（向寰宇）

手足部疔疮

【概述】

手足部疔疮是发生在手足部的急性化脓性疾病。其特点是发病较急，初起无头，红肿热痛明显，易损筋伤骨，影响手、足功能。根据发病部位不同，临床比较常见的有蛇眼疔、蛇头疔、蛇腹疔、托盘疔、足底疔。相当于西医学的甲沟炎、化脓性指头炎、化脓性腱鞘炎、掌中间隙感染、足底皮下脓肿。

【主要病因病机】

1. 外伤染毒　针尖、竹、木、鱼骨等刺伤，修甲损伤、昆虫咬伤等，感染毒邪。

2. 脏腑火毒炽盛　脏腑蕴热蓄积，凝于肌肤。

3. 托盘疔还可由手少阴心经、手厥阴心包经火毒炽盛，气血凝滞，郁而化热所致。

4. 足底疔多由湿热下注，毒邪蕴结，气血凝滞而生。

【辨证注意点】

1. 注意发病部位（蛇眼疔、蛇头疔、蛇腹疔、托盘疔、足底疔）。

2. 注意疾病分期（初期、成脓、溃后）。

3. 治疗时应掌握手指部辨脓及脓成切开的方法。根据皮色、肿势、波动感初步判断脓成与否，必要时可用透光法，忌盲目切开或脓成不排。

4. 本病易损筋伤骨，要注意辨别有无损筋伤骨。手足部疔疮反复不愈，久不收口，或僵肿不消，应X线摄片检查或用药线探查是否已损骨，死骨不去，难以愈合。

【辨证思路】

一、明确诊断

1. 手足部常有外伤史。

2. 初期局部无头者较多,或痒或麻,继则灼热疼痛。有的红肿明显,有的红肿并不明显。中期肿势逐渐扩大,红热明显,疼痛剧烈而呈搏动性,患在手部可引起肘部或腋窝淋巴结肿大,足部可在腹股沟出现淋巴结肿痛。如患部中软而应指者,为内已成脓。后期一般脓出黄稠,逐渐肿痛消退,趋向痊愈。

3. 血常规检查白细胞计数及中性粒细胞百分比增高。X 线摄片可确定有无骨质破坏。细菌血培养可协助诊治。

二、本病早期与类丹毒相鉴别

类丹毒:发病前多有鱼虾等刺伤史;红肿不如疔疮明显,常为游走性的红紫色斑块;一般不化脓;全身症状多不明显。

三、辨证论治

手足部疔疮按病程分为初期、成脓期。手部疔疮之证型分为火毒凝结证、热盛肉腐证;足部疔疮因发于下肢,其初期辨证为湿热下注证,成脓期为热盛肉腐证。

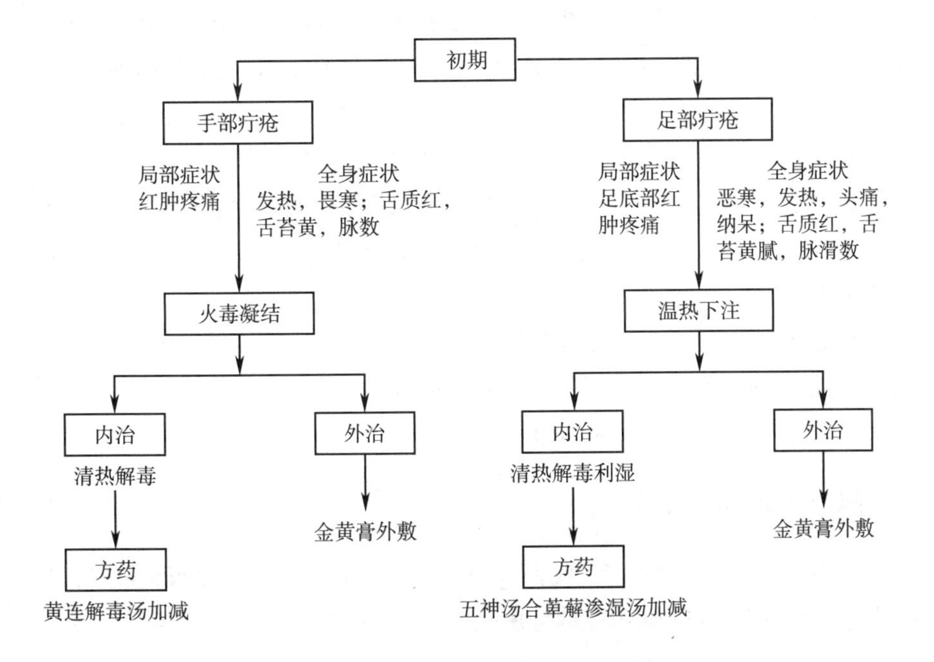

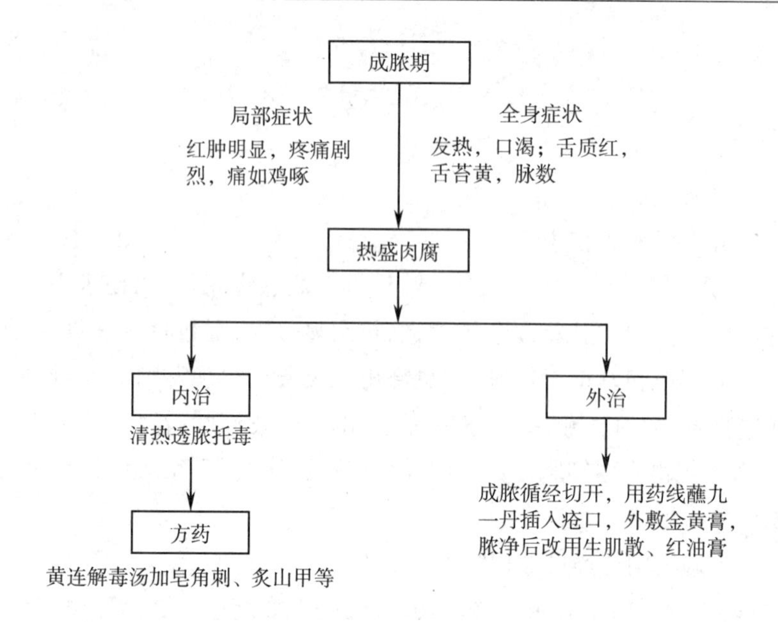

四、注意事项

1. 注意分期辨证，早期慎用辛温发散之品，以防毒气走散；中期注重托毒透脓，使疔毒收聚一处，不致失去护场；后期注重清解余毒，壮骨荣筋，补益气血。

2. 成脓期应尽早切开排脓，并注意切口选择。蛇眼疔宜沿甲旁2mm挑开引流；蛇头疔宜在指掌面一侧做纵行切口，务必引流通畅，必要时可对口引流；蛇肚疔宜在手指侧面做纵行切口，切口长度不得超过上下指间关节面；托盘疔应依掌横纹切开，切口应够大，保持引流通畅，手掌处有白点者，应先剪去厚皮，再挑破脓头。

3. 溃后需控制胬肉生长，可用祛腐生肌平胬之品。

4. 若已损骨，久不收口者，可用2%~10%黄柏溶液浸泡患指，每天1~2次，每次10~20分钟。有死骨存在者，可用七三丹提脓祛腐，待死骨松动时用血管钳或镊子钳出死骨。

5. 筋脉受损导致手指屈伸障碍者，待伤口愈合后，用红花、桂枝、桑枝、丝瓜络、伸筋草等煎汤熏洗，并加强患指屈伸功能锻炼。

6. 手部疔疮忌持重物或剧烈运动。

【病例思维程序示范】

李某，女，22岁。2004年11月2日就诊。发病前有左拇指被花枝刺伤史。4日前左拇指出现红肿疼痛，自行用碘酒外涂，病情未缓解，红肿疼痛加剧，痛如鸡啄。体温平，纳呆，大便干结。

查体：左手拇指指端红肿，触痛(++)，且中有一黄色脓疱，点压红肿处，局部剧痛。透光法检查可见局部有阴影。舌质淡红，舌苔薄黄，脉濡。

辨证思维程序：

第一步：明确诊断。根据患者有手部外伤史，初起指端红肿热痛，后肿势逐渐扩大，红热明显，疼痛剧烈，且点压后局部剧痛，可以初步诊断为蛇头疔。

第二步：进行必要的检查。明确感染的程度，需做血常规检查；同时为判断有无手指指骨骨质破坏，可行手指X线检查。

第三步：进行分期。本案患者局部红肿处有明显的跳痛感，痛如鸡啄，透光法检查可见局部有阴影，故属成脓期。

第四步：进行辨证论治。局部红肿明显，为热毒炽盛，气血凝滞；疼痛，是经脉不通，气血郁遏；痛如鸡啄，是成脓胀急。证属热盛肉腐，治拟清热透脓解毒，方用五味消毒饮、黄连解毒汤加减。

处方：金银花15g，野菊花9g，蒲公英30g，紫花地丁草15g，白花蛇舌草15g，黄芩9g，皂角刺15g，丝瓜络9g，伸筋草9g，生甘草6g。

第五步：根据患者的兼证对上述方剂进行加减。大便干结，加生大黄12g、枳实9g、芒硝9g泄热通腑。

第六步：辨证选择外治法。病在成脓期，及早循经切开排脓，在左拇指掌面一侧做纵行切口，术后用九一丹药线引流，外敷金黄膏。

第七步：调摄与生活指导。忌持重物或剧烈运动；饮食清淡，忌烟酒，忌食辛辣、荤腥发物。

（自拟医案）

【医案、经验方及常用中成药】

一、医案

顾伯华医案(《历代名医医案精选》)

曹某，男，21岁。右手中指蛇头疔症起半月，曾在外院行局部切开术3次，肌注庆大霉素，并拔除指甲。X线摄片示：右手中指软组织炎症波及骨质。以药线探查疮口，有骨破坏的粗糙感，并有稀薄黑污脓液自疮口溢出，西医诊断为化脓性指头炎合并指骨髓炎。手指肿胀疼痛，舌质红，舌苔黄腻，脉弦滑。证属疔毒火盛，蕴郁日久，致损筋蚀骨，俗名蛇头疔。治拟清热消肿解毒，并需待死骨脱落后方能收口。

内服方：紫花地丁 30g，野菊花 6g，半枝莲 15g，金银花 9g，连翘 9g，草河车 9g，生地黄 15g，伸筋草 9g，丝瓜络 6g，皂角针 9g，生甘草 3g。7 剂。

外治方：二宝丹药线引流，外敷金黄膏。

二诊：经药线引流后，脓液排出畅达，手指肿痛减轻。X 线摄片示：右中指远节指骨可见骨质破坏，基底部可见骨折片。舌尖红，苔薄润，脉濡数（84 次 /min）。再拟清解托毒。

内服方：紫花地丁 30g，野菊花 15g，半枝莲 15g，赤芍 9g，忍冬藤 15g，丹皮 9g，草河车 9g，生地黄 15g，伸筋草 9g，丝瓜络 6g，皂角针 9g，生甘草 3g。7 剂。

外治方：以蚊式钳自疮口处钳出末节指骨死骨，骨体如虫蚀状蛀空。外敷红油膏、九一丹。

1 周后疮口痊愈而出院。

按语：顾伯华认为，蛇头疔 7~10 日最易损筋蚀骨。这是因为疔毒火盛，外不得清泄，则内可损筋蚀骨，故在治疗该疾时应及早予清热解毒消肿中药内服以控制炎症，并注意切开引流，以避免骨质破坏。

二、经验方

1. 芩连消毒饮（《中医外科学》）

功能：清热解毒。

主治：手足部疔疮。

组成：黄连 3g，黄芩 9g，生山栀 9g，制川军 9g，野菊花 9g，草河车 9g，金银花 12g，连翘 12g，赤芍 9g，紫花地丁 15g。

辨证加减：托毒透脓，加皂角刺；大便秘结，加生大黄；小便不利，加赤苓、木通；壮热口渴，加知母、石膏、大青叶；泛恶，加陈皮、竹茹。

用法：水煎服，日 1 剂，分 2 次服。

2. 指疔伤骨内服方（《中医外科学》）

功能：解毒通络。

主治：指疔已伤骨者。

组成：胡颓子根 90g，忍冬藤 60g，菝葜 30g，生首乌 15g，黑豆 60g。

用法：水煎服，日 1 剂，分 2 次服。

三、常用中成药

可选用清解片、六应丸、六神丸、新癀片、西黄丸。

（向寰宇）

红 丝 疔

【概述】

红丝疔是发于四肢，皮肤呈红丝显露，迅速向上走窜的急性感染性疾病。相当于西医学的急性淋巴管炎。

【主要病因病机】

1. 火毒凝聚　毒流经脉，向上走窜而继发；若火毒走窜，内攻脏腑，可成走黄之证。

2. 破损染毒　手足部生疔，足癣糜烂或皮肤破损，感染毒邪。

【辨证注意点】

1. 注意辨病位之深浅，红丝之粗细。

2. 本病若失治、误治可出现走黄，危及生命。

【辨证思路】

一、明确诊断

1. 发于四肢部，四肢远端有化脓性病灶或创伤史。

2. 伤口或病灶部位红肿热痛，继则起红丝一条，迅速向上走窜，可延伸至肘、腋或膝、髋、腹部，同时有淋巴结肿痛。轻者红丝较细，可无全身症状；重者红丝较粗且有多条红丝，其中有的可有结块，可有全身症状。病变深者，皮肤微红或不见红丝，但可触及条索状肿胀和压痛。

3. 一般有恶寒，发热，头痛，脉数等全身症状。

4. 血常规检查白细胞计数及中性粒细胞百分比增高。

二、与青蛇毒相鉴别

青蛇毒：患者常有下肢筋瘤病史，下肢有条索状红肿，压痛，发展较慢，全身症状较轻,局部病变消退较慢,消退后常在病变局部出现条索状硬结,周围皮肤颜色暗紫。

三、辨证论治

一般而言,红丝较细者,多属火毒入络证;红丝较粗、全身症状重者,多属火毒入营证。

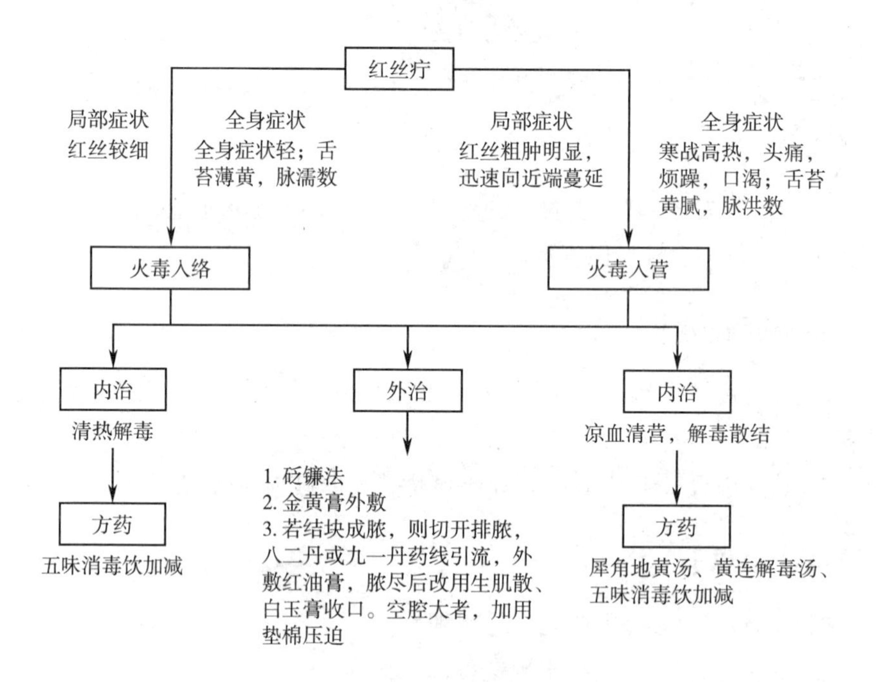

四、注意事项

1. 红丝疔必有诱因,临证时不仅要看红丝,也要查源头。

2. 积极治疗原发病灶。

【病例思维程序示范】

杨某某,男,43岁。2001年6月12日就诊。患者2日前右前臂内侧不慎碰破,第2日右前臂内侧有一条红丝向上走窜至右肘部,无发热,纳可,小便短赤。

查体:右前臂内侧腕上5cm处有一滋痂,同时有一条红丝自滋痂处向上蔓延至右肘下,长约15cm,粗约0.7cm,有触痛。舌质红,苔薄黄,脉小滑。

辨证思维程序:

第一步:明确诊断。根据患者上肢远端有皮肤破损,继则起红丝一条,迅速向上走窜，延伸至肘部等，可以初步诊断为红丝疔。

第二步：进行必要的检查。为明确感染程度，需做血常规检查。

第三步：进行辨证论治。局部红肿热痛，患发红丝，为火毒之邪，走于经络，气血凝滞而成；全身症状较轻，为火毒未盛。证属火毒入络，治拟清热解毒，方用五味消毒饮加减。

处方：金银花15g，野菊花12g，蒲公英30g，紫花地丁草30g，白花蛇舌草15g，赤芍9g，丹皮9g，丝瓜络9g，生甘草3g。

第四步：根据患者兼证对上述方剂进行加减。患者小便短赤，加生苡仁12g、泽泻9g、赤茯苓12g清热利湿。

第五步：辨证选择外治法。患者红丝较细，宜用砭镰法，取效甚快，或以金黄膏外敷。

第六步：调摄与生活指导。忌食辛辣醇酒及虾、蟹等发物。

（自拟医案）

【医案及经验方】

一、医案

夏少农医案（《历代名医医案精选》）

李某，男，成年。

左侧桡骨头被钢丝刺破2天，溃疡肿痛，热毒炽盛，引起淋巴管红肿至腋窝，此乃红丝疔，拟清热解毒法。

处方：鲜生地黄1两，金银花4钱，蒲公英1两，紫花地丁3钱，大青叶3钱，野菊花1钱半，蚤休3钱，生甘草1钱半，丹皮3钱。2剂。

外用：红油膏、刀刺法。

复诊：用内服、外刺法，红丝很快消退。

按语：红丝疔，西医称急性淋巴管炎，皮肤消毒后用卧刀刺血法以排其毒。中医学认为排血法治疗红丝疔有很好疗效。

二、经验方

1. 三花二石汤（《中医外科学》）

功能：清热解毒。

主治：红丝疔。

组成:金银花10g,野菊花10g,红花10g,生石膏60g,寒水石60g。

辨证加减:形寒发热明显,加苏叶15g;发热口渴,加知母、山栀各30g。

用法:水煎服,日1剂,头煎分2次服,二煎以纱布浸渍后敷患处。

2. 清热地黄汤(《中医外科学》)

功能:凉血清热解毒。

主治:红丝疔之火毒入营证。

组成:水牛角30g,生地黄30g,蒲公英30g,金银花30g,知母15g,丹皮15g,赤芍15g,黄芩15g,黄连10g,生甘草6g。

用法:水煎服,日1剂,分2次服。

(向寰宇)

烂　　疔

【概述】

烂疔是发生于皮肉之间、腐烂甚剧、病势暴急的急性化脓性疾病。其特征是来势急骤凶险,焮热肿胀,疼痛彻骨,肿胀迅速蔓延,极易化腐,局部皮色暗红,然后稍黑或有白斑,患处皮肉很快大片腐烂脱落,范围甚大,疮形略带凹形(如匙面),溃后脓液稀薄如水,臭秽,易并发走黄,危及生命。相当于西医学的气性坏疽、梭状芽孢杆菌性肌坏死、坏死性肌膜炎。

【主要病因病机】

1. 湿热火毒内蕴　毒聚肌肤,气血凝滞,热盛肉腐而成;湿热火毒炽盛,走窜入营,则易成走黄重证。

2. 破损染毒　皮肉破损,接触潮湿泥土、脏物等,感染特殊毒气而致。

3. 气血凝滞　伤后调治不当,伤口虽合,瘀血郁闭,血脉壅滞,与湿热火毒之邪相合,蕴结于皮肉之间,热盛肉腐而成。

【辨证注意点】

1. 注意病证特点。其势急,其痛剧,其肿甚,其腐巨,其毒易陷,其病重危。

2. 发病前有手足创伤和接触泥土、脏物史。

【辨证思路】

一、明确诊断

1. 发病急骤,多发于严重污染的深部伤口和广泛损伤的肌肉组织,潜伏期1~2天。

2. 患肢肿胀,局部有胀裂样剧痛。发展迅速,皮肤颜色变化为苍白—紫红—灰黑色,并出现大小不等的水疱。伤口内溢出浆液性或血性液体,气味恶臭。伤口周围皮肤可闻及捻发音。

3. 出现高热、烦躁、脉数等全身中毒症状。

4. 血白细胞计数及中性粒细胞百分比、C反应蛋白、降钙素原等增高,红细胞和血红蛋白显著下降;伤口渗液检查,可见多种厌氧杆菌;X线检查可见患肢肌群间有积气影。

二、与发相鉴别

发:发病相对较慢,疼痛渐渐加重,其红肿以中心最明显,四周较淡。溃烂后患处无捻发音,全身症状相对较轻。

三、辨证论治

根据疾病发展不同阶段的病理特点,辨证有所侧重。一般而言,早期属湿火炽盛证,中期属毒入营血证,后期应注意气阴损耗。

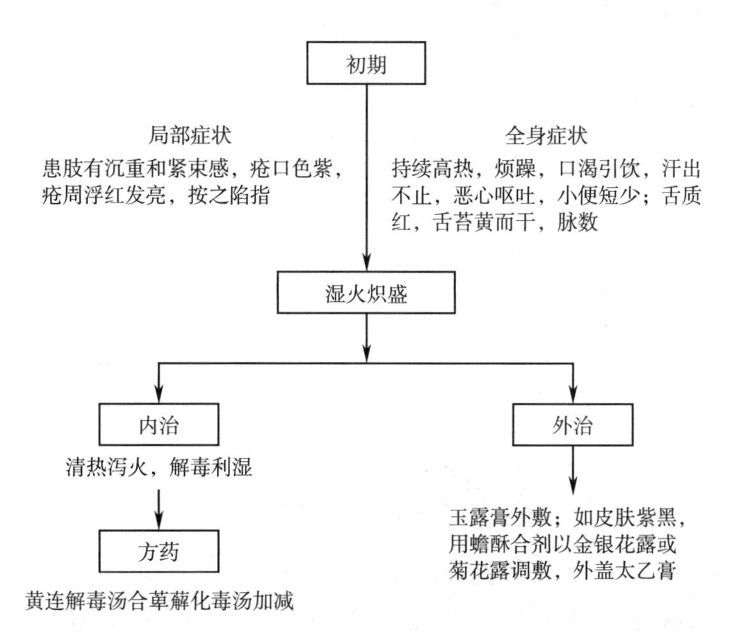

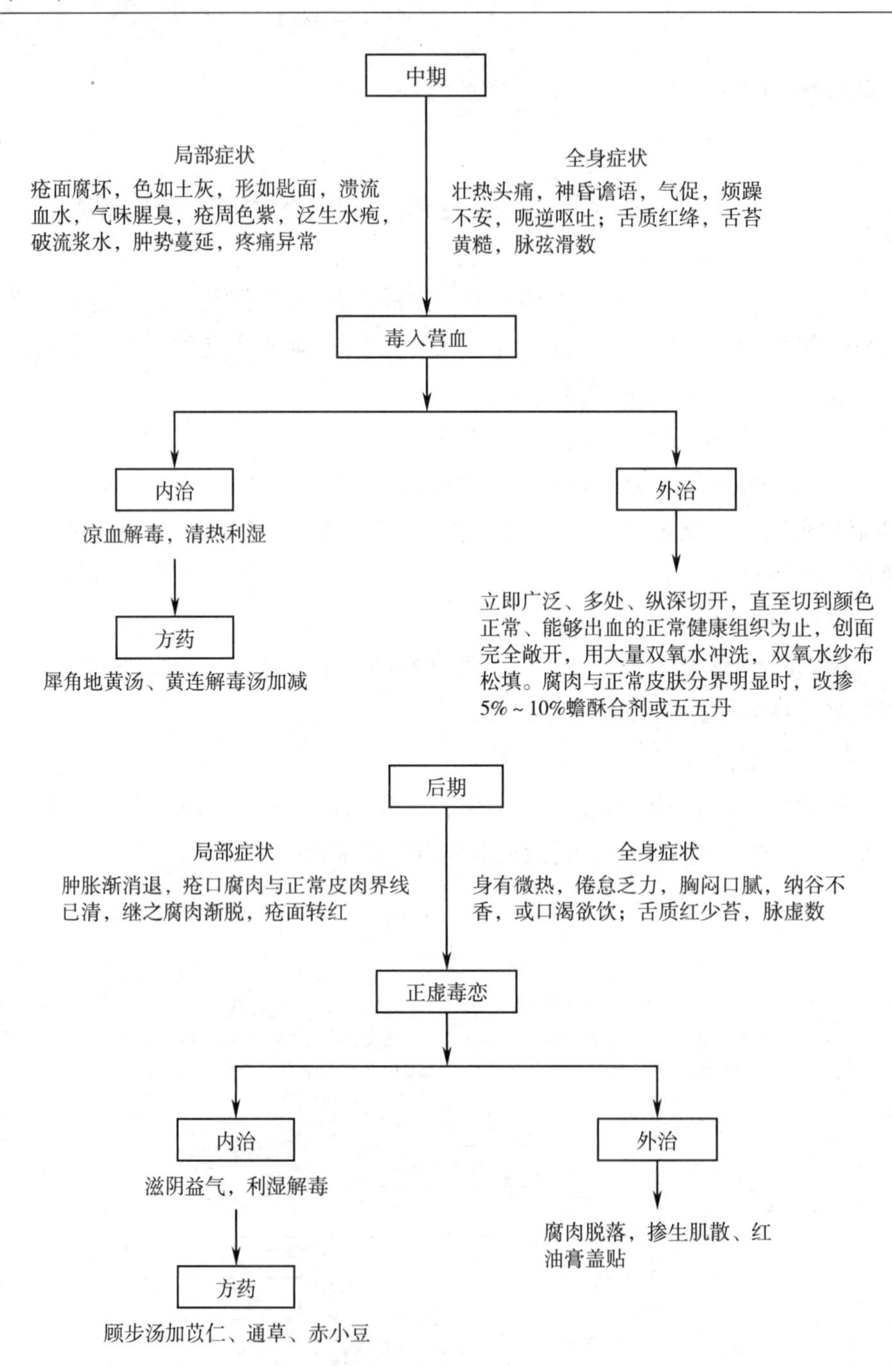
中期
局部症状
疮面腐坏，色如土灰，形如匙面，溃流血水，气味腥臭，疮周色紫，泛生水疱，破流浆水，肿势蔓延，疼痛异常
全身症状
壮热头痛，神昏谵语，气促，烦躁不安，呃逆呕吐；舌质红绛，舌苔黄糙，脉弦滑数
毒入营血
内治
凉血解毒，清热利湿
方药
犀角地黄汤、黄连解毒汤加减
外治
立即广泛、多处、纵深切开，直至切到颜色正常、能够出血的正常健康组织为止，创面完全敞开，用大量双氧水冲洗，双氧水纱布松填。腐肉与正常皮肤分界明显时，改掺5%～10%蟾酥合剂或五五丹
后期
局部症状
肿胀渐消退，疮口腐肉与正常皮肉界线已清，继之腐肉渐脱，疮面转红
全身症状
身有微热，倦怠乏力，胸闷口腻，纳谷不香，或口渴欲饮；舌质红少苔，脉虚数
正虚毒恋
内治
滋阴益气，利湿解毒
方药
顾步汤加苡仁、通草、赤小豆
外治
腐肉脱落，掺生肌散、红油膏盖贴

四、注意事项

1. 本病应中西医结合综合救治。

2. 早期行彻底清创术，宜广泛、多处、纵深切开，保持引流通畅，切除一切

坏死及血液供应不良的组织，清除异物，消灭死腔，污染严重的创口，清创后用双氧水纱布松填，不予缝合。

3. 若经彻底清创等处理后，仍不能在短期内控制病变发展者，应考虑进行高位截肢术，以保全患者生命。

4. 隔离患者，用过的敷料应该焚毁，换药用具应彻底消毒。

【病例思维程序示范】

安某，男，30余岁，农民。自述2天前耕田时，左小腿皮肤碰伤，当时感觉疼痛，至晚上创口四周皮肤变成暗红色，逐渐扩大。整个小腿肿痛，并发高热。隔天创口处起大血疱。就诊时发病已3天，整个小腿红肿疼痛，左下肢皮肤上的血疱已经溃破，创口有银元大白色腐肉，四周肌肉呈紫黑色，流血水和脓污，臭秽，肌肉已大部分腐烂。当时发热甚高，烦渴引饮，小溲短赤，所幸神志尚清。舌红，舌苔黄腻，脉洪数。

辨证思维程序：

第一步：明确诊断。患者发病急骤，发于严重污染的深部伤口和广泛损伤的肌肉组织，潜伏期2天；患肢肿胀，发展迅速，并出现血疱；伤口内溢出脓污和血性液体，气味恶臭；同时出现高热、烦躁、脉数等全身中毒症状。根据上述情况，可以初步诊断为烂疔，并应与发相鉴别。

第二步：进行必要的检查。血常规检查可见白细胞计数增高，红细胞和血红蛋白显著下降；伤口渗液涂片检查可见大量革兰氏阳性梭状芽孢杆菌；为明确小腿坏疽程度，行X线检查，可见患肢肌群间有积气影；为判断病情的轻重，进行血培养及药敏试验。

第三步：进行分期。本病局部肿胀疼痛剧烈，皮肤血疱已溃破，肌肉腐烂，流出脓污及血水，气味臭秽，疮口四周肌肉紫黑色，伴高热等全身症状，属中期（坏死期）。

第四步：进行辨证论治。湿毒流注经络，闭塞不通，故剧烈疼痛；湿火皆胜，蕴蒸筋肉，故肌肉腐烂；湿毒浸淫，邪毒极盛，耗气伤血，则溃流血水，气味恶臭；湿毒与火毒相合，弥漫气分，故持续高热，舌红，苔黄腻，脉洪数；毒火内传，故出现烦渴引饮、小溲短赤等症。证属毒入营血，治拟凉血解毒，清热利湿，方用犀角地黄汤、黄连解毒汤合三妙丸加减。

处方：鲜生地黄60g，丹皮12g，赤芍9g，紫花地丁30g，川连9g，川朴9g，茯苓 12g，泽泻 9g，川牛膝 9g，金银花 15g，生甘草 6g。另加梅花点舌丹 4 粒（分 2 次吞服）。

第五步：辨证选择外治法。外用玉露膏、九黄丹。

第六步：调摄与生活指导。用过的敷料应该焚毁，换药用具应彻底消毒；忌持重物或剧烈运动；饮食清淡，忌烟酒，忌食辛辣、荤腥发物。

（《外科名家顾筱岩学术经验集》）

【经验方及常用中成药】

一、经验方

知柏解毒汤（《中医外科学》）

功能：凉血解毒，清热利湿。

主治：烂疔。

组成：黄柏 4g，知母 6g，丹皮 6g，金银花 12g，连翘 12g，玄参 12g，带皮茯苓 12g，生薏苡仁 12g。

用法：水煎服，日 1 剂，分 2 次服。

二、常用中成药

可选用西黄丸、小金丹。

（向寰宇）

第三节　痈

【概述】

痈是指发生于体表皮肉之间的急性化脓性疾病。其特点是病位表浅，局部光软无头，红肿疼痛（少数初起皮色不变），结块范围多在 6~9cm，发病迅速，易肿、易脓、易溃、易敛，或伴有恶寒、发热、口渴等全身症状，一般不会损伤筋骨，也不易造成内陷。相当于西医学的皮肤浅表脓肿、急性化脓性淋巴结炎。

【主要病因病机】

外感六淫邪毒，或皮肤受外来伤害感染毒邪，或过食膏粱厚味，聚湿生浊，邪毒湿浊留阻肌肤，郁结不散，使营卫不和，气血凝滞，经络壅遏，化火成毒，而成痈肿。

【辨证注意点】

临床根据病变部位、病程阶段、兼夹之邪的差异，辨证有所侧重。发于头面部者，多夹风温、风热；发于下肢者，多夹湿火、湿热；发于中部者，多夹气郁、火郁。

【辨证思路】

一、明确诊断

1. 可发生于体表的任何部位。

2. 初起在患处皮肉之间突然肿胀，光软无头，迅速结块，表皮焮红。成脓约在发病后 7 天左右，局部肿势高突，疼痛加剧，若按之中软有波动感，为脓已成熟。溃后脓出多稠厚、色黄白。

3. 一般有恶寒，发热，头痛，脉数等全身症状。

4. 血白细胞计数及中性粒细胞百分比、C 反应蛋白、降钙素原等增高。

二、与脂瘤染毒、有头疽、发相鉴别

1. 脂瘤染毒　患处平时已有结块，与表皮粘连，但基底部推之可动，其中心皮肤常可见粗大黑色毛孔，挤之有粉刺样物溢出，且有臭味。染毒后红肿较局限，化脓约在 10 天左右，脓出夹有粉渣样物，愈合较为缓慢，全身症状较轻。

2. 有头疽　多发于项背部肌肉丰厚处。初起有一粟米样疮头，而后肿势逐渐扩大，形成多个脓头，红肿范围往往超过 9~12cm，溃后如蜂窝状，全身症状明显，病程较长。

3. 发　在皮肤疏松部位突然红肿蔓延成片，灼热疼痛，红肿以中心明显，四周较淡，边界不清，范围较痈大，3~5 天皮肤湿烂，随即腐溃、色黑，或中软而不溃，并伴有明显的全身症状。

三、辨证论治

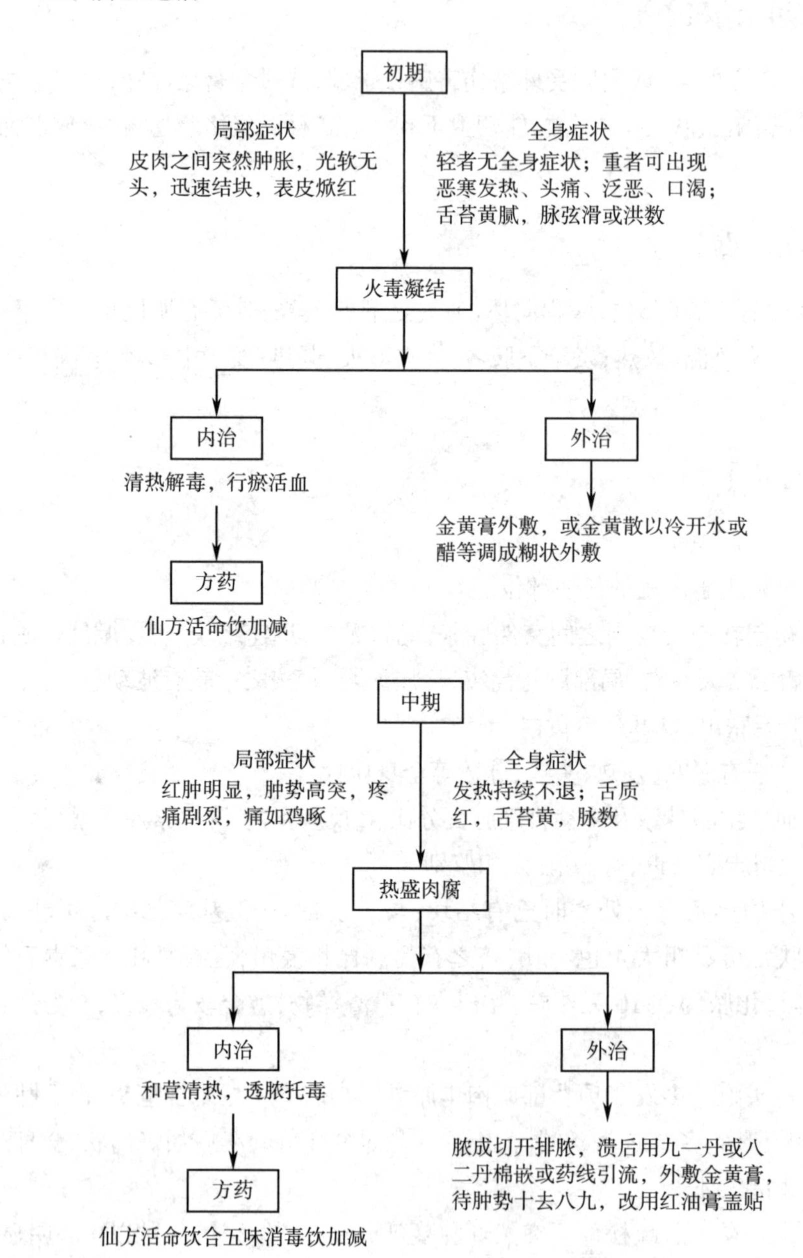

初期
局部症状
皮肉之间突然肿胀，光软无头，迅速结块，表皮焮红
全身症状
轻者无全身症状；重者可出现恶寒发热、头痛、泛恶、口渴；舌苔黄腻，脉弦滑或洪数
火毒凝结
内治
清热解毒，行瘀活血
方药
仙方活命饮加减
外治
金黄膏外敷，或金黄散以冷开水或醋等调成糊状外敷
中期
局部症状
红肿明显，肿势高突，疼痛剧烈，痛如鸡啄
全身症状
发热持续不退；舌质红，舌苔黄，脉数
热盛肉腐
内治
和营清热，透脓托毒
方药
仙方活命饮合五味消毒饮加减
外治
脓成切开排脓，溃后用九一丹或八二丹棉嵌或药线引流，外敷金黄膏，待肿势十去八九，改用红油膏盖贴

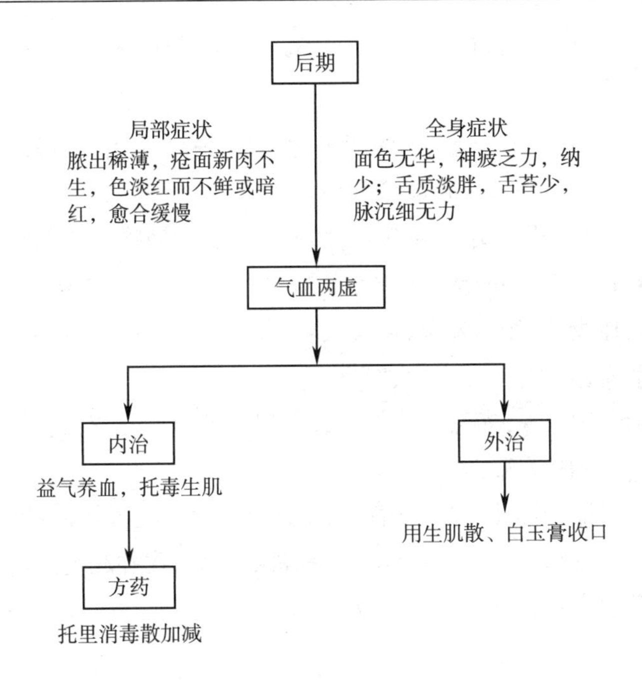

四、注意事项

1. 本病初起尚未化脓阶段，当折其毒势，“以消为贵”。

2. 化脓阶段，若化脓迟缓，气血充实者，当透托，促其早熟、早溃；若脉沉数或沉数无力，局部散漫，色现暗红，痛不甚剧，为气虚不能托毒成脓外达，宜补托；若毒聚脓熟，应及时切开，外用提脓祛腐之品。

3. 溃后若气血充沛，肿消痛减，脓出黄稠者，可单用外治，予生肌之品外用即可；若溃后身热不解，局部红肿不消者，宜清补；若疮口敛迟，气血虚弱，宜补益气血。

【病例思维程序示范】

李某，男，34岁。2004年6月2日就诊。患者2日前右小腿出现结块，红肿疼痛。发病前有右小腿外伤史。

查体：右内踝上5cm处有一结块红肿，范围约4cm×4cm，光软无头，色红，灼热，触痛明显，质地尚硬，无波动感，周围皮肤大片瘀紫。舌质红，苔薄腻，脉滑数。

辨证思维程序：

第一步：明确诊断。根据患者发病前有外伤史，发病部位在体表，结块光软无头，红、肿、热、痛，可以初步诊断为小腿部痈，并应与脂瘤染毒、有头疽及发相鉴别。

第二步：进行必要的检查。为明确感染的程度，应当做血常规检查，同时为了解结块成脓与否，可做肿块部B超。

第三步：进行分期。本病初起，局部肿块没有波动感，故属初期。

第四步：进行辨证论治。小腿结块红肿热痛，为体表直接受到损伤，局部瘀阻络脉，气血凝滞，经络壅遏，化火成毒而成痈肿。证属火毒凝结，治拟清热解毒，行瘀活血，方用仙方活命饮加减。

处方：金银花15g，赤芍9g，当归12g，川牛膝9g，黄柏9g，萆薢12g，苍术9g，象贝母9g，生甘草3g。

第五步：辨证选择外治法。病在初期，用金黄膏或玉露膏外敷。

第六步：调摄与生活指导。外敷药宜紧贴患处，比肿起范围略大；忌烟酒，忌食辛辣、鱼腥发物；抬高患肢，并减少活动。

（自拟医案）

【经验方及常用中成药】

一、经验方

1. 消痈汤（《中医外科学》）

功能：清热解毒，行瘀活血。

主治：痈之火毒凝结证。

组成：金银花15g，白芷6g，当归9g，赤芍9g，大贝母9g，天花粉9g，炙乳没各4.5g，皂角刺9g，炙穿山甲片9g，生甘草6g。

用法：水煎服，日1剂，分2次服。

2. 和营消肿汤（《中医外科学》）

功能：和营清热，透脓托毒。

主治：痈之热盛肉腐证。

组成：当归9g，赤芍9g，桃仁9g，红花9g，山栀9g，大贝母9g，天花粉9g，丝瓜络9g，木通6g，炙穿山甲片9g，炙乳没各6g。

用法：水煎服，日1剂，分2次服。

二、常用中成药

可选用清解片、六应丸、六神丸、新癀片、小金丹、西黄丸、银黄片。

（向寰宇）

颈　痈

【概述】

颈痈是发生在颈部两侧的急性化脓性疾病，俗名痰毒。其特点是多见于儿童，冬春易发，初起局部肿胀、灼热、疼痛而皮色不变，结块边界清楚，具有明显的风温外感症状。相当于西医学的颈部急性化脓性淋巴结炎。

【主要病因病机】

1. 外感风温、风热　风温、风热之邪外受，蕴而化火，挟痰壅结于少阳、阳明之络。

2. 肝胃火毒上攻　情志内伤，七情郁结，气郁化火，结于少阳脉络；或喜食辛辣等，引动胃火循经上蒸，结于阳明而成。

3. 内挟痰热　过食膏粱厚味，脾胃传化失司，生痰生浊，化热化火，邪气留阻肌肤。

4. 毒邪流窜　因乳蛾、口疳、龋齿或头面疮疖等感染毒邪而诱发。

【辨证注意点】

1. 注意辨肿块之成脓与否。若4~5日后肿势高突，疼痛加剧如鸡啄，为欲成脓，至7~10日，按之中软而有波动应指者，为内已成脓，可予切开引流。

2. 注意辨肿块之性质，排除非颈痈之肿块。

【辨证思路】

一、明确诊断

1. 多见于儿童，发病前多有乳蛾、口疳、龋齿或头面部生疖肿等，或附近皮肤黏膜有破损病史。

2. 多生于颈旁两侧的颌下，亦可见于耳后、颈后、颏下。

3. 初起时局部肿、热、痛而皮色不变,肿块边界清楚,多具有明显的风温全身表现。

4. 血白细胞计数及中性粒细胞百分比、C反应蛋白、降钙素原等增高。

二、与痄腮、臖核相鉴别

1. 痄腮　发于腮部,常双侧发病,色白濡肿,酸胀少痛,颊黏膜腮腺开口处可有红肿,进食时局部疼痛,一般不化脓,1~2周消退,有传染性。

2. 臖核　虽也多由头面、口腔等部疾患引起,但结核肿形较小,推之活动,很少化脓,一般无全身症状。

三、辨证论治

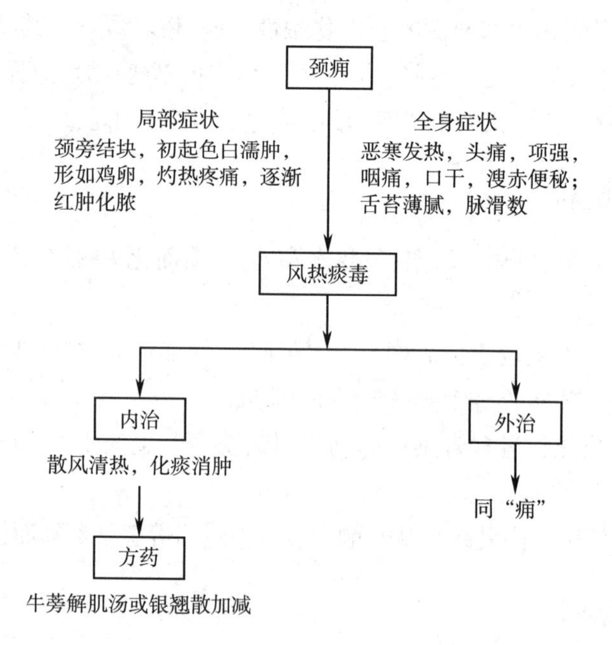

四、注意事项

1. 本病可形成锁喉痈,甚则危及生命;或形成慢性迁延性炎症。

2. 掌握切开排脓的时机。

【病例思维程序示范】

刘某,男,6岁。2002年10月31日就诊。患儿2日前右颌下出现结块肿痛,伴发热,体温38.8℃,纳呆。发病前有乳蛾病史。

查体:右颌下触及一肿块,约3cm×3cm,皮色不变,灼热,触痛明显,边界清楚,活动度不大。舌质红,苔薄腻,脉滑数。

辨证思维程序：

第一步：明确诊断。根据患儿发病前有乳蛾病史，发病部位在颌下，局部肿、热、痛而皮色不变，肿块边界清楚，具有发热等全身表现，可以初步诊断为颈痈，并应与痄腮相鉴别。

第二步：进行必要的检查。为明确感染的程度，应做血常规检查。

第三步：进行分期。本病初起，局部肿块没有波动感，故属初期。

第四步：进行辨证论治。颌下肿块色白濡肿，其形如卵，发热，为风热夹痰蕴结少阳、阳明经络，气血凝滞。证属风热痰毒，治拟散风清热，化痰消肿，方用牛蒡解肌汤加减。

处方：荆芥 6g，薄荷（后下）3g　牛蒡子 9g，象贝母 9g，桔梗 3g，杏仁 6g，赤芍 6g，僵蚕 6g，连翘 12g，生甘草 3g。

第五步：根据兼证对上述方剂进行加减。患儿热甚，加黄芩 9g、生山栀 3g、生石膏 15g 清热泻火；肿块坚硬，加丹参 9g、皂角刺 9g 祛瘀消肿，去荆芥、薄荷、牛蒡子。

第六步：辨证选择外治法。病在初期，用金黄膏或玉露膏外敷。

第七步：调摄与生活指导。外敷药宜紧贴患部，比肿起范围略大；敷金黄膏而引起皮肤发红，或起丘疹，或发生水疱、瘙痒等异常，甚则湿烂者，可改用青黛膏或青黛散麻油调敷；饮食宜清淡、松软；忌食易滞难化之品；保持大便通畅；劳逸结合；积极治疗原发病。

（自拟医案）

【医案、经验方及常用中成药】

一、医案

1. 唐汉钧医案（《唐汉钧谈外科病》）

吴某，女性，6 岁。左颈部结块肿痛伴发热 3 日。5 日前接种乙脑疫苗后，次日高热，伴头痛咽痛，纳食不佳，2 日后出现左颈部结块肿痛，发热不退。在外院曾用青霉素等静滴消炎，颈部红肿疼痛仍逐渐加重，影响进食；舌质淡红，舌苔薄腻，脉细数。

检查：体温 39.2℃，左颈部结块 5cm×4.5cm，质地中等，皮色鲜红，扪之灼热，压痛明显，未有波动感，边界清楚。

治拟疏风清热，解毒化痰。

处方：柴胡 9g，牛蒡子 12g，全瓜蒌 15g，菊花 12g，金银花 12g，连翘 12g，板蓝根 15g，夏枯草 9g，僵蚕 9g，玄参 12g，桔梗 6g，赤芍 9g，白术 9g，生甘草 3g。另予静滴清开灵、大观霉素。外敷金黄膏。

用药 3 日，高热消退，肿痛减轻，又过 5 日，疼痛全消，左颈部肿块缩小至 1cm×1.5cm，皮色正常，质软有轻压痛，进食正常。嘱再以上方巩固治疗 1 周。

按语：接种疫苗当属外感特殊之毒，故出现高热、头痛、咽痛等风热外感症状，风热之邪最易侵犯身体上部，夹痰阻于少阳之络而出现颈部结块红肿。方中柴胡疏散少阳之风热；牛蒡子、全瓜蒌、菊花、金银花、连翘、板蓝根、夏枯草疏风清热，解毒散结；僵蚕能加强化痰之力；玄参、桔梗清热利咽生津。外用金黄膏清热消肿止痛。由于治疗及时，热毒得以消散于成形之时，未有化脓。病后因局部结块尚未全消，故仍需继续服药数日。

2. 夏少农医案(《历代名医医案精选》)

曹某，女，2 岁。

头部原有暑疖，引起颈部臖核，暑热之邪，尚未化脓，加以风痰凝聚，引起右颈部核形肿大，皮色不变，经用青霉素、四环素等抗生素，肿势反增，历经周余，以防化脓，治宜祛风清热化痰法。

处方：大力子 3 钱，薄荷 1 钱半，青蒿梗 4 钱，天虫 3 钱，荆芥 1 钱，鲜荷叶 1 角，夏枯草 3 钱，赤芍 3 钱，桑叶 1 钱，蝉衣 3 钱，桔梗 1 钱半，甲片 3 钱，杏仁 3 钱。2 剂。

外用：金黄膏加红灵丹。

二诊：用上方后，痰块迅速消小，再以原法，2 剂。

三诊：肿块已消退八九，此症风散、热退、痰化矣，治疗不需改弦易辙。

按语：急性淋巴结炎中医称为“痰毒”，本案患儿曾因使用多种抗生素无效，改用中药以祛风、化痰、清热之法治疗，肿块得以消散。

二、经验方

颈痈方(《中医外科学》)

功能：散风清热，化痰消肿。

主治：颈痈。

组成：牛蒡子 15g，僵蚕 12g，蝉蜕 6g，金银花 15g，连翘 15g，夏枯草 15g，全瓜蒌 30g，贝母 12g，赤芍 30g，皂角刺 15g，玄参 18g，生牡蛎 30g。

用法：水煎服，日 1 剂，分 2 次服。

三、常用中成药

可选用六应丸、六神丸、清解片、新癀片、小金丹、西黄丸。

（向寰宇）

腋　　痈

【概述】

腋痈是发生于腋窝的急性化脓性疾病。其特点是腋下暴肿、灼热、疼痛而皮色不变，发热恶寒，上肢活动不利，约 2 周成脓，溃后容易形成袋脓。相当于西医学的腋部急性化脓性淋巴结炎。

【主要病因病机】

常由上肢皮肤破损染毒，或有疮疡等病灶，毒邪循经流窜至腋部所致。或因肝脾郁热，兼忿怒气郁，导致气滞血壅，经脉阻滞而成。

【辨证注意点】

1. 本病的发生多与上肢皮肤破损有关。

2. 注意辨腋痈成脓与否。至 10~14 天肿块中间变软，皮色转红，按之波动明显时，为内脓已成，宜切开引流。

【辨证思路】

一、明确诊断

1. 腋下暴肿，灼热、疼痛而皮色不变，上肢活动不利，2 周左右化脓，易敛。

2. 伴有发热恶寒，口渴胸闷等全身症状。

3. 血白细胞计数及中性粒细胞百分比、C 反应蛋白、降钙素原等增高。

二、与腋疽相鉴别

腋疽：腋部肿块初起推之可动，疼痛不甚，约需 3 个月化脓，溃后脓水稀薄，并夹有败絮样物质，收口缓慢，可伴有午后潮热等症状。

三、辨证论治

本病基本病机为肝郁痰火，故基本证型为肝郁痰火证。

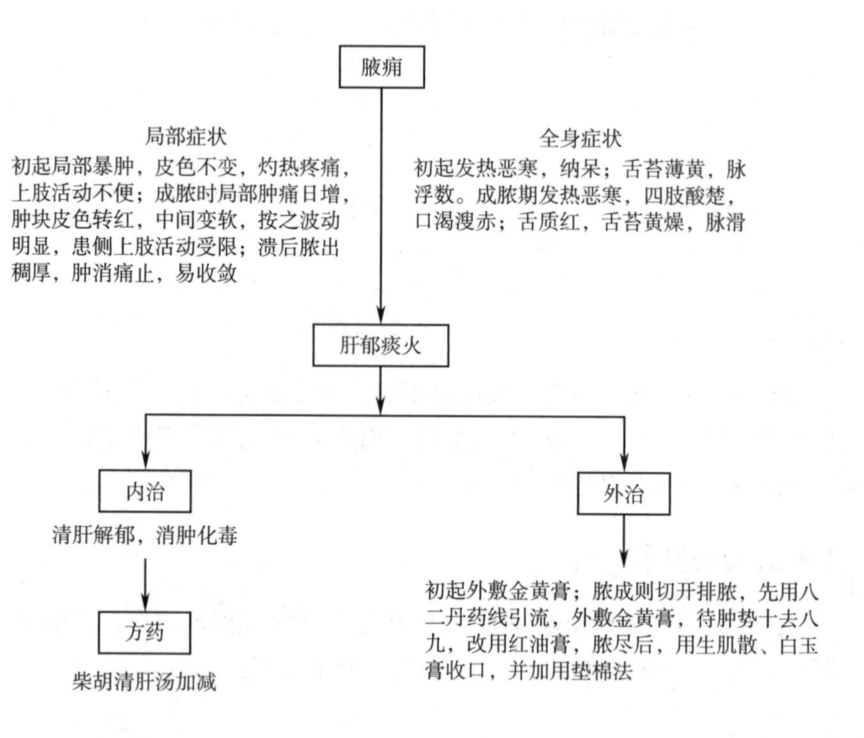

四、注意事项

本病脓成切开时，要循经直开，低位引流，切口要够大；若有袋脓则可做辅助切口或配合垫棉法；疮口将敛时需外盖棉垫，紧压疮口，加速愈合。

【病例思维程序示范】

范某，男，64岁。1997年3月26日就诊。右腋下肿痛2日。患者2日前右上臂划伤，疼痛渗流滋水，同时右腋下亦出现肿痛，内服六应丸，症情不减，疼痛日增，伴发热，纳呆。

查体：体温37.5℃，右腋下漫肿，范围约6cm×6cm，触痛明显，质地偏硬，皮色如常，肤温高，右上肢活动不利，另见右前臂有一处皮损，长约6cm，宽约0.5cm，有少量渗出，触痛(+)。舌质红，舌苔黄腻，脉滑数。

辨证思维程序：

第一步：明确诊断。根据患者患肢原有感染病灶；腋下结块肿痛，灼热；患肢活动不利，可以初步诊断为腋痈，并应与腋疽相鉴别。

第二步：进行必要的检查。为明确感染的程度，需查血常规。

第三步：进行分期。本病局部肿痛，但中间尚未变软，故属初期。

第四步：进行辨证论治。腋部属肝，肿痛、灼热均为火热之象。证属肝郁痰火，治拟清肝解郁，消肿化毒，方用柴胡清肝汤加减。

处方：柴胡 9g，黄芩 15g，山栀 9g，连翘 12g，赤芍 12g，川芎 9g，牛蒡子 12g，防风 9g，生甘草 6g。

第五步：辨证选择外治法。病在初期，用金黄膏外敷。

第六步；调摄与生活指导。用三角巾悬吊患肢；饮食清淡，忌食鱼腥、辛辣、肥甘厚腻之品；保持大便通畅。

（自拟医案）

【医案及经验方】

一、医案

清·高憩云（《高憩云外科全书》）

一妇人四十外，腋间结肿，根盘大如覆碗，坚硬异常，疼痛夜甚，手难举扬，微有寒热，脉见滑数，势将造脓。外贴文八将散膏。

内进：黄芪 3 钱，角针 2 钱，当归 3 钱，赤芍酒炒 2 钱，白芷 8 分，陈皮 7 分，连翘 3 钱，瓜蒌根 2 钱，川芎 1 钱，生甘草 1 钱，自穿蚕茧 1 枚。

此方连服二剂，头已高耸，用火针刺之，脓稠黏且多。外用升丹捻。

内进：角针 5 钱，瓜蒌根 2 钱，醋香附 2 钱，陈皮 7 分，泽兰叶 2 钱，酒炒杭白芍 3 钱，川芎 1 钱，生甘草 8 分，全当归酒炒 3 钱。

此方二剂，脓少肿消。仍照前方去角针，加柴胡 5 分，黄芪 3 钱。又二剂，疮已流黄水。再用升丹捻换之，三月后不药而愈。

按语：腋痈根据疾病发展不同阶段施治有所区别。病之初，注重清肝消肿化毒促其早期消散；病之中，需注意清火透脓托毒；病之后期，当益气健脾，扶正固本。

二、经验方

顾氏腋痈方（《中医外科学》）

功能：清肝解郁，消肿化毒。

主治:腋痈。

组成:当归 6g,赤芍 4.5g,泽兰 4.5g,金银花 6g,生薏苡仁 9g,带皮茯苓 9g,大贝母 9g,橘络 2.4g,丝瓜络 4.5g,生甘草 0.9g,西黄醒消丸(吞)1.2g。

用法:水煎服,日 1 剂,分 2 次服。

(向寰宇)

脐 痈

【概述】

脐痈是生于脐部的急性化脓性疾病。其特点是初起脐部微肿,渐大如瓜,溃后脓稠无臭则易敛,脓水臭秽则成漏。相当于西医学的脐炎,或脐肠管异常、脐尿管异常继发感染。

【主要病因病机】

多先有脐部湿疮出水,复因搔抓后染毒;或先天脐部发育不良,又有心脾湿热,下移于小肠。致使火毒结聚脐部,血凝毒滞而成。若日久不愈,可致心脾两伤,气血耗损,余毒难尽,而成脐漏。

【辨证注意点】

1. 辨虚实。病之初,以实证为主,疮口久不收口,则多为虚证。
2. 注意有无成漏。

【辨证思路】

一、明确诊断。其诊断要点是脐肿外突,疼痛剧烈,发热恶寒,溃脓稠黄,或夹有粪汁,排出尿液,久不收口。从瘘口注入造影剂做 X 线摄片,可明确诊断。

二、辨证论治

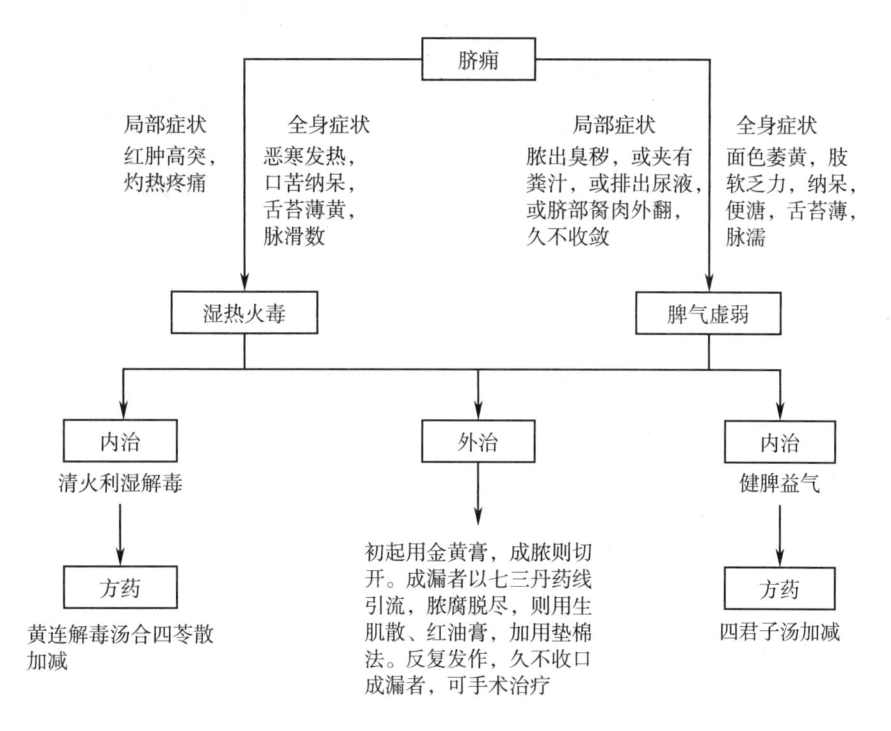

三、注意事项

1. 脐痈分单纯性脐部感染和脐部畸形继发感染两种，临证不仅要查局部肿痛，还必须结合病史，以明确是原发性还是继发性感染。

2. 清热利湿药多苦寒，当中病即止。

3. 对溃膜成漏者应考虑手术治疗。

【病例思维程序示范】

成某，男，26岁。1998年10月12日就诊。脐部反复渗流滋水2周。2周前患者脐部出现红肿，略有疼痛，自行用金霉素眼膏外涂，内服抗生素（具体药名不详）红肿消退，但其后脐部时有滋水流出，味臭，曾用酒精清洗，症情未见缓解。发病期间否认发热等不适。

查体：脐部稍肿硬，肤色略暗红，脐窝中央有一小孔，用球头银丝探针探查，斜向左下方伸入约4cm，有滋水流出，色黄，味臭秽，有触痛。舌质红，舌苔薄，脉濡。

辨证思维程序：

第一步：明确诊断。根据患者脐部肿痛，后反复流滋，可以初步诊断为脐痈。

第二步：进行必要的检查。为了解感染程度，应查血常规，同时为明确患部的深度及走向，以及是否与内脏相通，应当做X线造影。

第三步：进行辨证论治。脐部红肿疼痛，溃后脓出臭秽，为湿热之象。证属湿热火毒，治拟清火利湿解毒，方用黄连解毒汤合四苓散加减。

处方：金银花15g，黄连3g，茯苓12g，白术12g，泽泻15g，白花蛇舌草15g，黄柏12g，皂角刺9g，生甘草6g。

第四步：辨证选择外治法。本病已成漏，用九一丹药线引流，外敷青黛膏，必要时考虑手术治疗。

第五步：调摄与生活指导。保持脐部清洁。

（自拟医案）

【医案、经验方及常用中成药】

一、医案

清·王孟英（《王氏医案》）

石芷卿骤患腹胀，旬日后脐间出脓，外科视为肠痈，与温补内托之药，遂咳嗽不眠，腹中绞痛异常，痰色红绿，大便不地，乃延孟英商之。脉弦细以数，舌绛而大渴，曰：察脉候是真阴大虚证，芪、术、归、桂皆为禁剂。以甘露饮加西洋花粉、贝母、杏仁、冬瓜子投之，痰咳即安。外科谓此恙最忌泄泻，润药不宜多服。孟英曰：阴虚液燥，津不易生，虽求其泻不可得也，恶可拘泥一偏而不知通变哉！故以前法去杏、贝、花粉，加知母、百合、合欢为方，并嘱其另邀老医朱嵩年敷治其外，如法施之，果渐向安。久之当脐痂落，如小儿蜕脐带状，脐内新肉莹然而愈。

二、经验方

解毒利湿汤（《中医外科学》）

功能：清火利湿解毒。

主治：脐痈之湿热火毒证。

组成：黄柏12g，苍白术各9g，生薏苡仁9g，土茯苓15g，泽兰泻各9g，黄连

9g，赤芍 30g，金银花 15g，连翘 12g，生甘草 3g。

用法：水煎服，日 1 剂，分 2 次服。

三、常用中成药

可选用六应丸、六神丸、清解片、银黄片、新癀片、小金丹、西黄丸。

（向寰宇）

委　中　毒

【概述】

委中毒是发生在腘窝的急性化脓性疾病。其特点是初起木硬疼痛，皮色不红，小腿屈伸不利，愈后膝关节可有短期屈曲难伸。相当于西医学的腘窝部急性化脓性淋巴结炎。

【主要病因病机】

1. 湿热下注　胆经移热，膀胱湿热结聚，壅而不行，阻于脉络所致。

2. 破损染毒　因患肢破伤、足跟皲裂、冻疮溃烂、脚湿气、湿疮等感染毒邪，以致湿热蕴阻，经络阻隔，气血凝滞而成。

3. 寒湿下受　寒湿之邪，自下先受，循足少阳，入于腘中，蕴积化生湿热，气血为之阻隔，而毒成脓生。

【辨证注意点】

1. 注意辨肿块之性质，排除腘窝部位其他肿块。

2. 注意辨肿块成脓与否，若肿痛加剧，身热不退，约 2~3 周后则欲成脓，脓成不宜过早切开。

【辨证思路】

一、明确诊断

1. 发病部位在腘窝。

2. 局部木硬疼痛微红，渐肿硬化脓，溃后脓色质如蛋清状。

3. 患肢成屈曲状，活动不利，伴发热恶寒等全身症状。

二、与胶瘤相鉴别

胶瘤：可发生于腘窝，结块如核桃大小不等，呈圆形，表面光滑，质韧或囊性感，局部可有微痛，不发热，不化脓，穿刺可吸出胶样液体。

三、辨证论治

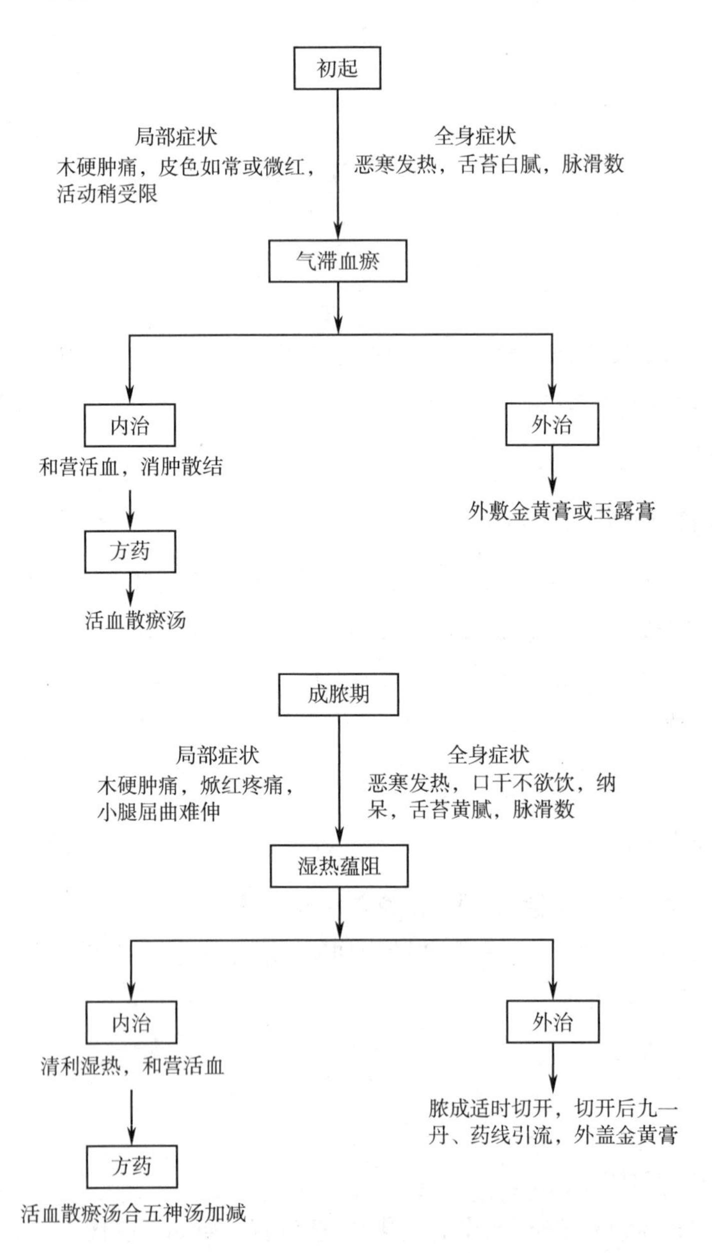

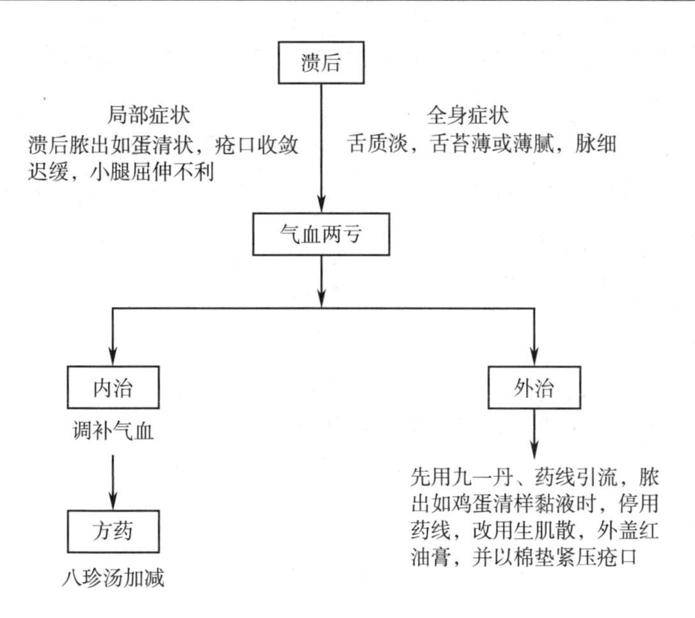

四、注意事项

1. 本病脓成切开后易袋脓,故需重视切开的方法及术后的处理,注意垫棉法的应用。

2. 患肢活动不利,要排除膝关节病变,特别是病理性骨折,须做X线检查。

3. 愈后患肢筋缩难伸者,可加强患肢功能锻炼,直至功能恢复。

【病例思维程序示范】

李某,男,42岁。1999年11月25日就诊。患者3日前右腘窝部出现疼痛,伴发热,纳呆。有足癣史。

查体:体温37.4℃,右腘窝部触及一肿块,范围约3.5cm×3.5cm,皮色微红,边界尚清,扪之微热,活动度一般,触痛明显,质地尚硬,无波动感,右小腿屈伸不利。右足趾间皮肤糜烂。

辨证思维程序:

第一步:明确诊断。根据患者有脚湿气史;右腘窝部结块红热疼痛;患肢行动不便;伴发热等全身症状,可以初步诊断为委中毒,并应与腘窝部囊肿相鉴别。

第二步:进行必要的检查。为明确感染的程度,需查血常规;为明确病变部位是否形成脓肿,应做病变部位的B超。

第三步:进行分期。本案患者局部肿痛,质地尚硬,无波动感,患肢尚能屈曲,故属初期。

第四步:进行辨证论治。本案患者患肢感染毒邪,以致湿热蕴阻,经络阻隔,气血凝滞,故见局部红热肿痛。证属湿热蕴阻,治拟清利湿热,和营活血,方用活血散瘀汤合五神汤加减。

处方:当归 15g,赤芍 12g,桃仁 9g,黄柏 12g,金银花 12g,紫花地丁 30g,茯苓 12g,车前子(包煎)18g,苏木 9g,丹皮 9g,瓜蒌仁 15g,牛膝 12g,大黄 9g,泽兰 9g。

第五步:辨证选择外治法。本病初起,用金黄膏外敷。

第六步:调摄与生活指导。及时治疗足癣;愈后筋缩难伸者,做伸屈活动功能锻炼。

(自拟医案)

【医案、经验方及常用中成药】

一、医案

顾筱岩医案(《历代名医医案精选》)

陈某　左膝后腘中结块赤肿,焮热疼痛,寒热交作,口渴烦躁,腿膝屈伸不利,步履艰难。苔黄腻,脉滑数。症由足跟破损,湿毒循足太阳膀胱经入侵,湿毒日久,已欲成脓。冀毒溃脓泄,拟和营利湿托毒。

当归 3 钱,赤芍 3 钱,丹参 3 钱,防己 4 钱,萆薢 3 钱,生米仁 4 钱,川牛膝 4 钱,忍冬藤 4 钱,炒车前 3 钱(包),皂角针 3 钱,炙山甲 3 钱。

二诊:委中毒,脓成已熟,切开排脓,脓出颇多。肿胀疼痛。步履艰难。苔黄腻,脉滑数。湿热余毒未清,筋脉失养。症非轻易。再以和营解毒,利湿通络。

原方去山甲、皂角针,加伸筋草、苍术、白术、丝瓜络。

外用:金黄膏、九黄丹纸捻线。

按语:委中毒由急性、慢性之分。急性多因湿热瘀滞,易自溃,收功亦易;慢性或由伤筋瘀滞,或由寒湿阻络。脓已成熟,应切开排脓。顾氏主张,此症开刀宜循经直开,切口宜在委中之下,切口宜大些,使流脓畅快,而易收功。但委中部位空如袋形。脓水易于下袋。如见袋脓,顾氏每每在切口下面袋脓之处,垫棉花二叠,用三寸阔纱布绷扎,再加小枕头垫平,不使脓水下流,则脓水易净，收口亦快。

二、经验方

和营消肿方（《中医外科学》）

功能：清利湿热，和营活血。

主治：委中毒之湿热蕴阻证。

组成：黄柏 9g，苍术 9g，生薏苡仁 12g，牛膝 12g，虎杖 15g，土茯苓 15g，当归 9g，赤芍 15g，丹参 30g，忍冬藤 15g，丝瓜络 12g，木瓜 9g，生甘草 3g。

用法：水煎服，日 1 剂，分 2 次服。

三、常用中成药

可选用六应丸、六神丸、清解片、银黄片、新癀片、小金丹、西黄丸。

（向寰宇）

第四节　发

锁　喉　痈

【概述】

锁喉痈是发于颈前正中结喉处的急性化脓性疾病。其特点是来势暴急，初起结喉处红肿绕喉，根脚散漫，坚硬灼热疼痛，范围较大，肿势蔓延至颈部两侧、腮颊及胸前，可连及咽喉、舌下，并发喉风、重舌甚至痉厥等险症，伴壮热口渴、头痛项强等全身症状。相当于西医学的口底部蜂窝织炎。

【主要病因病机】

1. 风温毒邪客于肺胃，积热上蕴，挟痰凝结而成。
2. 痧痘、麻疹之后，体虚余毒未清，挟痰热结聚所生。
3. 体弱，口唇齿龈生疮，咽喉糜烂感染邪毒所继发。

【辨证注意点】

1. 本病来势暴急。
2. 本病可因肿连咽喉、舌下，并发喉风、重舌等险症以致汤水难下，应中西医综合救治。

3. 成脓后应及早切开引流减压。

【辨证思路】

一、明确诊断

1. 多发于儿童，发病前有口唇、咽喉糜烂及痧痘史。

2. 初起结喉处红肿绕喉，根脚散漫，坚硬灼热疼痛，范围较大。

3. 有壮热口渴、头痛项强等全身症状。

4. 血白细胞计数及中性粒细胞百分比、C 反应蛋白、降钙素原等增高。

二、与颈痈、瘿痈相鉴别

1. 颈痈　初起块形如鸡卵，皮色不变，肿胀范围相对较小，灼热疼痛，经7~10 日成脓，10~14 日可以愈合。伴有明显外感风温症状。

2. 瘿痈　发病前多有风温、风热症状，颈前结喉两侧结块，皮色不变，微有灼热，疼痛牵引至耳后枕部，较少化脓。

三、辨证论治

锁喉痈按病程分为初期、成脓期及溃后期，相应之证型分成痰热蕴结证、热盛肉腐证、热伤胃阴证。

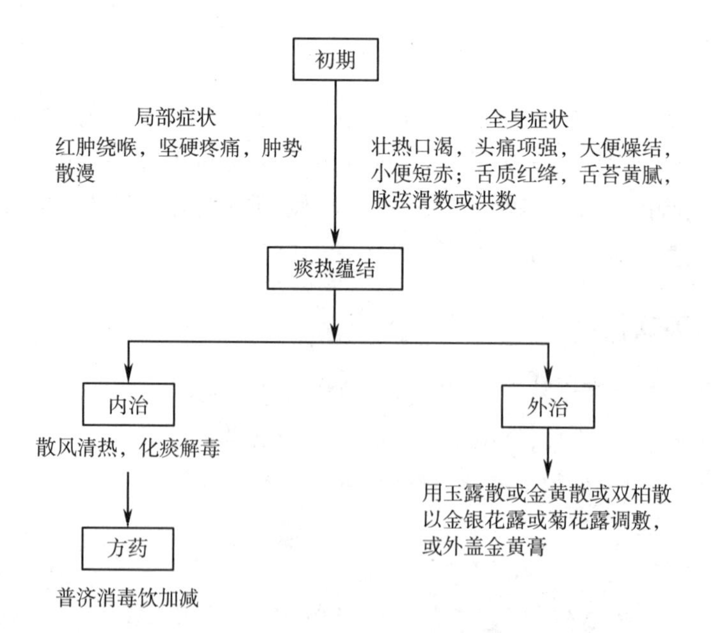

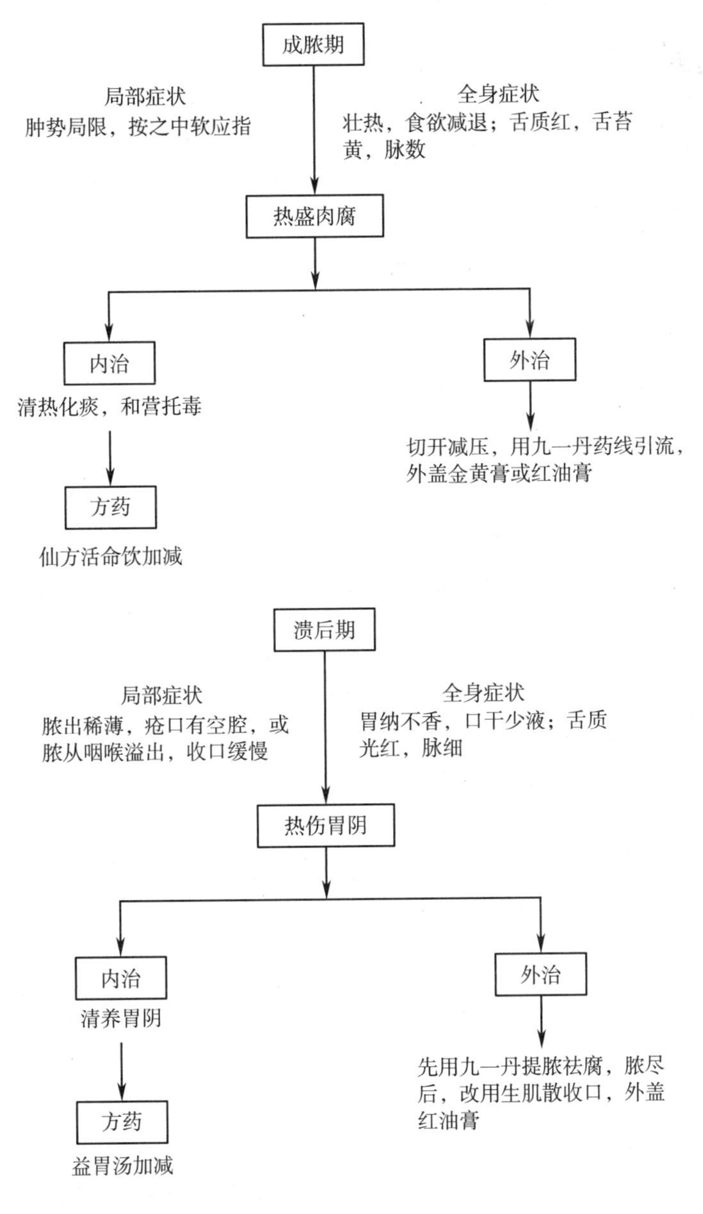

四、注意事项

1. 检查必须全面，不仅看结喉处的外观表现，还要查口腔内咽部状况。锁喉痈常有扁桃体、腭垂等红肿甚至化脓，因此临证必须查口内情况，防止漏诊。

2. 成脓后应及早切开引流减压，防止脓液内破，引起窒息。

3. 箍围药宜保持湿润，使药力易于透达。

【病例思维程序示范】

丁某,男,14岁。1994年9月22日就诊。结喉部红肿2日。2日前患者结喉部突发红肿,伴发热、头痛,口干,不思饮食,大便2日未解。发病前有上呼吸道感染病史。

查体:体温38.5℃,结喉部红肿,肿势延及两颈下,边界不清,色红,质地硬,肤温高,触痛明显。舌质红,舌苔黄腻,脉滑数。

辨证思维程序:

第一步;明确诊断。根据患者结喉部红肿疼痛,伴发热、头痛等全身症状,发病前有上呼吸道感染病史,可以初步诊断为锁喉痈,并与瘿痈、颈痈相鉴别。

第二步:进行必要的检查。为明确感染的严重程度,应做血常规、血培养加药敏检查;为明确局部脓肿是否形成,需做病变部位B超。

第三步:进行分期。本案患者红肿处质地硬,亦未溃脓,属初期。

第四步:进行辨证论治。本案患者红肿绕喉,坚硬疼痛,为风热外袭,客于肺胃,胃中积热,运化失司,痰热内生,风火痰热相乘,蕴毒生痈,而舌质红,舌苔黄腻,脉滑数,均为痰热之象。证属痰热蕴结,治拟散风清热,化痰解毒,方用普济消毒饮加减。

处方:牛蒡子12g,薄荷(后下)6g,象贝母9g,山栀6g,桔梗6g,赤芍12g,僵蚕9g,连翘9g,黄芩12g,板蓝根20g,黄连3g,陈皮9g,生甘草3g。

第五步:根据患者的兼证对上述方剂进行加减。壮热口渴,加鲜生地黄20g、天花粉15g、生石膏(先煎)30g清热生津;便秘,加枳实12g、生大黄12g、芒硝9g泻热通腑。

第六步:辨证选择外治法。本病初起,宜箍围束毒,用玉露散或金黄散,以金银花露调敷患处。

第七步:调摄与生活指导。忌挤压;保持大便通畅;箍围药宜保持湿润,以免药物剥落及干板不舒;初期宜进半流质饮食;儿童患者,给药宜浓煎,且少量多次服,每日3~4次。

(自拟医案)

【医案及经验方】

一、医案(《丁甘仁医案》)

鲍左,锁喉痰毒,漫肿疼痛,根盘焮红。风温痰热蕴结上焦,拟辛凉清解。

荆芥穗1钱,青防风1钱,薄荷叶8分,炒牛蒡2钱,生草节8分,苦桔梗1钱,轻马勃8分,大贝母3钱,炙僵蚕3钱,金银花3钱,连翘壳3钱,海蛤粉4钱,六神丸10粒吞服。

二诊:清解后,征象较松。药既合病,仍宗原法进步。

薄荷叶8分,生草节8分,大贝母3钱,熟牛蒡2钱,苦桔梗1钱,炙僵蚕2钱,青防风1钱,轻马勃8分,京赤芍2钱,金银花3钱,海蛤粉3钱,山慈菇8分,六神丸10粒吞服。

二、经验方

清热败毒方(《中医外科学》)

功能:散风清热,化痰解毒。

主治:锁喉痈。

组成:牛蒡子12g,僵蚕12g,蝉蜕9g,玄参15g,桔梗9g,夏枯草30g,全瓜蒌30g,生地黄30g,赤芍15g,金银花30g,连翘各30g,皂角刺15g,黄芩12g,生甘草9g。

用法:水煎服,日1剂,分2次服。

(向寰宇)

臀　痈

【概述】

臀痈是发生于臀部肌肉丰厚处范围较大的急性化脓性疾病。其特点是来势急,位置深,范围大,难于起发,成脓快,但腐溃较难,收口慢。相当于西医学的臀部蜂窝织炎。

【主要病因病机】

1. 湿火蕴结　情志内伤,七情郁结,气郁化火,或横逆脾土,脾失健运,生湿为患;饮食不节,脾胃乃伤,湿热火毒内生,相互搏结,营气不从,逆于肉里,结毒而成。

2. 直中不洁之毒　注射时感染毒邪，邪毒直中分肉之间，化热肉腐而成；亦可从局部疮疖发展而来。

3. 湿痰凝滞　慢性者多由湿痰凝结，营气不从，逆于肉理所致；或注射药液吸收不良所引起。

【辨证注意点】

1. 抓住本病位置深，范围大，腐溃较难，收口亦慢的特点。

2. 本病有急性和慢性之分。

		急性臀痈	慢性臀痈
初起	红	焮红	皮色不变
	肿	肿胀	漫肿
	热	灼热	不明显
	痛	疼痛明显	有疼痛或压痛
	全身症状	怕冷发热、纳呆等全身症状明显	不明显
中期		皮肤湿烂，色黑腐溃，或中软不溃	结块较硬
后期		脓出黄稠，腐脱新生，热退肿消，1个月左右可以痊愈	进展缓慢或经治疗后，逐渐消散

【辨证思路】

一、明确诊断

1. 局部常有注射史，或患疮疖，或臀部周围有皮肤破溃病灶。

2. 臀部肿痛暴急，肿块部位深，日渐增大，压痛明显。

3. 有身热口渴等全身症状。

4. 血白细胞计数及中性粒细胞百分比、C 反应蛋白、降钙素原等增高。

二、与流注、有头疽相鉴别

1. 流注　患处漫肿疼痛，皮色如常，不局限于臀部一处，有此处未愈他处又起的特点。

2. 有头疽　患处初起有粟粒样脓头，痒痛并作，溃烂时状如蜂窝。

三、辨证论治

根据急性及慢性分型论治。

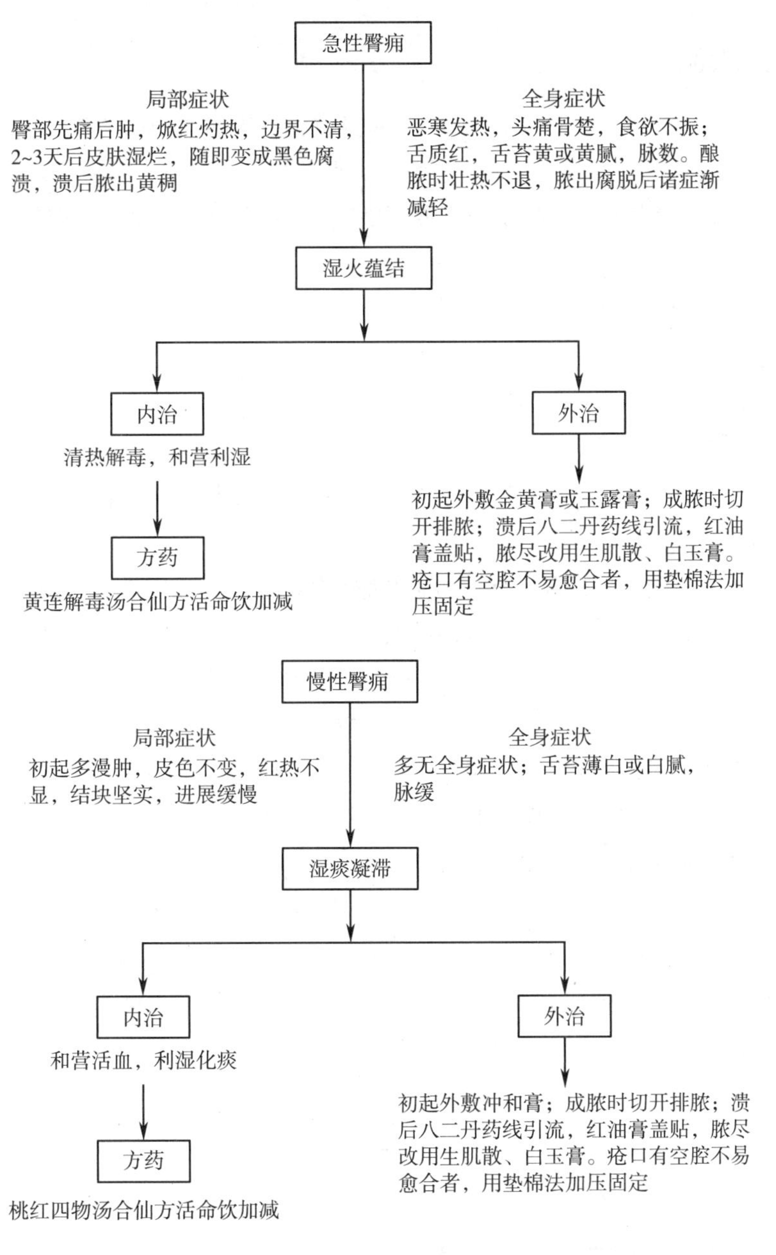

四、注意事项

1. 外治切开排脓时，切口应注意低位、够大够深，并清除腐肉，以排脓顺畅为目的。

2. 深部或慢性臀部感染局部表现并不典型，或有肿胀，但不发红，常有肢体活动不利，此时需排除骨关节疾病，应做X线检查。

【病例思维程序示范】

吴某某,女,32岁。2000年9月28日就诊。左臀部肿硬2周。患者1个月前因肺炎住院治疗,住院期间曾用林可霉素肌注,注射过程中双臀部出现结块,用土豆片外敷后,右臀部结块逐渐消退,但左臀部结块未完全消退,纳可,二便调。

查体:左臀部外上方触及一结块,边界不清,范围约4cm×5cm,质地坚硬,有压痛,周围漫肿,皮色如常,红热不显。舌质淡红,舌苔薄白,脉濡。

辨证思维程序:

第一步:明确诊断。根据患者臀部有肌内注射史,局部结块漫肿,可以初步诊断为臀痈。

第二步:进行必要的检查。为了解感染程度,做血常规检查;另外,为了解患处深部是否有脓肿形成,可以做肿块处B超。

第三步:进行分型。本案患者进展较慢,全身症状不明显,局部红热亦不明显,故属慢性。

第四步:进行辨证论治。患部漫肿不红,结块坚实,进展缓慢,是因为湿痰凝结,营气不从,逆于肉理。证属湿痰凝滞,治拟和营活血,利湿化痰,方用桃红四物汤合仙方活命饮加减。

处方:桃仁9g,红花9g,赤芍12g,泽兰12g,川芎9g,丝瓜络9g,陈皮9g,象贝母9g,乳香9g,生甘草3g。

第五步:辨证选择外治法。臀部结块红热不显,外敷冲和膏。

第六步:调摄与生活指导。宜少活动。

(自拟医案)

【医案、经验方及常用中成药】

一、医案

唐汉钧医案(《唐汉钧谈外科病》)

沈某,男性,44岁。2周前无明显诱因下右臀部始发一红肿结块,未及时治疗;1周前肿块迅速增大,红肿热痛加重;3日前出现恶寒发热、倦怠嗜卧之症;舌质红,舌苔黄腻,脉滑。自服头孢拉定及阿莫西林胶囊无效。来诊时右臀部结块疼痛,影响行走,身热不扬。

检查:右臀部红肿结块约10cm×15cm,皮色暗红,中央高起,无脓头,中央疮面约4cm×4cm,波动感明显,肤温增高,触痛不甚,边界清楚。

局麻下行切开排脓术,术后外用八二丹、金黄膏。中药拟清热利湿,排脓消肿。

处方:苍术12g,黄柏9g,鹿衔草15g,薏苡仁12g,土茯苓30g,当归9g,赤芍12g,丹参30g,皂角刺15g,全瓜蒌(打)30g,姜半夏12g,合欢皮18g,牛膝12g,生甘草3g。同时,静滴清开灵、大观霉素。

1周后,切开排脓之伤口疼痛缓解,局部红肿大部消退,中央疮面为4cm×1cm,腐肉已去80%,脓液量少,已见有新鲜肉芽生长。停用补液,外用改八二丹为九一丹,续服前方。又过7日局部肿消痛止,疮面腐尽新生,少量渗液。前方去皂角刺,加生黄芪30g,外用改为生肌散。3日后疮面愈合。

按语:患者病初只见一小疖肿,未予重视,由于患处经常受压摩擦,造成热毒入里,则肿块突然增大,年壮气血充盛,迅速成脓。就诊时已脓成(波动感明显),故须及时切开排脓,以利脓水外泄。术后采用八二丹提脓祛腐,金黄膏清热退肿。方用二妙丸加鹿衔草、土茯苓、全瓜蒌清热利湿,消肿解毒;当归、赤芍、丹参、皂角刺透脓外出;术后寐差用合欢皮。值得一提的是,外科切开排脓的最佳时机应是脓熟,即触之波动感明显时,过早切开易造成热毒入血,过晚可使脓毒扩散。

二、经验方

和营清化汤(《中医外科学》)

功能:清热解毒,和营化湿。

主治:臀痈。

组成:黄柏12g,苍术9g,生薏苡仁12g,牛膝15g,土茯苓15g,虎杖12g,生地黄15g,赤芍15g,当归9g,忍冬藤15g,带皮茯苓9g,瓜蒌30g,萆薢12g,生甘草9g。

用法:水煎服,日1剂,分2次服。

三、常用中成药

可选用小金丹、六应丸、六神丸。

(向寰宇)

手 发 背

【概述】

手发背是发于手背部的急性化脓性疾病。其特点是全手背漫肿,红热疼痛,手心不肿,若溃迟敛难,久则损筋伤骨。相当于西医学的手背部蜂窝织炎。

【主要病因病机】

1. 风火湿热结聚。

2. 外伤染毒。

【辨证注意点】

1. 注意辨别初起、成脓之征象。初起患部漫肿,边界不清,胀痛不舒;7~10日,患部中间肿胀高突,色紫红,灼热,疼痛如鸡啄,按之有波动感,为内脓已成。

2. 注意辨有无损骨。如溃后肿势不趋局限,脓液稀薄,有损筋伤骨之虑。

【辨证思路】

一、明确诊断

1. 手背漫肿,焮红疼痛,出脓黄稠,疮口易敛;或手背漫肿坚硬,微红微热,溃脓迟,难敛。

2. 血白细胞计数及中性粒细胞百分比、C反应蛋白、降钙素原等增高。

3. 如溃后久不收敛,脓液稀薄,需做X线检查以确定有无损骨。

二、与托盘疔相鉴别

托盘疔:病在手掌部,肿胀高突,失去正常的掌心凹陷或稍突出,并伴有手背部肿胀。

三、辨证论治

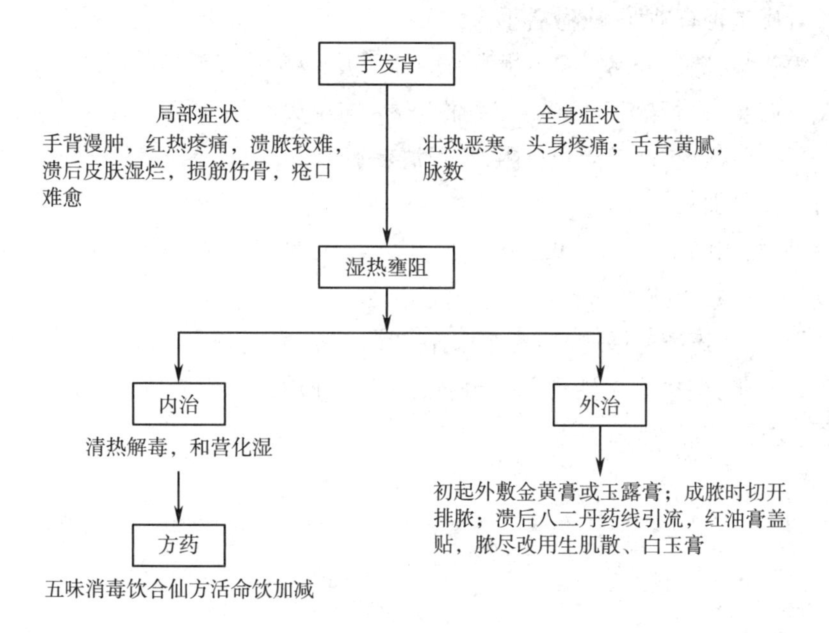
手发背
局部症状
手背漫肿，红热疼痛，溃脓较难，溃后皮肤湿烂，损筋伤骨，疮口难愈
全身症状
壮热恶寒，头身疼痛；舌苔黄腻，脉数
湿热壅阻
内治
清热解毒，和营化湿
方药
五味消毒饮合仙方活命饮加减
外治
初起外敷金黄膏或玉露膏；成脓时切开排脓；溃后八二丹药线引流，红油膏盖贴，脓尽改用生肌散、白玉膏

四、注意事项

1. 切开后手背应向下,并用三角巾悬吊固定。

2. 成脓及时切开引流是防止损伤筋骨的关键。

3. 如损骨,可加用自然铜、骨碎补等续筋接骨中药。

【病例思维程序示范】

陈某,女,45 岁。1997 年 7 月 22 日就诊。右手背肿痛 4 日。患者 1 周前右手食指不慎被木刺扎破,自行拔除木刺,挤压后有少量出血,再外涂碘酒,未予包扎。2 日后右手背出现红肿疼痛,服用抗生素后,局部肿痛仍作,且肿势有向上蔓延趋势,外院予鱼石脂软膏外敷,静滴头孢菌素 3 日,局部肿势得以控制,自诉曾有怕冷感,胃纳较以往差,二便尚调。

查体:右手背红肿,色暗红,肤温稍高,有触痛,无波动感。舌质红,舌苔黄,脉滑。

辨证思维程序:

第一步:明确诊断。根据患者有外伤史,手背漫肿、红热疼痛,可以初步诊断为手发背,并应与托盘疔相鉴别。

第二步:进行必要的检查。为明确感染的程度,应查血常规;同时,为了解右手骨质是否有破坏,应做右手 X 线摄片。

第三步:进行分期。本案患者肿痛处无波动感,未见溃脓,故属初期。

第四步:进行辨证论治。因外伤染毒,与湿火相结,凝结手背,气血壅滞,故局部红肿热痛,证属湿热壅阻,治拟清热解毒,和营化湿,方用五味消毒饮合仙方活命饮加减。

处方:当归 12g,赤芍 9g,金银花 15g,连翘 12g,蒲公英 30g,天花粉 18g,陈皮 9g,桑枝 9g,生甘草 3g。

第五步:辨证选择外治法。因病在初期,用金黄膏外敷。

第六步:调摄与生活指导。患肢忌持重,并用三角巾固定;及时治疗手部外伤,勿使毒邪从破隙而入。

(自拟医案)

【经验方及常用中成药】

一、经验方

芯珠汤(《洞天奥旨》)

功能:清热解毒。

主治:手发背。

组成:熟地黄 1 两,生地黄 1 两,麦冬 1 两,甘菊花 1 两,金银花 1 两。

用法:水煎服,日 1 剂,分 2 次服。

二、常用中成药

可选用六应丸、六神丸、小金丹、西黄丸。

(向寰宇)

足 发 背

【概述】

足发背是发于足背部的急性化脓性疾病。其特点是全足背高肿焮红疼痛,足心不肿。相当于西医学的足背蜂窝织炎。

【主要病因病机】

1. 湿热下注。

2. 外伤感染毒邪。

【辨证注意点】

注意辨别初起、成脓之征象。初起足背红肿灼热疼痛，肿势弥漫，边界不清，影响活动；5~7 日迅速增大，按之有波动感，为已成脓。

【辨证思路】

一、明确诊断

1. 足背红肿灼热疼痛，肿势弥漫，边界不清，活动受限，1 周化脓，溃后渐愈。

2. 血白细胞计数及中性粒细胞百分比、C 反应蛋白、降钙素原等增高。

二、与丹毒相鉴别

丹毒：患部皮色鲜红，边界清楚，一般不化脓腐溃，常有反复发作史。

三、辨证论治

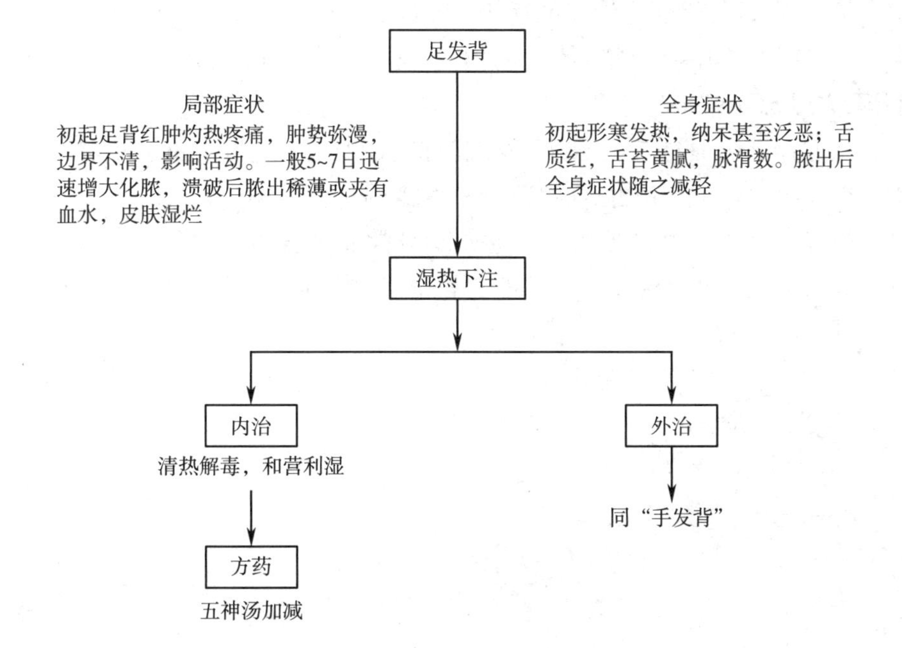

四、注意事项

1. 清热利湿药多苦寒，中病即止。

2. 成脓及时切开引流是防止损伤筋骨的关键。

3. 患足忌行走；抬高患肢，并使患足侧位放置。

4. 切开后患足侧位放置，以利引流。

【病例思维程序示范】

朱某，男，35岁。2002年6月5日就诊。患者3日前出现左足背红肿疼痛，未曾就医，后肿势加剧，昨日起自服阿莫西林胶囊，症情未缓，否认发热，胃纳尚可，二便尚调。发病前有劳累史。

查体：左足背前2/3处红肿，色暗红，边界不清，肤温高，触痛明显，无波动感。舌质偏红，舌苔薄黄，脉滑。

辨证思维程序：

第一步：明确诊断。根据患者足背红肿热痛，边界不清，全身症状不明显，可以初步诊断为足发背，并应与丹毒相鉴别。

第二步：进行必要的检查。为了解感染的程度，应查血常规。

第三步：进行分期。患部红肿，但无波动感，无溃脓，故属初期。

第四步：进行辨证论治。足背部红肿弥漫，灼热疼痛，是因为湿热火毒结聚；舌质红，舌苔薄黄，脉滑，是湿热所作。证属湿热下注，治拟清热解毒，和营利湿，方用五神汤加减。

处方：当归15g，赤芍12g，丹皮12g，赤茯苓15g，紫花地丁30g，车前子（包煎）18g，黄柏15g，泽泻12g，金银花12g，牛膝9g，生甘草3g。

第五步：辨证选择外治法。病在初期，外敷金黄膏。

第六步：调摄与生活指导。患足忌行走；抬高患肢，并使患足侧位放置。

（自拟医案）

【医案、经验方及常用中成药】

一、医案

顾筱岩医案(《外科名家顾筱岩学术经验集》)

某小姐,八月十五日。前服消退之法,足背肿痛依然,不便步履,势有成脓之象,恐难消尽,再从前法。

当归尾3钱,生米仁3钱,浙贝母2钱,炒赤芍钱半,忍冬藤3钱,橘白8分,牛膝钱半,伸筋草钱半,赤苓3钱,丝瓜络3钱,梅花丹(吞)3粒。

外用:金黄膏、红灵丹。

按语:顾氏认为,足发背的基本病机是湿热下注,以清热利湿解毒为治疗大法,在此基础上,加用活血通络之品可加速肿痛的消退。

二、经验方

和营清热方(《中医外科学》)

功能:清热解毒,和营利湿。

主治:足发背。

组成:黄柏12g,苍术9g,生薏苡仁12g,牛膝12g,当归9g,赤芍30g,丹参30g,虎杖15g,野菊花12g,金银花15g,连翘15g,生甘草3g。

用法:水煎服,日1剂,分2次服。

三、常用中成药

可选用六应丸、六神丸、小金丹、西黄丸。

(向寰宇)

第五节　有　头　疽

【概述】

有头疽是发生于肌肤间的急性化脓性疾病。其特点是初起皮肤上有粟粒样脓头,焮热红肿胀痛,迅速向深部及周围扩散,脓头相继增多,溃烂后状如莲蓬、蜂窝,范围常超过9~12cm,大者可在30cm以上。好发于项后、背部等皮肤厚韧之处,多见于中老年人及消渴患者,并容易发生内陷。相当于西医学的痈。

【主要病因病机】

1. 外邪入侵　外感风温、湿热邪毒，以致气血运行失常，凝聚肌表而成。

2. 脏腑蕴毒　情志内伤，恼怒伤肝，思虑伤脾，肝脾郁结，气郁化火；或房室不节，恣欲伤肾，劳伤精气，真阴亏损，相火蹈灼；或恣食膏粱厚味，脾胃运化失常，湿热火毒内生，均能导致脏腑蕴毒，与外来湿热相抟而发本病。

3. 素体虚弱　若阴虚之体，每因水亏火炽，则热毒蕴结更甚；若气血虚弱之体，每因毒滞难化，不能透毒外出，使病情加剧，甚至疽毒内陷。可见正气虚弱，热毒的轻重，是有头疽顺逆、陷与不陷转归的决定因素。

【辨证注意点】

1. 注意辨别实证、虚证。

		实证	虚证
发病人群		中年人	老年人，既往或有消渴病史
局部症状	疮形	疮形高肿，根脚收束	疮形平塌，根盘散漫
	疮色	色红焮热	紫滞
	化脓	迅速化脓，形如蜂窝	不易化脓
	脓液	脓液畅泄，色黄质稠	脓液稀少，色带灰绿
出现内陷证		不多见	容易发生

2. 注意询问患者有无消渴或其他慢性疾病。

3. 注意辨顺逆善恶。

【辨证思路】

一、明确诊断

1. 以中老年人、体弱或消渴患者多发，好发于项后及背部。

2. 以顺证计，局部症状分为 4 候，每候 7 日左右。一候成形，在红肿热痛的肿块上有多个脓头；二候化脓，肿块增大，从中心开始化脓溃烂，状如蜂窝或莲蓬；三候脱腐，坏死皮肉逐渐脱落，红肿热痛逐渐减轻；四候生新，腐肉脱落，脓液减少，新肉生长，逐渐愈合。

3. 常伴发热、恶寒、头痛、口渴等全身症状，一二候症状明显，三四候逐渐减轻或消失。

4. 血白细胞计数及中性粒细胞百分比、C 反应蛋白、降钙素原等增高。根据病情做血糖、疮面脓液细菌或血培养及药敏及 B 超检查有助于脓肿形成的诊断。

二、与脂瘤染毒、发际疮相鉴别

1. 脂瘤染毒　患处素有结块，与表皮粘连，其中心皮肤常可见粗大黑色毛孔，挤之有粉刺样物溢出，且有臭味。染毒后红肿较易局限，范围明显小于有头疽，约 10 日左右化脓，脓出夹有粉渣样物，愈合较为缓慢，全身症状较轻。

2. 发际疮　生于项后部，病小而位浅，多小于 3cm，或多个簇生在一起，2~3 日化脓，溃脓后 3~4 日即能愈合，无明显全身症状，易脓、易溃、易敛，但易反复发作，缠绵难愈。

三、辨证论治

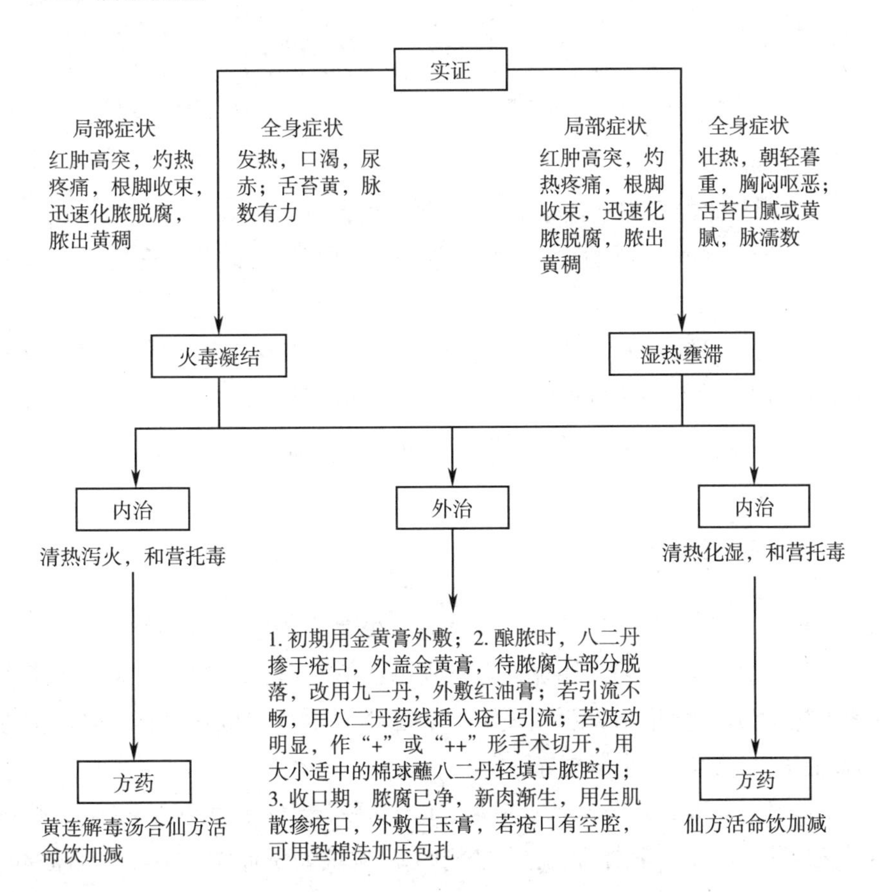

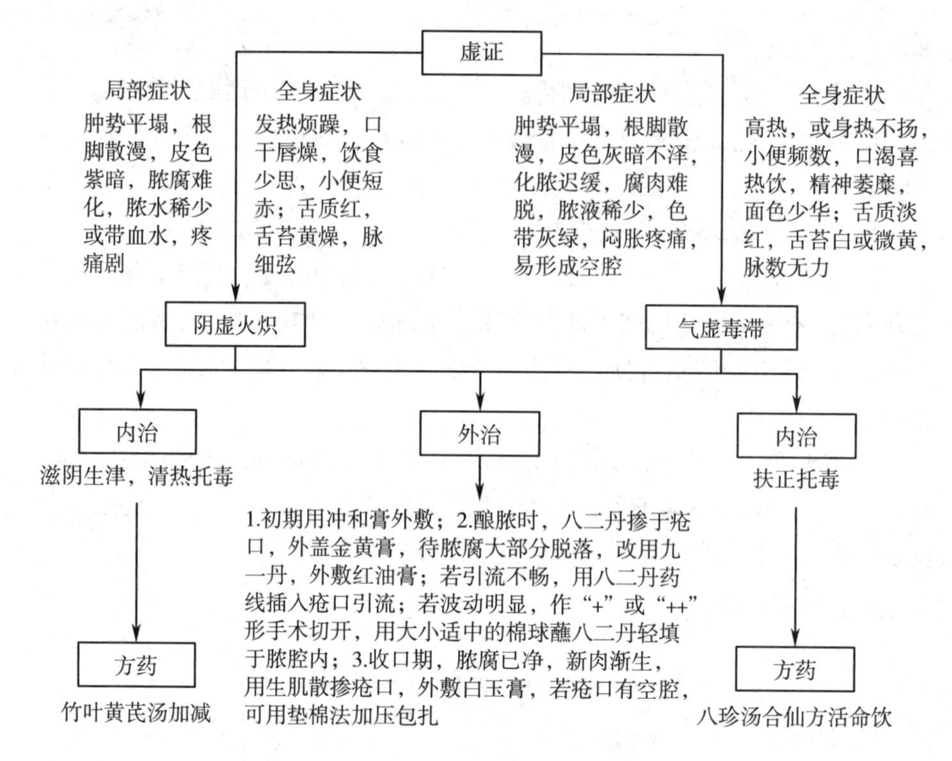

虚证
局部症状
肿势平塌，根脚散漫，皮色紫暗，脓腐难化，脓水稀少或带血水，疼痛剧
全身症状
发热烦躁，口干唇燥，饮食少思，小便短赤；舌质红，舌苔黄燥，脉细弦
局部症状
肿势平塌，根脚散漫，皮色灰暗不泽，化脓迟缓，腐肉难脱，脓液稀少，色带灰绿，闷胀疼痛，易形成空腔
全身症状
高热，或身热不扬，小便频数，口渴喜热饮，精神萎靡，面色少华；舌质淡红，舌苔白或微黄，脉数无力
阴虚火炽
气虚毒滞
内治
滋阴生津，清热托毒
方药
竹叶黄芪汤加减
外治
1.初期用冲和膏外敷；2.酿脓时，八二丹掺于疮口，外盖金黄膏，待脓腐大部分脱落，改用九一丹，外敷红油膏；若引流不畅，用八二丹药线插入疮口引流；若波动明显，作“+”或“++”形手术切开，用大小适中的棉球蘸八二丹轻填于脓腔内；3.收口期，脓腐已净，新肉渐生，用生肌散掺疮口，外敷白玉膏，若疮口有空腔，可用垫棉法加压包扎
内治
扶正托毒
方药
八珍汤合仙方活命饮

四、注意事项

1. 强调整体与局部结合分阶段(四候)治疗。

2. 外治中注意切口的选择,切忌将空腔之皮剪去,以免愈合后形成较大的瘢痕。

3. 本病并发内陷证,多见于年老体弱者或有消渴者,提示脓毒血症,应进行中西医综合治疗,中医按火陷、干陷、虚陷辨证救治。

4. 全身情况较差者,应予支持治疗,如补液、输血及纠正电解质紊乱。

5. 忌挤压。

【病例思维程序示范】

何某,男,57岁。2003年4月3日就诊。患者1周前劳累后背部出现肿痛,同时伴发热,体温约38℃,外院查血常规示:WBC:14.1×10^9/L,N:82%。予青霉素等静滴治疗,症情未见明显缓解。来院时,患者发热烦躁,口干多饮,倦怠乏力,纳呆,大便燥结,小溲短赤。

查体:体温38.2℃,背部四处漫肿,质地尚硬,最大者约20cm×15cm,肿势平塌,根脚散漫,皮色紫黯,肤温高,触痛明显,肿块表面有数十枚脓头。舌质红,舌苔黄腻，脉细数。即刻查血糖示：18.1mmol/L；血常规示：WBC：18.1×10^9/L，N：80%。

辨证思维程序：

第一步：明确诊断。根据患者背部有红肿结块，范围大，上有数十枚脓头，可以初步诊断为有头疽，并应与脂瘤染毒相鉴别。

第二步：进行必要的检查。为了解患者感染程度及血糖情况，需要随时检测血常规、血糖、血沉、C反应蛋白、尿酮、血酮，而且为了解患者是否有电解质紊乱及糖尿病肾病，应查血电解质及肝肾功能，同时需做脓培养＋药敏、血培养＋药敏，以明确致病菌。另外，为明确脓肿形成情况应做脓肿处B超，必要时应做血气分析等检查。

第三步：进行分期，本案患者肿块质地尚硬，故属初期。

第四步：辨证论治。患者为消渴病人，正气不足，阴液亏损，火毒炽盛，正不束邪，故肿势平塌，根脚散漫；气阴两虚无以酝酿成脓托毒外出，故疮色紫黯，脓腐难化；水亏火炽，火毒蕴结更盛，故疼痛剧烈；全身发热，口干，便秘溲赤，舌红，苔黄腻，脉细数，均为火毒炽盛耗伤阴液之象。证属阴虚火炽，治拟滋阴生津，清热托毒，方用竹叶黄芪汤加减。

处方：生黄芪30g，当归12g，竹叶12g，生石膏30g，紫花地丁草30g，生地黄30g，麦冬12g，天花粉18g，石斛9g，金银花15g，皂角刺15g，生甘草6g。

第五步：辨证选择外治法。患部漫肿，脓头尚未溃破，用冲和膏外敷以围箍疽毒。

第六步：调摄与生活指导。忌挤压；饮食清淡，忌食鱼腥、辛辣等刺激发物，以及甜腻食物；消渴者，给予糖尿病饮食；保持精神愉快，严防恼怒；避免房事；宜避风邪；睡时宜侧卧。

（自拟医案）

【医案、经验方及常用中成药】

一、医案

1. 唐汉钧医案（《唐汉钧谈外科病》）

秦某，男性，76岁。1周前腰部出现一红肿结块，中央有粟粒样脓头，痒痛微作，次日红肿增大明显，速去外院就诊，外敷千捶膏，症状未有缓解，随后出现39~40℃高热2日，又静滴头孢拉定2日，身热渐退，但红肿范围进一步扩大，中央脓头增多，则转至我院。症见腰部正中一红肿结块约12cm×8cm，中央高起，上有白色粟粒样脓头十数枚，脓出不畅，按之质硬，肤温高，触痛不甚；舌质红，舌苔薄腻，脉濡。患者有糖尿病病史，平时服用格列齐特。

治拟清热利湿，和营托毒。

处方：生地黄15g，赤芍10g，丹皮10g，金银花10g，鹿衔草30g，白花蛇舌草30g，紫花地丁15g，丹参30g，苍术12g，黄柏12g，生薏苡仁12g，生黄芪30g，皂角刺10g，制大黄10g，生甘草9g。

外用：金黄膏、九一丹、5号药线。继续口服降糖药控制血糖。

3周后红肿略有缩小，中央高突变软，有波动感，但脓出不畅。在局麻下行“十”字形切开扩创术，术后九一丹棉嵌，金黄膏外敷。又2周后，腰部红肿渐平，疮面脓腐十去七八，舌质红，舌苔白腻，脉濡。中药内服前方去苍术、黄柏，加太子参30g、白术15g、茯苓15g。外用逐步替换成生肌散、红油膏。又随症加减治疗2周，病愈收口。

按语：此患者由于在外院已应用大量抗生素，虽然全身感染情况得到迅速控制，但造成局部疽毒内伏，僵而难化，成脓期延长。由于病位在下，当用仙方活命饮合二妙丸，加金银花、鹿衔草、紫花地丁清热利湿，和营托毒；以黄芪、皂角刺透脓外出；生地黄、丹皮、丹参凉血活血化僵肿。外用5号药线蘸九一丹插入每个脓头以利提脓外出，同时加强降血糖治疗。3周后，僵肿逐渐软化，中央脓熟，再行切开扩创排脓术，毒随脓出而外泄，顺症用药，则疮敛病愈。

2. 夏少农医案（《历代名医医案精选》）

奚某，女，70岁。

湿火攻于督脉，延及膀胱，湿热熏蒸，化而为毒，火毒上攻以致项后起发脓疹，“未脓先溃，未溃先糜”，红肿热痛，形成脑疽。刻下脓水虽少，但疮疡高凸质软绵，毒邪渐得宣化之机，不致散漫，但年高之体，仍防内陷。

处方：土黄芪12g，皂角刺9g，金银花12g，丹皮9g，赤芍9g，白芷4.5g，蒲公英30g，泽泻12g，米仁12g。3剂。

二诊：偏脑疽，脓泄邪化，源由湿火上攻督脉、膀胱经所致，当以清理。但脓是气血所化，治以扶正化邪。

处方：党参12g，天花粉12g，丹皮9g，杭菊4.5g，玉竹9g，茯苓12g，青蒿梗12g，白芍12g。3剂。

按语:脑疽,西医称痈,该病治疗失宜,每易造成内陷(败血症),内陷有三陷,火陷、干陷、虚陷,一般后期虚陷,易被忽视,认为脓腐已脱,可以无虑,殊不知"邪不去正不复",往往由此造成死亡。

3. 医案[阙华发,刘晓鸫,向寰宇,等.唐汉钧教授治疗重症有头疽的经验.陕西中医,2004,25(3):245-247.]

何某,男,51岁。住院日期:2002年7月3日—2002年9月28日。

患者于2002年6月初右背部无明显诱因突发一红肿结块,上有粟粒样脓头,痒痛兼作,家属自行挤压后红肿迅速蔓延,3日后出现恶寒发热,外院予静滴抗生素、中药内服外用等治疗无显效,肿势渐大,6月17日在局麻下行背部痈肿切开排脓术。入院时背部结块红肿热痛,伴发热(体温38.6℃),神疲乏力,口干多饮,纳呆,便秘溲黄。舌质暗红,舌苔黄腻,脉弦数。查背部痈肿,大小约48cm×40cm,肤色暗红,漫肿,上有多个黄白色脓头,状如蜂窝,按之有黄色质稠的脓液溢出,中有约7cm×5cm大小疮面,脓泄稀少,质地较稀薄,疮内黄色脓腐较多,疮口基底肉色暗红,夹有黑色腐溃组织,背部呈皮下潜行性空腔。实验室检查:血白细胞计数13.6×10^9/L,中性粒细胞百分比84.8%,淋巴细胞百分比7.2%;空腹血糖23.8mmol/L。诊断为有头疽、消渴。证属阴虚火炽之体,脏腑火毒炽盛,湿热壅阻,邪盛正虚不能托毒外泄。急则治其标,治标以固本,以清热利湿、和营托毒的仙方活命饮加减内服。

处方:生地、全瓜蒌、生黄芪各30g,赤芍、皂角刺、生薏苡仁、半枝莲、金银花、紫花地丁各15g,当归、丹皮、连翘、野菊花、制大黄各12g,黄连、白芷、生甘草各9g。在局麻下于背部痈肿下方做长度为3cm的"十"字形切口引流,予2号药捻蘸八二丹提脓祛腐,外用金黄膏,同时予人工胰岛素(24U-20U)控制血糖,青霉素钾、氨苄青霉素控制感染。

经治5日,疮面红肿热痛明显减轻,渗出减少,血白细胞计数7.5×10^9/L,中性粒细胞百分比76.3%,淋巴细胞百分比14.3%;空腹血糖5.1mmol/L。停用抗生素,减量使用人工胰岛素(24U-12U),并以中药清开灵、莲必治、黄芪注射液等加强扶正清热托毒之功,诸症渐消,但背部切口上方局部红热高肿未退,触之波动感明显,提示有袋脓,于7月29日在局麻下在波动感最明显处做一辅助切口,与原背部下方切口贯通行拖线引流术,术后脓液畅泄,疮肿逐渐缩小,红热减轻,并于前方中加入白术、茯苓、山药等健脾和胃,使气血充沛,化腐溃脓,载毒外泄。再2周后(8月12日)去除拖线,续用垫棉压迫法及绷带缠缚疗法,疮面逐渐愈合。但右背部疮面出现肉芽红润鲜活而高突,先后予平胬丹及3%生理盐水外敷后,胬肉渐平,疮周上皮爬生明显。以后渐减黄连、野菊花等清解之品,渐加太子参、白芍、丹参等扶正之品。9月27日,局部疮面愈合而出院,血白细胞计数4.8×10^9/L,中性粒细胞百分比62.1%,淋巴细胞百分比30.3%,空腹血糖4.4mmol/L,尿糖(-)。

按语:患者有糖尿病病史,背部痈肿巨大,几近内陷危症,内治中除全程重用生黄芪30g以扶正托毒外,重视以中为主的中西医结合治疗,注意对血糖及毒血症的控制,外治法则根据病程不同阶段及局部症状,选用外敷法、切开法、药捻法、拖线法、垫棉法等,方告痊愈。

二、经验方

姚玉堃用通托方(《中医外科学》)

功能:活血通络,消积排脓。

主治:有头疽。

组成:生黄芪40g,大生地黄30g,当归尾20g,炙穿山甲15g,皂角刺15g,蒲公英30g,金银花30g,赤芍15g,陈皮6g,生甘草6g。

用法:水煎服,日1剂,分2次服。

三、常用中成药

可选用六应丸、六神丸、小金丹。

(向寰宇)

第六节 流 注

【概述】

流注是发于肌肉深部的急性化脓性疾病。其特点是好发于四肢躯干肌肉丰厚处的深部,发病急骤,局部漫肿疼痛,皮色如常,容易走窜,常此处未愈,他处又起。根据病因、部位之殊,有暑湿流注、余毒流注、瘀血流注、髂窝流注之分,相当于西医学的脓血症、多发性肌肉深部脓肿及髂窝脓肿。

【主要病因病机】

1. 正气不足 正虚是本病形成的重要因素。正气不充,邪毒流窜血络,使经络阻隔,气血凝滞,着而为患。

2. 感染邪毒 因先患疔疮、疖、痈，强行挤压或过早切开，或其他热病失于诊治，火热之毒窜入血分，流于经络，稽留于肌肉之中而发余毒流注。夏秋季节感受暑湿，暑毒湿热客于营卫，阻于肌肉，致使气血凝滞而成暑湿流注。跌打损伤，瘀血停留，或产后瘀露停滞，经络为之壅滞而成瘀血流注。除上述流注的病因外，还可由会阴、肛门、外阴、下肢破损或生疮疖，或附近脏器染毒，邪毒流窜，以致余毒、暑湿、湿热结聚，气血凝滞而成。

【辨证注意点】

1. 本病好发于四肢躯干肌肉丰厚处的深部，发病急，漫肿，疼痛，皮色如常，易走窜，此处未愈，他处又起。

2. 掌握流注的分类及各自特点。

3. 注意询问病史。发病前是否有疔、疖或局部损伤史；跌仆损伤或产褥史；会阴、肛门、外阴、下肢破损，或疖、痈，或外受暑湿史。

【辨证思路】

一、明确诊断

（一）暑湿流注

1. 多见于夏秋季节。

2. 多发于四肢近端或躯干部。

3. 初起患处漫肿，肌肉酸痛，皮色如常；成脓时疼痛加剧，皮色焮红；2 周左右成脓，随之溃脓而愈。

4. 有明显的恶寒、发热、口渴等全身症状。

5. 血常规检查白细胞计数及中性粒细胞百分比升高。

（二）余毒流注

1. 有疔、疖或局部损伤史。

2. 患处有结块，疼痛明显；成脓时，皮色焮红，肿块有明显波动感；溃脓后脓出黄稠，肿消痛减。

3. 有发热、恶寒、口渴等全身症状。

4. 血常规检查白细胞计数及中性粒细胞百分比升高。

（三）瘀血流注

1. 有跌仆损伤或产褥史。

2. 随处可生，好发于四肢或躯干的肌肉深部，多为单发，局部肿胀明显，皮色紫红,疼痛明显。

3. 初起即有恶寒发热、身体疼痛,肢体倦怠、食欲不振等全身症状。

4. 血常规检查白细胞计数及中性粒细胞百分比升高。

(四) 髂窝流注

1. 发病前常有会阴、肛门、外阴、下肢破损,或有疖、痈,或有外受暑湿史。

2. 多发于一侧髂窝部,发病后患肢屈缩不伸,触及肿块,压痛明显。

3. 初起即有恶寒发热、身疼肢倦等全身症状,成脓时有高热、汗出等表现。

4. 血白细胞计数及中性粒细胞百分比、C 反应蛋白、降钙素原等增高。

二、髂窝流注应与环跳疽及髋关节流痰相鉴别

1. 环跳疽　疼痛在髋关节,可致臀部外突,大腿略向外旋,患肢不能伸直和屈曲(髂窝流注是屈而难伸)。患肢漫肿上延腰胯,下及大腿。必要时可做髋关节穿刺以助鉴别。

2. 髋关节流痰　起病缓慢,可有虚劳病史,患肢伸而难屈,局部及全身症状均不明显,化脓约在患病后 6~12 个月以上。大腿及臀部肌肉萎缩,站立时臀纹不对称。

三、辨证论治

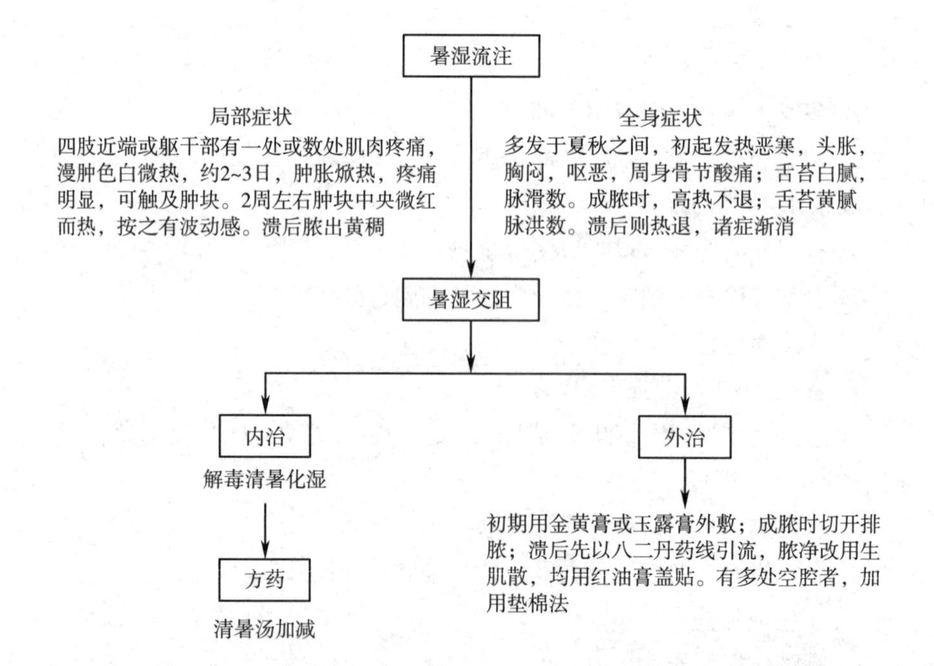

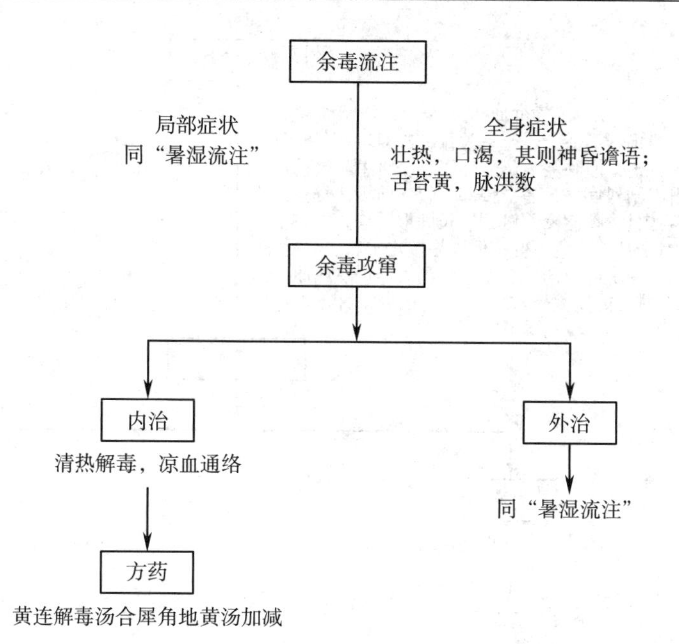
余毒流注
局部症状
同“暑湿流注”
全身症状
壮热，口渴，甚则神昏谵语；
舌苔黄，脉洪数
余毒攻窜
内治
清热解毒，凉血通络
方药
黄连解毒汤合犀角地黄汤加减
外治
同“暑湿流注”

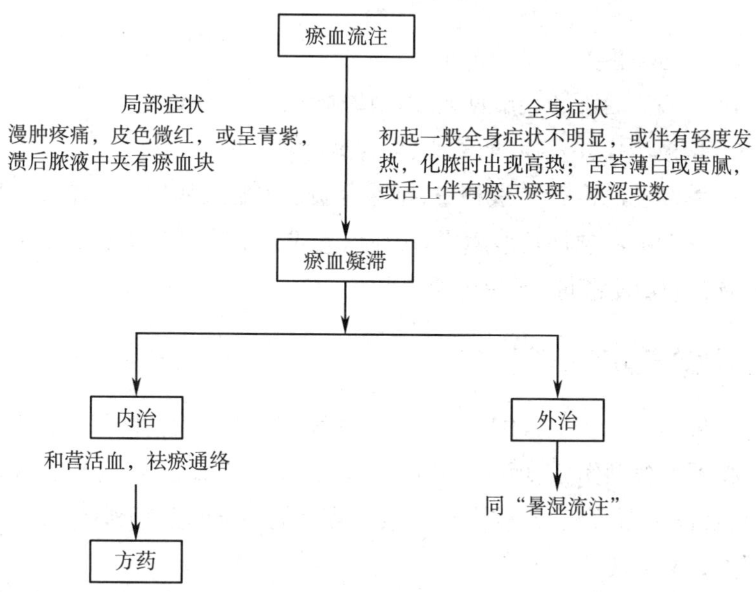
瘀血流注
局部症状
漫肿疼痛，皮色微红，或呈青紫，
溃后脓液中夹有瘀血块
全身症状
初起一般全身症状不明显，或伴有轻度发
热，化脓时出现高热；舌苔薄白或黄腻，
或舌上伴有瘀点瘀斑，脉涩或数
瘀血凝滞
内治
和营活血，祛瘀通络
方药
外治
同“暑湿流注”

活血散瘀汤加减。劳伤筋脉者，加忍冬藤、黄柏、薏苡仁等；跌打损伤者，加三七；产后瘀阻者，加益母草、红花、制香附等

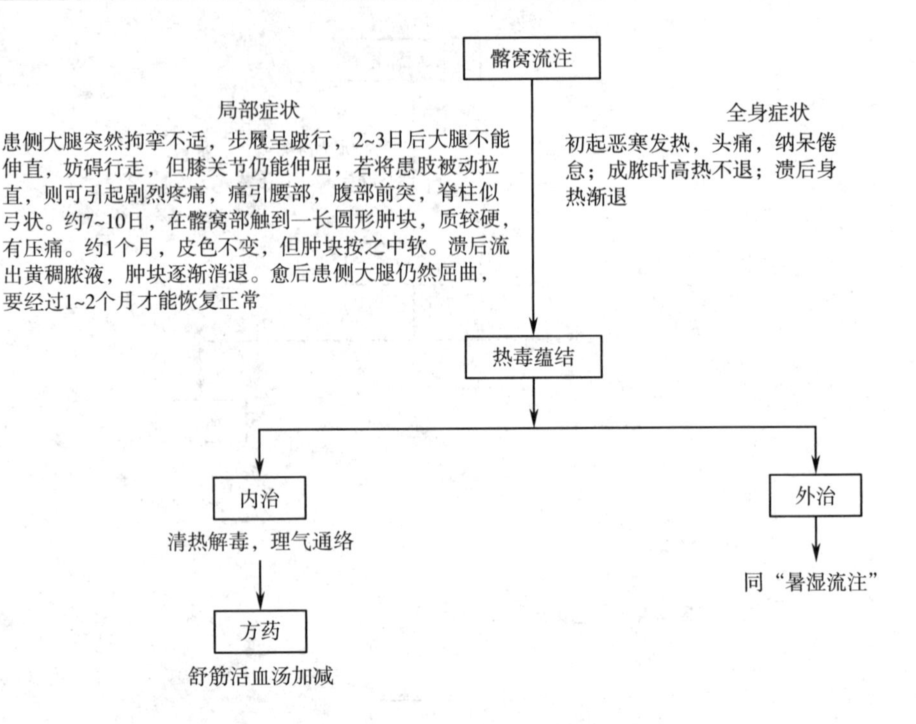

四、注意事项

1. 本病溃后不属大虚见证,忌用竣补,以免留邪致变。

2. 积极治疗并发症,如复溃、附骨疽、内痈、内陷。

3. 髂窝流注需行X线检查,排除骨病及内脏疾病导致的脓肿和积液。

4. 髂窝流注愈后功能障碍者,在痊愈或完全收口2周后,帮助患者做适当的下肢屈伸功能锻炼,或橡皮膏牵引。

【病例思维程序示范】

顾某,男,24岁。2003年5月12日就诊。患者为消防战士,2周前训练时左小腿不慎被砸伤,出现一处肿痛,色青紫,后肿胀焮热疼痛日趋明显,伴寒战发热,食欲不振等症,外院予抗生素治疗1周后,热退,但肿痛无明显缓解,且患部下方又出现一处肿痛。

查体:左小腿屈侧有两处漫肿,范围约9cm×8cm、7cm×6cm,色瘀暗,触之微热,按之有波动感,触痛(+)。舌边瘀点,脉滑。

辨证思维程序:

第一步:明确诊断。根据患者有跌仆损伤史,发于下肢肌肉深部,局部肿胀明显，皮色紫红，疼痛明显，且一处未愈，他处又起，可以初步诊断为流注（瘀血流注）。

第二步：进行必要的检查。为明确感染的严重程度，需做血常规检查；为明确是否形成脓肿，应做病变部位B超或穿刺检查。

第三步：进行分期。局部肿块微热，有波动感，故属成脓期。

第四步：进行辨证论治。瘀血凝滞，化生火热，走窜筋脉，故局部漫肿疼痛，皮色青紫，舌边有瘀点。证属瘀血凝滞，治拟和营活血，祛瘀通络，方用活血散瘀汤加减。

处方：当归15g，赤芍12g，桃仁12g，苏木9g，丹参18g，蒲公英30g，黄柏12g，薏苡仁12g，忍冬藤12g，虎杖15g，萆薢12g，牛膝9g，皂角刺12g，生甘草3g。

第五步：辨证选择外治法。病在成脓期，应切开引流，切开后用八二丹药线引流，外盖金黄膏。

第六步：调摄与生活指导。注意加强营养，忌食鱼腥、辛辣等刺激性食物，宜清淡易消化饮食。

（自拟医案）

【医案、经验方及常用中成药】

一、医案

顾伯华医案（《历代名医医案精选》）

王某，女，16岁。

1周前，左手中指在劳动时裂伤继发感染，3日后右足内踝处红肿疼痛，4日后左足背红肿疼痛，伴有高热（体温39~39.5℃），曾用中西药物治疗，但病情加重。

检查：两腹股沟可触及蚕豆大小淋巴结4~5枚，有压痛。右腰背和左臀部各有两块肿物，范围7cm×8cm，不红略肿有压痛。左足从足趾到足背、足底均红肿灼热，明显压痛。右足踝内侧漫肿，边界不清，焮红灼热疼痛。左手中指末节有1cm×0.5cm因外伤感染后的结痂。白细胞计数8.8×10^9/L，中性粒细胞百分比72%。

西医诊断为多发性肌肉脓肿（毒血症）。流注多处，肿块焮红灼热疼痛，伴有高热，大便不畅，小溲短赤，咽干唇燥。舌苔薄，舌质红，脉细数。仍有毒势内陷之虑，急拟清热解毒为主。

处方：生地黄30g，赤芍9g，金银花9g，黄芩9g，紫花地丁30g，蒲公英30g，半枝莲15g，大黄9g，车前子12g，生甘草4.5g。

静脉滴注葡萄糖注射液加四季青（钠盐）注射液30ml。外敷金黄膏。

二诊：1周后发热已退至37.5℃，多处肿块已退，仅有轻度压痛。舌苔黄腻，舌质红，脉细数。拟和营清热，化湿通络。

处方：当归9g，赤芍15g，丹参9g，生地黄30g，紫花地丁草30g，四季青30g，制苍术9g，黄柏9g，虎杖15g，忍冬藤15g，丝瓜络4.5g，新消片3g（分吞）。

三诊：肌肉深部脓肿基本全退，唯跖趾关节尚酸痛，余肿未退，活动不利。舌苔薄，脉平。拟祛风清热，利湿通络，独活寄生汤加减。

处方：独活9g，桑寄生12g，川牛膝12g，虎杖15g，土茯苓30g，汉防己12g，忍冬藤15g，当归9g，赤芍15g，粉萆薢15g。

服药1周后痊愈。

按语：多发性肌肉脓肿，属中医“流注”范畴。发无定处，随处可生。初起漫肿无头，皮色不变，凝结日长，可化脓溃破。有暑湿、湿痰、余毒、瘀血等数种，总由外邪侵入，内未能入于脏腑，外不得越于皮毛，行于营卫之间，阻于肌肉之中，邪毒结滞不散，气血凝滞不通，导致脓肿形成。若治疗及时，先清热解毒，后和营通络，每多可消散而不致溃脓。

二、经验方

顾氏流注方（《中医外科学》）

功能：清热解毒。

主治：流注。

组成：鲜生地黄30g，赤芍9g，丹皮9g，黄连6g，金银花15g，连翘30g，紫花地丁30g，黄芩9g，生大黄（后下）9g，生甘草3g，雄黄粉（吞）0.3g。

用法：水煎服，日1剂，分2次服。

三、常用中成药

可选用小金丹、西黄丸。

（向寰宇）

第七节 发 颐

【概述】

发颐是热病后余毒结于颐颔间引起的急性化脓性疾病。其特点是常发生于热病后期，多一侧发病，颐颔部肿胀疼痛，张口受限，全身症状明显，重者可发生内陷。相当于西医学的化脓性腮腺炎。

【主要病因病机】

外感风寒、风温之邪，热病后遗毒于内，情志郁结，饮食不节，郁热内生，以致火热结聚于少阳、阳明之络，气血凝滞而成。

【辨证注意点】

1. 注意询问病史。本病多见于热性病后、大手术后或某些慢性消耗性疾病患者。

2. 注意与痄腮相鉴别。

3. 重症可出现毒邪内陷之变证。

【辨证思路】

一、明确诊断

1. 发病前多有某些急性热病史，或胸腹部手术史。

2. 一般单侧多见，也有双侧同时发病者。

3. 初起颐颔部肿胀疼痛，逐渐增大延及耳之前后，口内第二臼齿相对的颊黏膜腮腺管口红肿，压迫局部，可有黏稠的分泌物溢出。化脓时肿痛加剧，腮腺管口溢脓。

4. 重症可伴有高热，口渴，便秘等症。如体质极度虚弱，可出现神昏谵语等内陷证候。

5. 血白细胞计数及中性粒细胞百分比、C 反应蛋白、降钙素原等增高。

二、与痄腮相鉴别

	发病人群	诱因	传染性	部位	红、肿、痛	化脓	并发症
发颐	多发于成年人	多见于伤寒、温病等热性病后、大手术后或体质虚弱者	无	多数为单侧	色红，肿胀可延及耳之前后，疼痛明显	会	蜂窝织炎
痄腮	多发生于5~15岁的儿童	常有本病接触史	有	多为双侧	色白濡肿，酸多痛少	不会	脑膜脑炎，睾丸炎，胰腺炎

三、辨证论治

本病有急性、慢性之分。

急性：

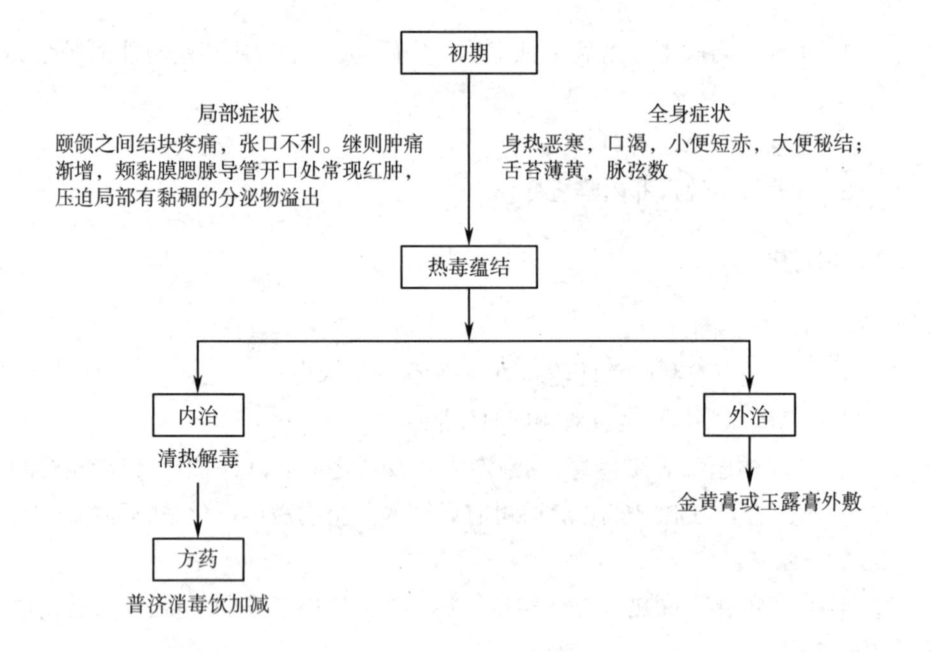
初期
局部症状
颐颌之间结块疼痛，张口不利。继则肿痛渐增，颊黏膜腮腺导管开口处常现红肿，压迫局部有黏稠的分泌物溢出
全身症状
身热恶寒，口渴，小便短赤，大便秘结；舌苔薄黄，脉弦数
热毒蕴结
内治
清热解毒
方药
普济消毒饮加减
外治
金黄膏或玉露膏外敷

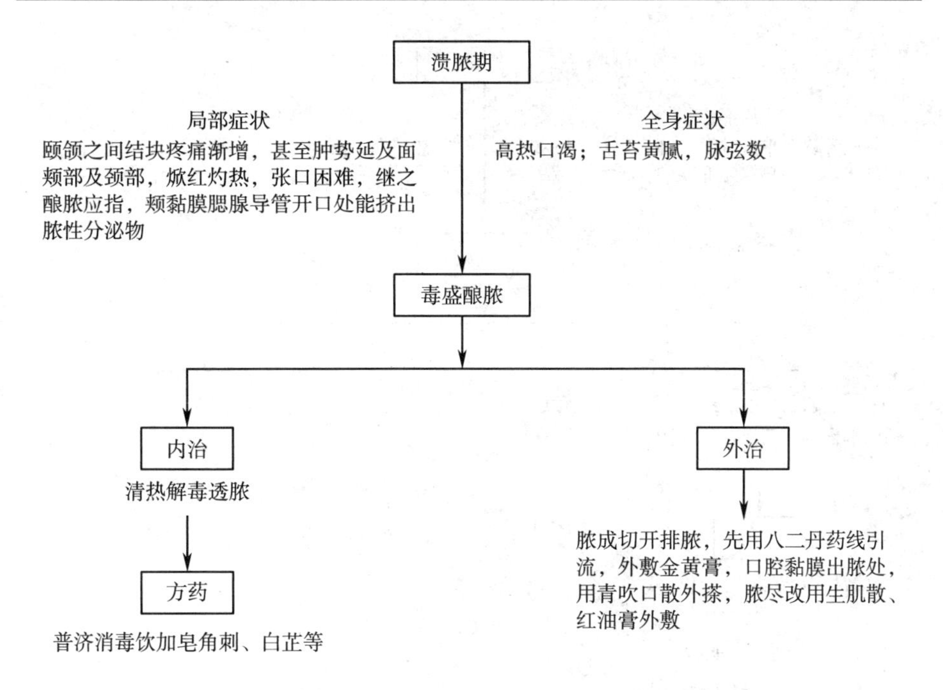

慢性：

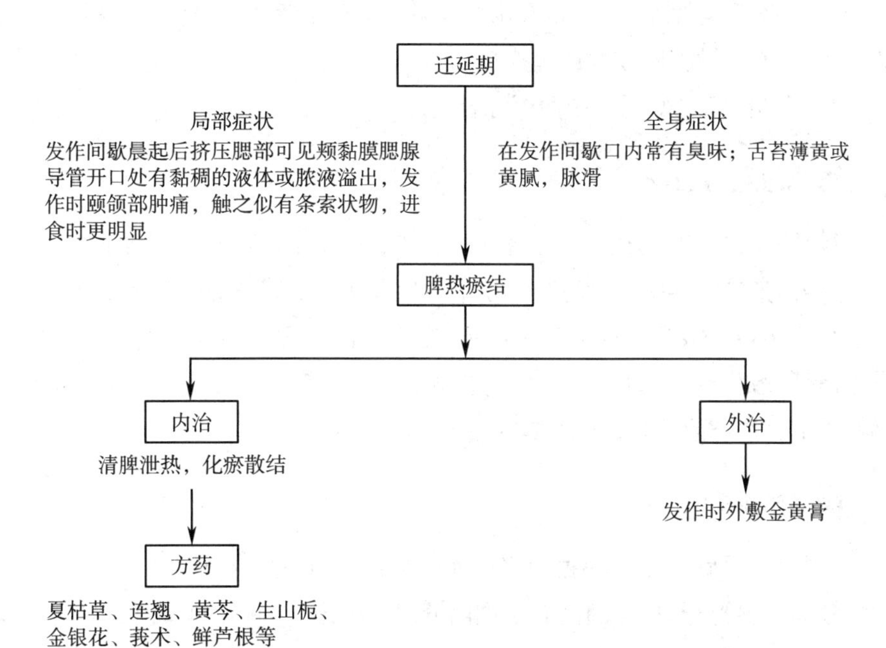

患者极度衰弱，或失于调治，或因过投寒凉攻伐之品，可出现毒邪内陷之变证。

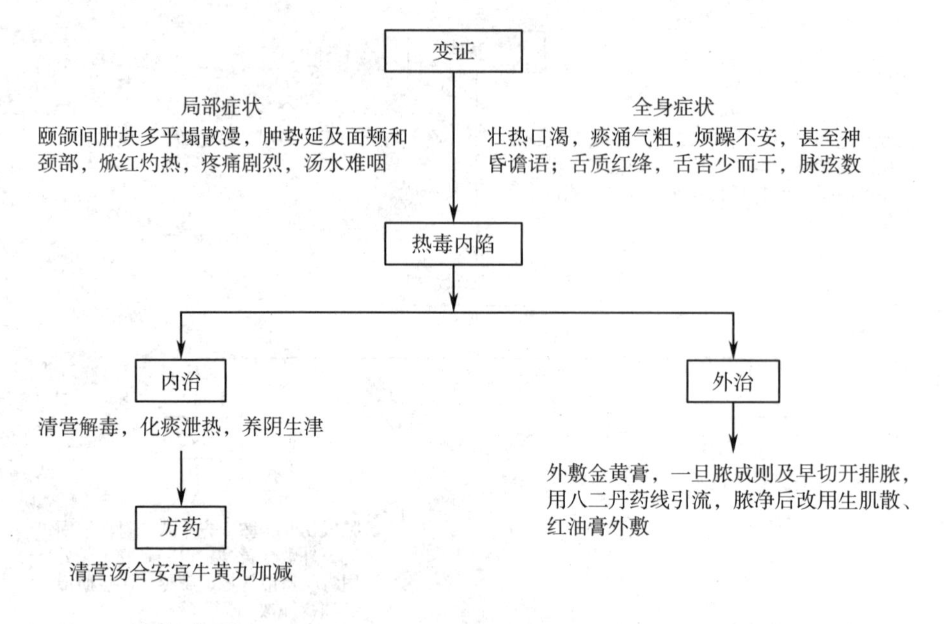
变证
局部症状
颐颌间肿块多平塌散漫，肿势延及面颊和颈部，焮红灼热，疼痛剧烈，汤水难咽
全身症状
壮热口渴，痰涌气粗，烦躁不安，甚至神昏谵语；舌质红绛，舌苔少而干，脉弦数
热毒内陷
内治
清营解毒，化痰泄热，养阴生津
方药
清营汤合安宫牛黄丸加减
外治
外敷金黄膏，一旦脓成则及早切开排脓，用八二丹药线引流，脓净后改用生肌散、红油膏外敷

四、注意事项

1. 注意保持口腔清洁,经常漱口。

2. 病久反复发作者,宜常食酸性食物,以增加唾液腺分泌,冲洗腮腺管,减轻炎症,亦可做腮腺按摩或理疗。

3. 毒邪内陷之变证应中西医综合治疗。

【病例思维程序示范】

张某,男,76 岁。2002 年 4 月 5 日就诊。4 日前右腮部出现肿胀,后肿势逐渐显著,张口稍感困难,发热,大便干。患者 2 周前因下肢骨折而卧床。

查体:体温 37.7℃,右腮部漫肿,延及耳之前后,肤色如常,肤温略高,按之质地尚硬,触痛(+),张口欠利,口内右侧颊部腮腺管开口处红肿,有黏稠的分泌物溢出。舌苔薄黄腻,脉细数。

辨证思维程序:

第一步:明确诊断。根据患者颐颌部肿胀疼痛,逐渐增大延及耳之前后,口内颊部腮腺管开口处红肿,有黏稠的分泌物溢出,伴有发热、便秘等症,可以初步诊断为发颐,并应与痄腮相鉴别。

第二步:进行必要的检查。为判断感染的严重程度,应查血常规,同时做颊部腮腺管开口处的分泌物培养;为了明确腮部肿胀处是否成脓,需做患部 B

超，必要时可做腮腺管造影以了解腮腺管是否有结石等造成阻塞。

第三步：进行分期。本案患者颐颌部肿胀疼痛，但无灼热焮红，按之未应指，故属初期。

第四步：辨证论治。火毒上壅，结于阳明、少阳，则颐颌部肿胀疼痛；风火外袭，阳明经积热上壅，则身热，大便干，苔薄黄腻，脉细数。证属热毒蕴结，治拟清热解毒，方用普济消毒饮加减。

处方：牛蒡子 15g，黄芩 15g，黄连 6g，蒲公英 30g，象贝母 12g，桔梗 6g，忍冬藤 15g，板蓝根 15g，赤芍 12g，僵蚕 12g，连翘 9g，莱菔子 9g。

第五步：根据患者的兼证对上述方剂进行加减。漫肿不散，加海藻 9g 软坚散结；热甚，加生山栀 6g、生石膏（打碎）30g 清热泻火；便秘，加瓜蒌仁（打）18g、生大黄（后下）12g、枳实 9g 泻下通便。

第六步：辨证选择外治法。病在初期，金黄膏或玉露膏外敷，青吹口散搽于口腔颊黏膜出脓处。

第七步：调摄与生活指导。避免酸性饮食及辛辣刺激之品；保持大便通畅；保持口腔清洁，经常用板蓝根 30g 煎汤待温或等渗盐水漱口。

（自拟医案）

【医案、经验方及常用中成药】

一、医案

1. 唐汉钧医案（《唐汉钧谈外科病》）

邹某，女性，45 岁。左腮部肿痛 3 日，张口困难，影响进食，自觉口腔内左颊黏膜处有咸味液体排出，无发热，夜寐欠安，大便偏干，2 日一行，小便色黄；舌质红，舌苔腻，脉细数。

检查：左侧耳垂下腮颌区肿胀，皮色淡红，肤温略高，边界欠清，中央质硬，有压痛。口腔左侧颊黏膜上腮腺管开口处红肿，按压腮部可见脓性分泌物排出。

治拟清热解毒。

处方：全瓜蒌 12g，金银花 12g，连翘 9g，黄芩 12g，苦丁茶 12g，象贝母 9g，桔梗 6g，莱菔子 9g，生黄芪 30g，皂角刺 9g，玄参 9g，生甘草 6g。外敷金黄膏，并用一枝黄花漱口液于饭前饭后漱口。

治疗4日,肿消痛止,局部留有硬块,偶有隐痛,进食恢复正常。再进原方7剂,继续应用一枝黄花漱口液漱口。

按语:腮部急性红肿热痛,属风温之邪侵入少阳、阳明,热与痰结而生肿块。方用全瓜蒌、金银花、连翘、黄芩、苦丁茶等以清头部之风热;象贝母、桔梗、莱菔子相配可宣肺理气化痰;黄芪配皂角刺能透脓托毒外出;玄参能清热生津。采用一枝黄花漱口液,既可清洁口腔,又能减轻腮腺管口红肿,以利脓液排出。内外配合,疾病向愈。若劳累或体虚容易复发。

2. 顾筱岩医案(《外科名家顾筱岩学术经验集》)

张先生,七月初五日。阳明风痰上蕴,左腮骤起蔓(漫)肿,红热疼痛,寒热交作,胸闷纳呆,脉来弦数,舌苔薄腻,来势颇急,拟以消散。

处方:炒牛蒡1钱,桑叶钱半,炒赤芍钱半,浙贝母3钱,大连翘2钱,净蝉衣8分,制僵蚕2钱,金银花2钱,生甘草4分,鲜佛手1钱,鲜荷梗(去刺)1尺。另:西黄醒消丸(吞)5分。

二、经验方

发颐方(《中医外科学》)

功能:清热解毒。

主治:发颐。

组成:牛蒡子12g,僵蚕12g,蝉蜕6g,金银花15g,连翘15g,半枝莲15g,紫花地丁草15g,黄芩9g,海藻15g,忍冬藤15g,路路通12g,羌活9g,板蓝根15g,生甘草6g。

用法:水煎服,日1剂,分2次服。

三、常用中成药

可选用板蓝根冲剂、银黄片。

(向寰宇)

第八节　痄　　腮

【概述】

痄腮是因感受风温时邪,壅阻少阳、阳明经脉引起的时行疾病。其特点是多发于儿童,双侧或单侧颐颌部肿胀疼痛,皮色不红,易于传染,不会化脓。相当于西医学的流行性腮腺炎。

【主要病因病机】

外感风温时邪，内有胃热上乘，蕴结于少阳、阳明之络，以致络脉失和，气血凝滞而成。

【辨证注意点】

1. 本病发病前多有流行性腮腺炎接触史。
2. 注意与发颐相鉴别。
3. 注意并发症（睾丸炎，脑膜脑炎，胰腺炎）的处理。

【辨证思路】

一、明确诊断

1. 多有本病接触史。

2. 1~2 日后，以耳垂为中心腮部漫肿，边缘不清，皮色不红，压之疼痛或有弹性，通常先发于一侧，继发于另一侧。口腔内颊黏膜腮腺管口可见红肿。

3. 病程为 7~12 日。

4. 轻者微寒发热，伴食欲不振；重者憎寒壮热，泛恶腹痛，口干多饮，便秘或腹泻，小便短赤。

5. 常见并发症有脑膜脑炎、睾丸炎、胰腺炎等。

6. 血白细胞计数正常或降低，淋巴细胞相对增多，如有并发症则中性粒细胞可增多。

二、与发颐相鉴别

见本章第七节“发颐”。

三、辨证论治

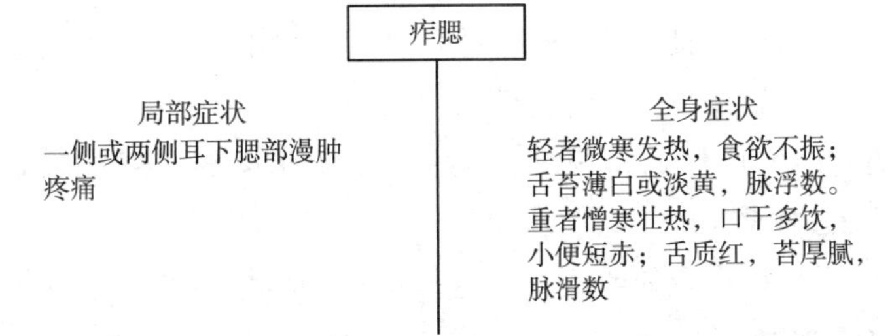

痄腮
局部症状
一侧或两侧耳下腮部漫肿
疼痛
全身症状
轻者微寒发热，食欲不振；
舌苔薄白或淡黄，脉浮数。
重者憎寒壮热，口干多饮，
小便短赤；舌质红，苔厚腻，
脉滑数

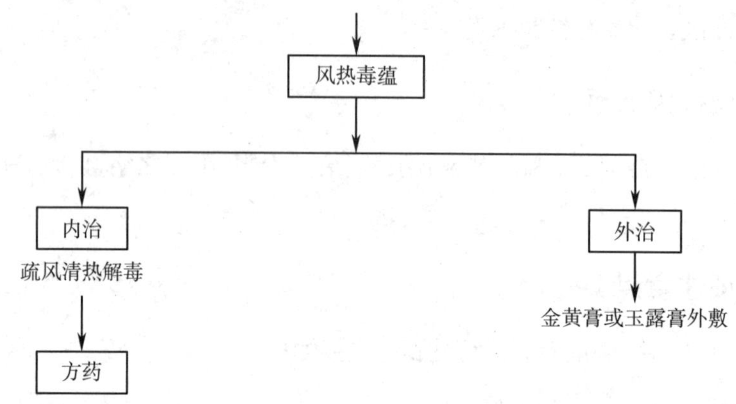

四、注意事项

1. 本病有传染性,隔离患者至痊愈为止,患者用具都应消毒。

2. 给予半流质或软食饮食,在肿痛期内,避用酸性饮食。

3. 注意保持口腔清洁,经常漱口。

【病例思维程序示范】

黄某,男,7岁。1958年10月27日初诊。三四日前发现患儿精神不振,不欲饮食,自诉咀嚼时两腮酸胀,继之发现两腮肿胀,疼痛,不能转颈,伴有轻微头痛,体温达39.6℃。

诊查:两腮呈弥漫性肿胀,局部有压痛,舌苔薄、微黄,脉浮数。

辨证思维程序:

第一步:明确诊断。根据患儿年龄、发病部位,局部弥漫性肿胀,有压痛,伴发热、食欲不振等症,可以初步诊断为痄腮。

第二步:进行必要的检查。血常规检查白细胞计数正常或降低,淋巴细胞相对增多。

第三步:进行辨证论治。外感瘟毒,阳明、少阳蕴热,热毒阻遏经络。予以疏风解表,清热解毒。方用普济消毒饮加减。

处方:牛蒡子4.5g,薄荷3g,连翘4.5g,升麻4.5g,葛根9g,蝉蜕6g,山药12g,羌活3g,甘草1.5g。

第四步:根据患者的兼证对上述方剂进行加减。壮热,加知母6g、石膏(先煎)15g;食欲不振,加神曲6g。

第五步：调摄与生活指导。隔离患者至痊愈为止；患者用具消毒；给予半流质或软食饮食，在肿痛期内，避用酸性饮食；注意保持口腔清洁，经常漱口。

（《中国现代名中医医案精华》）

【医案、经验方及常用中成药】

一、医案

余鹤龄医案（《当代名老中医典型医案集（外伤科分册）》）

胡某，男，21岁。1990年5月21日初诊。

发热2日，右耳下肿胀3日。

初诊：3日前自觉精神倦怠，胃纳减退，右侧耳下肿胀，酸楚不适。自服板蓝根冲剂数包，昨日起微寒发热，右耳下肿胀加剧，张口及咀嚼活动受限。今日起右侧阴囊肿胀，行走不便，大便结，小便色深黄。

体格检查：T 38℃，P 86次/min。

局部检查：右侧耳下漫肿，按之酸楚微痛，皮色正常无灼热感，左侧耳下肿胀不明显，按之有轻微酸痛感。右侧睾丸肿大，压痛明显，皮色不红，无灼热感。

中医诊断：痄腮、卵子瘟。

西医诊断：流行性腮腺炎，睾丸炎。

辨证要点：风热疫毒证。

中医论治：疏风散热，解毒透邪。

处方：黄芩15g，黄连10g，牛蒡子6g，连翘9g，僵蚕5g，薄荷（后下）5g，玄参8g，板蓝根8g，桔梗8g，荔枝核10g，赤芍10g，山栀6g，泽泻10g，龙胆草6g，大黄6g。水煎服，每日1剂，共3日。

外用：紫金锭。

复诊：热退，大便通，右耳下肿胀及睾丸肿痛明显减轻，行走已不感痛楚。检查：右耳下肿胀明显消退，睾丸肿胀已大消。

中医论治：疏风散热，解毒透邪。拟原方继服1日。

三诊：主诉右耳下肿胀、右睾丸肿痛全消。

按语：风温时毒挟胃热侵袭少阳、厥阴，故右腮肿胀酸楚，同侧睾丸肿痛。治宜普济消毒饮合牛蒡解肌汤加减。荔枝核入肝肾二经，能理气散结；龙胆草泻肝经之火。此例仅服药 4 剂,即获痊愈。

二、经验方

加味小柴胡汤(《常见病名医秘验良方》)

功能:清解少阳热毒。

主治:小儿腮腺炎。

组成:柴胡 15~20g,板蓝根 15~20g,黄芩 10~15g,大青叶 10~15g,玄参 10~15g,甘草 10g,生姜 10g,射干 10g,陈皮 6g,煅寒水石 3g,大枣 4 枚。

用法:水煎服,每日 1 剂,分 4~5 次温服。

三、常用中成药

可选用清解片、牛黄解毒片、六应丸、六神丸。

(向寰宇)

第九节　丹　　毒

【概述】

丹毒是患部皮肤突然发红成片、色如涂丹的急性感染性疾病。其特点是起病突然,恶寒发热,局部皮肤忽然变赤,色如丹涂脂染,焮热肿胀,边界清楚,迅速扩大,数日内可逐渐痊愈,但容易复发。相当于西医学的急性网状淋巴管炎。根据发病部位的不同而有不同的病名,生于躯干部者,称内发丹毒;发于头面部者,称抱头火丹;发于小腿者,称流火;新生儿多生于臀部,称赤游丹。

【主要病因病机】

总由血热火毒为患,但因所发部位、经络不同,其火热和所兼夹之邪稍有差异。凡发于头面部者,多夹风热;发于胸腹腰胯部者,多夹肝脾湿火;发于下肢者,多夹湿热;发于新生儿者,多由胎热火毒所致。

1. 血分热毒　素体血分有热,外受火毒,热毒蕴结,郁阻肌肤而发。

2. 破损染毒　肌肤破损(如鼻腔黏膜、耳道皮肤或头皮破伤,皮肤擦伤,脚湿气糜烂,毒虫咬伤,臁疮等),毒邪乘隙侵入而成。

【辨证注意点】

1. 抓住本病特点，明确诊断。本病起病突然，恶寒发热，局部皮肤忽然变赤，色如丹涂脂染，焮热肿胀，边界清楚，迅速扩大，数日内可逐渐痊愈，但容易复发。

2. 注意询问病史，发病前有无皮肤、黏膜破损或脚湿气等病史。

【辨证思路】

一、明确诊断

1. 可有皮肤、黏膜破损或脚湿气等病史。

2. 多数发生于下肢，其次为头面部。新生儿丹毒，常为游走性。

3. 局部红赤灼热，如涂丹之状，肿胀疼痛，红斑边缘与正常皮肤有明显分界，红斑上有时可出现水疱、紫斑，偶有化脓或皮肤坏死。病变附近有臖核肿痛。

4. 开始即有恶寒，发热，头痛，周身不适等症状。

5. 血白细胞计数及中性粒细胞百分比、C反应蛋白、降钙素原等增高。

二、与急性蜂窝织炎相鉴别

		丹毒	急性蜂窝织炎
致病菌		乙型溶血性链球菌	金黄色葡萄球菌，溶血性链球菌
侵犯部位		面部、小腿等皮肤网状淋巴管	全身多处皮下组织
局部症状	红	鲜红，色如涂丹，中间转淡，边缘清楚	暗红，中间明显，周围较淡，边缘不清楚
	肿	边缘略高于正常	肿势超过炎症范围，中间明显，常有组织坏死
	痛	灼热样痛	持续性胀痛，有时跳痛
复发史		常有	无

三、辨证论治

本病主要根据发病部位的不同而进行辨证，按不同部位选用相应的方剂。

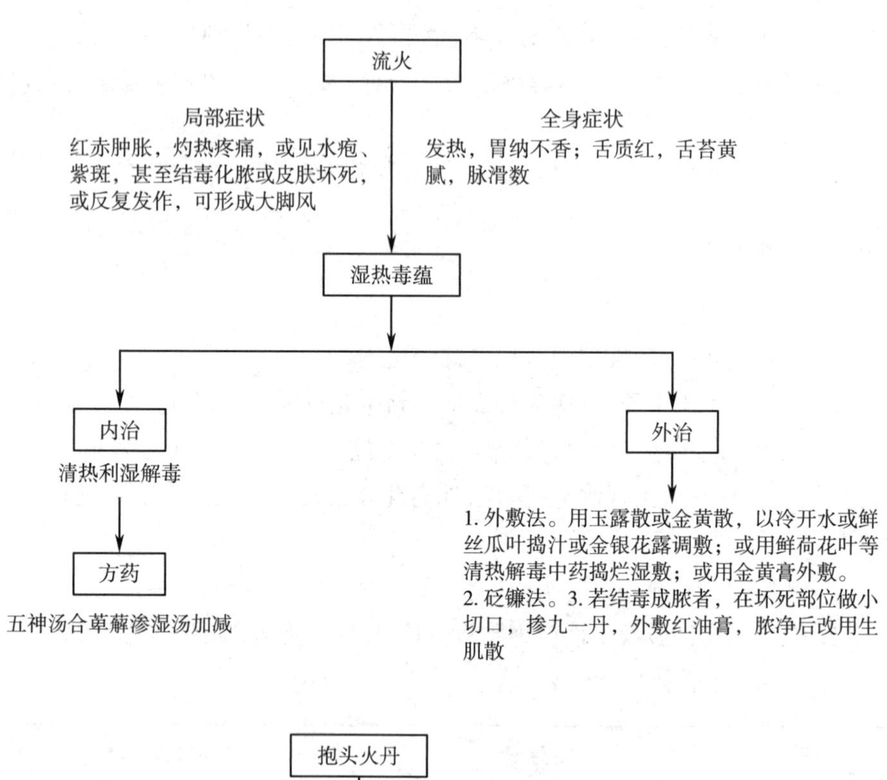
流火
局部症状
红赤肿胀，灼热疼痛，或见水疱、紫斑，甚至结毒化脓或皮肤坏死，或反复发作，可形成大脚风
全身症状
发热，胃纳不香；舌质红，舌苔黄腻，脉滑数
湿热毒蕴
内治
清热利湿解毒
方药
五神汤合萆薢渗湿汤加减
外治
1. 外敷法。用玉露散或金黄散，以冷开水或鲜丝瓜叶捣汁或金银花露调敷；或用鲜荷花叶等清热解毒中药捣烂湿敷；或用金黄膏外敷。
2. 砭镰法。3. 若结毒成脓者，在坏死部位做小切口，掺九一丹，外敷红油膏，脓净后改用生肌散

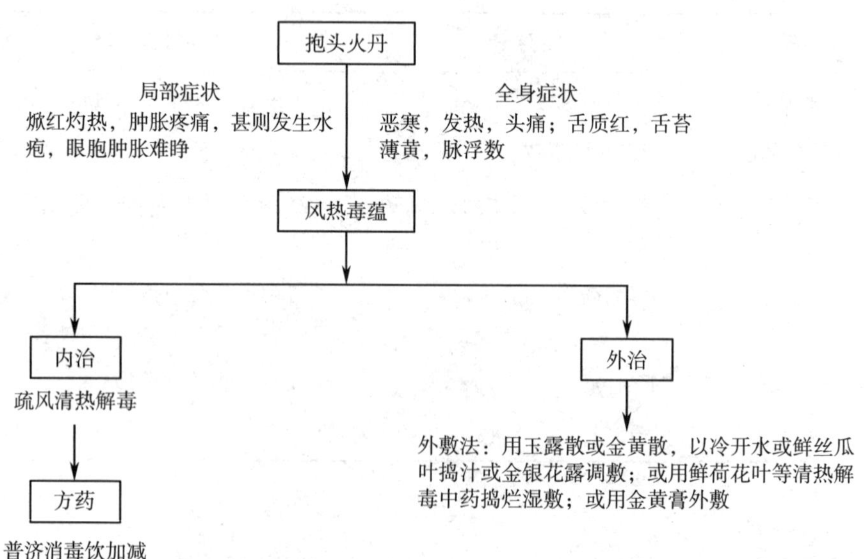
抱头火丹
局部症状
焮红灼热，肿胀疼痛，甚则发生水疱，眼胞肿胀难睁
全身症状
恶寒，发热，头痛；舌质红，舌苔薄黄，脉浮数
风热毒蕴
内治
疏风清热解毒
方药
普济消毒饮加减
外治
外敷法：用玉露散或金黄散，以冷开水或鲜丝瓜叶捣汁或金银花露调敷；或用鲜荷花叶等清热解毒中药捣烂湿敷；或用金黄膏外敷

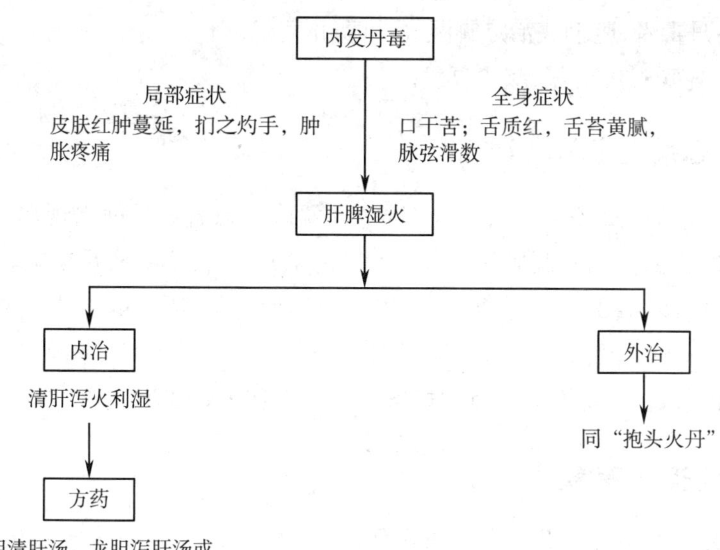
内发丹毒
局部症状
皮肤红肿蔓延，扪之灼手，肿胀疼痛
全身症状
口干苦；舌质红，舌苔黄腻，脉弦滑数
肝脾湿火
内治
清肝泻火利湿
方药
柴胡清肝汤、龙胆泻肝汤或化斑解毒汤加减
外治
同“抱头火丹”

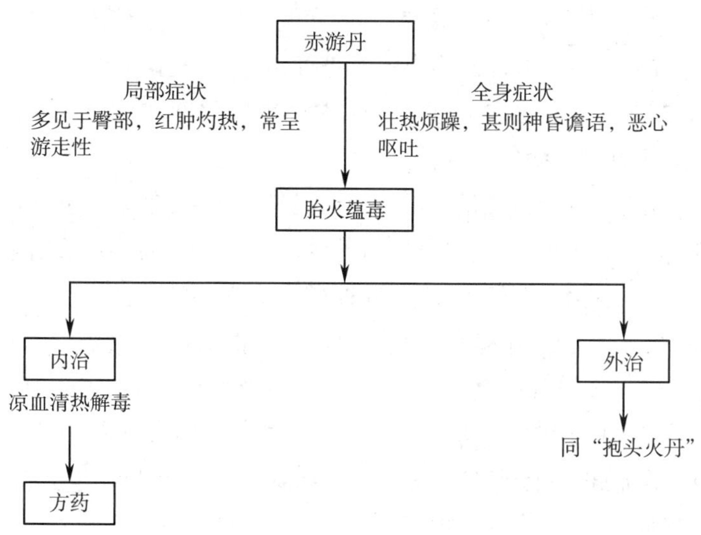
赤游丹
局部症状
多见于臀部，红肿灼热，常呈游走性
全身症状
壮热烦躁，甚则神昏谵语，恶心呕吐
胎火蕴毒
内治
凉血清热解毒
方药
犀角地黄汤合黄连解毒汤加减
外治
同“抱头火丹”

四、注意事项

1. 并发大脚风者，宜予通络行瘀、软坚利湿中药内服，并配合外敷、熏洗、热烘等外治法。

2. 注意砭镰法的使用。注意无菌操作，以防感染；击刺时，宜轻、准、浅、快，出血量不宜过多；头、面、颈部禁用。

3. 有四肢肌肤破损者，应及时治疗，以免感染毒邪而发病。因脚湿气导致复发性丹毒者,应彻底治疗脚湿气,可防止复发。

4. 避免过度劳累,减少复发。

【病例思维程序示范】

王某,男,62岁。2002年7月22日就诊。患者2日前出现恶寒发热,体温39℃左右,后右小腿肿痛,头痛骨楚,纳呆,便秘溲赤。有足癣史。

查体:体温38.2℃,右小腿大片焮红,边界清楚,压之褪色,扪之灼手,触痛明显,右腹股沟触及一枚肿大淋巴结,触痛(+)。右足趾间皮肤糜烂、脱屑。舌质红,舌苔黄腻,脉滑数。血常规检查:WBC:15.1×10^9/L,N:85%。

辨证思维程序:

第一步:明确诊断。根据患者有脚湿气病史,局部红赤灼热,如涂丹之状,肿胀疼痛,红斑边缘与正常皮肤有明显分界,病变附近有臖核肿痛,开始即有恶寒、发热、头痛、周身不适等症状,血常规检查白细胞计数及中性粒细胞百分比明显增高,可以初步诊断为小腿部丹毒,并应与发相鉴别。

第二步:进行必要的检查。为掌握感染的程度,应查血常规。同时,为明确患者是否有糖尿病,应查血糖。

第三步:进行辨证论治。湿热毒邪瘀结于下肢,郁阻肌肤,经络阻塞,故局部红赤肿胀、灼热疼痛。舌质红,舌苔黄腻,脉滑数,为湿热蕴结之象。证属湿热毒蕴,治拟清热利湿解毒,方用五神汤合萆薢渗湿汤加减。

处方:生地18g,赤芍9g,丹皮12g,忍冬藤18g,连翘9g,紫花地丁30g,赤苓12g,车前子(包)18g,萆薢12g,黄柏9g,虎杖15g,川牛膝9g,生甘草9g。

第四步:根据患者的兼证对上述方剂进行加减。肿胀甚,加赤小豆9g、丝瓜络9g、鸡血藤9g以利湿通络;纳呆,加陈皮9g;便秘,加生大黄12g、枳实9g以泻下通便。

第五步:辨证选择外治法。金黄膏外敷。

第六步:调摄与生活指导。流火患者抬高患肢30°~40°;应彻底治愈脚湿气,以减少复发;本病常在多走、多站及劳累后复发,应尽量避免。

(自拟医案)

【医案及经验方】

一、医案

1. 唐汉钧医案(《唐汉钧谈外科病》)

谢某,女性,54 岁。1 星期前突然出现右下肢乏力,行走困难,次日高热达 39.4℃,随后右小腿下 1/3 和足背红肿疼痛。在急诊静滴头孢唑林、清开灵注射液 3 日,热退,但右小腿及足背红肿未消。来诊时右小腿及足背胀痛,行走时更明显,局部皮肤自觉发热,身热已退。

检查:右小腿下 1/3 和足背略肿胀,皮色鲜红,压之褪色,肤温灼手,压痛明显,边界清楚。右腹股沟触及肿大淋巴结,有压痛。舌质红,舌苔薄黄,脉细。

治拟清热利湿,凉血通络。

处方:生地 30g,丹皮 15g,赤芍 15g,白花蛇舌草 15g,紫花地丁 30g,鹿衔草 15g,忍冬藤 15g,黄柏 10g,生薏苡仁 30g,生甘草 6g。外敷金黄膏。

治疗 7 日,右小腿红肿明显减轻,肤色转暗,压痛轻微,皮肤仍有温热感,舌质红,舌苔薄黄,脉滑,前方加丝瓜络 12g。又进 3 剂后肤温正常,红肿消退。

按语:本病用中药治疗效果良好,一般不需使用抗生素,若要使用首选是青霉素。本案患者虽经抗生素治疗,但局部症状改善不明显。发于下肢当拟清热利湿退肿。方中生地、丹皮、赤芍凉血清热;白花蛇舌草、鹿衔草、紫花地丁清热解毒;黄柏、薏苡仁清利湿热。外用金黄膏清热消肿,中药内服外敷结合治疗,效果明显。

2. 医案[杨伟朋,阙华发. 阙华发教授治疗丹毒的经验. 中国中医急症,2015,24(12):2122-2123,2152.]

俞某,男性,48 岁。2011 年 2 月 23 日初诊。双下肢红肿热痛 2 日。2 个月前患者无明显诱因突发左下肢红肿热痛,伴发热,体温 38.9℃。在外院诊为丹毒,予抗生素治疗 1 个月后痊愈。2 日前患者进食海鲜后双下肢突发红肿热痛,伴发热,体温 38.5℃,曾在外院予抗生素治疗,无明显疗效。有足癣史。刻下:双下肢肿痛,作痒,口稍干苦,胃纳可,胃脘舒,大便偏干,夜寐安。

诊查:双下肢足背及小腿部暗红肿胀,扪之作热,触痛明显。双足趾缝间脱屑。舌质暗红,舌边有齿痕,舌苔薄黄腻,脉弦。

诊断:丹毒(湿热瘀阻)。

治拟凉血清热解毒,和营利湿消肿。方药以犀角地黄汤合四妙丸加减。

处方:生地黄 30g,赤芍 30g,丹参 15g,苍术 9g,黄柏 9g,薏苡仁 12g,土茯苓 30g，虎杖 15g，牛膝 9g，忍冬藤 15g，车前草 15g，生甘草 6g。7 剂，每日 1 剂水煎，分早晚温服。

二诊：2011 年 3 月 2 日。双下肢暗红疼痛消失，肿胀减轻，胃无不适，大便畅。舌质暗红，舌边有齿痕，舌苔薄黄腻，脉弦。证属湿瘀交阻。治宜益气化瘀、利湿通络。方用补阳还五汤合四妙丸加减。

处方：生黄芪 30g，党参 15g，苍术 9g，炒白术 9g，云茯苓 30g，当归 9g，生地黄 9g，赤芍 15g，丹参 15g，川芎 9g，三棱 12g，莪术 30g，泽兰 15g，黄柏 9g，薏苡仁 15g，泽泻 15g，路路通 30g，牛膝 15g，生甘草 6g。7 剂，每日 1 剂水煎，分早晚温服。

三诊：2011 年 3 月 9 日。双下肢肿胀消失，扪之稍硬，胃无不适，大便畅。舌质暗红，舌边有齿痕，舌苔薄黄腻，脉弦。治宜益气化瘀、通络消肿。方用补阳还五汤加减。

处方：生黄芪 30g，党参 15g，苍术 9g，炒白术 9g，云茯苓 12g，当归 9g，生地黄 9g，赤芍 15g，丹参 15g，川芎 9g，三棱 12g，莪术 30g，泽兰 15g，路路通 30g，留行子 15g，白芥子 9g，牛膝 15g，生甘草 6g。14 剂，每日 1 剂水煎，分早晚温服。

四诊：2011 年 3 月 23 日。双下肢肿硬消失，胃无不适，大便畅。舌质暗红，舌边有齿痕，舌苔薄黄腻，脉弦。治宜益气化瘀、通络消肿。方用补阳还五汤加减以巩固疗效。

处方：生黄芪 30g，党参 15g，苍术 9g，炒白术 9g，云茯苓 12g，当归 9g，生地黄 9g，赤芍 15g，丹参 15g，川芎 9g，三棱 12g，莪术 30g，泽兰 15g，路路通 30g，留行子 15g，白芥子 9g，牛膝 15g，生甘草 6g。14 剂，每日 1 剂水煎，分早晚温服。

按语：丹毒多由于火邪侵犯，血分有热，热毒蕴结肌肤而发。发于下肢者，又称流火，多兼湿热之邪侵犯而成。本案患者因饮食不节，以致脾胃运化失常，湿邪内生，加之素有足癣，皮肤破损，邪毒乘隙而入，内外相合所致。结合患者舌质暗红，舌边有齿痕，舌苔薄黄腻，脉弦，四诊合参，证属湿热瘀阻，治宜凉血清热解毒、和营利湿消肿为大法。以生地黄、赤芍清热凉血；以苍术、黄柏、生薏苡仁、川牛膝苦寒清热燥湿之品清流洁源、清热利湿，加用土茯苓、虎杖增强清利湿热之效；丹参、忍冬藤清热活血通络；车前草通利小便，清泄湿热，促湿热由小便而解，使邪有出路。诸药相和，标本兼顾，使湿热得除，脉络畅通。服药 7 剂后，局部暗红疼痛消失，肿胀渐退，血热火毒已消，然湿性黏腻、缠绵，难以骤去，湿邪壅滞于经络，湿瘀交阻，脉络不畅，营血回流受阻，水津外溢，流注下肢而为肿，致使局部肿胀难消。“久病必瘀”“久病入络”，结合患者舌质暗红，舌边有齿痕，舌苔薄黄腻，脉弦，四诊合参，证属湿瘀交阻，治宜益气化瘀，利湿通络。方用补阳还五汤及四妙丸加减，并据《金匮要略》“血不利则为水”及《血证论》“瘀血化水亦为水肿”的理论，加用泽兰、路路通等活血利水消肿之品，并用三棱、莪术破血逐瘀，加强和营消肿之功；“气能化水”，又能“行血”“行津”，气行则血行，气虚则津停。重用生黄芪，以期补气活血及补气利水。又7剂，肿胀已消，扪之稍硬，加用白芥子、留行子以通络消肿而取显效。

3. 清·张正医案（《外科医镜》）

一女孩5岁，深秋患赤游风，甫起1日，即就予治。见其左大腿内外俱肿，色深红，恶寒发热，神识昏迷。外用乌金散，菜汁调敷。内服：川连钱五，连翘3钱，马勃1钱，薄荷1钱，淡芩2钱，桔梗钱五，玄参3钱，升麻5分，陈皮1钱，大力子2钱，银花2钱，僵蚕2钱，甘草1钱，板蓝根钱五。

此方服1剂后，次早复来就诊，尚未见甚功效。祝令再服1剂，看其如何光景。越日又来就诊，见其大腿红肿已消大半，身亦不热，神识亦清。外仍敷前药，内服改方用：连翘2钱，银花2钱，桔梗1钱，炙僵蚕2钱，薄荷1钱，桑叶2钱，甘菊2钱，大青叶1钱，川连1钱，淡芩钱五，甘草1钱。此方连服2剂，大腿红肿全消，上剥浮一层，大半脱落。可不服药，靠以静养，数日即痊。

二、经验方

1. 颜面丹毒解毒汤（《中医外科学》）

功能：疏风清热解毒。

主治：颜面部丹毒。

组成：大青叶30g，板蓝根30g，玄参15g，生地黄30g，金银花20g，僵蚕10g。

用法：水煎服，日1剂，分2次服。

2. 流火方（《中医外科学》）

功能：清热利湿解毒。

主治：流火。

组成：生地黄30g，赤芍30g，丹皮9g，黄柏12g，苍术12g，生薏苡仁12g，牛膝9g，虎杖15g，土茯苓15g，当归9g，忍冬藤15g，泽兰9g，泽泻9g，野赤豆12g，生甘草3g。

用法：水煎服，日1剂，分2次服。

（向寰宇）

第十节　走黄与内陷

走黄与内陷是疮疡阳证疾病过程中，因火毒炽盛，或正气不足，导致毒邪走散，内攻脏腑的危险证候。继发于疔疮的常称为走黄；因疽毒或疔以外的其他疮疡引起者称为内陷。相当于西医学的全身性急性化脓性疾病。

走　　黄

【概述】

走黄是疔疮火毒炽盛，早期失治，毒势未能及时控制，走散入营，内攻脏腑而引起的一种全身性危急疾病。其特点是疮顶忽然凹陷，色黑无脓，肿势迅速扩散，伴见心烦作躁、神识昏愦等七恶证。

【主要病因病机】

1. 疔疮早期失治，未能及时控制毒势。
2. 疔疮挤压碰伤，过早切开，造成毒邪扩散。
3. 疔疮误食辛热之药或酒肉鱼腥等物，更助火毒之势。
4. 艾灸疮头，增加火毒。

以上各种原因，都能促使火毒炽盛，以致机体不胜防御，从而疔毒走散，深入血分，内攻脏腑，而成走黄之证。

【辨证注意点】

1. 疔疮走黄的症状变化多端，皆与火毒走窜的途径及侵害部位不同有关，或内传于脏腑或外达于肌肤，故强调整体辨证与局部辨证相结合。
2. 注意辨善恶顺逆。
3. 应中西医综合救治。

【辨证思路】

一、明确诊断

1. 有疔疮病史。

2. 原患之疔疮忽然疮顶陷黑无脓，肿势软漫，迅速向四周扩散，边界不清，失去护场，皮色转为暗红。

3. 有明显的高热、头痛、烦躁、胸闷、四肢酸软无力等全身症状，舌质红绛，舌苔多黄燥，脉洪数或弦滑数。

4. 若毒传脏腑，可有不同见症。毒入营血，可见胸腹斑疹隐隐；毒入于心则神志昏迷；毒入于肝则面赤痉厥；毒入于脾则腹胀腹泻；毒入于肺则胸痛喘咳；毒入于肾则尿少目暗，手足冷。

5. 血白细胞计数及中性粒细胞百分比、C 反应蛋白、降钙素原等增高；脓液培养及血培养 + 药敏帮助诊治。进行肺部 X 线、心脏 B 超、心电图、肝胆胰脾肾 B 超以及肝肾功能、血糖、细胞和体液免疫学检查，以判断内脏损伤程度。

二、辨证论治

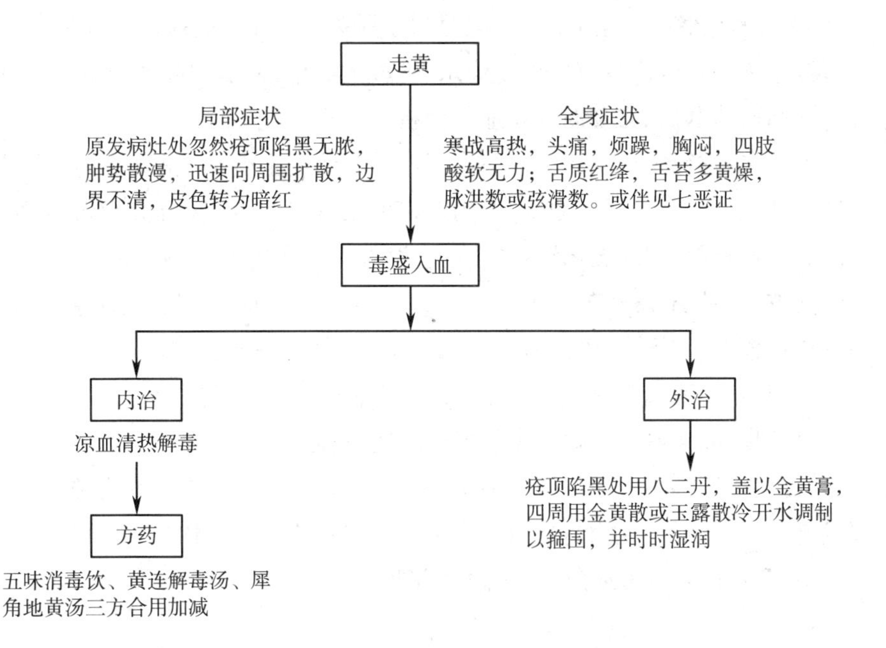

三、注意事项

1. 中西医综合救治，早期应用大剂量广谱抗生素，并注意水电解质平衡等。

2. 固定患部，局部严禁挤压。

【病例思维程序示范】

杨某，男，60 岁。患者 1 个月前因右手拇指腱鞘炎行封闭治疗后出现右拇指红肿疼痛，继而延及整个手掌，并伴恶寒发热，体温最高达 39℃。外院曾予头孢菌素等治疗,但症情未能缓解,肿势向前臂蔓延,近2日又出现腹胀不适,小便量少。既往有肝硬化病史。

入院时查体:患者右手掌心高突肿胀,失去掌中凹陷,手背亦高肿色红,肿势向上延及右前臂,右腋下扪及肿大的淋巴结。全腹膨隆,按之坚实,移动性浊音(+)。舌质红,舌苔白腻,脉细数。查B超示:肝硬化、脾肿大,侧腹水131mm³。肝功能示:白蛋白28g/L,白/球蛋白比例倒置,γ-谷氨酰转移酶升高。

辨证思维程序:

第一步:明确诊断。根据患者疔疮早期手术史,原患之疔疮原红活高肿,后肿势迅速向四周扩散,有明显的高热等全身症状,可以初步诊断为疔疮走黄。

第二步:进行必要的检查。为掌握患者感染程度,故需要随时检测血常规、C反应蛋白、电解质及肝肾功能,同时需做脓/血培养+药敏以指导临床选择敏感抗生素。又因患者有肝硬化腹水、脾肿大病史,需监测肝肾功能及血电解质,并做肝、脾B超,必要时应做血气分析。

第三步:进行辨证论治。本案患者右手肿势向上蔓延至前臂,为疔毒局部走散的征象,又出现臌胀、尿少,乃为疔毒内攻脏腑的表现。证属毒盛入血,治拟凉血清热解毒,方用五味消毒饮、黄连解毒汤合犀角地黄汤加减。

处方:生地黄18g,赤芍9g,丹皮9g,紫花地丁30g,金银花15g,黄芩12g,白花蛇舌草30g,鹿含草30g,七叶一枝花30g,桑枝9g,生草6g。

第四步:辨证选择外治法。金黄膏外敷患肢以箍围消肿。

第五步:综合治疗。配合西药抗菌消炎、利尿。

第六步:调摄与生活指导。绝对卧床休息,并固定患肢;饮食宜清淡,忌荤腥发物及甜腻之品,视病情酌给予素半流质饮食或素普通饮食;局部换药时动作轻柔;避免情志抑郁或急躁易怒;禁房事。

(《历代名医医案精选》唐汉钧医案)

【医案、经验方及常用中成药】

一、医案

顾伯华医案[《中华名医医案集成·外科医案(上册)》]

邵某,男。40岁。

初诊：颧骨疔毒走黄，疮顶低陷，紫黑无脓，坚硬木痛，头面皆肿，左眼突出，身热气盛，神昏谵语，口干引饮，舌苔灰黄，脉象弦数。平素喜食厚味，蕴结阳明，火毒上攻，症势严重。

拟方：犀角（研粉冲服）3g，鲜生地黄30g，粉丹皮10g，赤芍12g，大青叶10g，川连3g，紫花地丁草18g，野菊花10g，生石膏30g，草河车10g，金银花20g，连翘20g，生甘草3g，皂角刺2g，外科蟾酥丸（吞）5粒。（注：方中犀角为原书中记载，现多用适量的水牛角代替，以下同此）

外用拔疔散加疔疮虫（苍耳子草中的蛀虫），放在红膏药中贴于疮口上，再用芙蓉叶粉30g、鲜菊花叶连根打汁调，放四周肿处，干则用汁润。

复诊：昨服上方及佐以清热解毒之法后，颧骨疔漫肿较剧，疮顶渐起。但依然无脓，坚硬木痛。热度已减，神志略清，惟手足蠕动，时有泛恶，大便不爽。脉弦洪数，苔黄中灰，此火毒扰动肝阳，防其攻心。再予原法加平肝通腑之品。

处方：犀角（磨粉，吞服）3g，羚羊角（磨粉，冲服）1.5g，鲜生地黄30g，丹皮10g，赤芍12g，大青叶10g，紫花地丁草18g，野菊花10g，生大黄（后下）10g，川连3g，金银花20g，生甘草3g，皂角刺2g，外科蟾酥丸（吞）5粒。

外敷药：同初诊。

三诊：连服上方后，颧骨疔根盘逐渐收缩，疮顶渐高，尚未得脓，坚硬作痛。身热渐退，神志也清，便下色黑。苔腻渐化，脉弦数。证有转机，原方出入。

处方：犀角（磨粉，吞服）2.5g，鲜生地黄30g，粉丹皮10g，赤芍12g，川连3g，紫花地丁18g，野菊花10g，半枝莲10g，金银花20g，连翘15g，皂角刺2g，生甘草3g。

外敷药：用红膏药加疔疮虫2条，贴于疮口上。敷药同前法。

四诊：颧骨疔根束顶高，得脓不多，肿痛已减，热度也退，能进饮食，惟夜寐不安，苔化舌红，脉象弦数。热伤津液，拟生津解毒。

方如下：鲜石斛18g，鲜生地黄18g，粉丹皮10g，紫花地丁草12g，蒲公英12g，赤芍10g，金银花15g，连翘15g，山栀6g，朱茯神15g，辰灯心2束，甘中黄（包）3g，卷心竹叶20g，鲜芦根（去节）30g。

外敷药：用九黄丹入膏药中，贴于疮口。

五诊：颧骨疮得脓较多，腐肉取出，肿退痛止。左眼突出已经收缩，纳食也香，能安寐，脉息渐平，舌红稍润。原方出入。

处方：鲜石斛24g，鲜生地黄18g，麦冬18g，金银花10g，连翘10g，赤芍10g，紫花地丁草12g，蒲公英12g，粉丹皮10g，竹叶20g，鲜芦根（去节）30g，甘中黄(包)3g。

外敷药:同四诊,日换一二次。

六诊:颧骨疔腐肉已化,新肌渐生,肿消痛止,清解余毒。

药用:小生地黄 12g,麦冬 10g,天花粉 12g,紫花地丁 12g,蒲公英 10g,土贝母 10g,金银花 10g,连翘 10g,赤芍 10g,甘中黄(包)3g,鲜芦根(去节)30g。

外敷药:仍用原法。

六诊之后,诸症已除,惟疮口未收,乃以本方加减调理而愈。

按语:顾氏认为此颧骨疔毒走黄由于疔疮火毒炽盛,加之患者平素喜食厚味,则生湿动火而助其火势,毒势未能及时控制,走散入营,内攻脏腑而引发本病。局部可见疮顶低陷,色黑无脓,肿势扩散,伴见神昏谵语、口渴引饮等七恶证。走黄的病机重点是火毒炽盛,入营入血,故治疗当急投重剂凉血清热解毒之品。

二、经验方

顾氏经验方(《中医外科学》)

功能:凉血清热解毒。

主治:走黄。

组成:紫花地丁草 15g,野菊花 9g,金银花 9g,连翘 9g,黄连 3g,黄芩 9g,山栀 9g,生地黄 9g,丹皮 9g,赤芍 9g,半枝莲 9g,草河车 9g,水牛角 15g,生甘草 3g。

用法:水煎服,日 1 剂,分 2 次服。

三、常用中成药

可选用安宫牛黄丸、小金丹、西黄丸。

(向寰宇)

内　　陷

【概述】

内陷是疮疡阳证疾病过程中,因正气内虚,火毒炽盛,导致毒邪走窜,正不胜邪,毒不外泄,反陷入里,客于营血,内传脏腑的一种危急疾病。因多由有头疽并发,故名疽毒内陷,又称“三陷变局”。其特点是肿疡隆起的疮顶忽然凹陷,或溃疡脓腐未净而忽然干枯无脓，或脓净红活的疮面忽变光白板亮，同时伴邪盛热极或正虚邪盛或阴阳两竭的全身证候。

根据病变不同阶段的临床表现分为3种，发生于有头疽的1~2候毒盛期的称火陷；发生于2~3候溃脓期的称干陷；发生于4候收口期的称虚陷。

【主要病因病机】

1. 火陷　阴液不足，火毒炽盛，复因挤压疮口，或治不当或失时。

2. 干陷　气血两亏，不能酿化为脓，载毒外泄，以致正愈虚毒愈盛，从而形成内闭外脱。

3. 虚陷　毒邪虽已衰退，而气血大伤，脾气不复，肾阳亦衰，导致生化乏源，阴阳两竭，从而余邪走窜入营。

以上致正不胜邪，反陷入里，毒邪客于营血，内攻脏腑而成。

【辨证注意点】

1. 强调整体与局部辨证相结合。

2. 注意辨善恶顺逆。

【辨证思路】

一、明确诊断

1. 多发生于项、背部范围较大之有头疽，或其他疮疡的病程中。年老体弱或患有消渴者易于发生。

2. 可发生于有头疽初起、成脓、溃后各个阶段。疮顶不高或陷下，肿势平塌，散漫不聚，疮色紫滞或晦暗，疮面脓少或干枯无脓，脓水灰薄或偶带绿色，腐肉虽脱而疮面忽变光白板亮，新肉难生，局部灼热剧痛或闷胀疼痛或不痛。

3. 全身症状有寒战高热，或体温不升，头痛烦躁，或精神不振，甚至神昏谵语，气粗喘急；或气息低微，胸闷胸痛，咳嗽痰血，胁肋疼痛，恶心呕吐，腹胀腹痛，便秘或泄泻，汗多肢冷，或痉厥，或黄疸等。

4. 血常规检查白细胞计数及中性粒细胞百分比明显增高，血糖、尿糖检查，脓液培养及血培养+药敏可协助诊治。肺部X线片、心电图、肝脾肾B超以及肝肾功能等检查，有助于判断内脏损伤程度。

二、辨证论治

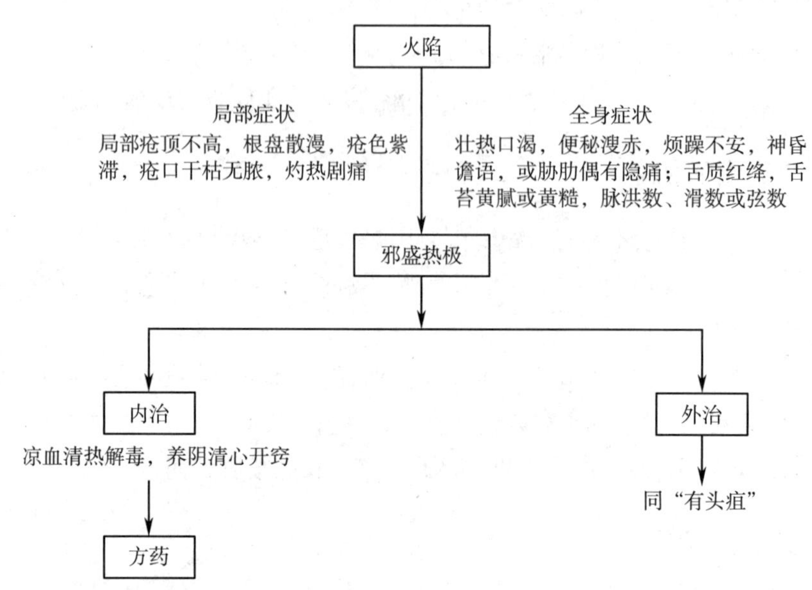
火陷
局部症状
局部疮顶不高，根盘散漫，疮色紫滞，疮口干枯无脓，灼热剧痛
全身症状
壮热口渴，便秘溲赤，烦躁不安，神昏谵语，或胁肋偶有隐痛；舌质红绛，舌苔黄腻或黄糙，脉洪数、滑数或弦数
邪盛热极
内治
凉血清热解毒，养阴清心开窍
外治
同“有头疽”
方药
清营汤合黄连解毒汤、安宫牛黄丸或紫雪散加皂角刺、穿山甲

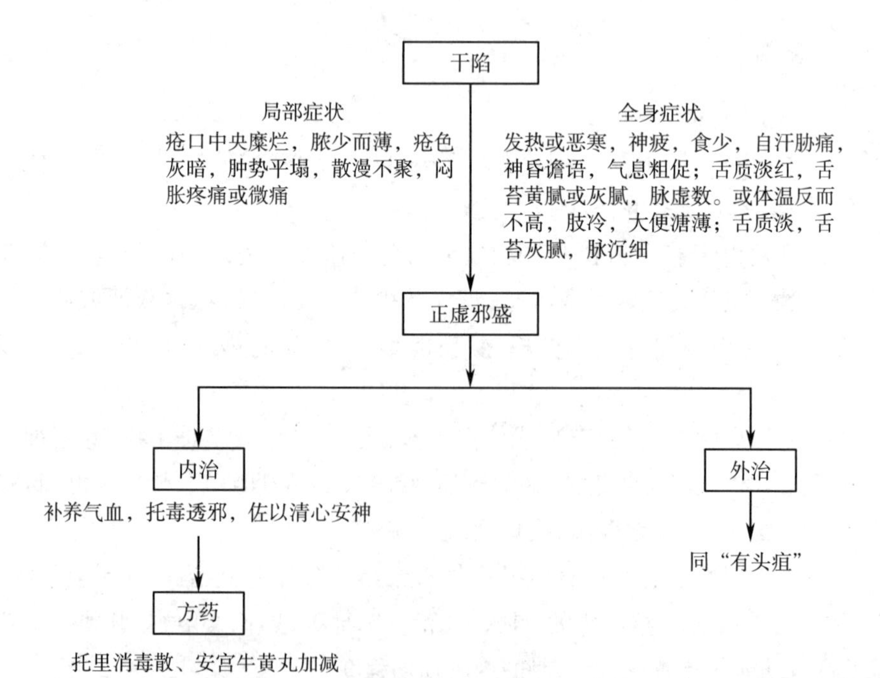
干陷
局部症状
疮口中央糜烂，脓少而薄，疮色灰暗，肿势平塌，散漫不聚，闷胀疼痛或微痛
全身症状
发热或恶寒，神疲，食少，自汗胁痛，神昏谵语，气息粗促；舌质淡红，舌苔黄腻或灰腻，脉虚数。或体温反而不高，肢冷，大便溏薄；舌质淡，舌苔灰腻，脉沉细
正虚邪盛
内治
补养气血，托毒透邪，佐以清心安神
外治
同“有头疽”
方药
托里消毒散、安宫牛黄丸加减

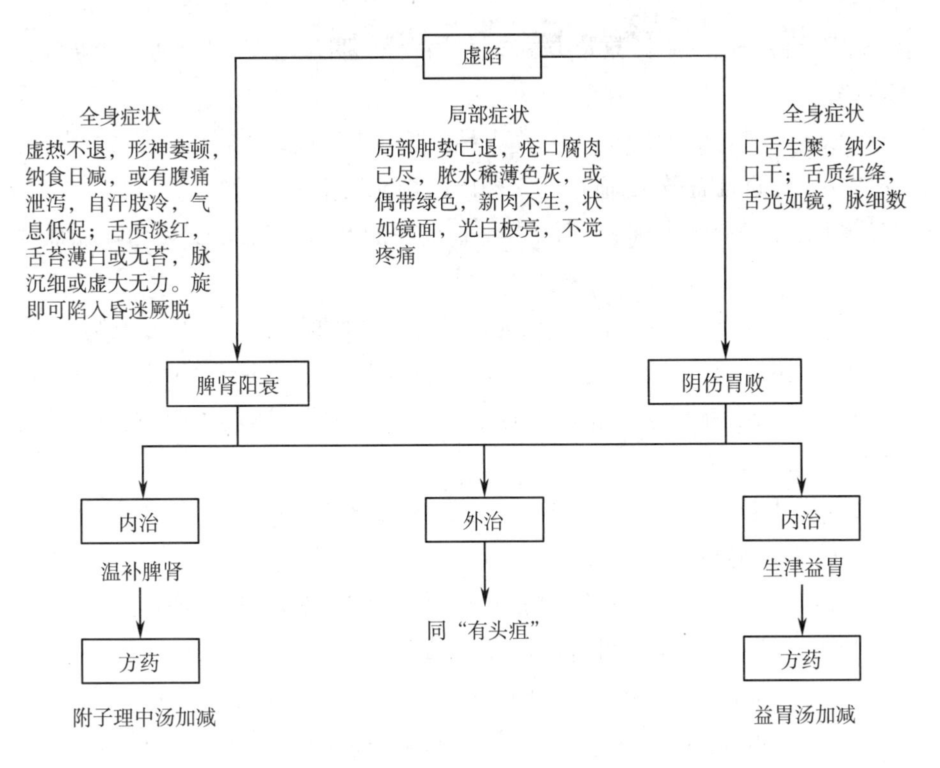

三、注意事项

1. 应中西医综合救治，如有糖尿病者，应积极控制血糖。

2. 应绝对卧床休息，并固定患部，防止对局部病灶的挤压与刺激。

3. 严密观察病情变化。

【病例思维程序示范】

秦某，男，74岁。因“项后部结块肿痛10天”入院。患者10日前项后部出现肿痛结块，曾于外院行切开扩创术，术后症情不缓，肿势进一步扩大。入院时患者低热，嗜睡，纳呆，项后部结块肿胀范围约20cm×25cm，疮形平塌，肿势散漫，皮色紫滞，有脓头三十余枚，中有一扩创口约4cm×4cm，疮内脓腐量多。舌质红，舌苔薄黄腻，中剥，脉濡细。血常规示：WBC：24×10^9/L，N：92%。血糖8.6mmol/L。

辨证思维程序：

第一步：明确诊断。根据患者痈肿早期手术史，原患之痈肿肿势迅速向四周扩散，疮形平塌，肿势散漫，皮色紫滞，有明显的发热、嗜睡、纳呆等全身症状，血常规检查白细胞计数及中性粒细胞百分比明显增高，可以初步诊断为疽毒内陷。

第二步：进行必要的检查。为掌握患者感染程度，需要随时检测血常规、C反应蛋白，同时需做脓、血培养＋药敏以指导临床选择敏感抗生素。因患者有糖尿病，故需监测血糖、尿糖、尿酮、血电解质及肝肾功能，必要时应做血气分析。

第三步：进行辨证论治。本病为过早刀圭，以致邪陷入里，内攻脏腑，正虚举托无力，不能托毒外泄，故疮形平塌、肿势散漫，皮色紫滞；火毒炽盛，毒邪传心，故见发热，嗜睡等症。证属虚陷证，治拟益气养阴，清热托毒，方用清营汤合黄连解毒汤加减。

处方：生黄芪30g，竹叶12g，生地黄30g，玄参15g，蒲公英30g，金银花30g，黄芩15g，皂角刺15g，丹参30g，制军9g，炒谷芽15g，陈皮6g。

第四步：辨证选择外治法。局部外用九一丹棉嵌以提脓祛腐，并用药线蘸九一丹插入较大脓头中引邪外出，外敷金黄膏箍围消肿。

第五步：综合治疗。积极控制血糖。

第六步：调摄与生活指导。卧床休息，减少活动；换药时，手法轻柔；宜食甘香开胃食品。

（《历代名医医案精选》唐汉钧医案）

【医案、经验方及常用中成药】

一、医案

1. 顾伯华医案（《中国现代名中医医案精华》）

钱某，男，63岁。

初诊：1980年5月27日。

主诉：项后患头疽12日，初起呈粟米样脓头，继则红肿，迅速扩大，疼痛日加，曾在外院用庆大霉素、四环素1周。

诊查：体温38.4℃，血白细胞计数22×10^9/L，中性粒细胞百分比82%，脓液培养有金黄色葡萄球菌生长。尿糖阴性。自溃脓少，肿势日展，今已上至枕骨，下抵大椎，旁及两耳关。中央结块大约12cm×12cm，边界不清，坚硬紫滞，疮顶平塌，溃如蜂窝，无脓。舌苔黄腻，脉弦数。

辨证:邪热炽盛,脏腑蕴毒,正气不足,不能达邪外出,火陷变局已成。

治法:益气和营,清热托毒。

处方:生黄芪12g,当归12g,党参12g,皂角针9g,赤芍9g,金银花9g,野菊花9g,制川军9g,半枝莲30g,蒲公英30g。

并以中药鹿衔草提出的有效成分鹿蹄草素400mg,加入葡萄糖液中静脉滴注,每日1次,连用20日。

外敷八二丹、金黄膏。

二诊:用药半月后,体温恢复正常,血白细胞计数下降至9.8×10^9/L,中性粒细胞百分比75%。纳谷渐增,二便自调,疮口渐隆,腐肉松动将脱,疮周红活,脓水较多,但清稀不稠。舌苔薄腻,脉滑。此邪热渐清、脏腑蕴毒渐泄之际,气血不支之象,防成干陷,仍以益气养荣,清化托毒之法,40日后而敛。

按语:顾氏认为此类有头疽毒盛期的陷局,名曰火陷。或由于年高平素阴液不足,疽起之时,火毒炽盛,而成陷局;或因疽起之后妄加挤压,邪毒走散;或由误治、失治,正不胜邪,火毒入营入血。局部可见疮色紫滞,漫肿不束,疮顶平塌不隆,疮口难于溃脓,灼热、坚硬、剧痛,并见壮热、口渴、便秘、溲赤、烦躁不安、神昏谵语,或胁肋隐痛时起,苔黄或腻、或糙,舌质红,脉数或弦、或洪、或滑等全身症状。火陷变局的病机重点是火毒入血,一派热象之下阴液暗伤,邪入心营,蒙闭清窍。

2. 医案[阙华发.唐汉钧救治外科疑难重症的经验.上海中医药杂志,1995,(3):14-16.]

郁某某,男,57岁。住院日期:1993年7月12日—11月16日。

患者入院前1周左背部起一肿块,上有粟米样脓头,痒痛兼作,服六神丸无效,肿块渐大,脓头渐多,皮肤焮红灼热,疼痛剧烈,伴发热、口干、纳呆、便秘。查左背部痈肿,上有多枚脓头,状若蜂窝,疮顶凹陷,疮色晦暗,漫肿,约10cm×8cm大小,脓泄稀少,触痛明显。舌苔薄,脉弦细。素有消渴。

证属阴虚火炽之体,脏腑蕴毒炽盛,邪盛正虚不能托毒外泄。治拟益气养阴,和营清化托毒。

处方:生黄芪30g,太子参30g,黄精18g,丹参30g,天花粉18g,地丁草30g,皂角针9g,生米仁12g,生地黄18g,山甲9g,枳实12g,制军12g,川连9g,赤芍12g,丹皮9g,制半夏9g,陈皮9g,生甘草9克。

外敷金黄膏、九一丹,加用胰岛素控制血糖。

然症情未控制,患者渐起高热,肿势增大,约20cm×14cm,状如覆盆,痛不可忍，并于15日乍发呼吸急促，大汗淋漓，四肢厥冷，脉虚数（128次/min）。查血白细胞计数48.8×10^9/L，中性粒细胞百分比91%，淋巴细胞百分比9%；空腹血糖17.5mmol/L，尿糖（4+），血二氧化碳结合力3.4mmol/L。

此乃内陷变局已成，于前方中加入别直参9g，另煎冲服，以补气固脱。并短期加用大剂量高度敏感性抗生素以控制脓毒症，注意维持水、电解质平衡。经治10天，血白细胞计数16.9×10^9/L，中性粒细胞百分比82%，淋巴细胞百分比18%；空腹血糖12.3mmol/L，尿糖（1+~3+）；血二氧化碳结合力25mmol/L。精神较振，体温正常，纳食渐增，疼痛渐消，疮肿渐隆，疮周红活，肿势局限，并及波动感。予"十"字形切开引流，并于前方中加入白术、山药、茯苓等健脾和胃，使气血充沛，化腐溃脓，载毒外泄。以后，渐减黄连、地丁草等清解之品，渐加当归、白芍、杞子、首乌等扶正之品。经4个月，空腹血糖5.7mmol/L，尿糖（–~±），疮面全敛而出院。

二、经验方

凉血托毒方（《中医外科学》）

功能：凉血清热解毒。

主治：内陷。

组成：生地黄30g，赤芍30g，丹皮12g，水牛角30g，金银花30g，连翘30g，野菊花15g，紫花地丁草15g，生军（后下）9g，生黄芪30g，皂角刺15g，僵蚕12g，生甘草9g。

用法：水煎服，日1剂，分2次服。

三、常用中成药

可选用安宫牛黄丸、小金丹、西黄丸。

（向寰宇）

第十一节 无头疽

【概述】

无头疽是发生于骨与关节间的急、慢性化脓性疾患。多见于儿童，发病急骤，初起无头，漫肿，皮色不变，疼痛彻骨，难消，难溃，难敛，溃后多损伤筋骨。相当于西医学的急慢性化脓性骨髓炎、化脓性关节炎。临床常见有附骨疽和环跳疽。

【主要病因病机】

1. 外感风寒湿邪 体虚之人，卫气不固，以致风寒湿邪乘虚侵袭，久蕴不解，阻于筋骨之间，气不宣行，阴血凝滞而成。

2. 余毒留恋 热病（如疔疮、有头疽等化脓性疾病）以后，毒邪未清，湿热内盛，其毒深窜入里，留于筋骨，气血凝滞而成。

3. 外来伤害 跌打损伤筋骨，毒邪深袭，阻于筋骨，气血凝滞，热盛肉腐而成。

【辨证注意点】

1. 首先应辨明病位是否在骨与关节，可对病灶处进行 X 线摄片或 CT 检查。

2. 注意询问局部疼痛的程度，有疮面者是否有骨性物质排出或能否探及粗糙的骨面。

3. 仔细询问近期有无外伤、骨折史及外感热病史。

4. 治疗上，急性期以清热解毒为主，慢性期以益气补血、清化余毒为主。对于有死骨残留而不能排出者，宜行手术取出。

（程亦勤）

附 骨 疽

【概述】

附骨疽是一种毒气深居，附着于骨的化脓性疾病。多见于儿童，好发于四肢长骨，发病急骤，常以寒战、高热始，局部胖肿，附筋着骨，推之不移，疼痛彻骨，溃后脓水淋漓，不易收口，可成窦道，损伤筋骨。相当于西医学的急、慢性化脓性骨髓炎。

【主要病因病机】

1. 余毒湿热 因患疔疮、疖肿等化脓性疾病，或因伤寒、麻疹、猩红热等病后，余毒湿热壅盛，邪毒深窜入里，留着筋骨，使经络阻塞，气血凝滞而成本病。

2. 外来伤害　外伤，尤其是开放性骨折，以及骨科手术或局部骨骼损伤，复感受毒邪，毒邪直接侵入肌肤，邪毒与损伤之瘀血蕴结于筋骨，以致经络阻塞，气血凝滞，继则瘀而化热，热盛肉腐。

3. 外邪入侵　体虚之人，卫气不固，露卧风冷，浴后乘凉，风寒湿邪乘虚侵袭，久蕴不解，阻于筋骨之间，气不宣行，阴血凝滞而成。

【辨证注意点】

1. 首先应明确患者病情处于哪一阶段（初期、成脓期、溃脓期）。

2. 辨寒热虚实。

3. 辨损骨，有无死骨残留。

4. 注意询问病史。

【辨证思路】

一、明确诊断

1. 好发于儿童，尤以10岁以下男孩多见。

2. 多发于四肢骨干，尤以下肢多见，以胫骨最多，股骨、肱骨、桡骨次之。

3. 常有明显化脓性病灶存在，或外伤，或有骨科手术史，或感受风寒湿邪等诱发因素。

4. 起病急骤，患肢局部胖肿明显，疼痛彻骨，病变的骨端有深压痛和叩击痛。可伴有寒战高热、口干溲赤等全身症状。

5. 穿溃后可有朽骨排出。溃后脓水初多稠厚，渐转稀薄，淋漓不尽，不易收口而形成窦道，以药线或探针探之，常可触到粗糙的朽骨。以后常反复发作。

6. 应根据病情做血常规、C反应蛋白、降钙素原、脓液细菌培养、血液细菌培养、X线摄片和CT等检查。X线检查常在发病2周后才能显示病变，1个月后显示骨质破坏情况。

二、鉴别诊断

	附骨疽	流痰	流注	历节风	骨肉瘤
发病部位	好发于四肢长骨	好发于骨与关节间	好发于肌肉丰厚处	常波及多处关节	多发于股骨下段和胫骨、肱骨上端

续表

	附骨疽	流痰	流注	历节风	骨肉瘤
病程	较长	较长	较短	病程长	病程中或长
化脓时间	患病后 3~4 周	患病后 6~12 个月或以上	患病后 2 周	不化脓	终不化脓
脓液性状	脓出初多稠厚，渐转稀薄	脓液稀薄如痰，夹有败絮样物	脓出多稠厚	无	无
预后	可转变成慢性，或形成窦道	可造成残疾	容易痊愈，不留后遗症	日久可出现肌肉萎缩，关节变形	可造成周围肌肉萎缩或残疾，重者危及生命

三、辨证论治

辨阴阳寒热虚实，分证治疗。

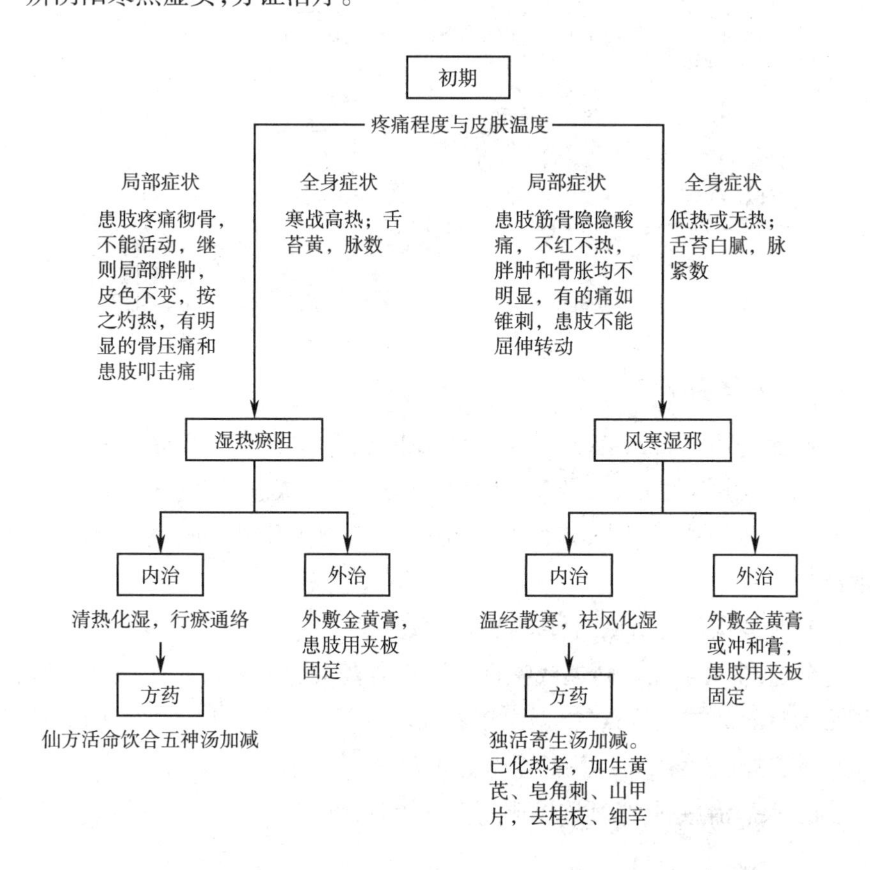

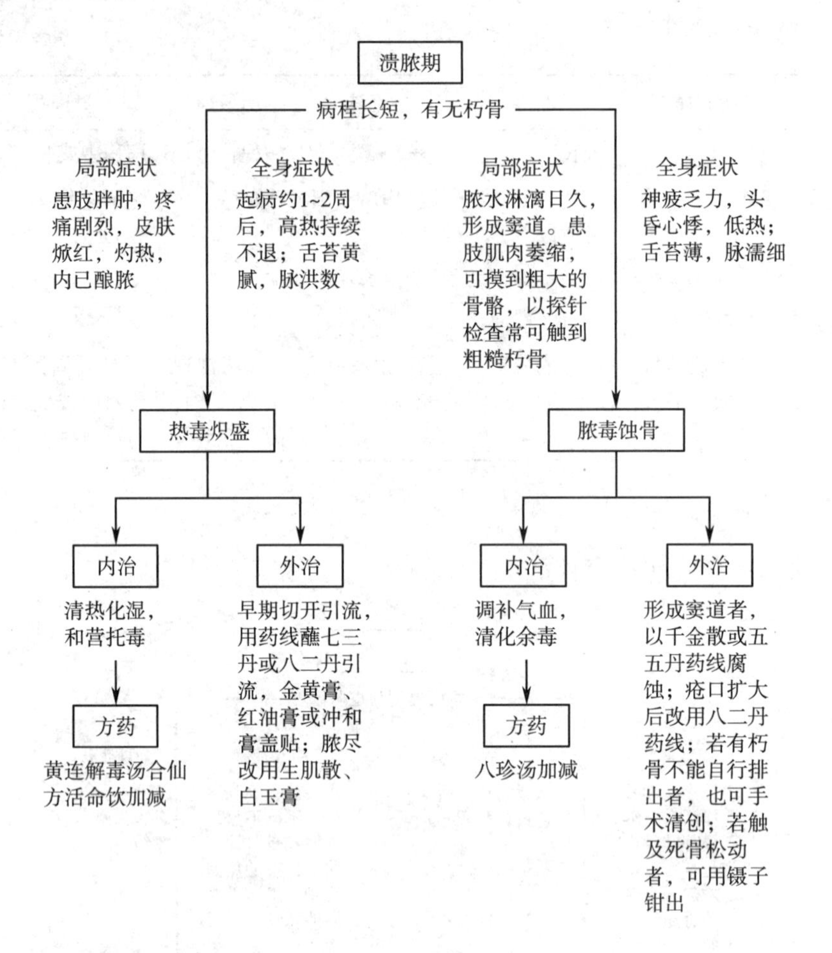

四、注意事项

1. 本病治疗贵在早，需早期诊断，及时正确治疗，尚有消退之机。

2. 需运用按触法，结合 B 超检查，及时辨脓之成熟，脓熟宜早期切开排脓。

3. 应运用器械探查，结合 X 线或 CT 判断有无死骨形成，死骨形成当予以取出。

4. X 线摄片上所见的骨损征象一般要晚于临床表现 2 周左右。

5. 急性化脓性骨髓炎或慢性化脓性骨髓炎急性发作时必须及早联合应用足量有效的抗生素，或根据血培养或病变部位穿刺液细菌培养药物敏感试验结果选择抗生素，持续用药至体温正常后 2~3 周。

6. 疾病治愈后，必须连续服药 3~6 个月，以防复发。

【病例思维程序示范】

许某,女性,28 岁。初诊于 1997 年 7 月,左大腿外侧红肿疼痛 2 个月。2 个月前无明显外伤情况下,出现左大腿外侧红肿,疼痛彻骨,逐日加重,红肿向前蔓延。经多种抗生素联合应用后,疼痛有所缓解,肿势未进一步扩展,但中央日渐高起,软而欲溃,转治我院。既往有左胫骨慢性骨髓炎,因此病已于 1995 年 5 月在华山医院行“左膝离断”手术截除小腿。来诊时左大腿无疼痛,全身无发热,纳可便调,舌质淡,舌苔薄白,脉濡软。

查体:左大腿略肿,在股前上 1/3 处见一肿块高起如馒,色红不鲜,约 3.5cm×3.5cm,皮薄将溃,波动感明显,周围未扪及明显僵肿结块。左股骨和髋骨叩击痛不明显。

辨证思维程序:

第一步:明确诊断。依据患者既往有左胫骨慢性骨髓炎手术史,此次发病疼痛彻骨,初步考虑为附骨疽可能大。

第二步:需进行必要的理化检查。如血常规、左髋及左股骨 X 线摄片、B 超等。经 X 线摄片考虑为左髂骨急性骨髓炎。

第三步:辨证分期。局部高肿如馒,中央皮薄欲溃,波动感明显,属于溃脓期(脓熟未自溃)。

第四步:辨证论治。患者左大腿红肿明显,疼痛彻骨,切开后脓出量多,质稀薄。舌质淡,舌苔薄白,脉濡软。证属热毒炽盛,正气不足。内治拟扶正托毒,外治以提脓祛腐,引毒外出。

处方:生黄芪 30g,金银花 12g,蛇舌草 30g,鹿含草 30g,黄柏 12g,独活 12g,桑寄生 12g,丹参 30g,当归 15g,桃仁 12g,皂角刺 12g,补骨脂 15g,牛膝 9g,生甘草 6g。

外治:切开排脓手术,术后予九一丹、3 号药线引流,外敷金黄膏。

(《唐汉钧谈外科病》)

【医案、经验方及常用中成药】

一、医案

许履和医案(《许履和外科医案医话集》)

王某某,男性,35岁。患者于3个月前持重后,当夜觉左上肢隐隐酸痛,后则逐渐加重,并现肿胀,曾在某医院摄片2次,经骨外科会诊,怀疑肱骨恶性病变,防其发展,建议截肢。故来我院伤科就诊,内外并治两旬,亦无动静,故又转入我科治疗。经过四十余天,病情时轻时重,再行摄片,示:"左肱骨中段可见骨髓腔内有不规则之骨质密度降低区,显示有骨质破坏,骨皮质未见明显增厚,骨膜可见明显反应,呈不规则改变。诊断:①左侧肱骨骨髓炎;②排除恶性病变。"血象:白细胞计数9 400/mm^3,中性粒细胞百分比61%,淋巴细胞百分比39%;血沉:36mm/h。

此时左肱骨中段外侧明显肿胀,肿连臑部,轻按柔软,重按坚硬,疼痛彻骨,皮色不变,灼热异常,入夜则热势加重,口中干,脉滑数,苔白腻。

谅由持重之后,筋络受伤,气血凝滞,而湿邪亦乘机侵袭,湿瘀互阻,化而为热,侵入骨骼,而成骨疽。拟用仙方活命饮合小金丹内服,并配合外治。

(1) 银花藤各15g,防风4.6g,白芷4.5g,当归9g,陈皮4.5g,六一散(包)15g,大贝母9g,天花粉9g,炙乳没各4.5g,炒穿山甲片4.5g,皂角针9g,赤芍苓各9g。7贴。

(2) 小金丹,每服1粒,一日二次。

(3) 金黄膏,敷左上臂,一日一换。

内外并治7天,患处肿痛大减,肤热已退,惟坚硬依然,仍以原法处理。经过1个月,肿痛退尽,肌肉柔和,已能向外伸展,惟屈曲尚感微痛,此时停服水药,单服小金丹1粒,一日二次,以巩固疗效。3个月后摄片复查,左肱骨骨髓炎已基本痊愈。

按语:根据临床所见,骨疽之生,并非限于阴寒一端。跌仆损伤,感受毒邪,邪瘀交并,是其主因。他如病后余毒未尽,或湿热内蕴,流走筋骨,气血不和,皆可形成本病。此案即为损伤而兼有湿热内蕴者。湿为阴邪,旺于阴时,故身热夜重;口中干,脉滑数,为湿邪化热之征;至于局部症状,虽然皮色不变,但按之灼热,与阴寒之证显然有别;其外形色白不红者,是病深在骨,热象不能显露于外也。治从化瘀通络、清热利湿着手,方取活命饮加减。热毒盛者,又可配用五神汤及黄连解毒汤。

二、经验方

夏少农经验方(《中医外科学》)

功能:滋肾壮骨,益气和营。

主治:附骨疽。

组成:大生地 12g,补骨脂 15g,骨碎补 12g,续断 12g,生黄芪 12g,全当归 12g,大白芍 12g,象牙屑 12g,金银花 12g,丹皮 9g。

用法:水煎服,日 1 剂,分 2 次服。

三、常用中成药

可选用小金丹、牛黄解毒片、西黄丸。

(程亦勤、邢捷)

环跳疽

【概述】

环跳疽是一种发生于髋关节的急性化脓性疾病。其特点是好发于儿童,男多于女,发病急骤,局部漫肿疼痛,影响关节屈伸,溃而难敛,易成残疾,全身症状严重。相当于西医学的化脓性髋关节炎。

【主要病因病机】

1. 基本同“附骨疽”。
2. 也可直接由关节附近外伤感染毒邪,或附骨疽脓毒流注关节而发生。
3. 基本病机为正虚邪实,湿热内盛,凝注骨骼。

【辨证注意点】

1. 首先应明确病变部位是否在髋关节。
2. 其次判断病情处于哪一阶段(初期、成脓期、溃脓期)。

【辨证思路】

一、明确诊断

1. 好发于 4~14 岁儿童,男多于女。

2. 发病急骤，病变部位在髋关节，局部漫肿疼痛，影响髋关节屈伸，易成残疾。

3. X线摄片在发病早期仅可见关节周围软组织肿胀，后期可见关节软骨破坏，关节间隙变窄，骨质有脱钙现象。

4. 关节腔穿刺液细菌培养可呈阳性。

二、鉴别诊断

	环跳疽	臀部流注	髂窝流注
发病部位	病在髋关节腔	病在肌肉	病在髂部软组织
起病情况	起病急	起病急	起病急
化脓时间	患病后1~3个月	患病后2周	患病后1个月
患肢姿势	臀部外突，大腿略向外旋，患肢不能伸直和屈曲	不影响患肢屈曲	患肢屈而难伸，大腿略向内旋
预后	易成残疾	愈后不损伤筋骨	愈后大多无残疾

三、辨证论治

按初期、成脓期、溃后期分成湿热瘀阻、热毒炽盛、脓毒蚀骨三型辨证论治

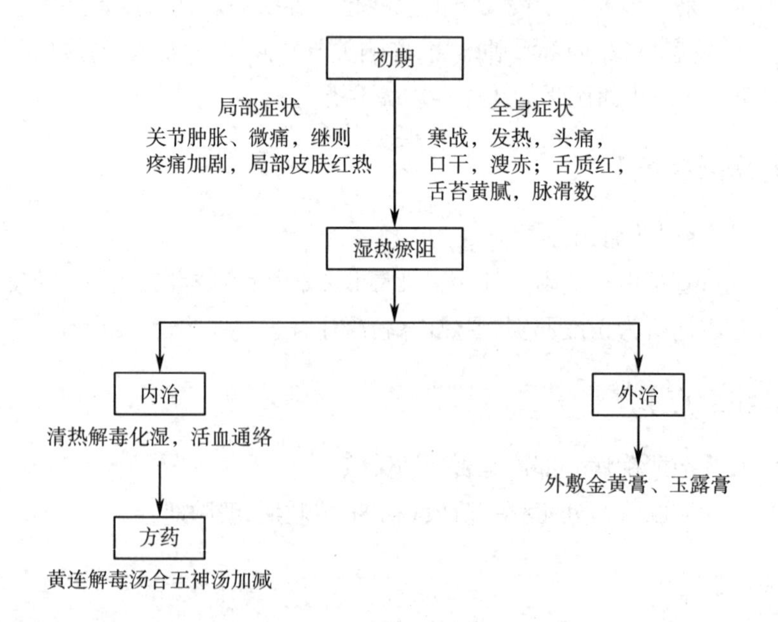

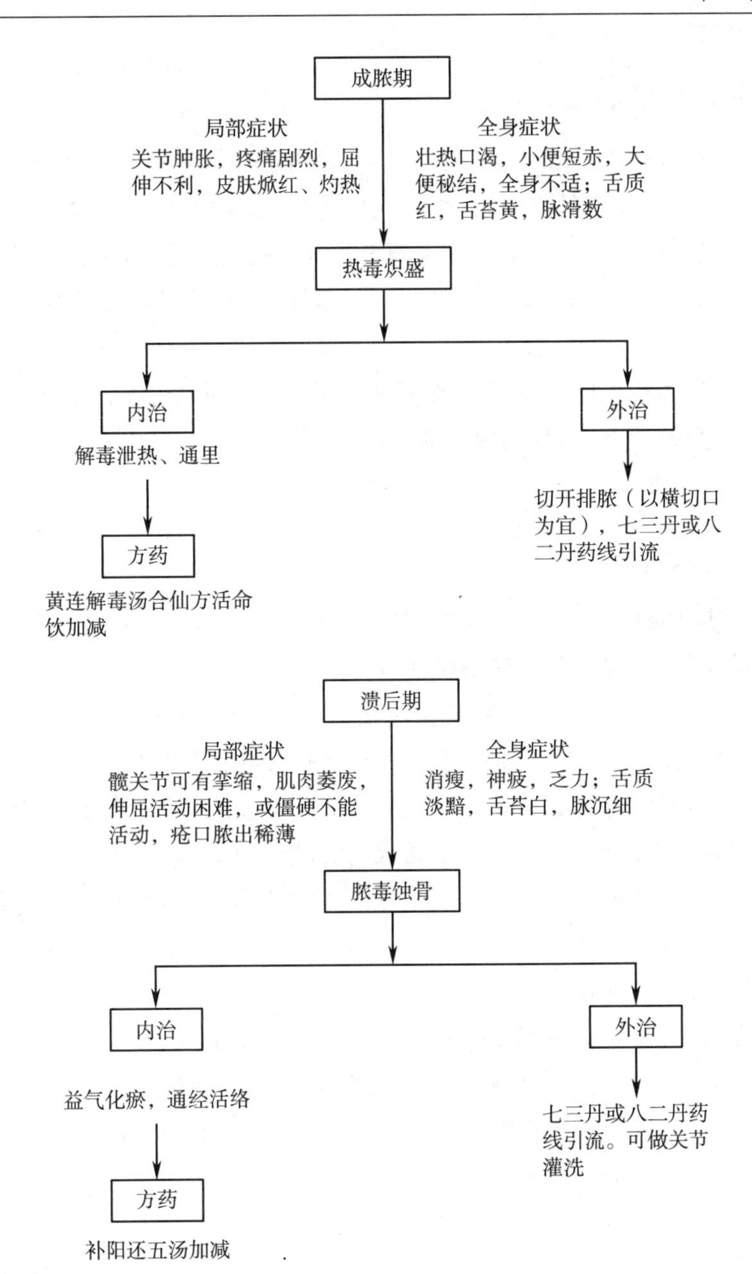

四、注意事项

1. 本病治疗贵在早,需早期诊断,及时正确治疗,尚有消退之机。

2. X 线摄片所见骨损征象一般要晚于临床表现 2 周左右。

3. 急性期卧床休息,患肢用夹板固定或皮肤牵引。

【病例思维程序示范】

钱某，男，15岁。2000年5月初诊。右髋部反复肿痛伴溃脓3年。患者3年前因踢球致右髋部外伤，形成脓肿，切开排脓后脓出7个月方尽，但影响右髋关节活动，外院诊为“化脓性髋关节炎”。局部肿痛反复3~4次，溃后难敛，愈后又溃。来诊时右髋部酸痛，溃口流少量脓水，右下肢屈伸不利，无发热。体型偏瘦，舌淡，苔白腻，脉细。

查体：右大腿肌肉略萎缩，右髋部见一陈旧性手术瘢痕，上有3mm×3mm的溃口，少量稀薄脓水，局部组织僵硬，色淡褐，无压痛，无红肿。右大腿做屈伸及内旋活动受限。

辨证思维程序：

第一步：明确诊断。依据患者右髋部酸痛，局部无红肿，脓出稀少，髋关节屈伸活动受限，大腿肌肉萎缩，诊断为慢性髋关节炎。

第二步：需与臀部流注和髂窝流注相鉴别。前者病在肌肉，愈合不损伤骨关节，容易痊愈；后者患肢屈曲难伸，大腿略内旋，愈后大多无残疾。

第三步：需进行X线摄片及X线窦道造影检查，以提供明确诊断的依据，还能发现有无死骨残留。还需查血常规、脓液培养等。

第四步：辨证论治。患病日久，体型偏瘦，酸痛脓少，溃口难收，局部组织僵硬，无发热及红肿，舌质淡，舌苔白腻，脉细。证属气虚血滞，余毒留恋。治拟益气托毒，活血通络。

处方：生黄芪30g，党参15g，苍白术各9g，当归9g，赤芍9g，川芎9g，桃仁9g，红花9g，鹿衔草15g，忍冬藤15g，补骨脂15g，生甘草6g。

外治：九一丹加入呋喃西林溶液制成混悬液，进行窦道冲洗。冲洗后，以3号药线引流，冲和膏外敷，每日1次。

（自拟医案）

【医案、经验方及常用中成药】

一、医案

张山雷医案（《张山雷医案》）

叶幼，环跳疽自溃，漫肿尚盛，脉数舌滑，先宜清化。

大腹皮3钱，红花1两，全当归1钱5分，川独活1钱，生米仁2钱，川断2钱，广藿梗1钱5分，陈皮1钱5分，炒川柏1钱5分，生鸡内金1钱5分。

二诊：环跳久溃，腐化且巨。昨授清化，肿势稍减，脉细数，舌滑，本元亦薄，而未可遂与扶元。仍宗宣络行气。

大腹皮2钱，川独活1钱5分，小青皮1钱5分，焦米仁3钱，川断肉2钱，炒建曲1钱5分，当归1钱5分，怀牛膝1钱5分，生鸡内金1钱5分，广郁金1钱5分。

二、经验方

通络活血方（《中医外科学》）

功能：通络活血。

主治：环跳疽。

组成：黄芪20g，赤芍15g，丝瓜络15g，王不留行、当归尾、桃仁、香附、泽兰、牛膝各10g，红花6g，生甘草6g。

用法：水煎服，日1剂，分2次服。

三、常用中成药

可选用小金丹、牛黄解毒片、西黄丸。

（程亦勤、邢捷）

第十二节 流 痰

【概述】

流痰是一种发于骨与关节间的慢性化脓性疾病。好发于儿童与青少年，多见于骨与关节，以脊椎为最多，起病慢，初起不红不热，漫肿酸痛，化脓迟缓，溃后脓水清稀并夹有败絮状物，不易收口，形成窦道，多数损伤筋骨，轻则造成残疾，重则转为虚劳或危及生命。可伴有潮热盗汗、神疲乏力等虚劳症状。相当于西医学的骨与关节结核。

【主要病因病机】

1. 肾亏骼空，外邪入侵　儿童多由先天禀赋不足，肾亏骼空，成人则因房劳过度，肾精亏虚，风寒湿邪乘虚入侵，结于骨骼，日久化热酿脓。

2. 气血失和，外邪入侵　跌仆损伤或小儿强坐太早，气血失和，风寒湿邪乘虚入侵，结聚于骨骼，气血凝滞，郁久化热酿脓。

【辨证注意点】

1. 临床应根据疾病发展不同阶段的病机特点，治疗有所差异，应究其病因、度其内外、审其虚实、辨其寒热，详察而治之。

2. 本病之初，阳衰阴盛，以肾经虚寒、寒痰凝聚见证，宜补养肝肾为主，温通经络、散寒化痰为辅。病久成脓，寒化为热，宜以补托，兼清其虚热，使肾水得滋，炽火归根，其症可息。

3. 注意有无其他部位结核病，如肺痨等。

4. 掌握病发不同部位的临床表现特征。

【辨证思路】

一、明确诊断

1. 好发于儿童和青少年。

2. 病变部位以脊椎最多，其次为下肢髋、膝、踝，再次为上肢肩、肘、腕、指等骨关节间。

3. 发病缓慢，化脓亦迟，溃后不易收口。每多损伤筋骨，轻者造成残疾，重则危及生命。

4. 血常规检查提示血白细胞计数和血红蛋白降低，有混合感染时，白细胞计数及淋巴细胞百分比增高，红细胞沉降率可增快，结核菌素试验常呈阳性，脓液细菌培养或 qPCR 检查可找到结核杆菌。局部 X 线摄片早期可见滑膜肿胀，有脱钙现象，后期可见骨关节面明显破坏，死骨形成。

二、与附骨疽、骨肉瘤、腰部积劳相鉴别

与附骨疽的鉴别见本章第十节“附骨疽”，与骨肉瘤、腰部积劳的鉴别见下表。

	流痰	骨肉瘤	腰部积劳
好发年龄	80%~90% 未超过 14 岁	多见于 10~25 岁青少年	多发于青壮年，以体力劳动者多见

续表

	流痰	骨肉瘤	腰部积劳
发病部位	好发于骨与关节间	病变多在肩关节下方或膝关节上方	腰背部肌肉
化脓时间	患病后 6~12 个月或以上	不化脓	不化脓
预后	可造成残疾	可造成残疾或危及生命	迁延难愈,时作时止,但不造成残疾,不危及生命

三、辨明寒热虚实

内虚是本病的基本原因,早期为阳虚阴盛之候,后期由于虚寒化火,消烁阴液,阴愈亏,火愈旺,常出现肝肾阴亏、阴虚火旺证候。化脓乃是寒化热、阴转阳之际。

四、辨证论治

以扶正祛邪为总则,分期论治。务必同时联合西医抗结核治疗。

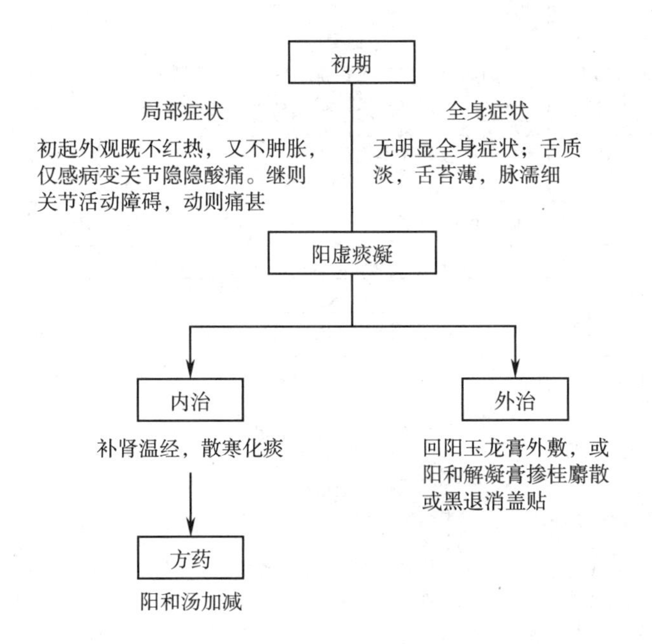

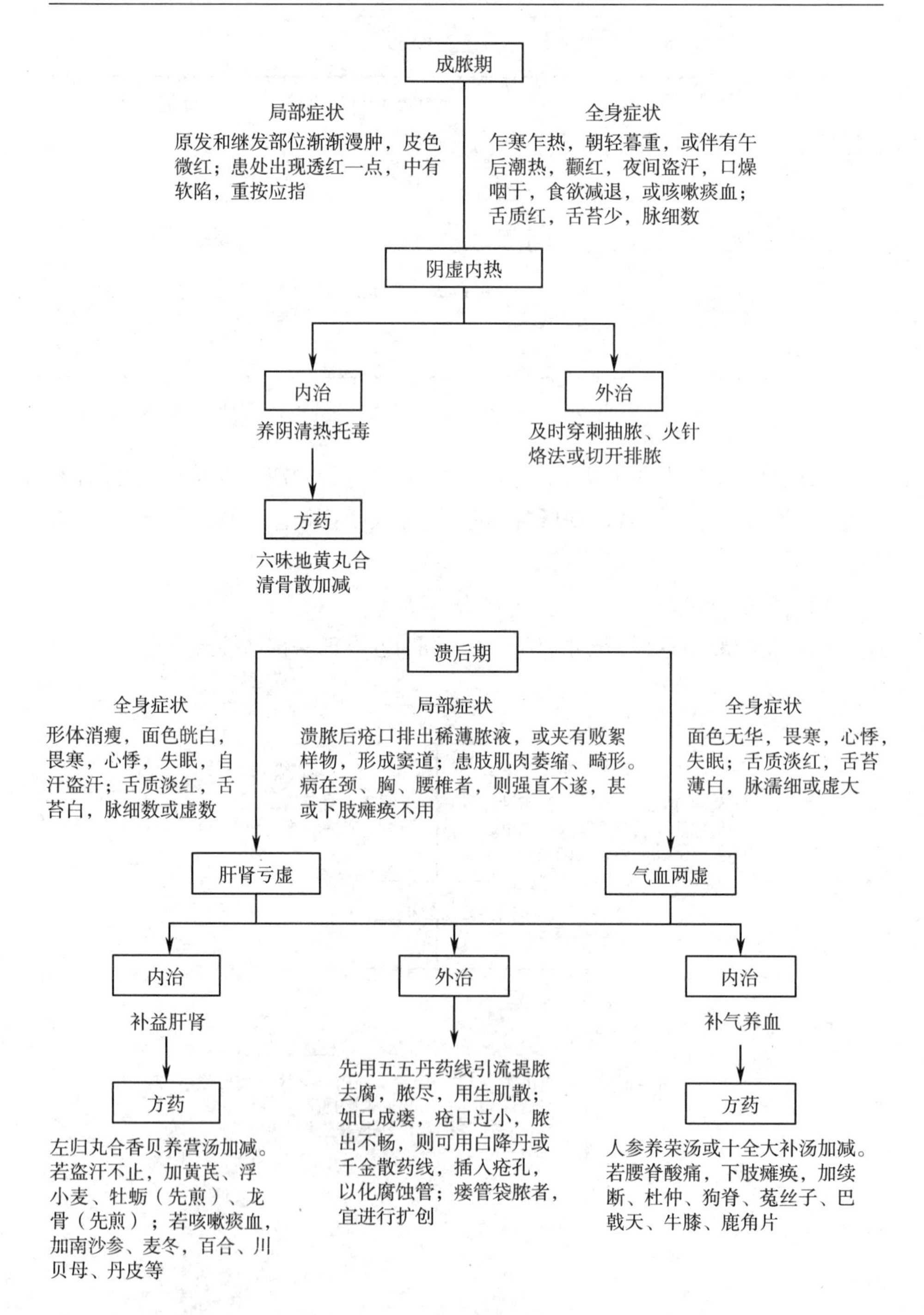

五、注意事项

1. 生于胸椎、腰椎、髋关节等部位，均需睡木板床；生于肘、膝、指关节者，以木板固定患处，并限制活动；除局部固定外，全身症状未控制时应绝对卧床休息。

2. 切开排脓扩创时，切口要足够大，以排脓通畅为度。

3. 如有原发性肺结核者需积极治疗。

4. 宜多食牛奶、鸡蛋、牛肉、动物骨髓、豆浆等富有营养的食物，在疾病进展期，忌食鱼腥、酒类及辣椒、蒜等香燥发物。

【病例思维程序示范】

夏某，女，23 岁。患者于 8 个月前跌跤后肛门右侧及右腹股沟部同时出现硬结疼痛，伴有恶寒发热，在某医院诊断为“腹股沟淋巴结炎”，注射青霉素无效。4 个月后因肛门右侧疼痛加重，住入某医院治疗 1 个月，疼痛减轻出院。3 个月后又因肛门右侧疼痛而再次入某医院，给予局部穿刺抽脓，1 周后穿刺口不敛，乃出院。来我院门诊，右侧腹股沟淋巴结疼痛较甚，午后潮热颧红（体温 37.4℃），行走不便。

查体：右腹股沟部至耻骨联合部可扪及数枚肿大淋巴结，呈串珠状，皮色不变，按之不热，触痛明显；肛门截石位 9 点处有一窦道，深达 6.5cm（不至肛管），流稀黄脓水。苔薄白，脉数。

辨证思维程序：

第一步：明确诊断。根据患者病情反复 8 个月余，并形成窦道，脓出稀薄，且局部肿大淋巴结多而呈串，皮色不变，经青霉素治疗无效的临床特点，初步考虑为阴证，结核可能较大。

第二步：由于病变部位贴近耻骨联合，为判断骨质是否受累，予 X 线摄片，示：耻骨联合处可见明显骨质破坏现象，右侧更为明显，且见一 3cm × 3cm 半月形骨质缺损区。血沉：45mm/h。诊断为“骨痨”。

第三步：进行分期。患病日久，已溃破成漏，属于溃后期。

第四步：辨证论治。患者局部皮色不变，触之疼痛，溃破脓出质稀色黄，伴有午后潮热颧红，脉数，属于阴虚内热，又因外伤之后，瘀血凝聚，久之则可化热。故当治拟养阴清热、活血化瘀。外治当以提脓拔毒为先。

处方：当归 8g，桃仁 9g，红花 3g，苏木 6g，丹皮 8g，银花藤 15g，紫花地丁 30g，青蒿 6g，鳖甲 12g，银柴胡 6g，地骨皮 9g，续断 9g，牛膝 9g。

外治：以九一丹纸捻插入窦道引流。

第五步：注意创口观察，若有死骨，当予以取出。并嘱其减少活动。

（《许履和外科医案医话集》）

【医案、经验方及常用中成药】

一、医案（《中医古今医案精粹选评》第三册）

王某，男，38岁，工人。

病史：患者1957年不慎跌伤脊背，因疼痛不能行走，在南京某医院拍片确诊为胸腰椎结核，而连续注射链霉素、口服异烟肼后发热即退。1962年3月起，发热有时到38℃左右，神疲乏力，胃纳减少。4月份发现脊背高突，并日见明显，即在某医院骨科会诊，确诊为胸腰椎结核并发冷脓肿。后转我院治疗。有肺结核病史，1951年已钙化。1957年，因急性自发性气胸，行左肺切除术。

检查：体温37.3℃，脉率80次/min，血压114/80mmHg。形体消瘦，面色萎黄，心肝无新病发现。局部：脊背明显后凸。第11、12胸椎及第1、2、3腰椎均有明显压痛，运动受限制。左腰背侧有一肿块，范围15cm×15cm×3cm，皮色未变，已有明显波动。

实验室检查：血色素10g%，红细胞358万/mm^3，白细胞6 000/mm^3，中性粒细胞百分比73%，淋巴细胞百分比25%，嗜酸性粒细胞百分比2%。血沉24mm/h。拍片：胸10椎体完全破坏，胸9、11椎体近胸10边缘不整齐，胸11~12前缘见有骨桥相连。胸12、腰1椎体边缘不整，间隙变狭。

诊断：①胸9~12、腰1椎体结核。②腰椎肥大性变化。

初诊：1965年1月4日。右肾俞流痰大如覆碗，漫肿色白边界不清，按之中软应指，但无触痛。神疲腰酸。既往有肺结核病史及腰部外伤史。苔薄腻，脉濡数。气血两亏，骨骼不充，虚痰凝结，蕴久化热为脓，阻于肾府。治拟益气养营、补肾壮骨，佐以托毒。

生黄芪3钱，潞党参3钱，焦白术3钱，全当归3钱，炒赤芍3钱，大熟地4钱，炒续断3钱，炙狗脊3钱，桑寄生3钱，皂角刺1.5钱。

二诊：1月7日。肾俞流痰在局麻下切开，流出脓液250ml左右，质地稀薄夹有败絮状物质。苔薄，脉濡。再拟前法出入。外用：红油膏、二宝丹药线。

前方去皂角针，加鹿角片（先煎）4钱、白芍3钱。以后一直服上方，至3月10日疮面收敛。后发现两腹股沟也起肿块，外敷大布膏、十香散、桂麝散2

个月而消散,体重增加 30 多斤,检皆正常,出院后即上班。

按语:流痰病程多迁延,成脓亦慢,出脓质稀,疼痛不肿,属于阴证,治疗上当以补养为主。本案初诊时以黄芪、党参、白术、全当归、赤芍、大熟地益气健脾养血,续断、狗脊、桑寄生温补肾阳以壮骨,皂角针能透脓外出。二诊时脓液成熟,即切开排脓,外用红油膏、二宝丹提脓祛腐,脓液已出,故去皂角针,又加鹿角片、白芍以补肾柔肝。以后随证应用芳香温散类外用药,则正气来复,肿消病愈。

二、经验方

1. 许履和之骨痨汤(《许履和外科医案医话集》)

功能:养阴清热,强筋壮骨,活血化瘀,清热解毒。

主治:骨痨。

组成:青蒿 6g,鳖甲 15g,银柴胡 6g,丹皮 6g,地骨皮 10g,杜仲 10g,怀牛膝 10g,续断 10g,桃仁 10g,红花 6g,苏木 6g,银花 15g,紫花地丁 15g。

用法:水煎服,日 1 剂,分 2 次服。

2. 骨痨汤(《中医外科学》)

功能:益气养血。

主治:骨痨后期。

组成:党参 240g,黄芪、地骨皮、山药、熟地、茯苓各 120g,陈皮、甘草、当归各 60g。共煎成浓汁,加鳖甲胶、鹿角胶各 90g,龟甲胶 240g,共烊化,加粗砂糖 240g,一起熬成膏。

用法:每日早晚各 1 匙,温水化服。

3. 流痰经验方(《中医外科学》)

功能:温阳化痰,通络解毒。

主治:骨痨各期。

组成:麻黄 1.5g,鹿角片 9g,浙贝母 9g,熟地 6g,白芥子 3g,伸筋草 5g,炮姜炭 3g,光杏仁 9g,橘红络 3g,丝瓜络 9g,生甘草 2g。

加减:脓将成时,加当归 9g、赤芍 9g;脓已成时,加炙山甲 9g、皂角刺 6g;阴虚火旺者,去麻黄,加鳖甲 15g、秦艽 6g;溃后脓稀,加黄芪 15g、党参 9g。

用法:水煎服,日 1 剂,分 2 次服。

三、常用中成药

可选用小金丹、虎挣散(片)、鹿角粉、芩部丹。

(程亦勤、邢捷)

第十三节　瘰　　疬

【概述】

瘰疬是一种发生于颈项部的慢性感染性化脓性疾病。多见于儿童或青年，好发于颈部及耳后，病程进展缓慢。初起结核如豆，皮色不变，无疼痛，逐渐增大窜生，相互融合成串，成脓时皮色转为暗红，溃后脓水清稀，夹有败絮状物质，此愈彼溃，经久难敛，形成窦道，愈合后形成凹陷性瘢痕。相当于西医学的颈部淋巴结结核。

【主要病因病机】

1. 肝气郁结　忧思恚怒，情志不畅，肝气郁结，气郁伤脾，脾失健运，痰湿内生，结于颈项；后期肝郁化火，下烁肾阴，灼津为痰，痰火凝结而成。

2. 肺肾阴亏　肺肾阴亏，以致阴虚火旺，肺津不能输布，灼津为痰，痰火凝结而形成本病。

3. 痨虫侵袭　素体虚弱，气血不足，外受痨虫，结于颈项部而致病。

4. 外毒结于颈项，久则热盛肉腐成脓，或溃后脓水淋漓，耗伤气血，虚损难愈。

【辨证注意点】

1. 重视局部与全身症状的辨证。本病发于颈部及耳之前后，发展缓慢，逐渐增大窜生，互相融合，溃后脓水清稀夹有败絮状物，并伴有虚劳症状。

2. 掌握虚实之辨证。依据患者正气的盛衰，热毒之轻重，可有虚实之分。虚证多属阴虚火旺证或气血两虚证，实证多属气滞痰凝证。临床多见虚实夹杂，本虚标实证急则治其标，以祛邪为主；缓则治其本，以扶正为主。

3. 注意是否为初发，既往有无其他部位结核病，如肺痨等。

【辨证思路】

一、明确诊断

1. 多见于儿童或青年。

2. 好发于颈部及耳后的一侧或两侧，亦可延及颌下、锁骨上窝、腋部。

3. 病情发展缓慢，脓出清稀，夹有败絮样物。发病前可有其他结核病史。

4. 血常规检查提示血白细胞计数和血红蛋白降低，有混合感染时，白细胞计数及淋巴细胞百分比增高，红细胞沉降率可增快，结核菌素试验常呈阳性，脓液细菌培养或 qPCR 检查可找到结核杆菌。

二、与颈痈、臖核、失荣相鉴别。

	瘰疬	颈痈	臖核	失荣
发病部位	颈部，耳之前后	颈部，耳之前后	颈部，耳之前后	颈部，耳之前后
起病情况	起病缓慢	起病甚快	起病或快或慢	起病不快但生长迅速
化脓情况	化脓慢	化脓快	很少化脓	可有溃烂，但不化脓
发热情况	低热或潮热	可有高热	一般不发热	可有低热
预后	病程迁延，易成漏	易脓，易溃，易敛	肿痛易消	难以痊愈，可危及生命

三、辨证论治

按初期、成脓期、溃后期分成气滞痰凝、阴虚火旺、气血两虚三型辨证论治。

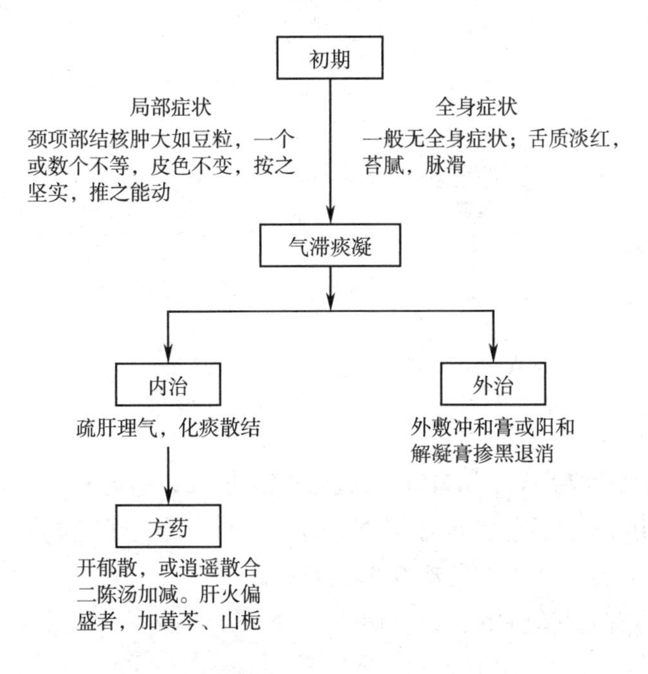

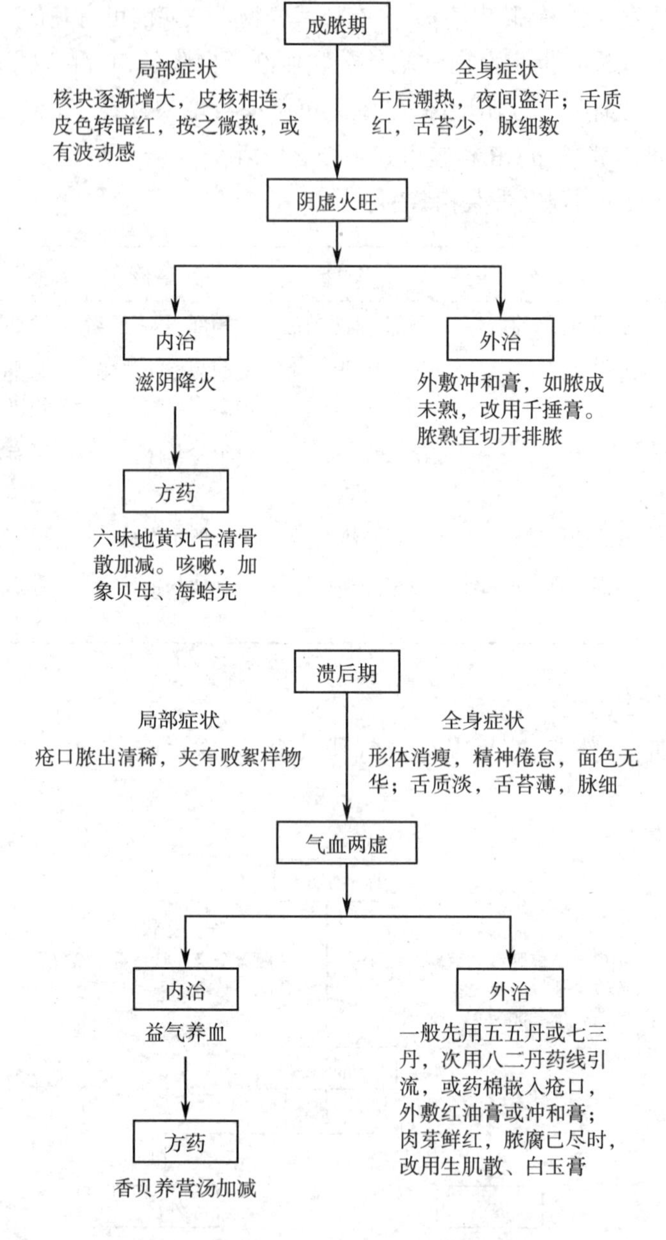

四、注意事项

1. 本病成脓后，手术切口宜大，或做十字切口，以达到充分引流。

2. 应用五五丹或七三丹时，应控制用药总量。若出现疮周皮疹作痒，口中金属味或血白细胞逐步下降者，需停用丹药。

3. 注意有无其他部位的结核病灶。

4. 本病确诊后需同时联合抗结核治疗。需定期复查肝功能。

5. 宜多食牛奶、鸡蛋、牛肉、豆浆等富有营养的食物。

【病例思维程序示范】

蒋某，女性，30岁。右颈部结块缓慢增大4个月，红肿2周。来院就诊时右颈部结块无明显疼痛，无潮热盗汗。既往无肺结核史。

查体：右颈部结块2枚，已融合，约3cm×3cm，色略红，边界清，高出皮面，有波动感，无压痛。舌红，苔薄腻，脉细。

辨证思维程序：

第一步：明确诊断。患者既往无肺结核史，无潮热盗汗及疼痛等症状，但右颈部结块发展缓慢，已融合，初步考虑为淋巴结结核可能较大。

第二步：进行分期。右颈部结块暗红，有波动感，属于成脓期，当行切开扩创排脓术，切开后脓出质稀量不多，夹有白色干酪样物质。取部分标本送病理活检，病理证实为"淋巴结结核"，明确诊断。

第三步：进行辨证论治。患者就诊时右颈部结块2枚，已融合，约3cm×3cm，色略红，边界清，高出皮面，有波动感，无压痛，舌红，苔薄腻，脉细，属阴虚火旺，刀溃亦有耗伤气血，同时颈部乃肝经循行，故治拟疏肝清热、益气健脾。

处方：柴胡9g，黄芩12g，夏枯草9g，猫爪草12g，丹参15g，百部12g，皂角刺9g，海藻15g，生黄芪30g，党参12g，陈皮9g，姜半夏9g，白术9g，生甘草9g。

同时口服利福平、异烟肼抗结核治疗。

外治：术后外用八二丹棉嵌、冲和膏外敷。

第四步：注意休息，多晒太阳，注意营养；保持心情舒畅；节制房事。

（《唐汉钧谈外科病》）

【医案、经验方及常用中成药】

一、医案

顾伯华医案（《历代名医医案精选》）

蔡某，男性，20岁。2个多月来颈部、腋下、腹股沟等处淋巴结肿大，背部亦有数个皮下结节。伴有周期性高热（40℃），全身无力。曾经三家医院诊治，皆确诊为“霍奇金病”，建议做活组织病理切片检查。患者不愿意做活检，要求中医治疗。既往无肺结核病史。

形体消瘦，面色晄白，精神委顿，颈部两侧、颌下、腋窝、腹股沟都有散在的蚕豆及杏仁大小的淋巴结，质地略硬，可推动，无压痛。胸部摄片，提示纵隔变狭。苔薄舌淡，脉濡细。体虚之体，肝气郁结，痰湿夹火凝滞而成。治拟益气养血、化痰散结、解毒软坚。

处方：党参12g，焦白术9g，全当归9g，炒白芍9g，制半夏9g，陈皮6g，白花蛇舌草30g，蛇六谷（先煎）30g，蛇莓30g，夏枯草15g，海藻12g，黄药子12g。

二诊：连服上方药2个半月，淋巴结已日渐缩小，只发热1次（38.5℃），3日后自退，精神好转，体力渐复，胃纳转香，略有口干。苔薄舌淡红。前方有效。上方加玄参12g、麦冬12g。

三诊：前方加减服药9个月，淋巴结消失，其他正常，体重增加。拟下方巩固疗效。

处方：党参9g，玄参9g，麦冬12g，夏枯草12g，海藻12g，白花蛇舌草30g，蛇六谷（先煎）30g，蛇莓15g，土茯苓30g。

上方药服3个月后，改用小金片，每次4片，日3次；党参片，每次5片，日2次。半年后随访，情况好。

按语：患者颈部、腋下、腹股沟等处淋巴结肿大，伴高热，外院尚未确诊。此属于外科之痰，肿块疼痛并伴高热，辨为痰热互结，处方以党参、焦白术、制半夏、陈皮健脾化痰，海藻、黄药子软坚化痰，白花蛇舌草、蛇莓、夏枯草清热解毒化痰，蛇六谷具有化痰抗肿瘤之功。服药2个半月，病向好，出现口干津伤之症，加玄参12g、麦冬12g以养阴生津。以此方加减治疗1年痊愈。

二、经验方

1. 陆氏三猫汤（《中医外科学》）

功能：清热解毒，化痰散结。

主治：瘰疬。

组成：猫爪草50g，猫人参20g，猫眼睛草（泽漆）20g，生牡蛎30g，天葵子15g，玄参15g，大贝母15g，夏枯草15g，僵蚕9g，当归9g。

用法：水煎服，日1剂，分2次服。

2. 夏枯草膏（《中医外科学》）

功能：清热化痰软坚，活血祛瘀。

主治：瘰疬。

组成：夏枯草 740g，当归、白芍、玄参、乌药、象贝母、僵蚕各 15g，昆布、桔梗、陈皮、川芎、生甘草各 9g，香附 30g，红花 6g。上药共入砂锅内，水煎浓汁，布滤去渣，将汁复入砂锅内，文火熬浓，加白蜜 240g，再熬成膏。

用法：每日服 1~2 匙，开水冲后温服。

三、常用中成药

可选用小金丹、内消瘰疬丸、芩部丹。

（程亦勤、邢捷）

第十四节 褥疮

【概述】

褥疮是一种多因长期卧床、躯体重压或长期摩擦，导致皮肤破损而形成的溃疡。好发于骶尾部、足跟、肘、踝、髂、肩胛、脊背等易受压和摩擦的部位，皮肤破损，疮口经久不愈。西医学亦称褥疮。

【主要病因病机】

总因久卧伤气，加之局部长期受压摩擦，气血运行不畅，肌肤失养，日久缺血坏死破溃成疮。

【辨证注意点】

1. 辨部位。常发于骶尾部、足跟、肘、踝、髂、肩胛、脊背等经常受压部位。

2. 注意全身症状。本病大多以局部症状为主，但也需注意患者的全身情况，如精神、感知和肢体自主活动等情况。昏迷患者以及痛触觉减退、肢体瘫痪者，预后较差。

3. 辨清疮面的深度。局限于皮肤及皮下软组织者，程度轻，易于愈合；溃烂已达筋骨者，程度重，不易愈合。

4. 辨局部溃疡。溃疡创面干净，中央腐肉与正常皮肉开始分离，流出少量脓液，四周肿势渐趋局限，肉芽鲜红，周围皮肤生长较快，则预后较好，褥疮可望愈合。若腐黑蔓延不止，溃疡面日渐扩大，肿势继续发展；或溃疡面有绿色，或溃出脓臭稀薄，形成粉浆污水，四周形成空壳，溃疡面日渐扩大，而患者又体弱形瘦,预后较差。

【辨证思路】

一、明确诊断

1. 多见于半身不遂,瘫痪或久病卧床不起,长时间昏迷的患者。

2. 好发于易受压和摩擦的部位,如骶尾部、髋部、足跟部、脊背部。

3. 创面多凹陷,坏死皮肤与周围形成明显分界,周围肿势平塌。

4. 病情由轻到重,可见局部色泽由暗红转为暗紫,再到紫黑,最终溃烂坏死。

二、与痈、丹毒相鉴别

	痈	丹毒	褥疮
发病部位	全身各部位	头面、躯干、四肢	易受压和摩擦的部位,如骶尾部、髋部、足跟部、脊背部
起病情况	起病快	起病甚快	起病慢
化脓情况	化脓快	很少化脓	疮面溃烂,化脓慢
发热情况	可有高热	大多发热	较少发热
预后	易脓,易溃,易敛	肿痛易消,但易复发	年迈体弱,卧床不能动者,不易痊愈

三、辨证论治

按局部疮面和脓腐情况结合全身症状一般分成气滞血瘀、蕴毒腐溃、气血两虚三型辨证论治。

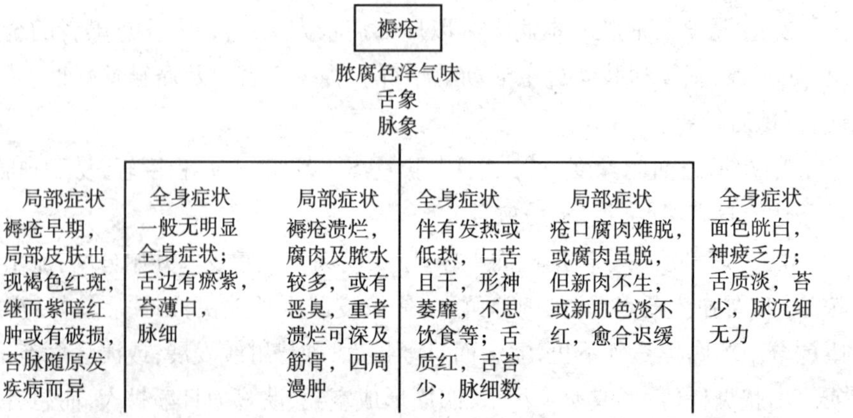

褥疮

脓腐色泽气味
舌象
脉象

局部症状	全身症状	局部症状	全身症状	局部症状	全身症状
褥疮早期,局部皮肤出现褐色红斑,继而紫暗红肿或有破损,苔脉随原发疾病而异	一般无明显全身症状;舌边有瘀紫,苔薄白,脉细	褥疮溃烂,腐肉及脓水较多,或有恶臭,重者溃烂可深及筋骨,四周漫肿	伴有发热或低热,口苦且干,形神萎靡,不思饮食等;舌质红,舌苔少,脉细数	疮口腐肉难脱,或腐肉虽脱,但新肉不生,或新肌色淡不红,愈合迟缓	面色㿠白,神疲乏力;舌质淡,苔少,脉沉细无力

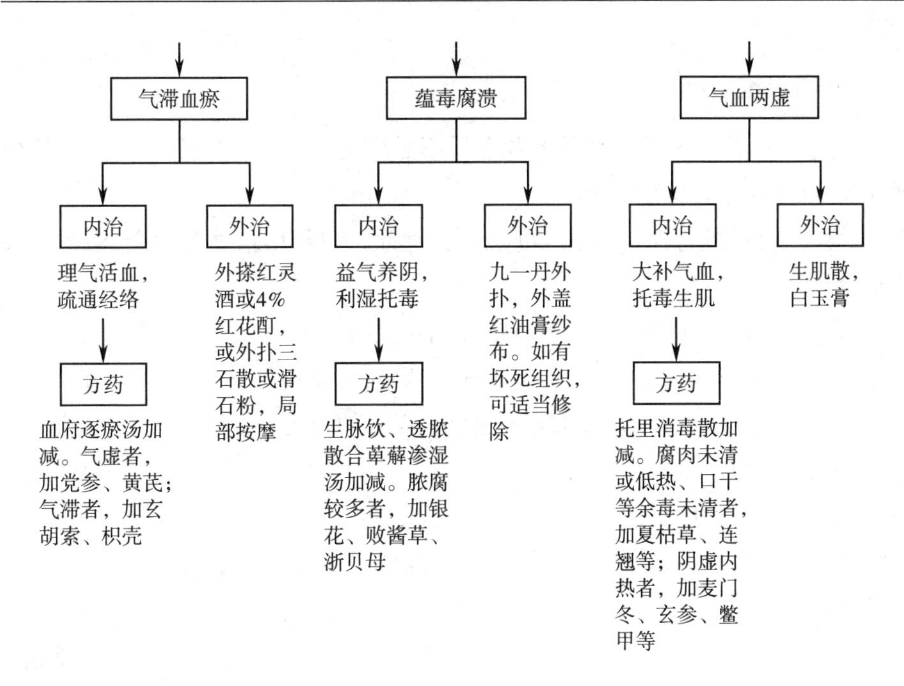

四、注意事项

1. 整体与局部结合，内治与外治并用，积极治疗。

2. 不可过度对疮面坏死组织进行修剪。

3. 对于长期不愈合的疮面，必要时可进行组织病理学检查，以排除癌变可能。

4. 对于长期卧床的患者，应加强受压部位的皮肤护理，注意保持皮肤清洁及干燥，定时更换体位。如每 2 小时翻身更换卧位一次，局部按摩、外扑滑石粉，红外线照射，使用气垫或海绵垫等。

5. 本病重在预防。外治和护理为主，配合内治。

【病例思维程序示范】

陈某，男性，72 岁。骶尾部溃烂 1 个月余。于 2019 年 5 月 16 日就诊。患者既往有脑梗死病史，长期卧床。1 个月前骶尾部皮肤溃破，疮面逐渐增大。外院予局部清创，口服头孢类抗生素治疗，腐肉组织渐净，新肉生长缓慢，疮面久不愈合。刻下症见神疲乏力，胃纳一般，夜寐安，二便尚调。

查体：骶尾部见一疮面，约 5cm×4.5cm，边界清楚，中央略凹陷，肉色淡红，渗出不多，无腐肉组织，疮周无红肿，触之不痛。舌质淡，舌苔薄白，脉濡。

辨证思维程序：

第一步：明确诊断。根据患者有长期卧床史，骶尾部溃烂1个月余，结合骶尾部疮面形态，诊断为褥疮。

第二步：可进行血常规、C反应蛋白、疮面脓液细菌培养等检查，根据结果调整治疗药物。

第三步：进行辨证论治。患者疮面肉色淡红，渗出不多，无腐肉组织，有脑梗死病史。舌淡，苔薄白，脉濡，属于气血两虚，治拟益气健脾、补血生肌。

处方：生黄芪15g，党参12g，白术9g，茯苓9g，川芎9g，当归9g，白芍9g，丹参30g，生甘草3g。

第四步：外治用生肌散，白玉膏促使收口。

第五步：勤翻身，避免患处长期受压，保持周围皮肤干燥、清洁。

（自拟医案）

【医案、经验方及常用中成药】

一、医案

1. 许履和医案（《许履和外科医案医话集》）

葛某，女性，44岁。患者于2个月前患菌痢住院抢救，10日后右臀部出现褥疮，后菌痢渐愈，而褥疮未见好转，转外院治疗，疮口虽得缩小，但空腔逐渐增大，乃转入我院。入院时臀部（骶尾部偏右）有一褥疮，疮面3cm×3cm，肉芽淡红，周围瘢痕形成，皮肤色素沉着，木不知痛。疮面上方有一潜行空腔，沿骶骨向上深入约9cm×9cm，疮底无脓性分泌物。除轻度压痛外，余无不适。

此系重病期间，卧床不起，局部受压，血流不畅，表皮破碎，毒气侵袭，而成“褥疮”。全身情况尚好，单以外治缓图。10%黄连水100ml冲洗脓腔，疮面盖以黄连油膏纱布，空腔上用棉垫压迫，1日换药1次。

治疗经过：3周后疮面略微缩小，脓腔依然如故，并有淡绿色脓性分泌物。脓培养：铜绿假单胞菌。遂以诃子肉15g、乌梅肉15g，加水200ml，煎成100ml，冲洗脓腔，每日1次，并用棉垫压迫法压紧疮口。1周后绿脓消失，疮面缩小至2cm×2cm，深4.5cm。仍以原法续治3周，溃疡仅剩米粒大1枚。乃停用冲洗法，单用黄连粉结晶掺于疮面。再经3周，溃疡完全愈合。

按语:褥疮因长时间局部受压,气血阻滞,皮肤溃烂而成。所见疮面多有皮下空腔,脓水较多时,可采用黄连水、中药外洗方等冲洗治疗,诃子肉和乌梅肉对铜绿假单胞菌有抑杀作用,又具有收涩清热的作用。再配合局部垫棉压迫法,可防止皮下空腔积液,并有助于组织粘合。

2. 医案[阙华发,王云飞,沈亮,等. 中医药治疗慢性皮肤溃疡 5 例. 中西医结合学报,2007,5(2):204-207.]

蔡某,男性,47 岁。主诉:左足底皮肤反复溃破 4 年,创面不敛 1 周。1982 年患者腰部外伤致中枢神经受损,双下肢感觉障碍。4 年前左足外踝处磨出一水疱,破溃后愈合,后反复溃破。2 年来左足底亦无明显原因反复溃破。1 周前左足底再次溃破流脓,4 天前左足外踝处亦破溃,两破溃处相通,伴发热,左腹股沟淋巴结肿痛。外院静脉滴注头孢拉定治疗后,体温平,左腹股沟淋巴结肿痛缓解,然局部创面未敛,流脓不尽,于 2006 年 6 月 9 日收入病房。入院时左足破溃处感觉障碍,身热平,纳可,夜寐欠安,小便调,大便 2~3 日一行。舌质淡红,舌苔白腻,脉濡。既往有骶尾部慢性骨髓炎病史。

检查:左足外踝处见一 3.5cm × 3cm 疮面,左足底见一 3cm × 4.5cm 疮面,两疮面相通,疮面内见黄白色脓腐组织及淡红色高突肉芽组织,未触及明显骨质,疮周暗红肿胀。

辅助检查:白细胞计数 12.3×10^9/L,中性粒细胞百分比 70.4%,单核细胞百分比 4.9%。

辨为湿热下注。治宜清热利湿、祛瘀通络。

处方:苍白术各 9g,黄柏 12g,薏苡仁 12g,萆薢 15g,当归 12g,赤芍 15g,丹参 30g,虎杖 30g,白花蛇舌草 30g,皂角刺 12g,生黄芪 15g,牛膝 12g,威灵仙 15g,生甘草 6g。

静滴清开灵、脉络宁,以清热解毒、活血通络。外用金黄膏、八二丹,红油膏纱条贯穿两疮面引流。

10 天后左足疮面大小约 2cm × 2cm、2cm × 2cm,脓腐较少,肉色暗红。守原方内服,予九一丹、红油膏纱条、金黄膏外用。

又 2 周,疮面大小约 2cm × 2cm、2cm × 1.5cm,脓腐已尽,肉色暗红,新肌生长。舌质淡红,舌苔薄白,脉濡。辨为气虚血瘀。治宜益气养荣,托里生肌。

处方:生黄芪 30g,党参 12g,白术 9g,茯苓 12g,姜半夏 12g,薏苡仁 12g,当归 12g,赤芍 15g,川芎 12g,丹参 30g,水蛭 9g,桃仁 12g,牛膝 12g,威灵仙 15g,大枣 10g。并予生肌散、白玉膏外用。

再4周,疮面愈合出院,共住院52天。

二、经验方

甲黄膜液(《中医外科学》)

功能:清热祛腐生肌。

主治:褥疮。

组成:用虾、蟹甲壳质液与四黄液(黄芩、黄连、黄柏、栀子)配制而成。

用法:外涂创面。

三、常用中成药

可选用康复新液。

(程亦勤、邢捷)

第十五节　窦　　道

【概述】

窦道是指由深部组织通向体表,只有外口而无内口相通的病理性盲管。其特点是局部疮口,脓水淋漓不尽,病程经过缓慢,较难愈合,或愈合后又易复溃。属于中医“漏”的范畴。

【主要病因病机】

1. 手术创伤染毒　手术伤口处理不当,邪毒入侵或异物残留,经络阻塞,气血凝滞,邪毒瘀滞,化为腐肉,留恋不去,终成窦道。

2. 毒泄不畅　疮疡部位深陷,或有袋脓,引流不畅,邪毒留恋不去,日久酿脓化腐,形成窦道。

3. 正虚邪恋　素体正气亏虚,气血不足或阴虚火旺,又罹患疮疡,正不胜邪,邪毒日久不去,酿脓化腐,形成窦道。

【辨证注意点】

1. 注意辨清是否存在内口,可借助探针、X线造影、MRI造影等手段。若有与内脏相通的内口,则属于瘘管,一般需进行外科修补术后才容易愈合。

2. 注重局部辨证。观察外口的部位、脓水色泽与质地、有无异物与骨片排出。

3. 仔细询问患者病前相关的感染史，手术、扩创和外伤史。窦道患者一般有相关的疾病（如痈、疽、流痰、流注等）、手术与外伤史，找到病因，则容易治愈。

【辨证思路】

一、明确诊断

1. 管道由深部组织通向体表，有1个或多个外口。

2. 管道或长或短、或直或弯，一般不与空腔内脏器官相通。

二、明确窦道的走向、分支及深度

可借助X线、MRI造影技术或B超检查。

三、与瘘管相鉴别

	窦道	瘘管
有无内口	无	有，多与体内空腔脏器相通
脓出情况	脓液或稠或稀	脓液中可夹气泡或消化液或食物碎渣
预后	容易治愈	一般需进行内口修补后，才易愈合

四、辨证论治

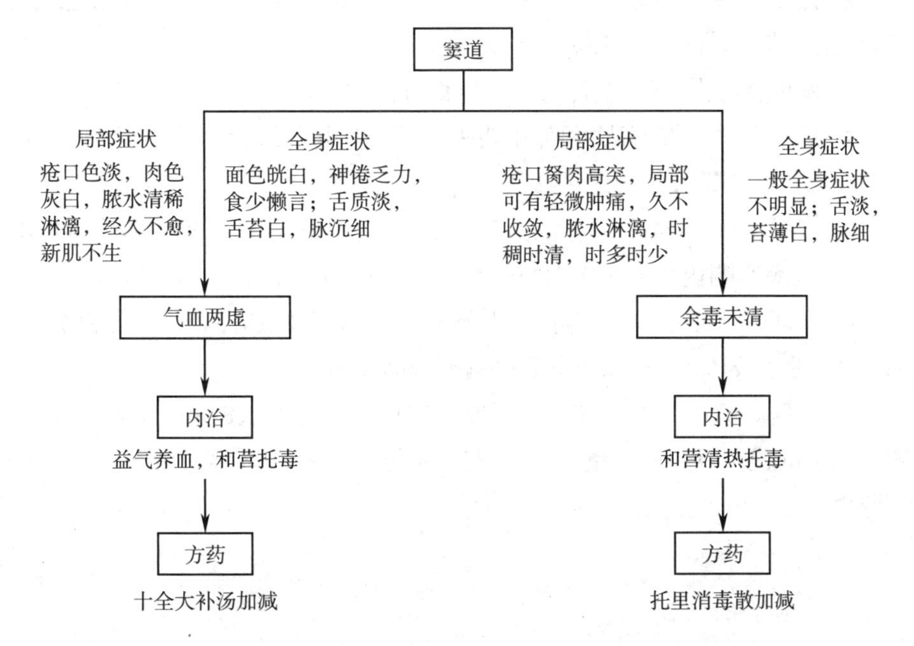

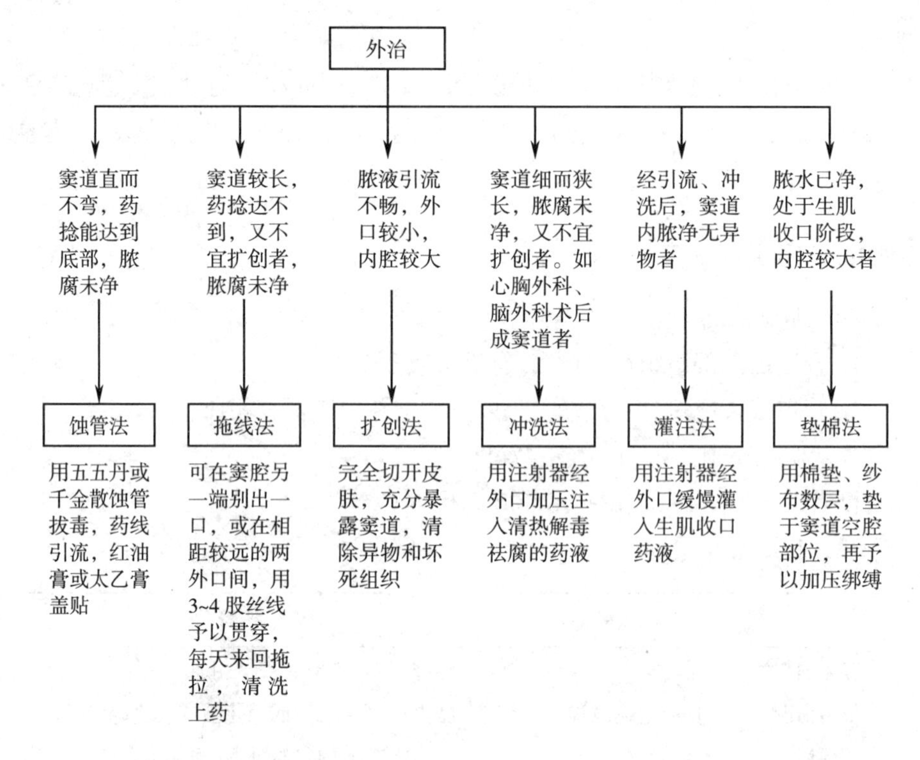

五、注意事项

1. 探查瘘管时宜耐心细致，动作轻柔，切忌用暴力，以免造成医源性损伤。

2. 当脓液转为半透明略带黏性的渗液，且量由多渐少时，当改用生肌收口药，也不应时时探查，否则将妨碍愈合。

3. 发现窦道内有丝线、碎骨片等异物时，应予以取出。

4. 选择合适的绑缚法，颈部用四头带，腹部用腹带，会阴部用丁字带。疮口愈合后还需继续加压绑缚 1~2 周。

5. 拖线维持 7~14 天。冲洗治疗时，应随脓水由多转少，而逐步递减冲洗的压力，以免影响内腔的正常缩小。灌注治疗时，不应使窦腔内有压力。

6. 定期进行脓液细菌培养，针对不同的致病菌种，选择相适合的粉剂、注射液、洗剂、煎剂局部外用，可起到杀菌抑菌的作用。

7. 根据病情选用 X 线窦道造影或 CT/MRI 三维重建、B 超等检查，有助于明确窦道的位置、形态、数量、长度及与邻近器官的关系，有利于指导治疗和评判疗效。

【病例思维程序示范】

胡某，女性，64岁。右侧背部、胁肋部术后创口破溃不愈1年余。于2018年12月2日就诊。患者于2017年11月在外地某医院行“右肺上叶切除术+淋巴结清扫术”，术后疮口不愈，外院相继予口服、静滴头孢类抗生素，疮口消毒换药等治疗，疮口迁延不愈。此次发病以来无恶寒发热，无胸闷胸痛等症状。刻下症见右侧背部、胁肋部疮口脓出不多，身热平，胃纳可，夜寐安，二便调。

查体：右侧背部、胁肋部见陈旧性手术瘢痕，背部疮口约0.2cm×0.3cm，球头银丝探入斜向内下方深约2cm，胁肋部疮口约0.3cm×0.3cm，球头银丝探入斜向内下方深约2.5cm。脓出不多，色淡黄，疮口轻触痛。舌淡，苔薄白，脉细。

辨证思维程序：

第一步：明确诊断。根据患者手术后右侧背部、胁肋部疮口迁延不愈，球头银丝探查向内探及潜行空腔，初步诊断为窦道。

第二步：需进行CT窦道造影以证实有无内口，是否支持窦道的诊断，并可借助造影了解窦道的深度、走行、分支等情况，定时行疮口脓液细菌培养，根据培养结果调整治疗药物。

第三步：进行辨证论治。患者脓出不多，色淡黄，身热平，舌淡，苔薄白，脉细，属于余毒未清，治拟和营清热托毒。

处方：黄芪30g，党参15g，白术12g，茯苓12g，当归12g，赤芍9g，川芎9g，丹参30g，皂角刺12g，白花蛇舌草15g，红枣15g，炙甘草9g。

第四步：外治采用复方黄柏液冲洗，药线引流，红油膏盖贴。每日1次。

第五步：若造影后显示窦道长且弯曲，为防止引流不畅，可做适当的扩创引流；若显示与内脏相通，当先进行内口修补。

（自拟医案）

【医案及常用中成药】

一、医案

1. 顾伯华医案（《中医外科学》）

秦某，女性，62岁。初诊：1964年5月。10余年前，在腹部有一红肿结块，日久化脓，经切开排脓后，疮口至今未愈，并在周围多处穿孔出脓，时好时发。曾在外院施行漏管切除术2次。1962年来我院门诊时，亦给予手术切开橡皮筋挂线治疗，均未获效。

检查：腹部脐之上方有5cm×7cm大小的结块，局部高低不平，质坚硬，肿块表面有8个小孔，按之均有黄稠的脓液流出，有臭味，用球头银丝探针探之，各小孔之间均有通连，管道深入腹壁约4.5cm。

治疗：在局麻下，用剪刀将所有管道全部剪开，术后用七三丹掺于疮面，用棉花填塞，外盖红油膏纱布，每天换药2次。经治疗15天后，管壁部分腐脱，脓水减少，臭味消失，即改用九一丹。10天后，疮面逐渐缩小，脓水也尽，肉芽生长良好。最后，用生肌散收口而愈。共治疗35天，漏管愈合后至今未复发。

按语：本病的关键是需打开所有窦道，该患者患病日久，管壁一般较厚，故手术后应用七三丹祛腐蚀管，采用棉花填塞可使药物紧密作用，15天后管壁大部腐脱，改用九一丹。腐去新生后用生肌散收口。

2. 医案［阙华发，唐汉钧，王云飞，等．拖线技术、垫棉法治疗难愈性窦瘘类疾病的临床研究．中医外治杂志，2012，21（6）：5-7.］

庄某，男，58岁。因“左大腿后侧溃破不敛2个月余”于2003年3月7日收治入院。患者于2000年6月—2002年11月因多次在无明显诱因情况下突发臀腿部结块，红肿热痛，伴发热而在外院行切开排脓术3次，末次切开排脓术后左臀骶部创口不敛。2002年1月21日外院CT提示：盆底直肠慢性炎症伴窦道形成。病理提示：左骶髂部窦道壁组织慢性炎细胞浸润。经我科门诊予九一丹、红油膏、3号线治疗后，创面愈合。2个月前左大腿原切口处两处创面又复溃破，脓水淋漓，予九一丹、红油膏、3号线治疗后，溃口仍未愈合。入院时乏力，口干，纳食馨，尿多，大便调，夜寐安。舌质红，苔薄，脉濡。

检查：左大腿后部见2处溃口，上方一溃口斜向上，深约5cm，斜向外下方，深约9cm；下方见一溃口，斜向内上，深约12cm，有脓性分泌物，量中，质稠色黄，溃口周围可触及条索状硬结。左臀部及左骶尾部见陈旧性瘢痕，按之中软应指。BUS提示：臀部及左大腿多发性窦道形成。从骶尾骨左侧（肛门旁左）至大腿后侧见259mm×3mm^2~259mm×8mm^{2}低回声管道样结构，近左坐骨结节处见14mm×14mm条状分支，离皮肤5mm，左大腿臀横纹处见17mm×10mm条状分支，其下方见10mm×12mm另一条状分支，骶尾骨右侧见29mm×6mm低回声，通向皮肤，离皮肤2mm，近坐骨结节见40cm×4cm管道样结构。X线窦道造影摄片提示：经左大腿窦道外注入造影剂，二窦口各位于窦道下端及中部，窦道宽约 1~1.5cm，在 2 个窦口内侧各有一向内上与向内下窦道，似已相连通，上口以上窦道伸向内上方，并有多个分支，其末端向后方已接近皮肤，全长约 15~16cm。CT 窦道造影提示：左大腿根部至中部皮下见不规则窦道影，最大截面积约 284.7cm^2，连续 17 层面，深入大腿后部肌群中，最深距皮肤 5.5cm，亦可见两窦口深部相通。骶尾部后缘见斑片状，与尾骨关系密切，约 3cm×2cm，在尾骨尖水平向深部处续至直肠括约肌缘，并与之间隙消失，并分支左右，左侧与大腿根部窦道相连续，走行路径边缘光，右侧支跨越中线，向皮肤表面呈一索条状影，边界尚清。

诊断为皮肤感染性窦道。治以益气健脾，和营托毒。

在左臀部及左骶尾部中软应指处切开，排出大量灰黑色污血脓液，然后将左臀部切口至左大腿上方溃口及左大腿上方溃口至左大腿下方溃口分别留置拖线，蘸九一丹拖入窦腔，红油膏外敷；骶尾部左侧切口予九一丹药液灌注，九一丹药线引流，红油膏外敷。

1 周后脓腐渐少，故去除拖线，予清热解毒中药冲洗。后脓腐净，予复黄生肌愈疮油灌注，生肌散药线引流，冲和膏外敷，配合垫棉疗法及绑缚疗法。经过 4 个月余的治疗，管腔粘合，溃口闭合。

二、常用中成药

可选用血府逐瘀口服液。

（程亦勤、邢捷）

第二章 乳房病

第一节 乳 痈

【概述】

乳痈是常见的乳房急性化脓性疾病。多见于哺乳期妇女，以初产妇多见，好发于产后1个月内。临床以乳房结块，焮热红肿，溃脓稠厚，恶寒发热为特点。发生于哺乳期的名“外吹乳痈”；发生于妊娠期的名“内吹乳痈”；不论男女老少，发生在非哺乳期且非妊娠期的名“不乳儿乳痈”。相当于西医学的急性乳腺炎。

【主要病因病机】

1. 乳汁郁积　多因乳头破碎、乳头畸形和凹陷或乳汁多而少饮或断乳不当，导致乳汁郁积、乳络不畅，乳管阻塞，败乳蓄积，郁久化热而成脓肿。

2. 肝胃郁热　情志不畅，肝气郁结，或产后饮食不节，脾胃运化失司，阳明胃热壅滞，致厥阴之气失于疏泄，乳络阻塞，排乳不畅，复加胃中积热上蒸，气血瘀滞，积热成脓，而成乳痈。

3. 感受外邪　乳儿含乳而睡，喂乳不当，乳头破碎，乳儿口中热毒侵入乳孔；产妇体虚汗出受风，哺乳露胸外感风邪，乳络受邪，郁滞不通，化热成乳痈。

因此，排乳不畅，乳汁郁积，是乳痈形成的关键因素；肝郁胃热或热邪外袭是乳痈发生的重要因素。

【辨证注意点】

1. 首先应明确患者属于何类乳痈（外吹乳痈、内吹乳痈、不乳儿乳痈），其次是发病的哪一阶段（初期、成脓期、溃后期）、哪一证型。

2. 重视内治与外治结合的辨证论治。

3. 治疗上掌握脓肿成熟切开引流的时机，触诊波动应指、有透脓点为脓熟。

4. 注意乳痈变证（乳漏、袋脓、传囊乳痈、僵块等）的辨证和临床处理。

【辨证思路】

一、明确诊断

1. 多见于哺乳期妇女，好发于初产妇产后1个月之内。

2. 乳汁分泌不畅，可有乳头破碎或乳头畸形或内缩。

3. 乳房结块，肿痛，表皮焮热，腋下淋巴结肿痛，伴发热。

4. 可以成脓，溃破，部分可以成为多囊性急性乳腺炎。

5. 血常规、C反应蛋白、脓液细菌培养有助于病情程度判断，超声检查有助于脓成与否及脓肿位置、大小、数目的判断。

二、鉴别诊断

本病应与乳房部丹毒、乳发（乳房部蜂窝织炎）、炎性乳岩（炎性乳腺癌）等相鉴别。与粉刺性乳痈的鉴别见本章第二节。

	乳痈	乳房部丹毒	乳发	炎性乳岩
发病时期	多发于妊娠期或哺乳期	任何时期	多发于哺乳期	多发于妊娠期或哺乳期
局部征象	结块肿胀，肤色微红或鲜红，肤温高，疼痛较剧	皮肤见大片红斑，色如涂丹，边界清楚，略高出皮肤表面，压之褪色，放手后立即恢复，触痛明显	病变范围较大，皮肤焮红，漫肿疼痛，很快皮肉腐烂坏死	患乳迅速增大，但无明显肿块可扪及，皮色暗红或紫红，多无疼痛
成脓	约7~10天成脓，脓液稠厚，夹有乳汁	不化脓	2~3天皮肤湿烂，继而发黑溃腐	不化脓
腋下淋巴结	可肿大疼痛，随炎症消退而消退	可肿大疼痛，随炎症消退而消退	可肿大疼痛，随炎症消退而消退	明显肿大，质硬固定
全身症状	明显	明显	明显	不明显
抗炎治疗	有效	有效	有效	无效
预后	较好	较好	病情较重，甚至可热毒内攻，发生内陷	较差，对侧乳房不久被侵及。病情进展较快，易危及生命

三、疾病分类

根据发病时间与妊娠时间的关系，中医将急性乳腺炎分为不乳儿乳痈、内吹乳痈、外吹乳痈三类。不乳儿乳痈多发生在非妊娠、哺乳期，临床较为少见，以外感热邪为主，治疗以清热解毒为主；内吹乳痈发生在妊娠期，临床亦较少见，除了热邪外袭，还要考虑胎热上蒸，治疗上除了清热解毒，还要考虑清泄胎火与安胎治疗；而外吹乳痈为临床最多见，乳汁郁积，肝郁胃热，外邪入侵为其常见的病因病机，治疗以清胃疏肝、通畅乳络为主。

四、辨证论治

乳痈按病程分为初期、成脓期、溃后期及其变证，相应之证型分成气滞热壅证、热毒炽盛证、正虚毒恋证。

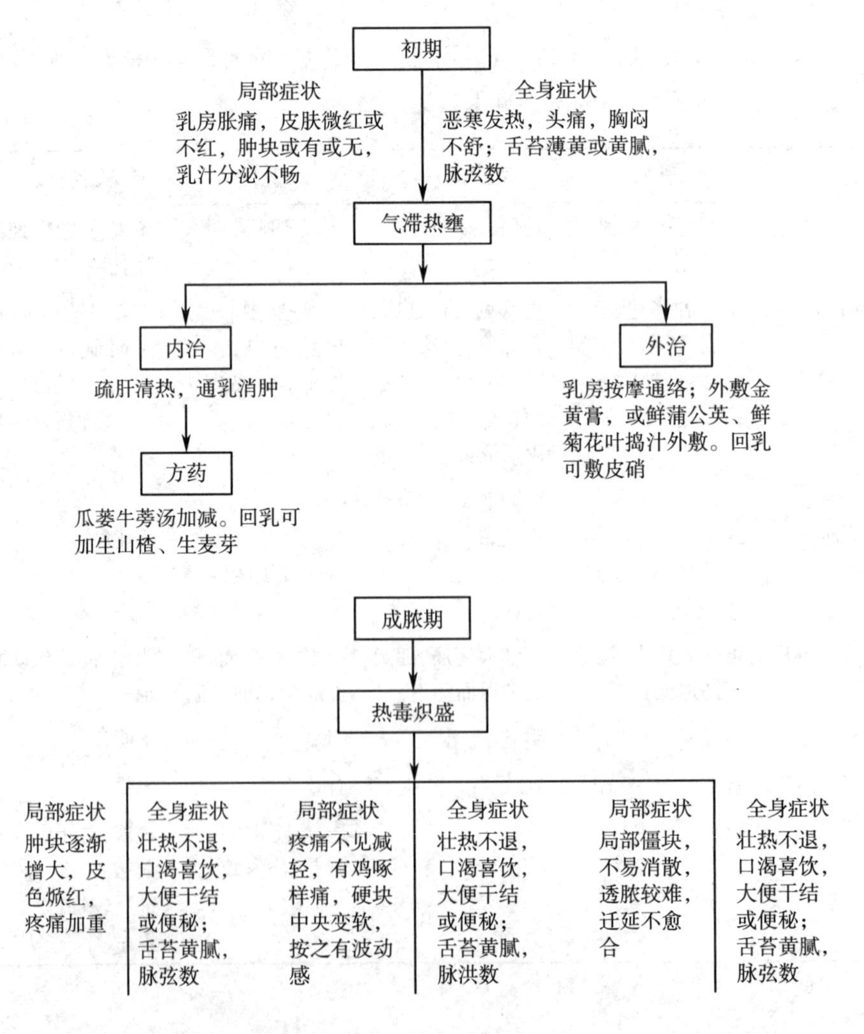

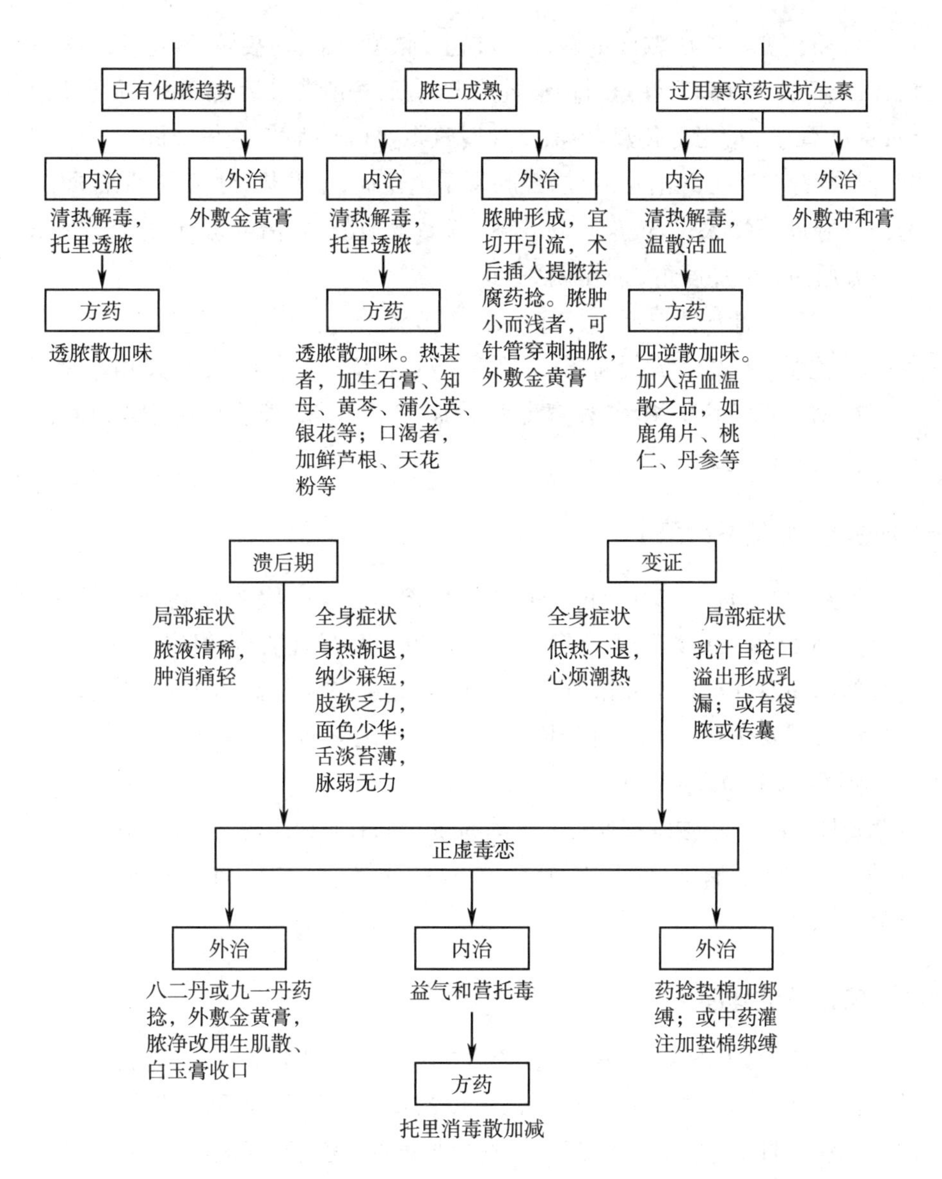

五、注意事项

1. 辨分期。先应辨别疾病时期，初期宜通乳，消块；成脓期宜托里透脓，脓熟宜切开排脓；溃后期宜益气养荣，补托排脓。

2. 辨脓。判别是否成脓，局部可以采用手指按触法，深部脓肿需穿刺确诊，或行 B 超检查。

3. 辨引流。应在脓熟时切开排脓，一般触诊波动应指，有透脓点为脓熟；或结合 B 超有明显液性暗区。

4. 辨传变。溃后脓出不畅，溃口在上，脓蕴于下，为袋脓，宜垫棉加压，或切开，或行辅助切口。注意对传囊乳痈的判断，一般溃破后，脓出不畅，肿痛不减，身热不退者应考虑传囊乳痈，必要时宜再次切开排脓，或做辅助切口，可以配合垫棉疗法。若经治疗后，局部肿硬不消微痛，不发热，脉弦缓，舌苔薄白，为使用寒凉药物太过，或应用抗生素后，致气血凝结，治宜疏肝理气，温阳消肿。方用四逆散加鹿角、穿山甲。

5. 溃后乳汁从溃口溢出，疮面久治不愈者，为乳漏，宜回乳。

6. 注意保持患者大便通畅；对恶露未尽者，应注意养血，不可过用寒凉。

7. 对早期结块的患者，教育患者正确的哺乳方法，学会乳房按摩，哺乳后排空乳汁十分重要。

【病例思维程序示范】

李某，女，30岁。2015年5月21日就诊。二胎产后2周，左乳房结块肿痛伴高热2天。患者于14天前顺产一女婴，产后母乳喂养，但排出不畅，2天前突然出现左乳房外上象限结块，疼痛，伴发热，体温最高达39.5℃。曾在外院静滴青霉素2天，热退，但左乳结块未消，触之疼痛。恶露未尽，量少，大便3天未行。既往无类似病史。

查体：左乳外上象限结块，大小约5cm×5cm，质地中等，边界不清，皮肤微红，扪之灼热，触痛明显，无波动感，腋下淋巴结肿大并有压痛。舌质红，苔薄黄腻，脉细数。

辨证思维程序：

第一步：明确诊断。根据患者产后14天，乳汁排泄不畅，左侧乳房结块，并伴红肿热痛，腋下淋巴结肿大等，可以初步诊断为乳痈，而且为外吹乳痈。应与乳房部丹毒、乳房部蜂窝织炎、炎性乳腺癌、发生于妊娠期或哺乳期的乳腺癌等相鉴别。

第二步：进行必要的检查。为判断感染的严重程度，需做血常规检查，一般可见白细胞计数及中性粒细胞百分比升高。该患者发病仅2天，一般尚未进入成脓期，可进一步做乳房B超检查，以协助了解病变范围及深度，若B超见液性暗区，往往提示脓液形成。

第三步：进行分期。发病2天，局部肿块没有明显的波动，无鸡啄样痛，故属初期。

第四步:进行辨证论治。乳汁排出不畅,乳房结块,为肝气不舒,乳窍疏泄不畅;高热、大便秘结,舌苔薄黄腻,为阳明胃热。证属肝郁胃热,气滞热壅,治拟疏肝清胃通乳络,方用瓜蒌牛蒡汤加减。

处方:全瓜蒌30g,牛蒡子12g,柴胡9g,黄芩9g,金银花15g,蒲公英30g,连翘15g,陈皮9g,路路通12g,留行子9g,生甘草6g。

第五步:根据患者的兼证对上述方剂进行加减。患者恶露未尽,宜养血活血,可以适当加入当归、益母草;肿痛明显者,加乳香、没药;若要求回乳者,加生山楂、生麦芽、生稻芽等。

第六步:辨证选择外治法。病在初期,主要是乳汁郁积,可以先用推拿排乳手法排出郁积的乳汁;初期以消为贵,肿块色红肤温高,可以选择金黄膏或玉露膏外敷;如果乳头有破碎者,可以外涂青吹口油膏。

第七步:调摄与生活指导。指导患者正确的哺乳方式,注意喂养后要排空乳汁;保持心情愉快;养成良好的排便习惯。

(自拟医案)

【医案、经验方及常用中成药】

一、医案

1. 顾伯华医案(《历代名医医案精选》)

林某,女,28岁。右乳房肿胀疼痛8天,伴有持续性发热。在分娩后第6天,因哺乳时乳头破碎疼痛甚剧,继之乳房突然肿胀作痛,全身恶寒发热,骨节酸楚,低热,乃去某医院治疗。先后注射青霉素24瓶(计960万U),链霉素6瓶(计6g),热退未尽,乳房疼痛依然不减。右乳房较健侧肿大,按之内上象限肿块约4cm×4.5cm大小,质硬而坚,压痛明显,无波动感,皮色如常,乳腺腺体较肿胀,乳头破碎处已结痂皮、尚未脱落,乳晕表皮伴有丘疹,无滋水渗出。苔薄腻,脉微数。乳汁壅滞,乳络不通,阻于肝胃二经,营卫不和为患。治宜疏肝理气,和营通乳。

处方:软柴胡4.5g,小青皮4.5g,蒲公英30g,全当归9g,赤芍9g,橘叶4.5g,金银花9g,连翘9g,生麦芽30g,路路通6g。

外治方:以清热消肿止痛,局部敷金黄膏。

复诊:3帖后,发热已退,乳房肿块逐渐缩小,压痛减轻,哺乳后仍感乳络疼痛。再以上方去银花、连翘，酌加制香附、瓜蒌、鹿角霜等。连服药10帖后，乳房肿块消失，乳头破碎已愈且痂皮脱落，乳汁通畅，哺乳时乳络疼痛消失。

按语：依据经络的循行分布，乳头属足厥阴肝经，乳房属足阳明胃经。产妇气血运行有序，肝胃运化如常，则乳汁通畅。今由乳头破碎疼痛后结痂皮，不能使乳儿吮尽乳汁，形成乳汁积滞不得外流；且因肝气郁结，胃热壅滞，以致局部气血凝结发为乳痈。故初诊用柴胡、青皮、橘叶疏泄肝气，银花、连翘清阳明胃热，生麦芽醒脾健胃，蒲公英、路路通疏通乳络，合当归、赤芍以和营。复诊时，因热退身凉，故上方中去清热之银翘；但结块尚未全消，故加重理气通乳之品，如制香附、瓜蒌等。经辨证加减治疗，遂消退而愈。

2. 唐汉钧医案（《历代名医医案精选》）

凌某，女，27岁。因“左乳红肿疼痛伴结块，反复发作2个月余”入院。先后自溃疮口2个，刀溃疮口1个。屡用中药和多种抗生素治疗，寒热不退，体温仍在39℃，红肿结块尚有新发。舌苔腻边尖红，脉细数（98次/min）。查体发现，左乳以乳晕为中心，红肿波及整个乳房，范围18cm×14cm，外上象限已有轻度波动。证属肝胃蕴热，热盛肉腐，成脓传囊，正虚邪实。治拟扶正和营托毒，清化湿热。

处方：生黄芪12g，白术9g，茯苓9g，当归12g，银花9g，蒲公英30g，皂角刺12g，丹皮9g，黄芩9g，紫花地丁30g，生甘草3g。

外用千捶膏贴于轻度波动处，再外盖金黄膏。2天后，左乳外上象限乳晕附近波动最明显处，切开排脓约100ml。疮口用二宝丹药线引流，红油膏盖贴，加用胸罩将乳房托起垫棉压紧，使疮口引流通畅。经治10天，脓液减少，脓色转清，停用药线，继续加压抬高乳房。并再拟益气养荣、和营清化治疗。

处方：生黄芪12g，党参12g，焦白术9g，当归12g，白芍9g，川芎9g，瓜蒌12g，蒲公英30g，陈皮6g，天冬9g，生甘草4g。

按语：乳痈初起多由乳头破碎、外受风邪、内有肝胃蕴热、乳汁积滞、乳络受阻而引起，若治疗及时、得当，可以迅速缓解。若失治、误治，或过用抗生素、苦寒之中药，或因乳房下垂，脓腔在下，溃口在上，引流不畅，脓液积聚，则可形成袋脓和传囊。本案患者新产体虚，更受病邪缠绵日久，面色㿠白，正气不足，故以生黄芪、白术、茯苓、皂角刺托毒外出；银花、蒲公英、丹皮、黄芩、紫花地丁、当归清热利湿和营。而在脓液排出之后，气血随脓而出，气血更虚，治疗上更应以扶正为主，兼顾祛邪，故二诊以益气养血为主，同时配合垫棉压迫疗法，防治脓液坠积形成袋脓，加速脓腔粘合。该病得治愈，是中医特色的突出体现。

二、经验方

文琢之瓜蒲通络汤(《千家名老中医妙方秘典》)

功能:疏肝通乳,散结解毒。

主治:急性乳腺炎。

组成:全瓜蒌 30g,丝瓜络 9g,鹿角霜 24g,浙贝母 12g,柴胡 9g,青皮 9g,夏枯草 18g,乳香 9g,没药 9g,制香附 9g,青木香 9g,穿山甲 6g,大木通 9g,蒲公英 30g。

加减:若有表邪,加荆芥、防风;便秘者,加火麻仁、蜂蜜;热重者,加金银花、连翘;硬结甚者,加川楝子,并加重青皮、木香剂量;血结者,加当归、川芎;乳汁壅迫乳络者,加王不留行;脓成未溃,加皂角刺;气滞明显者,加防风、陈皮、白芷。

用法:水煎服,日 1 剂,分 2 次服。

三、常用中成药

可选用逍遥丸、八珍冲剂。

(程亦勤、陈元)

第二节　粉刺性乳痈

【概述】

粉刺性乳痈是发生于非哺乳期和非妊娠期的一种以乳腺导管扩张、淋巴及浆细胞浸润、炎性肉芽肿为病变基础的慢性化脓性乳腺疾病。其特点是多在非哺乳期或非妊娠期发病,常有先天性乳头凹陷或乳头溢液,化脓溃破后脓液中夹有脂质样物,易反复发作形成瘘管,经久难愈,全身炎症反应较轻。男性少见。相当于西医学的浆细胞性乳腺炎、肉芽肿性乳腺炎、乳腺导管扩张症。

【主要病因病机】

1. 先天性乳头凹陷畸形,可致经络阻塞,气郁化火,乳头溢液。

2. 情志抑郁,肝气郁滞,或继染邪毒,致气血瘀滞,凝聚成块,蒸酿肉腐而成脓肿,溃后成漏。

【辨证注意点】

1. 粉刺性乳痈在溢液期、肿块期、瘘管期表现不同，临床上注意与相类似疾病鉴别。

2. 辅助检查有助于诊断与鉴别诊断。

（1）粉刺性乳痈溢液期（隐匿期）仅表现为乳头溢液者，应定期做溢液涂片细胞学检查，单孔明显溢液者可进行乳管镜检查，可提高与导管内肿瘤性疾病相鉴别的依据。

（2）粉刺性乳痈表现为肿块者，可通过乳房B超或乳房MRI帮助鉴别肿块性质；肿块针吸细胞学或组织病理活检虽有创伤，但能明确诊断。

【辨证思路】

一、明确诊断

1. 多发生在非妊娠期或非哺乳期的女性。多见单侧乳房发病，也有双侧发病者。偶发于男性。

2. 大多数伴有先天性乳头全部或部分凹陷，并有白色带臭味的粉刺样物质或淡黄色油脂样分泌物。

3. 临床常分溢液期、肿块期、化脓期、瘘管期。起病突然，发展较快，肿块多侵及乳晕部，大多发生红肿疼痛，初期肿块质地偏硬，皮肤可有橘皮样变，容易化脓，化脓后易发展为多灶性。溃后脓液中夹有粉刺样或油脂样物质，久不收口。或反复红肿溃破，乳晕区病灶易形成瘘管，常与输乳头孔相通。

4. 化脓时少部分患者可出现恶寒发热等全身症状，一般较轻。病情急性发作期或局部切开排脓、穿刺等创伤性操作后，少数患者可出现双下肢结节红斑。

二、鉴别诊断

1. 在粉刺性乳痈的溢液期仅表现为乳头血性溢液时，应与导管内乳头状瘤相鉴别。

导管内乳头状瘤：有乳头溢液，呈血性或淡黄色液体，乳晕部有时可触及绿豆大圆形肿块，易与粉刺性乳痈相混淆。但导管内乳头状瘤一般为单孔溢液，无乳头凹陷畸形，乳头孔内无粉渣样分泌物，肿块不会化脓。乳腺导管镜及乳头溢液涂片有助于鉴别。

2. 粉刺性乳痈在急性炎症期易与乳痈及炎性乳岩混淆，临床上应注意鉴别。

	乳痈	炎性乳岩	粉刺性乳痈
发病时期	多见于妊娠期或哺乳期	多见于妊娠期或哺乳期	非妊娠期或哺乳期
局部征象	结块肿胀,肤色微红或鲜红,肤温高,疼痛较剧	患乳迅速增大,但无明显肿块可扪及,皮色暗红或紫红,多无疼痛	肿块多发生于乳晕部,边界欠清,表面不光整,皮色红或暗红,疼痛轻
脓液性质	黄稠,多夹有乳汁	不化脓	稀薄,夹有白色粉渣样或淡黄色油脂样物
腋下淋巴结	可肿大疼痛,随炎症消退而消退	明显肿大,质硬固定	可肿大疼痛,随炎症消退而消退
全身症状	明显	不明显	较轻
预后	好,溃后收口相对较快	差,对侧乳房不久被侵及。病情进展较快,易危及生命	常反复发作,溃后创口经久不愈,形成漏
抗炎治疗	有效	无效	效果不明显

3. 粉刺性乳痈瘘管期与乳痨引起的瘘管相鉴别。

	粉刺性乳痈	乳痨
既往痨病史	无	有
先天性乳头凹陷	多有,平素有粉渣或油脂样分泌物	无
脓液性质	夹有粉渣或油脂样物	稀薄如痰,夹有干酪样物
瘘管与乳头关系	多与乳头孔相通	不与乳头孔相通
虚劳症状	无	有
抗结核治疗	无效	有效

注意:粉刺性乳痈的诊断应综合病史、症状和辅助检查全面分析,强调在有经验的病理专科人员配合下,行针吸细胞学或病理组织学检查可明确诊断。

三、辨证论治

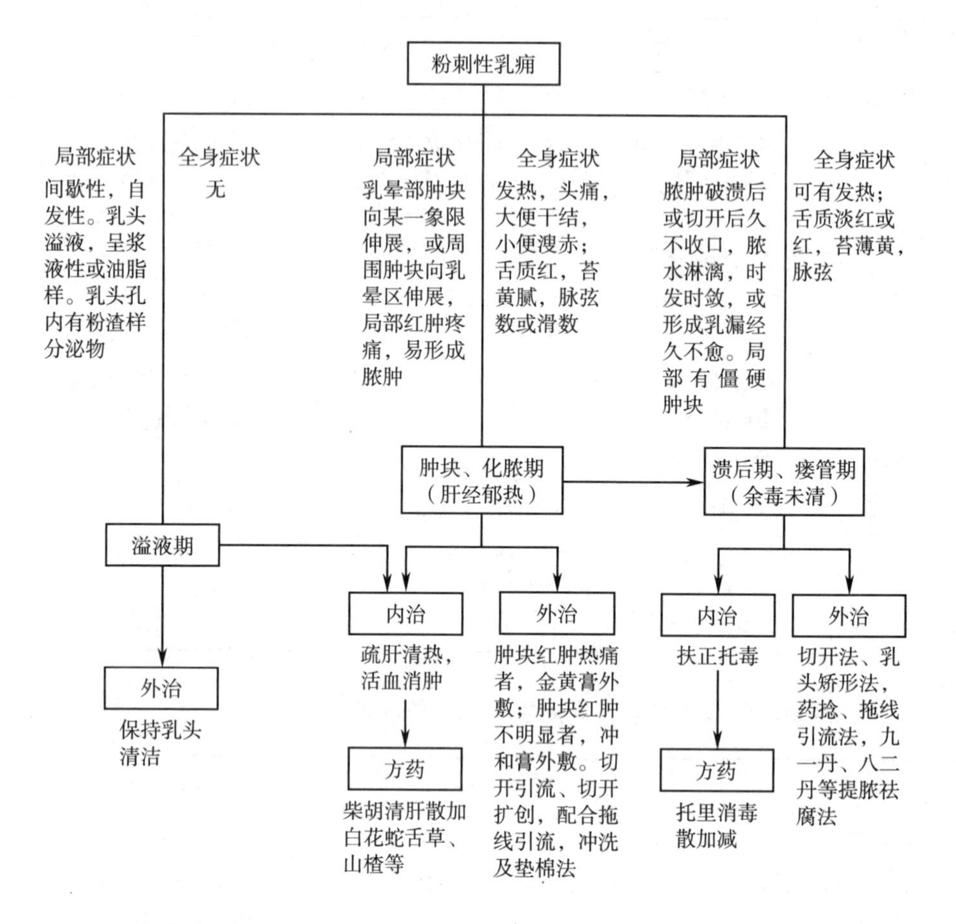

四、注意事项

1. 未溃偏重于内治，已溃偏重于外治。溢液期患者，宜寻找病因，适当对症处理。肿块期以辨证内治为主，有望消散。若肿块化脓溃破，则以外治为主，根据具体情况选择切开、拖线、垫棉等方法综合治疗。

2. 粉刺性乳痈乳晕区病灶溃后成漏，常与乳头孔相通，故在手术切开时应将通向乳头孔的瘘管切开，这是治疗的关键。

3. 本病患者常因乳房内出现迅速增大的、质地较硬的肿块而就诊，若肿块与皮肤粘连，局部皮肤红肿并出现橘皮样改变，乳头溢液并有乳头凹陷，同侧腋下淋巴结肿大，常易被误诊为乳腺癌、乳腺结核等，而施以不恰当的治疗。当肿块性质不确定时，可先进行空芯针或细针穿刺病理活检，有助于鉴别诊断。组织病理学检查是本病确诊及与其他乳腺疾病鉴别的最可靠方法。

【病例思维程序示范】

钱某,女,28岁。左乳结块肿痛2个月加重1周。2016年5月中旬,患者旅游回来后突然出现左乳外侧肿块,后逐渐增大,肿痛渐重,皮色转红。发病后1周曾做B超检查,当时仅提示乳腺增生伴导管扩张。后肿痛渐重,在外院予头孢菌素、奥硝唑静滴抗炎5天,疼痛减轻,但肿块不消。近1周来左乳肿块疼痛加重,入夜尤甚,皮色转红,发病以来无发热恶寒等全身症状。患者先天性左乳头略凹陷,平素乳头孔内时有粉渣样物排出,味臭。育有1子,产后4年,曾母乳喂养4个月,当时左乳排乳欠畅,但无乳腺炎病史。平素月经规律,本次发病以来月经延后,经量减少,末次月经刚净10天。二便通畅。

查体:双乳不对称,左乳明显肿大,左乳头略呈一字型凹陷,左乳外侧可扪及肿块约8cm×8cm,波及外上、外下象限及乳晕区,质地偏硬,左乳晕外侧缘略高起,皮色暗红,触痛明显,有波动感。舌尖红,苔薄腻,脉滑。

辨证思维程序:

第一步:明确诊断。根据患者先天性左乳头凹陷,平素乳头孔内时有粉渣样物排出,味臭,此次发病在非哺乳期、非妊娠期,出现红肿疼痛,病程较长,成脓慢,无明显全身症状,并结合专科检查情况,可初步诊断为粉刺性乳痈。可借助病理学检查以明确。

第二步:鉴别诊断。应与急性乳腺炎相鉴别,后者好发于妊娠期或哺乳期,多因乳汁郁积,外感邪毒而发,局部红肿热痛较剧,伴恶寒发热等全身症状。脓肿切开排脓后可见脓液较稠厚,常夹有乳汁。还需与炎性乳腺癌、乳房部结核相鉴别。

第三步:进行辨证分期。患者乳头凹陷畸形,乳络不畅,分泌物郁积于内,致经络阻滞,气血瘀滞,聚结成块,局部触诊已出现波动感。舌尖红,苔薄腻,脉滑。故患者处于粉刺性乳痈之化脓期,证属肝经郁热。

第四步:进行必要的检查。可行乳房B超、MRI检查以了解病变的范围、深度及脓肿情况,还需进行血常规、催乳素等检查。必要时可行乳房肿块病理穿刺活检以协助诊断。

第五步:辨证内治。治拟疏肝清热,和营托毒。

处方:柴胡9g,黄芩12g,蒲公英30g,白花蛇舌草15g,金银花12g,当归12g,皂角刺9g,川芎12g,陈皮9g,丹参15g,白芥子15g,生山楂12g。

第六步:辨证外治。肿块处外敷金黄膏以解毒消肿。可于左乳晕外侧缘波动感明显处先行切开引流,术后用药捻或纱条配合九一丹等提脓祛腐,引脓外出。若引流术后病变范围未能缩小,又出现他处成脓现象时,可进一步行切开扩创术。

第七步:调摄与生活指导。发病期间左乳避免外力撞击,饮食宜清淡,少食油腻辛辣、鱼汤及海鲜等。保持乳头清洁,清除分泌物。

(自拟医案)

【医案及经验方】

一、医案

陆德铭医案(《历代名医医案精选》)

章某,女,22岁。

初诊:患者右乳晕部肿块红肿疼痛明显,伴轻度发热3日。

检查:右乳晕外上方有一肿块,大小约3cm×4cm,皮肤焮红,按之微热,轻度疼痛,无波动感,乳头凹陷畸形,乳头孔常有臭味,粉渣样物排出,苔薄腻,舌质红,脉细数。此乃肝气郁滞,营血不从,气滞血瘀,结而成块所致,故宜疏肝清热,活血消肿。

处方:柴胡9g,当归12g,赤芍30g,丹皮9g,蒲公英30g,半枝莲30g,白花蛇舌草30g,丹参30g,生山楂30g。

二诊:上方服用7帖,局部红肿不减且加重,按之已有波动感。即在局麻下手术切开,排出黄稠脓液约20ml,夹有粉渣样物。术后用八二丹药线引流,金黄膏盖贴。经换药10日后局部红肿消退,创口脓水已少。此时,用球头银丝屈成弯形,自创口探入,从11点处乳头孔穿出后,用剪刀剪开管道,术后3日内用五五丹药粉撒于创口,棉花嵌塞,红油膏纱布盖贴。每日换药1次,至第7日腐肉脱净,肉芽新鲜,改用生肌散,红油膏纱布盖贴。3周后创口愈合。

按语:患者乳头先天凹陷畸形,乳络不畅,加之肝气郁滞,营血不从,气滞血凝,凝聚成块发为本病,郁久化热,蒸酿肉腐为脓肿,溃后成漏。治疗上内服疏肝清热活血消肿之品。而外治方面,脓肿已成,急当切开排脓,待红肿消退,病变范围局限后,再行进一步切开扩创术。本病形成瘘管后常与乳头孔相通,故在手术切开时应将通向乳头孔的瘘管切开。中医药在本病的治疗上具有创伤小、痛苦轻、外形改变少、疗效好的优点，宜首选。

二、经验方

孙红君经验方［孙红君．自拟消痈方治疗浆细胞性乳腺炎19例．四川中医，1996，14（7）：40.］

功能：疏肝清热，和营消肿。

主治：浆细胞性乳腺炎。

组成：蒲公英20g，金银花20g，全瓜蒌15g，丹参15g，赤芍15g，柴胡10g，青皮10g，黄芩10g，生山楂10g，鹿角霜10g，甘草5g。

加减：伴高热者，加生石膏；肿块僵硬者，加山慈菇；脓成未熟者，加炮山甲、皂角刺；乳头溢血者，加仙鹤草、地榆炭；溢液为水样液体者，加薏苡仁、泽泻。

用法：水煎服，日1剂，分2次服。

（程亦勤、陈元）

第三节　乳　　痨

【概述】

乳痨是乳房部的慢性特异性化脓性疾病。因溃后脓液稀薄如痰，又名乳痰。其特点是起病缓慢，初起乳房内有一个或数个如梅李的肿块，边界不清，皮肉相连，日久溃破，脓液清稀且夹杂有败絮样物，反复发作易形成漏，常伴有阴虚内热之证。本病临床少见，多发生于20~40岁素体虚弱的已婚、育龄期妇女，以妊娠期和哺乳期的发病率较高。相当于西医学的乳房结核。

【主要病因病机】

1. 肺肾阴虚，或肝郁化火，致阴虚火旺，火灼津为痰，痰火气郁凝结。
2. 肝气郁结，横逆犯脾，脾失健运，痰湿内生，阻滞乳络。
3. 肺痨、瘰疬等病所继发。

总之，肺肾阴虚、脾气虚损为乳痨致病之本，气郁痰凝为乳痨致病之标。

【辨证注意点】

1. 首先询问患者有无肺痨、瘰疬、肾痨等其他部位结核病病史。

2. 乳痨虽属阴证疮疡，但随病情发展，可出现寒化为热，阴转为阳的转化情况。

3. 注意乳痨应与乳岩相鉴别。乳痨发病率较低，但部分患者也可出现皮肤“酒窝征”或橘皮样变，导致乳头内陷，临床上极易与乳腺癌混淆。应及时做好鉴别诊断、明确诊断，减少误诊。

4. 辅助检查如血沉、结核菌素试验、qPCR 检测，脓液找抗酸杆菌，必要时做病理切片检查有助于明确诊断。

【辨证思路】

一、明确诊断

1. 发病缓慢，乳房内有一个或数个结块，皮色不变，推之可动。

2. 化脓时结块增大，与表皮粘连，色转暗红，有轻微波动感，轻度触痛。

3. 溃后脓出稀薄，并夹有败絮样物，可形成漏，愈合缓慢，有时可窜及胸胁、腋下。

4. 本病常发生在 20~40 岁已婚素体虚弱的妇女，多有结核病病史，病久可伴有潮热、盗汗、消瘦、颧红等症状。

5. 实验室检查血沉增快，脓液涂片可找到结核杆菌生长（qPCR 法更灵敏），结核菌素试验阳性，必要时做病理学检查。

6. 抗结核治疗有效。

二、与乳岩相鉴别

	乳岩	乳痨
发病年龄	40~60 岁多见	20~40 岁多见
病情进展	较快	缓慢
乳头溢液	多为单侧单孔，血性或浆液性	脓性溢液
肿块特点	多为单个，质地坚硬，活动度差，表面不光滑，边缘不清。生长速度快。溃破后如菜花样，流秽臭血水	一个或数个，边缘不清，质地坚实。成脓后有干酪样脓液，溃后形成窦道
疼痛	多无疼痛	可有疼痛

续表

	乳岩	乳痨
腋下淋巴结	可有同侧腋窝淋巴结肿大,质地硬,活动差	可有同侧腋窝淋巴结肿大,质韧,伴触痛
抗结核治疗	无效	有效

三、辨证论治

乳痨应采用内治与外治相结合的方法。内治初期宜疏肝解郁,化痰散结,以求消散;中期宜补肾扶正,托里排脓;后期宜益气养阴,清热化痰。外治初期宜消散,中期宜切开引流,后期宜祛腐生肌收口。同时当进行西医抗结核治疗。

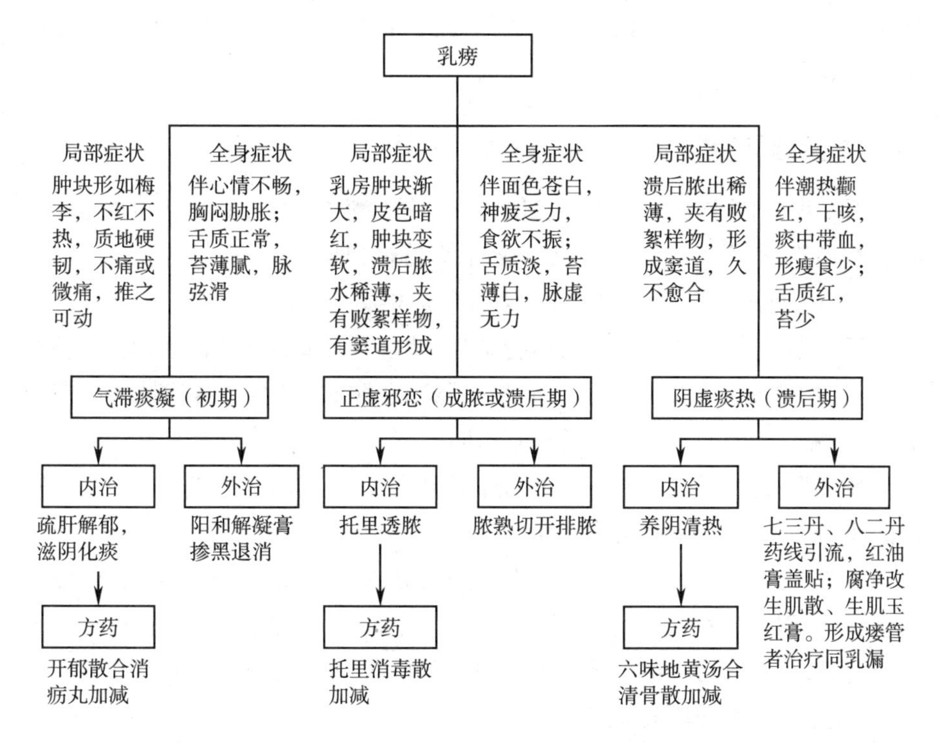

四、注意事项

1. 辨脓液及溃疡。乳痨溃破后排出干酪样或败絮样稀薄脓液,溃疡疮口常呈潜行性,形成窦道,经久难愈,这是其区别于其他乳房化脓性疾病的特点。

2. 乳痨溃后形成窦道者,若溃口过小,应切开扩创,将潜行性管腔全部打开,外用祛腐力较强的七三丹或五五丹蚀管祛腐。

3. 乳痨活动期中西医结合应贯穿治疗始终。中医从整体着手,中药内服可改善正气虚损的体质因素，提高机体免疫力，而外治方法灵活多样，疗效确切。在乳痨活动期，西医抗结核药疗效明确，中西医结合治疗有助于病情的控制。在治疗过程中，应采用辨病与辨证相结合的方法，充分发挥中西医各自优势，方可取得满意结果。

【病例思维程序示范】

章某，女，40岁。半年前发现左乳外上方有一个蚕豆大小结节，无疼痛不适，未经诊治。近1个月发现此结节有所增大，且皮色转红，隐隐作痛，伴神疲乏力，夜间盗汗，大便溏薄。追问病史，患者平素体虚，既往有肺结核史。

查体：左乳外上方扪及一 2cm×2cm 结节，质地中等，边界不清，表面与皮肤粘连，皮色暗红，按之有轻微波动感。左腋下扪及一肿大淋巴结，质中，活动可，无触痛。舌质偏红，苔薄白，脉沉细。

辨证思维程序：

第一步：明确诊断。根据患者既往有肺结核病史，左乳肿块从出现至刻下有成脓趋势，病程近半年，伴低热、夜间盗汗等表现，结合查体情况，故目前诊断考虑为乳痨可能大。同时应和粉刺性乳痈相鉴别。

第二步：进行必要的检查。可行胸片、结核菌素试验、血沉、活动性结核抗体检查、乳房B超以协助诊断。若局部脓熟溃脓时，可行脓液找抗酸杆菌或 qPCR 检测。必要时行病理切片检查以明确。

第三步：进行分期。根据患者发病已半年，局部结节皮色暗红，按之有轻微的波动感，故属于乳痨之成脓期。

第四步：进行辨证论治。患者有肺痨病史，肺肾阴虚，阴虚则火旺，灼津为痰，结于乳房而成结块。肺肾阴虚，故见低热盗汗；脾气亏虚，气血不足，故见大便溏薄，神疲乏力。结合舌质偏红，苔薄白，脉沉细，证属正虚邪恋。治拟扶正托里透脓，方用托里散加减。

处方：生黄芪 30g，白术 12g，茯苓 12g，当归 12g，枸杞子 12g，黄芩 12g，夏枯草 15g，百部 12g，丹参 30g，猫爪草 12g，香附 9g，皂角刺 12g，生甘草 6g。

第五步：根据患者的兼证对上述方剂进行加减。患者夜间盗汗，可加入瘪桃干、浮小麦以止汗；大便溏薄，可加入怀山药、白扁豆以健脾渗湿。

第六步：辨证选择外治法。患者处在乳痨成脓期，可先外敷金黄膏消肿，待脓熟后切开排脓，切开排脓后以七三丹外用提脓祛腐。

第七步：西医西药治疗。可配合抗结核治疗，异烟肼每次100mg，每日3次。用药期间注意定期复查血常规、肝肾功能。

（自拟医案）

【医案、经验方及常用中成药】

一、医案

房芝萱医案（《房芝萱外科经验》）

潘某，女，29岁。

初诊日期：1973年9月10日。

患者第二胎产后4个月，于2个月前左乳内侧肿胀、疼痛，发热，诊为急性乳腺炎，经抗生素治疗无效，化脓自溃，溃后热渐退，疼痛等症也逐渐消失，但破口始终不愈，乳汁似有若无，全身无力，气短不眠，食欲不振，便溏。

检查：慢性病容，形体消瘦，语声低微，二目无神，指甲苍白，左乳内侧可触及肿块，大小约占乳房内侧的3/4，表面不红，皮温不高，质硬。疮口塌陷，脓稀色灰，其味腥秽；用探针检查，斜行探入达7cm深。舌苔薄白，脉沉而细。

辨证：气血两亏，脾胃虚弱，继发乳痨。

治法：气血双补，扶脾开胃。

方药：生黄芪24g，党参18g，云茯苓15g，白术12g，当归12g，赤芍9g，扁豆15g，山药12g，陈皮6g，鸡内金9g，生谷稻芽18g。

外用甲字提毒粉干撒疮口，外贴痈疽膏。

治疗经过：

10月2日（复诊）：服药20余剂，自觉体力好转，食欲增进；大便变稠，2日一解，量不多，左乳症状如故。拟以温化寒湿，补益气血为法。

方药如下：麻黄6g，甘草3g，熟地18g，炮姜9g，鹿角胶9g，生黄芪24g，党参18g，白芥子12g，云茯苓15g，白术12g，当归12g，赤芍9g.

外贴阳和解凝膏。

10月18日（三诊）：服上方15剂，精神、气力均见好转，食欲、二便正常，乳汁已通，量已够喂养婴儿，左乳乳汁较少，其内侧硬块变软，疮口已有轻度疼痛感，疮口红活高起，有新生肉芽，漏管变浅（深5cm），脓汁黄稠。上方加白芷9g、桔梗9g。外用甲字提毒粉，用棉捻上药，外贴阳和解凝膏。

10月30日(四诊):疮口肉芽新鲜,瘘管深1~5cm,脓已少,左乳硬块范围已小,并继续变软。继以益气养血,健脾生肌。

方药如下:生黄芪18g,云茯苓15g,白术12g,当归12g,赤芍9g,太子参18g,白芥子9g,甘草3g。

11月27日(五诊):疮口肉芽已平,已有新生上皮。患者面色红润,全身情况良好,改为每早服八珍丸2丸,每晚服人参养荣丸2丸。外用粗生肌粉、吃疮粉各半,混匀干撒。

12月5日,疮面愈合,临床痊愈。

按语:患者产后体虚,气血不足,脾气不健,表卫不固,感染外邪,痰湿凝结乳络而成乳痨。日久蕴热,化脓自溃,溃后成漏,气血愈亏,无力托毒,故久不愈合。故内服参苓白术散合阳和汤加减以益气健脾,温肾化痰散结。外治先以提脓药捻插入祛腐蚀管,腐去后改生肌之品收口敛疮。内外结合,标本兼治,治得其法,终以收功。

二、经验方

1. 张赞臣乳癖内消丸(《中国当代名中医秘验方临证备要》)

功能:疏肝解郁散结。

主治:乳痨肝气郁结型。

组成:醋煅牡蛎15g,蒲公英9g,杨枝叶各9g,大小茴香各24g。

用法:上药共研细末。水泛为丸,如绿豆大小,每日2次,每次3~5g,陈酒送服。

注意:孕妇忌服;本品宜长期服用。

2. 夏少农乳核方(《中国当代名中医秘验方临证备要》)

功能:疏肝和营,壮阳软坚。

主治:乳痨阳虚肝郁,营血凝滞型。

组成:仙灵脾9g,肉苁蓉9g,玄参9g,白芍9g,橘核9g,橘叶9g,郁金10g,陈香橼20g,当归12g。

用法:水煎服,日1剂,分2次服。

3. 朱良春消核汤(《中国当代名中医秘验方临证备要》)

功能:理气散结,活血消坚,兼调冲任。

主治:乳痨气滞血瘀偏于气滞者。

组成:炙僵蚕12g,蜂房9g,当归9g,赤芍9g,香附9g,橘核9g,陈皮9g,甘草3g。

用法:水煎服,日 1 剂,分 2 次服。

三、常用中成药

可选用小金丹、芩部丹。

（程亦勤、陈元）

第四节　乳　　漏

【概述】

发生于乳房部或乳晕部的脓肿溃脓后,久不收口而形成管道者,称为乳漏。其特点是疮口脓水淋漓,或杂有乳汁或豆腐渣样或脂质样分泌物,溃口经久不愈。相当于西医学的乳房、乳晕部窦道、瘘管。

【主要病因病机】

1. 乳痈、乳发失治,脓泄不畅,或切开不当,损伤乳络,致流脓、溢乳,形成乳漏。

2. 乳痨破溃,日久不愈,形成乳漏。

3. 外伤(如手术创伤、异物残留、邪毒侵袭等)致气血凝滞,蕴热化脓,形成乳漏。

4. 粉刺性乳痈、脂瘤感染邪毒,疮口久不愈合,多形成乳晕部漏。

【辨证注意点】

1. 首先辨明乳漏发生的病因及性质。通过询问发病原因、手术情况、脓液性质、伴随症状、既往史等有助于辨别乳漏性质和指导用药。

2. 仔细进行专科检查,并结合辅助检查如乳腺漏管造影、MRI、B 超等以了解乳漏的部位、深度、漏管走向及支管情况。漏管组织病理活检以明确性质。

3. 辨明乳漏的正虚邪实主次。

【辨证思路】

一、辨清乳漏以邪实为主还是虚实夹杂

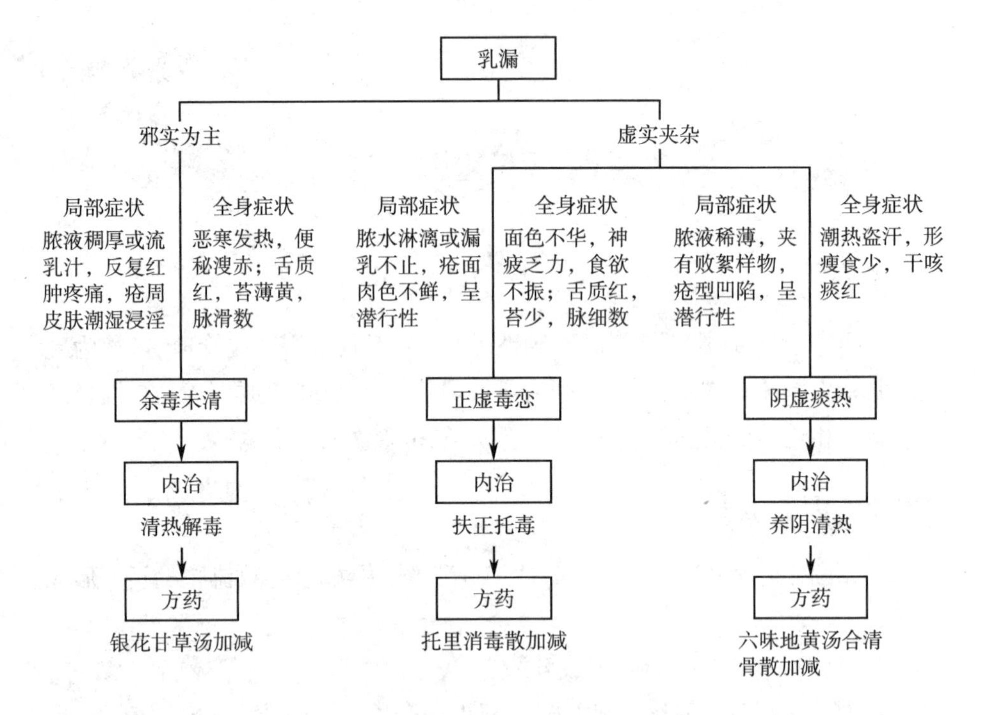

二、多管齐下，综合外治

乳漏的临床治疗以外治为主，中医药外治方法多样，有腐蚀法、切开法、拖线法、冲洗法、灌注法、垫棉法等，可根据患者具体情况选择一种或多种外治法综合运用。

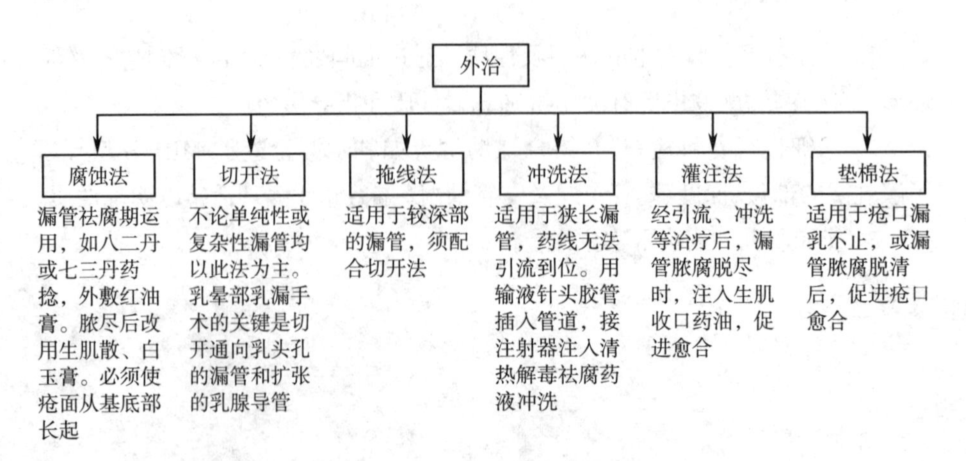

三、注意事项

1. 乳漏的治疗关键是要了解管道的走向及分支情况。

2. 乳漏以外治为主,配合辨证内治。

(1) 注意乳晕部漏管的手术切开关键是切开通向乳头孔的管道。

(2) 疮面在祛腐期药物填塞要紧实,换药到位,使祛腐药与疮面充分接触,方能将残余病变组织腐蚀干净;而生肌收口期药物填塞不可过紧,有利于疮面的生长,但应注意必须使疮面从基底部长起,防止桥形愈合。

3. 采用中医药外治法为主治疗乳漏,具有痛苦小,乳房外形损伤少,疗效好的优点,应作为首选。

【病例思维程序示范】

蔡某,女,25 岁,因右乳多发性脓肿切开排脓术后创口反复不敛 3 个月余入院。患者左乳头先天性凹陷,平素乳头孔内有少量脂样分泌物。2003 年发现右乳晕周围结块红肿疼痛,曾先后 2 次在外院行右乳脓肿切开排脓引流术,有粉渣样稀薄脓液流出。诊断为"慢性结核"。予口服异烟肼、利福平等抗结核药物治疗无效,创面经久不愈。入院时患者神疲乏力,纳食不香。

查体:右乳头凹陷,右乳晕外上方见一 3cm×4cm 创口,创内脓水黄稠,球头银丝探查斜向上方有一深约 2cm 管腔,斜向内上管腔深约 1cm,斜向乳房下方一管腔深约 4cm。右乳内下方见另一 1cm×1cm 创口,创内有较多黄色稀薄脓液,以球头银丝探查斜向外下方探及一 3cm×4cm 的管腔。舌淡红,苔薄,脉濡细。

辨证思维程序:

第一步:明确诊断。患者右乳多发性脓肿切开排脓术后创口反复不敛 3 个月,结合专科检查:右乳晕外上方见一 3cm×4cm 创口,创内脓水黄稠,球头银丝探查斜向上方一深约 2cm 管腔,斜向内上管腔深约 1cm,斜向乳房下方一管腔约 4cm。右乳内下方见另一 1cm×1cm 创口,创内有较多黄色稠厚脓液,以球头银丝探查斜向外下方探及一 3cm×4cm 的管腔,故乳漏诊断明确。

第二步:辨明乳漏的病理性质。虽外院诊为"慢性结核",但患者经抗结核治疗无效,且根据患者左乳头先天性凹陷,平素乳头孔内有少量脂样分泌物的病史,脓肿切开排脓后有粉渣样脓液流出,故应考虑其漏管性质为粉刺性乳痈(浆细胞性乳腺炎)引起可能大。

第三步：进行相关检查。为排除结核性漏管，可查脓液涂片找抗酸杆菌及结核菌素试验。为明确管道走向，可行乳房窦道造影及MRI检查。

第四步：辨证治疗。根据患者右乳切开排脓术后病程已有3个月，神疲乏力，创内脓水量多质稀，此因脓液为气血所化生，正气已虚，无力托毒外出矣。舌质淡红，苔薄，脉濡细。故证属正虚毒恋。治拟疏肝清热，扶正托毒。

处方：生黄芪30g，皂角刺9g，柴胡9g，郁金9g，金银花12g，黄芩9g，白花蛇舌草15g，鹿衔草15g，丹参15g，生山楂9g，虎杖15g，生薏苡仁12g，生甘草6g。

第五步：辨证选择外治法。先以九一丹溶于呋喃西林溶液中冲洗窦腔以提脓祛腐，冲洗后以药线引流。待脓腐脱清后，改外用复黄生肌油滴注，并配合垫棉加压绑缚促创口愈合。若引流不畅，必要时行切开扩创术。

第六步：调摄与生活指导。注意精神调摄和饮食营养，增强体质，以利疾病康复。

（自拟医案）

【医案及经验方】

一、医案

顾伯华医案[陆德铭，唐汉钧．顾伯华治疗浆细胞性乳腺炎形成瘘管的经验（附116例病例）．上海中医药杂志，1986(9)：9-11.]

万某，女，27岁。入院日期：1982年12月9日。

病史：两乳头自幼呈线状凹陷畸形。1979年发现左乳晕部有一小肿块，轻微疼痛，乳头孔常有臭味的粉刺样及油脂分泌物，在地段医院用丙酸睾酮治疗。1981年1月在外院诊治，给予抗生素治疗，虽疼痛消失，但肿块依然。1981年4月住外院曾做局部切开排脓及活检，病理报告为左乳慢性炎性肉芽肿组织，有少量异物巨细胞反应，疑有结核可能，故予抗结核治疗，口服异烟肼1年半，利福平7个月，肌注链霉素半年，但创口时愈时溃。以后先后3次做切开排脓术未愈，拟作单纯乳房切除术，患者不肯接受，乃于1982年11月底来我院门诊，诊断为浆细胞性乳腺炎瘘管期，收住入院。

检查：两乳头呈线状凹陷畸形，左乳晕下方一结块约1cm×1cm，皮色如常，上有一创口，用球头银丝探查，与乳头孔贯通。

治疗:在局麻下做瘘管切开术,术后换药16天创口愈合,于1982年12月27日出院。

病理学检查所见:乳腺组织导管鳞形上皮化,腔内有角化栓阻塞,未见结核性病变。

按语:乳漏多因乳痈、乳发、乳痨等溃后或切开不当所致,本患者虽既往病理报告疑有结核可能,但经抗结核治疗无效,再根据其临床表现,先天乳头凹陷,乳头孔内常有粉刺样分泌物,肿块首先出现在乳晕部,溃后反复不愈,形成与乳头孔相通的管腔,诊断其乳漏性质为浆细胞性乳腺炎溃后而成,其病因为素有乳头凹陷,乳络失宣,肝气郁滞,气血瘀阻,凝聚成块,郁久化热,酿成肉腐,溃脓成漏。在治疗上以手术切开为主,关键是将通向乳头孔的瘘管切开。

二、经验方

1. 清骨加减方(《袖珍中医外科处方手册》)

功能:养阴清热。

主治:乳痨溃后成漏,阴虚邪恋证。

组成:银柴胡9g,胡黄连6g,鳖甲12g,地骨皮12g,青蒿9g,生地黄9g,怀山药12g,山茱萸12g,茯苓9g,丹皮9g。

用法:水煎服,日1剂,分2次服。

2. 十全大补加减方(《袖珍中医外科处方手册》)

功能:补益气血,清解余毒。

主治:乳痈、乳发溃后成漏,气血两亏证。

组成:生黄芪30g,党参15g,熟地15g,当归12g,首乌15g,桃仁12g,紫花地丁15g,蒲公英30g,炮山甲12g,皂角刺9g,生甘草6g。

用法:水煎服,日1剂,分2次服。

(程亦勤、陈元)

第五节 乳　癖

【概述】

乳癖是乳腺组织的既非炎症也非肿瘤的良性增生性疾病。其特点是单侧或双侧乳房疼痛并出现肿块,乳痛和肿块与月经周期及情志变化密切相关。乳房肿块大小不等,形态不一,边界不清,质地不硬,活动良好。本病好发于25~45岁的中青年妇女,是临床上最常见的乳房疾病。相当于西医学的乳腺增生。

【主要病因病机】

1. 肝郁痰凝 情志不遂,肝气郁结,气机阻滞,或思虑伤脾,或肝郁犯脾,脾失健运,痰湿内蕴,致气滞痰凝血瘀结于乳房。

2. 冲任失调 气血瘀滞,或脾肾阳虚,痰湿凝滞,乳房经脉阻塞,致气滞痰凝血瘀结于乳房。

【辨证注意点】

1. 注意询问患者生活工作学习情况、月经初潮年龄、经产情况、初次怀孕年龄、授乳情况、绝经年龄以及有无乳腺癌家族史等情况。

2. 根据患者的年龄、病程,月经的期、量、色、质情况,以及乳房肿块、疼痛与月经周期及情志改变的关系等,可将乳癖分为肝郁痰凝证、冲任失调证来辨证论治。

3. 应与乳岩、乳核等相鉴别。

4. 辅助检查如钼靶X线摄片、超声波检查及病理活检等有助于诊断和鉴别诊断。

【辨证思路】

一、明确诊断

1. 多见于25~45岁女性。

2. 乳房有不同程度的胀痛、刺痛或牵拉痛,可放射至腋下、肩背部,可能与月经或情绪变化有相关性。

3. 一侧或两侧乳房发生单个或多个大小不等、形态多样的肿块,质地中等或硬韧,大多位于乳房外上象限,与周围组织界限不清,与皮肤或深部组织不粘连,推之可动,大多伴有压痛,可随情绪及月经周期的变化而消长。

4. 部分患者乳头可有清水样或浆液样溢液。

二、与乳核、乳岩相鉴别

	乳核	乳岩	乳癖
发病年龄	20~30岁多见	40~60岁多见	25~45岁多见

续表

	乳核	乳岩	乳癖
乳头情况	正常	可回缩	正常
乳头溢液	无	多为单侧单孔，血性或浆液性	多为双侧多孔，清水样
肿块特点	多为单个，也可有多个，圆形或卵圆形，表面光滑，边缘清楚，质地坚实，生长较缓慢	多为单个，质地坚硬，活动度差，表面不光滑，边缘不清，生长速度快	常为多个，双侧乳房散在分布，形状多样，边缘清或不清，质地软或韧或有囊性感
肿块与皮肤及周围组织粘连情况	无粘连	极易粘连，皮肤呈“橘皮样变”	无粘连
疼痛	无	少数病例可有疼痛	胀痛为主，多有周期性或与情绪变化有关
活动度	好，用手推动时有滑脱感	早期活动度可，中期及晚期肿块固定	可活动
淋巴结肿大	无	可有同侧腋窝淋巴结肿大，质地硬，活动差	无

三、辨证论治

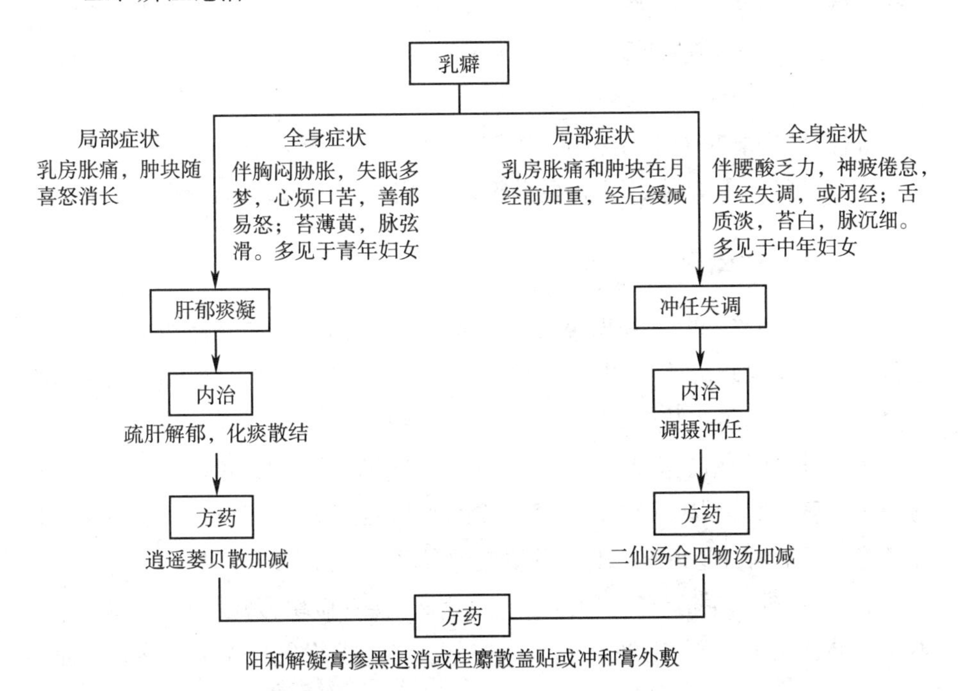
乳癖
局部症状
乳房胀痛，肿块随喜怒消长
全身症状
伴胸闷胁胀，失眠多梦，心烦口苦，善郁易怒；苔薄黄，脉弦滑。多见于青年妇女
局部症状
乳房胀痛和肿块在月经前加重，经后缓减
全身症状
伴腰酸乏力，神疲倦怠，月经失调，或闭经；舌质淡，苔白，脉沉细。多见于中年妇女
肝郁痰凝
冲任失调
内治
疏肝解郁，化痰散结
内治
调摄冲任
方药
逍遥蒌贝散加减
方药
二仙汤合四物汤加减
方药
阳和解凝膏掺黑退消或桂麝散盖贴或冲和膏外敷

四、注意事项

1. 乳癖的病因主要为肝郁气滞和冲任失调，但在乳癖的发病过程中，既可单独致病，又是相互关联，不能截然分开。

2. 乳癖的治疗首选中医药治疗，但对经中医药治疗无明显改善，或症情加重疑有癌变者，应行手术切除。

3. 合理选择辅助检查方案

（1）双乳疼痛，如乳房未触及明显肿块，35 岁以下者，以体检配合 B 超检查为宜。

（2）35 岁以上的患者，除体检外，可结合 B 超及 X 线钼钯摄片检查。

（3）腺体致密，或肿块位于乳房后位者应结合 MRI 或 CT 检查。

（4）伴有乳头溢液者，如溢液为深黄色、褐色，或血性溢液者，可先行乳头溢液涂片检查，必要时行乳头导管造影或导管镜检查。

（5）肿块为孤立性，单侧发生，应做针吸细胞学检查，必要时做病理切片检查。

【病例思维程序示范】

钱某，女，32 岁。经前两乳结块胀痛加重 3 个月。患者平素有经前乳房胀痛病史数年，但经后能缓解。近 3 个月工作压力大，月经量减少，色暗，夹有血块，双乳结块胀痛经前加重，疼痛持续至经后。已婚，育有一儿一女。否认乳腺癌家族史。B 超提示：双侧乳腺增生。

查体：双侧乳房外上、内上方均可扪及片块状、条索状结块，质地中韧，部分偏硬，触痛（++）。两腋下未扪及淋巴结。舌质淡红，苔薄白，脉滑。

辨证思维程序：

第一步：明确诊断。根据患者经前两乳结块疼痛，并随月经周期性发作，专科检查发现双侧房外上、内上方均可扪及片块状、条索状结块，质地中韧，部分偏硬，触痛（++），并结合乳房 B 超，故乳癖诊断明确。

第二步：进行相关检查。可进一步行乳房钼靶摄片协助诊断，当避免在乳房肿痛明显时期做本项检查。可查激素水平如雌激素、孕激素、睾酮、孕酮、催乳素等以了解内分泌情况。对于肿块较硬者可考虑做组织病理学检查。

第三步：辨证论治。患者月经量少，色暗，夹有血块，乃因冲任不调，气血不行。冲任失调，经脉阻塞，结于乳房而成结块，乳络气血瘀滞致疼痛不适。

舌质淡红，苔薄白，脉滑。故辨证属冲任失调。治拟调摄冲任，活血散结。

处方：肉苁蓉15g，仙灵脾15g，鹿角片9g，郁金9g，香附9g，天冬9g，丹参30g，川芎9g，海藻15g，延胡索15g，白芍12g。

第四步：根据患者的兼证对上述方剂进行加减。患者月经量少，色暗，夹有血块，宜活血化瘀调经，可加入益母草、当归。

第五步：调摄与生活指导。平素保持心情舒畅；生活起居有规律，劳逸结合；限制脂肪摄入，避免服用含有性激素的美容保健品。

（自拟医案）

【医案、经验方及常用中成药】

一、医案

陆德铭医案（《历代名医医案精选》）

陈某，女，35岁。

两乳房结块胀痛近2年，经前胀痛尤甚，结节变硬，经后症状减轻。月经周期正常，经量偏少，色暗，且伴经行腹痛，在外院做钼靶X线摄片，提示“乳腺增生”。曾服逍遥丸、小金片等药，屡治无效。曾生育一胎，自行哺乳，无乳腺癌家族史。

检查：两乳各象限扪及结节状肿块百余个，绿豆至米粒大小，质地中等，部分偏硬，推之活动，触痛明显，肿块与皮肤均无粘连，两腋下无肿大淋巴结，乳头无内缩，有少量淡黄色液体挤出。舌质淡红，苔薄腻，脉濡细。

此乃冲任失调，气滞血瘀所致，故宜调摄冲任，理气活血。

处方：仙茅9g，仙灵脾30g，鹿角片（先煎）12g，山萸肉12g，三棱30g，莪术30g，桃仁15g，丹参30g，山慈菇15g，海藻30g，香附9g，郁金12g，延胡索12g，益母草30g，当归12g，生山楂30g，生谷麦芽各30g。

二诊：投药2周，乳房胀痛明显减轻，经行亦畅，结块变软，乳头已无溢液，舌质红，苔薄，脉濡。治宗原意，上方增炙山甲片12g。

三诊：上方服用3个月，乳房疼痛消失，两乳肿块大多消失，唯两乳外上象限可扪及颗粒状肿块数十个，质软。月经已正常，但口干，胃脘嘈杂，苔薄白，脉濡。再拟前方增减。

处方：仙灵脾30g，鹿角片（先煎）12g，山萸肉9g，肉苁蓉12g，三棱30g，莪术 30g，桃仁 15g，丹参 30g，山慈菇 15g，海藻 30g，制香附 9g，郁金 12g，延胡索 12g，八月札 15g，麦冬 12g，生地 30g。

再服上方 3 个月，诸症俱消，乳房肿块消失。

按语：冲任之脉起于胞宫，上连乳房。冲任之气血上行而为乳，下行为月水，脏腑功能失调，气血盛衰均可导致冲任失调而致乳癖。本案患者乳房肿块疼痛消长与月经关系密切，且经量偏少，色暗，经行腹痛，此皆与冲任失调有关。方中仙茅、仙灵脾、鹿角片、肉苁蓉、山萸肉等调摄冲任，性温而不热，质润而不燥；三棱、莪术、桃仁、丹参破瘀散结；山慈菇、海藻软坚散结；制香附、郁金、延胡索疏肝理气止痛；益母草、当归调经补血；山楂、生谷麦芽减少乳头溢液。诸药配合，使肿痛消散于无形。

二、经验方

疏理冲任方（《袖珍中医外科处方手册》）

功能：理气解郁，调摄冲任。

主治：乳腺增生，经前乳房胀痛。

组成：仙茅 9g，仙灵脾 9g，菟丝子 9g，山萸肉 9g，当归 12g，白芍 9g，丹参 12g，川芎 9g，柴胡 9g，陈皮 9g，益母草 12g，香附 9g，首乌 12g，知母 9g。

用法：水煎服，日 1 剂，分 2 次服。

三、常用中成药

可选用逍遥丸、小金丹、乳增宁片。

（程亦勤、陈元）

第六节 乳 疬

【概述】

青春期男女或中老年男性在乳晕部出现疼痛性结块，称为乳疬。其特点是乳晕中央有扁圆形结块，质地中等，有轻压痛。相当于西医学的乳房异常发育症。

【主要病因病机】

1. 男子先天禀赋不足，肾气不充，肝失所养，或女子冲任失调，气滞痰凝，形成乳疬，多见于青春期男女。

2. 年高肾亏或房劳伤肾，虚火上炎，或情志不畅，肝气郁结，气郁化火，炼液成痰，形成乳疬，多见于中老年男性。

总之，乳疬以肝肾损伤为本，以痰凝、血瘀、气滞为标。

【辨证注意点】

1. 通过询问患者既往史、服药史、饮食习惯等有助于明确诊断及针对性治疗。本病的发生多数由于激素紊乱引起，一般可分为原发性和继发性两大类。原发性者以青春期男孩和年老男性多见，大多病因不明确；而继发性者除较常见的继发于肝脏疾病外，其他如睾丸、卵巢、肾上腺疾病和垂体肿瘤等也可继发本病。此外，长期服用某些药物如雌激素、甲基多巴、螺内酯、氯丙嗪等也可引起本病。

2. 对于乳晕部肿块质地较硬，治疗后无明显效果者，建议做细胞穿刺或组织学活检排除恶变。但对女童应慎用穿刺或活检。

【辨证思路】

一、明确诊断

1. 好发于 50~70 岁的中老年男性，10 岁以前的女孩，13~17 岁的男孩。

2. 乳房稍大或肥大，乳晕下有扁圆形肿块，一般发生于一侧，也可见于双侧，质地中等稍硬，边缘清楚，活动良好，局部有轻压痛或胀痛感。

3. 少数患者乳头有白色乳汁样分泌物，部分男性患者有女性化征象。

4. 内分泌检查一般可见雌二醇含量上升，睾酮下降，睾酮 / 雌二醇比下降，催乳素有时也可升高。细胞及组织病理学检查有助于鉴别肿块的良、恶性。

5. 肝功能检查及卵巢、睾丸、前列腺等 B 超检查可为病因探究提供依据。

二、鉴别诊断

1. 男性乳岩　乳疬不论单侧双侧出现，多为质地中等或较硬肿块，与皮肤不粘连，发展缓慢。如见单侧肿块迅速增大、质硬、边缘不清，表面不光滑，与皮肤或深部组织粘连，活动度差，甚至乳头凹陷者，应警惕为男性乳岩。

2. 假性男性乳房发育　患者因肥胖致乳房部脂肪堆积而导致乳房外形增大。用手指按压乳头可有一种按入孔中的空虚感，局部无结块肿痛。

三、辨证论治

乳疬可分为肝气郁结证和肾气亏虚证，其中肾气亏虚证又可分为肾阳虚证和肾阴虚证。

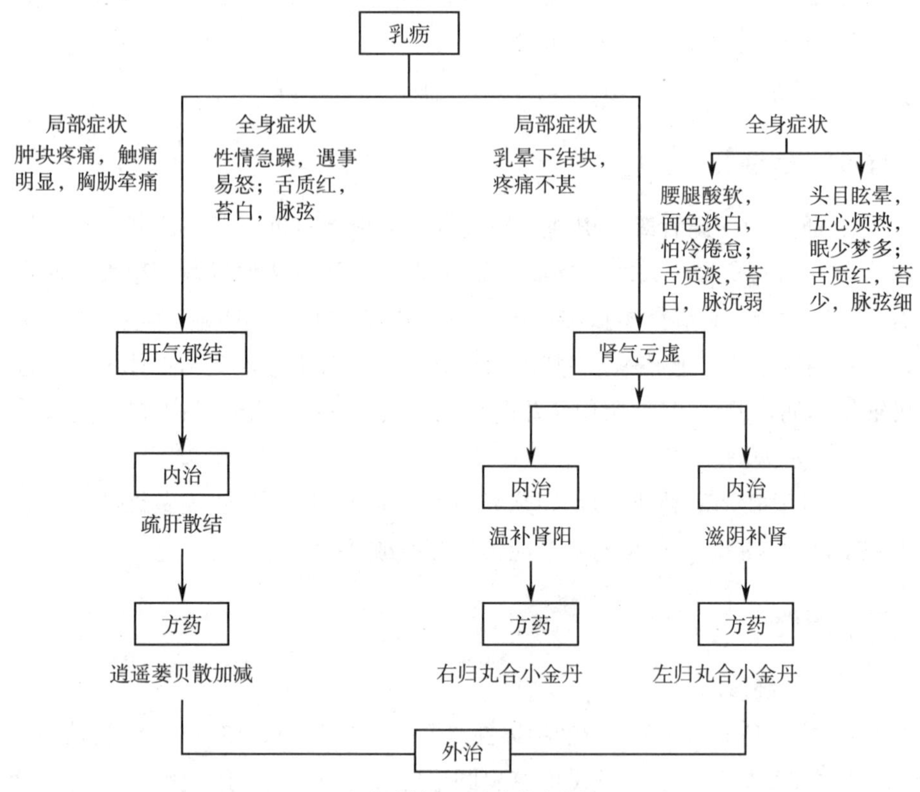

四、注意事项

1. 乳疬的基本病机是以肝肾损伤为本，以痰凝、血瘀、气滞为标，所以治疗上以补肾疏肝为主，兼以化痰散结。

2. 乳疬往往是其他疾病的一种表现，一旦发现，应积极诊治原发疾病。

3. 对于青春期男女，应嘱其少食煎炸油腻食品，避免服用含激素滋补品。

【病例思维程序示范】

徐某，男，70岁。2周前发现双乳晕下方出现结块，乳房胀满疼痛，且结块有逐渐增大趋势。平素畏寒怕冷，伴腰膝酸软。

查体：双乳稍胀大，双乳晕下方均可扪及扁圆形结块，状如棋子，质地软韧，与皮肤无粘连，轻触痛。追问病史，患者有慢性肾功能不全病史，常服螺内酯利尿。舌质淡胖，苔薄腻，脉沉细。

辨证思维程序：

第一步：明确诊断。根据患者为老年男性，专科检查示：双乳稍胀大，双乳晕下方均可扪及扁圆形结块，状如棋子，质地软韧，与皮肤无粘连，轻触痛，有肾功能不全病史及服用螺内酯药物史，可以初步诊断为乳疬。

第二步：进行相关检查。本病与激素紊乱有关，为了了解体内激素水平，应查雌二醇、睾酮、孕酮、催乳素等。患者有肾功能不全病史，应查肾功能、尿常规、24小时尿蛋白定量等了解肾功能情况。此外应常规进行肝功能检查。需做乳房肿块B超、X线钼靶摄片、乳房MRI以协助诊断。必要时可做穿刺活检排除恶变。

第三步：辨证论治。患者年老体虚，平素畏寒怕冷，伴腰膝酸软，为肾阳不足；乳晕下结块乃经络失养，气血不畅，痰凝阻滞经脉而发病。舌质淡胖，苔薄腻，脉沉细，证属肾虚痰凝。治拟温肾化痰，理气散结。方用右归丸合小金丹加减。

处方：仙灵脾12g，鹿角片12g，杜仲12g，当归12g，莪术12g，象贝母12g，陈皮9g，姜半夏9g，柴胡9g，川楝子9g，小金丹0.6g。

第四步：辨证选择外治法。阳和解凝膏敷贴于肿块处，7日一换。

第五步：嘱其停服螺内酯，可改用其他利尿药。

（自拟医案）

【医案、经验方及常用中成药】

一、医案

许履和医案（《中医古今医案精粹选评》）

王某，男，41岁。

患者于1年前两乳晕部结块，在某医院诊断为男性乳房发育异常，建议手术治疗而来我院。

检查：两乳晕部结块大如鸡卵，呈椭圆形，突出于皮肤，呈妇乳状，压之疼痛，皮色不变。

诊断：男子乳疬。

处方：橘叶10g，制香附10g，夏枯草10g，制半夏6g，茯苓10g，牡蛎15g，青陈皮各5g。

每日1帖,煎服2次。

上方服2个月,核子缩小1/3,以后不再继续缩小。询得患者有腰酸遗精,并见右眼眶黧黑。舌红少苔,脉弦细。此为肝虚血虚,肾虚精怯。

处方:泽泻10g,丹皮6g,大生地12g,牡蛎15g,茯苓10g,山萸肉5g,当归10g,白芍10g,怀山药10g.

外贴八将膏,7日换一次。

经治1个月,两乳晕部核子全部消散,眼眶黧黑退尽,遗精腰酸等症亦痊愈。

按语:男子乳头属肝,乳房属肾,本案患者乳晕部结块,伴有腰酸遗精,右眼眶黧黑,舌红少苔,脉弦细,此乃肝虚血虚,肾虚精怯,虚火上炎,炼津成痰,阻塞经络,凝结成块。故先以橘叶、香附、夏枯草、青陈皮、牡蛎等疏肝清热化痰散结之品以治其标,继以泽泻、丹皮、大生地、茯苓、山萸肉、怀山药等六味地黄之类滋肾养阴以治其本。

二、经验方

1. 滋益肝肾方(《袖珍中医外科处方手册》)

功能:滋补肝肾,化痰散结。

主治:中老年男性乳房异常发育症,肝肾不足型。

组成:当归12g,熟地黄12g,白芍9g,首乌9g,山萸肉9g,龟甲12g,鹿角片9g,肉苁蓉9g,枸杞子9g,益母草9g,象贝母9g,牡蛎30g。

用法:水煎服,日1剂,分2次服。

2. 柴胡化瘀方(《袖珍中医外科处方手册》)

功能:疏肝解郁,化痰散结。

主治:中老年男性乳房异常发育症,气滞痰凝型。

组成:柴胡9g,香附9g,橘叶9g,青陈皮各4.5g,制半夏9g,夏枯草9g,桔梗5g,当归9g,赤芍9g,象贝母9g,全瓜蒌12g,牡蛎30g,海藻12g。

用法:水煎服,日1剂,分2次服。

三、常用中成药

可选用逍遥丸、加味金铃子片、金匮肾气丸、左归丸、鹿角粉。

(程亦勤、陈元)

第七节 乳 核

【概述】

乳核是发生在乳房部最常见的良性肿瘤。其特点是好发于20~25岁青年女性，乳中结核，形如丸卵，边界清楚，表面光滑，推之活动。相当于西医学的乳腺纤维腺瘤。

【主要病因病机】

1. 情志内伤，肝气郁结，气血不畅，结于乳房。
2. 忧思伤脾，运化失司，痰湿内生，结于乳房。
3. 冲任失调，气滞血瘀，结于乳房。

总之，乳核的基本病机是气滞血瘀、痰浊凝聚于乳房而成。

【辨证注意点】

1. 应与乳岩、乳房囊肿相鉴别。
2. 应询问患者发现肿块的时间、肿块生长的速度，检查肿块单发还是多发。

【辨证思路】

一、明确诊断

1. 好发于20~25岁青年女性。
2. 多发生于一侧乳房，肿块多为单发，以乳房外上象限多见。肿块呈卵圆形，大小不一，质地坚实，边界清楚，表面光滑，活动度大，检查时有滑脱感。肿块一般无疼痛和触痛。生长缓慢。与月经周期无关。
3. B超、MRI有助于诊断。必要时做病理检查。

二、与乳房部囊肿、乳岩相鉴别

	乳核	乳房部囊肿	乳岩
好发年龄	20~30岁多见	30~60岁多见	40~60岁多见
肿块特点	大多为单个，也可有多个，圆形或卵圆形，边缘	可以单发，也常见多个，圆形或卵圆形，边界清楚，活	多为单个，形状不规则，边缘不清楚，质地

续表

	乳核	乳房部囊肿	乳岩
	清楚,表面光滑,质地坚实,生长比较缓慢	动度大,表面光滑,有时有囊性感,生长较缓慢	硬,生长速度较快
与皮肤及周围组织粘连情况	无粘连	无粘连	极易粘连,皮肤呈"酒窝征"或"橘皮样变"
活动度	好,用手推动时有滑脱感	较好	早期活动度可,中期及晚期肿块固定
腋下淋巴结肿大	无	无	可有同侧腋窝淋巴结肿大,质地硬,活动度差
B超表现	低回声有包膜	无回声有包膜	实性占位无包膜

三、辨证论治

乳核应辨明肝气郁结证与血瘀痰凝证,肝气郁结者以疏肝解郁,化痰散结为治;血瘀痰凝者以疏肝活血,化痰散结为治。

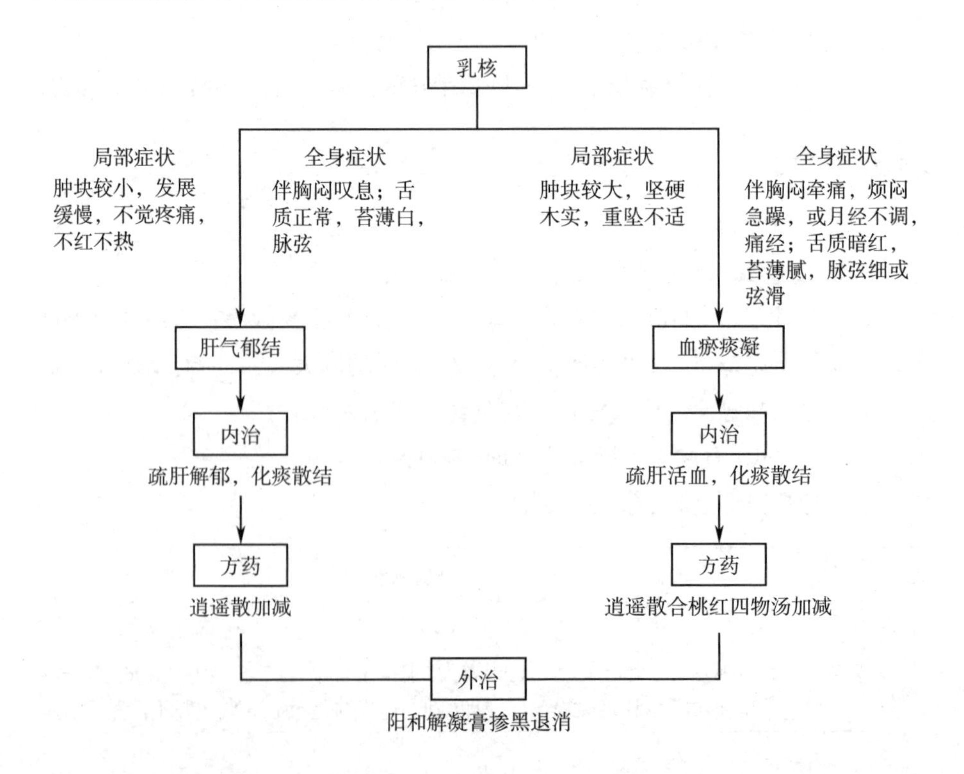

四、注意事项

1. 对单发乳核的治疗以手术切除为宜；如为多发性乳核，或术后复发，或年纪较轻肿块体积较小者，可试用中药治疗，可起到控制生长、缩小甚至消除肿块的作用。

2. 乳核一般生长缓慢，如果在短期内明显增大，则应考虑其为叶状肿瘤、囊肉瘤的可能，应及早手术切除。

【病例思维程序示范】

张某，女，25岁。发现双乳新发肿块2个月。2个月前，患者自行检查发现双乳外上方新发肿块，约蚕豆大小，无疼痛不适。在外院行B超检查示：双侧乳腺纤维腺瘤。平素乳房时有胀痛，性情急躁易怒，月经量少，伴痛经。两便通调。3年前曾有双乳纤维腺瘤微创手术史。舌质偏红，苔薄，脉滑细。

查体：双乳对称，双乳外上方各扪及一肿块，左侧大小约2cm×1.5cm，右侧大小约2cm×2cm，均形圆质地中等，表面光滑，边界清，活动度好。双腋下淋巴结未扪及肿大。

辨证思维程序：

第一步：明确诊断。根据专科检查，患者双乳外上方肿块，边界清楚，表面光滑，活动度好。外院B超检查提示：双侧乳腺纤维腺瘤，初步可以诊断为乳核。同时应与乳岩、乳房部囊肿相鉴别。

第二步：进行必要的检查。可行乳房彩色B超检查，以了解肿块血供情况。必要时可进行乳房MRI检查。

第三步：辨证论治。本案患者为多发、复发病例，可配合内治。患者平素性情急躁易怒，肝气郁结，肝郁犯脾，痰湿凝聚，结于乳房而成乳核。舌质偏红，苔薄，脉滑。证属肝气郁结，治拟疏肝理气，化痰散结。方用逍遥散加减。

处方：柴胡9g，广郁金9g，制香附9g，制半夏9g，象贝母12g，海藻15g，白芍9g，白术9g，茯苓9g，延胡索9g，肉苁蓉9g，莪术15g。

第四步：根据患者的兼证对上述方剂进行加减。患者月经量少，伴痛经，可加益母草、当归以调经。

第五步：本病应首选手术治疗。若先保守治疗，3个月内无明显效果，或肿块继续增大，亦应手术切除。

第六步：调摄与生活指导。定期自我检查，发现肿块及时诊治，手术后定期复查，术后可配合中药调治预防复发。

（自拟医案）

【经验方及常用中成药】

一、经验方

桃红散结方（《袖珍中医外科处方手册》）

功能：理气活血，破瘀散结。

主治：乳腺纤维腺瘤，坚实木硬者。

组成：桃仁 15g，红花 9g，当归 12g，川芎 9g，白芍 9g，柴胡 9g，制香附 9g，莪术 30g，三棱 15g.

用法：水煎服，日 1 剂，分 2 次服。

二、常用中成药

可选用逍遥丸、血府逐瘀口服液、小金丹、平消片。

（程亦勤、陈元）

第八节　乳　衄

【概述】

乳窍不时溢出少量血液，称为乳衄。本病多发于 40~50 岁经产妇女。其特点是乳头单个或多个乳头孔溢血性液体；或有乳晕下单发肿块，轻按肿物时，即可从乳头孔内溢出血性或黄色液体。引起乳衄的疾病有多种，如乳腺导管内乳头状瘤、乳腺癌、乳腺增生等。本节所讨论的乳衄相当于西医学的大导管内乳头状瘤和多发性导管内乳头状瘤。

【主要病因病机】

1. 肝气不舒，郁久化热，迫血妄行，致乳窍溢血。
2. 肝木犯脾，或思虑伤脾，脾气亏虚，脾不统血，致乳窍溢血。

【辨证注意点】

1. 应与乳岩、乳癖出现乳头孔溢血时相鉴别。

2. 辨清乳衄的虚证实证。

【辨证思路】

一、明确诊断

1. 乳头溢液为最常见的症状，通常为血性，也有浆液性、浆液血性者，可持续存在，也可呈间歇性。

2. 乳头溢液与肿块有明显关系，按压肿块时，即可自乳头溢出血性或浆液性液体。

3. 辅助检查如乳腺导管内窥镜、乳腺导管造影及乳头溢液细胞学检查有助于诊断。

二、鉴别诊断

乳头溢血是数种疾病均可出现的一个体征，故在临床上应注意鉴别。

	乳衄	乳癖	乳岩
乳头情况	乳头正常，多为单侧单孔	乳头正常，双侧多孔	乳头可回缩，多为单侧单孔
肿块位置	多位于乳晕区	多位于乳晕区以外	多位于乳晕区以外
肿块特点	单个，圆形，绿豆大小，质地软或中等，边缘清楚	常为多个，形状多样，双侧乳房散在分布，边缘清或不清，质地软或韧或有囊性感	多为单个，质地坚硬，活动度差，表面不光滑，边缘不清
肿块与皮肤及周围组织粘连情况	无粘连	无粘连	极易粘连，皮肤呈“橘皮样变”
疼痛	可有压痛	胀痛为主，多有周期性，或与情绪变化有关	少数病例有疼痛
活动度	可活动	可活动	早期活动度可，中期及晚期肿块固定

三、辨清乳衄之虚实

乳衄根据乳头溢血颜色及伴随症状可分为肝火偏旺证与脾虚失统证，肝火偏旺证为实热证，脾虚失统证为虚寒证。

四、辨证论治

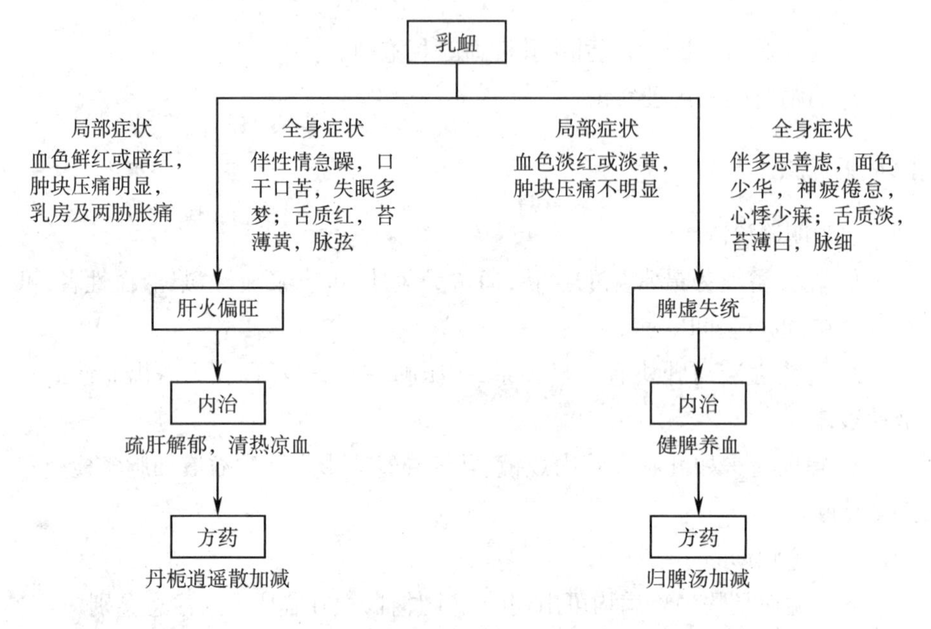

五、注意事项

1. 乳头溢血是数种疾病均可出现的一个体征，首先必须明确诊断，确定出血导管的部位和溢血性质，可采用乳腺导管造影或乳腺导管镜及溢液涂片检查等多种手段联合诊断。

2. 乳衄（乳腺导管内乳头状瘤）有一定的恶变率，临床治疗首选手术，中医药治疗可整体调节改善症状。

3. 本病原则上以手术为主，手术切除的难点在于病灶的准确定位，用指压确定溢液的乳管口，插入探针扩张后，注射亚甲蓝，沿探针走向做放射状切口或乳晕缘弧形切口，切除蓝染的病变乳管及周围的乳腺组织。

4. 注意术前 2 天避免过度频繁挤按溢液孔，以免术中检查无溢液导致定位困难。

【病例思维程序示范】

马某，女，36 岁。发现右乳胸罩上有少量咖啡色血迹 3 日，无乳房疼痛，无外伤史。自行挤压右乳头，见单孔有少量鲜血溢出。近 2 个月来工作压力大，急躁易怒，大便干结，2 日一行。夜寐不安，易惊醒。舌尖红，苔薄黄，脉细弦。

查体：双乳对称，双乳头无畸形，双乳晕部未扪及明显肿块，按压右乳头见中央孔内有少量鲜红色血液溢出，左乳头未见溢液。双腋下淋巴结未扪及肿大。

辨证思维程序：

第一步：初步诊断。根据患者发现右乳头血性溢液3日，以及专科检查时发现右乳头单孔血性溢液，故可诊断为乳衄。

第二步：进行必要的检查。患者乳头溢血，故应行乳头溢液涂片及乳腺导管镜或乳腺导管造影等检查以协助诊断。若检查提示乳腺导管内有新生物当以手术治疗为主。

第三步：辨证论治。根据患者乳头溢血色鲜红，并结合近期急躁易怒，大便干结，以及舌尖红，苔薄黄，脉细弦。四诊合参，证属肝火偏旺证，以实热证为主。治拟疏肝清热，凉血止血。方用丹栀逍遥散加减。

处方：柴胡9g，牡丹皮12g，山栀子12g，夏枯草15g，当归9g，赤芍9g，茜草9g，侧柏炭12g，仙鹤草30g，生甘草6g。

第四步：根据患者的兼证对上述方剂进行加减。患者大便干结，可加入大生地、玄参以养阴润肠通便；夜寐不安可加入珍珠母、远志镇静安神。

第五步：若相关检查明确提示乳腺导管内有新生物者，当以手术治疗为主，可根据具体情况行病变导管的区段切除术。

（自拟医案）

【医案及经验方】

一、医案

许履和医案（《中医古今医案精粹选评》）

1968年秋，余参加农村巡回医疗时，曾遇见一例乳衄患者，半月前右乳头突然流出血水，在某县人民医院诊断为乳头状瘤，建议手术治疗。患者有顾虑，而来医疗队就诊。

当时根据患者性急多怒，左乳房及右少腹胀痛，口中苦，脉弦细等症，给服炒丹皮10g，山栀10g，当归10g，白芍6g，柴胡3g，甘草1.5g，川贝母6g，橘叶10g，青陈皮各5g，金铃子10g，制香附10g，白术6g。

3帖乳衄渐少，6帖乳衄已止，左乳房及右少腹胀痛亦除，但右乳挤之尚有黄水流出。再服3帖，黄水消失，其他诸症亦退，因其面色少华，夜寐不佳，除用原方调理外，并配服归脾丸6g，一日2次，以善其后。

按语：本例病机侧重于肝，由郁怒伤肝，肝火内炽，血不内藏所致，所以治疗以丹栀逍遥散加减，重在清肝泄火；中途由乳头流血水转为流黄水，仍守原法治疗，黄水很快消失；最后又出现心脾两虚之象，而配服归脾丸收功。

二、经验方

1. 丹栀清肝方（《袖珍中医外科处方手册》）

功能：清肝泄热。

主治：乳腺导管内乳头状瘤，乳头溢血色鲜红，乳晕部肿块，压痛明显者。

组成：炒山栀12g，夏枯草15g，柴胡9g，橘叶5g，当归12g，白芍12g，青皮6g，制香附9g，白花蛇舌草30g，仙鹤草30g，藕节9g.

用法：水煎服，日1剂，分2次服。

2. 养血健脾方（《袖珍中医外科处方手册》）

功能：益气健脾，养血止血。

主治：乳腺导管内乳头状瘤，乳头溢血色淡红或淡黄褐，乳晕部肿块，压痛不明显者。

组成：炙黄芪30g，党参12g，当归15g，白术12g，炒白芍15g，茯苓神各12g，炙远志6g，藕节15g，广木香9g，炒枣仁9g，龙眼肉9g。

用法：水煎服，日1剂，分2次服。

（程亦勤、陈元）

第九节　乳　岩

【概述】

乳岩是发生在乳房部的恶性肿瘤。其特点是乳房部无痛性肿块，质地坚硬，推之不移，表面不光滑，凹凸不平，或乳头溢血，晚期溃烂，凹如泛莲。是女性最常见的恶性肿瘤之一。相当于西医学的乳腺癌、乳腺肉瘤、恶性叶状肿瘤。好发于40~60岁妇女，男性乳腺癌较少发生。无生育史或35岁以后生育或无哺乳史的妇女、月经来潮过早或绝经晚的妇女、有乳腺癌家族史的妇女，乳腺癌的发病风险相对较高。

【主要病因病机】

1. 内因　情志失调，气血运行失常，或饮食不节，脾失运化，痰湿内生，或冲任不调，气血运行失常，致气滞血瘀痰凝，阻塞经络，日久成岩。

2. 外因　感受外邪，外邪乘虚而入，阻塞经络，日久成岩。

【辨证注意点】

1. 全面了解患者体质强弱、病程长短、肿瘤大小、手术情况、放化疗情况以及患者肿瘤临床分期、病理分级、免疫组化等相关生物学特性指标，以辨明正邪盛衰，从而有助于确定治疗时扶正与祛邪的主次。

2. 注意乳腺癌与其他乳腺疾病的鉴别诊断，特别是特殊类型乳腺癌的鉴别诊断。

3. 乳腺癌患者术前以邪实为主，应辨明证属肝郁痰凝、冲任失调，还是正虚毒炽；术后以正虚为主，应辨明证属气血两亏或脾虚胃弱，还是胃阴亏虚。

【辨证思路】

一、明确诊断

1. 多发生在40~60岁的女性，男性少见。

2. 初期　乳房内有一肿块，多发于外上方，质地坚硬，表面高低不平，逐渐增大。

3. 中期　经年累月，始觉有不同程度的疼痛。肿块形如堆粟或覆碗，与周围组织粘连，皮核相亲，推之不动，皮肤呈“橘皮样”改变，乳头内缩或抬高。若皮色紫褐，上布血丝，即将溃烂。

4. 后期　溃后岩肿愈坚，疮口边缘不齐。有的中间凹陷很深，形如岩穴；有的高突，状如翻花，常流秽臭血水。患侧上肢肿胀。

5. 可在患侧腋下、锁骨上窝、锁骨下窝触到坚硬的肿块，或转移至内脏或骨骼。可出现发热，神疲，心烦不寐，形体消瘦等症。

6. 乳腺钼靶X线摄片、B超、MRI等有助诊断。组织病理学检查是确诊的主要依据。

二、鉴别诊断

1. 一般类型乳腺癌应与乳癖、乳痨、乳核相鉴别。

	乳核	乳岩	乳痨	乳癖
发病年龄	20~30岁多见	40~60岁多见	20~40岁多见	30~45岁多见
乳头情况	正常	可回缩	可回缩	正常
乳头溢液	无	多为单侧单孔，血性或浆液性	脓性溢液	多为双侧多孔，清水样
肿块特点	多为单个，也可为多个，圆形或卵圆形，表面光滑，边缘清楚，质地坚实，生长较缓慢	多为单个，质地坚硬，活动度差，表面不光滑，边缘不清，生长速度快	一个或数个，边缘不清，质地坚实。成脓后有干酪样脓液，溃后形成窦道，经久难愈	常为多个，双侧乳房散在分布，形状多样，边缘清或不清，质地软或韧或有囊性感
肿块与皮肤及周围组织粘连情况	无粘连	极易粘连，皮肤呈“橘皮样变”	易粘连	无粘连
疼痛	无	少数病例可有疼痛	可有疼痛	胀痛为主，多有周期性，或与情绪变化有关
活动度	好，用手推动时有滑脱感	早期活动度可，中期及晚期肿块固定	早期活动可，中期、晚期推之不移	可活动
淋巴结肿大	无	可有同侧腋窝淋巴结肿大，质地硬，活动差	可有同侧腋窝淋巴结肿大，质韧，伴触痛	无
抗结核治疗	无效	无效	有效	无效

2. 特殊类型乳腺癌

（1）炎性乳岩多发生于青年妇女，半数发生在妊娠期或哺乳期，故临床上应注意与乳痈相鉴别。

	炎性乳岩	乳痈
肿块	乳房迅速肿大，无明显肿块扪及	肿块明显
疼痛	不明显	胀痛明显，成脓时为雀啄样痛
脓液	不化脓	成脓时有黄色脓液流出，多夹有乳汁
肤色	暗红或紫红色	焮红

续表

	炎性乳岩	乳痈
淋巴结肿大	早期即有同侧腋窝或锁骨上窝淋巴结肿大,质地硬,活动度差	同侧腋窝淋巴结可有肿大,触痛明显。随炎症消退而缩小
全身症状	不明显,可有低热	明显,多有恶寒高热
抗炎治疗	无效	有效
预后	差,患者常于数月至1年内死亡	较好

(2) 乳疳(湿疹样癌)应与乳头风(乳头湿疹)相鉴别

	乳疳	乳头风
发病年龄	多见于中老年	多见于青年
发病乳头	多为单侧	多为双侧
乳头外形	可部分或全部溃烂	不变形
肿块	乳晕附近可有肿块	无

三、辨证论治

1. 乳腺癌患者术前以邪实为主,证候多见肝郁痰凝、冲任失调、正虚毒炽。

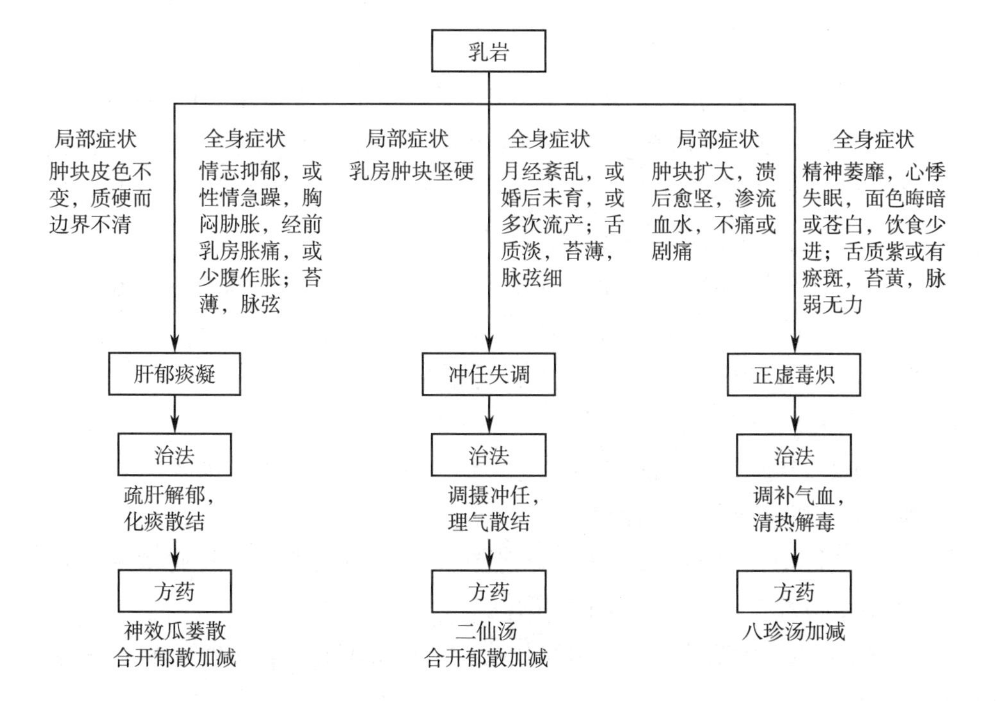

2. 术后以正虚为主，证候多见气血两亏、脾虚胃弱、胃阴亏虚。

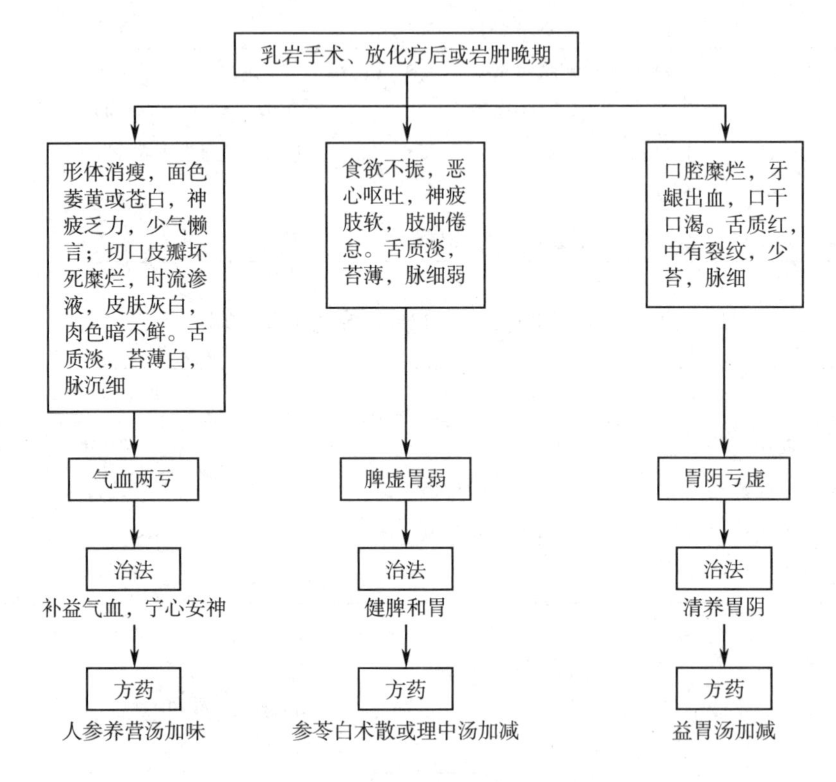

四、注意事项

1. 辨邪正盛衰，定扶正祛邪尺度。乳岩的临床治疗应以扶正与祛邪相结合为总治则。明辨正邪盛衰、病变部位及病程阶段而确立不同的治法。早期宜祛邪为主，扶正为辅；中期宜扶正祛邪同时兼顾；晚期及乳岩术后宜扶正为主，祛邪为辅，强调扶正不留邪，祛邪不伤正。

2. 局部与整体兼顾并有所侧重。乳岩是全身疾病的局部表现，根据病程不同，治疗侧重点亦异。乳岩早期应以手术治疗为主，全身治疗为辅；晚期乳岩及乳岩术后应以全身治疗为主，兼顾局部治疗。

3. 并发症的处理

（1）乳腺癌术后皮瓣坏死者可先以九一丹、红油膏外敷以提脓祛腐，待脓腐脱清后改以生肌散、红油膏生肌收口。

（2）对于乳腺癌术后胸壁转移而引起的溃疡，可以红油膏外敷，溃疡疮面出血时以棉球蘸桃花散外盖，并加压包扎。

（3）乳腺癌术后患肢肿胀者可用玄明粉外敷消肿。若并发丹毒，可将玄明粉撒于金黄膏棉垫上外敷清热消肿。

(4) 放射性皮炎患者若局部红肿疼痛，可外敷青黛膏或清凉油或湿润烧伤膏。若皮肤干燥脱屑，可外敷白玉膏。

【病例思维程序示范】

陈某，女，56岁，左乳腺癌术后8月。患者2017年7月行左乳腺癌改良根治术，术后病理示：浸润性导管癌Ⅲ级左腋下淋巴结4/20(+)。ER80%(+)，PR60%(+)，Cer-Bb2(-)，Ki-67 40%(+)。术后完成化疗8个疗程(EC×4-T×4)，放疗25次。目前口服来曲唑内分泌治疗。目前自觉神疲乏力，口干欲饮，手足及双膝关节酸痛，晨起明显，稍活动后能缓解，纳食不香，入睡困难，左上肢抬举受限，无肿胀。近期复查血常规、肝肾功能均正常。已绝经6年。舌质淡黯，边有瘀点，少苔，脉濡细。

辨证思维程序：

第一步：明确诊断。根据患者左乳腺癌术后8个月，术后病理诊断示：浸润性导管癌，故乳岩术后诊断明确。

第二步：进行必要的检查。患者术后8个月，左腋下淋巴结转移数目大于3个，目前进行芳香化酶抑制剂内分泌治疗。故临床上应定期进行相关指标的复查。需做的检查有血常规、肝肾功能、CEA、CA125、CA19-9、CA153、NK(自然杀伤细胞)、TNF(肿瘤坏死因子)、VEGF(血管内皮生长因子)、激素水平(E2、P、TSH、LH、睾酮、PRL)、B超(肝、胆、胰、脾、双肾、子宫及附件、健侧乳房及腋下、锁骨上淋巴结)、肺CT及骨密度等。

第三步：辨证论治。根据患者神疲乏力，口干欲饮，纳食不香，此为气阴两虚；腋下淋巴转移提示术前癌毒已外侵旁窜。舌质黯，边有瘀点，少苔，脉濡细。证属气阴两虚。治拟益气养阴，解毒活血。

处方：生黄芪30g，党参30g，白术15g，茯苓15g，苏梗15g，黄精15g，川石斛15g，灵芝15g，肉苁蓉15g，白花蛇舌草30g，蜂房9g，丹参30g，莪术30g，石见穿30g。

第四步：根据患者的兼证对上述方剂进行加减。患者左上肢抬举不利，可加入桑枝、桂枝、川芎；入睡困难，可加入酸枣仁、五味子；手足及双膝关节酸痛，晨起明显，可加入骨碎补、煅牡蛎、补骨脂、山茱萸等。

第五步：辨证选择外治法。左上肢抬举不利，可进行上肢抬高锻炼，但应循序渐进，不可急于求成。

第六步：调摄与生活指导。当进食富含钙质的饮食，并适当补充钙片。尽量避免患肢提拎重物。鼓励患者参加适当的体育活动，保持良好的心态，振奋精神，正确对待疾病。

（自拟医案）

【医案、经验方及常用中成药】

一、医案

唐汉钧医案（《历代名医医案精选》）

张某，女，48岁。

因右乳乳腺癌根治术后，右上肢肿胀疼痛半年就诊。患者自觉右上肢胀痛，腋下牵掣不适，食欲较差，夜寐梦多，二便尚调。

检查：右上肢明显较左侧增粗肿胀，触诊皮肤硬韧。舌红少苔，脉细。证属气阴两虚，血瘀湿阻。治拟补气活血，除湿消肿。

处方：生黄芪30g，太子参30g，白术15g，茯苓12g，苏梗12g，当归15g，桃仁12g，赤芍12g，川芎12g，桑枝9g，地龙12g，黄精9g，生米仁12g，白花蛇舌草15g，露蜂房9g，肉苁蓉9g，炒枣仁15g，生甘草9g。

二诊：右上肢胀痛感较前减轻，胃纳渐增，睡眠好转。前方加丝瓜络12g、忍冬藤12g以通络消肿。尊此法服药3个月，右上肢症状基本消失。

按语：本案患者术后正气已伤，加之放化疗使气血俱伤，脾胃功能受损，瘀血痰湿停滞而发为本病。治疗上主张标本兼治，以补气活血、除湿消肿为治则。选用八珍汤加味以补益气血，使气血两旺，邪不可干；辅以祛邪解毒之品，祛除残留之邪。更以桑枝、地龙活络利水消肿，并引诸药直达病所，气旺血行湿化，肿胀自消。

二、经验方

1. 乳癌散结汤[《首批国家级名老中医效验秘方精选》（续集）]

功能：扶正祛邪，消癥散结。

主治：晚期转移性乳腺癌。

组成：生黄芪30g，党参12g，白术9g，仙灵脾30g，肉苁蓉12g，山萸肉9g，天冬12g，天花粉16g，枸杞12g，女贞子15g，南沙参16g，白花蛇舌草30g，蛇莓

30g,蛇六谷 30g,石上柏 30g,龙葵 30g,半枝莲 30g,山慈菇 15g,莪术 30g,蜂房 12g,海藻 30g。

用法:水煎服,日 1 剂,分 2 次服。

2. 蜂房不留汤(《中国现代名医验方荟海》)

功能:破血逐瘀,扶正祛邪,解毒活络,软坚散结。

主治:各期乳腺癌。

组成:露蜂房 9g,穿山甲 9g,石见穿 16g,王不留行 12g,莪术 16g,黄芪 16g,当归 16g,三七粉(分 2 次服)3g。

加减:癌块直径超过 3cm,加水红花子 16g、桃仁 9g、蛇六谷 30g;已溃,加太子参、土茯苓各 30g;偏阳虚,加人参养营丸 1 丸;阴虚,加天冬、生地黄、天花粉各 15g;偏寒,加桂枝、细辛各 3g;偏热,加夏枯草 15g、蒲公英 30g。

用法:水煎服,日 1 剂,分 2 次服。

3. 穿鳖消癌汤(《当代著名老中医秘验单方选》)

功能:化痰软坚,活血通络,解毒消肿。

主治:各期乳腺癌。

组成:穿山甲 12g,制鳖甲 12g,夏枯草 30g,海藻 30g,望江南 30g,野菊花 30g,白花蛇舌草 30g,白毛藤 30g,丹参 30g,全瓜蒌 30g,牡蛎 30g,昆布 15g,怀山药 15g,南沙参 12g,王不留行 12g,露蜂房 12g,桃仁 9g。

用法:水煎服,日 1 剂,分 2 次服。

三、常用中成药

可选用小金丹、西黄丸。

(程亦勤、陈元)

第三章　瘿、瘤、岩

第一节　瘿

【概述】

瘿是甲状腺疾病的总称。古人云："瘿，婴也，在颈前婴喉也。"瘿有缠绕之意，是指颈前结喉两侧肿大的一类疾病。相当于西医学的单纯性甲状腺肿、甲状腺腺瘤、甲状腺囊肿、甲状腺结节、甲状腺癌、甲状腺炎及甲状腺功能亢进等。

【主要病因病机】

1. 气滞　情志不畅，肝失疏泄，气机升降失常，则形成气滞。气郁日久，积聚成形，或与外来或内生致病因素合邪为病。

2. 血瘀　气为血帅，气行则血行，气滞则血凝。气滞日久必致血瘀形成癥结肿块。

3. 痰凝　肝气郁滞，横逆犯脾，脾失健运，痰湿内生，或因外邪所侵、体质虚弱等，使气机阻滞，津液积聚为痰，痰凝成核。

4. 痰火郁结　风温风火客于肺胃，积热上壅，热毒灼津为痰，痰火凝聚，搏结而成。

5. 冲任失调　禀赋不足，劳损伤正，冲任失调，肝木失养，肾阴亏虚，阴损及阳，可致脾肾阳虚。

【辨证注意点】

1. 首先应明确各种瘿病的诊断。通过详细询问颈前结喉处不适症状病史；望局部有无红肿，血管有无充盈；触诊肿块的位置、大小、形态、数目、硬度、光滑度、活动度、有无压痛、边界是否清晰、气管有无移位、局部有无震颤、颈部淋巴结有无肿大等；听诊甲状腺局部的血流杂音等明确瘿病的性质。

2. 注意与常见的颈部炎性淋巴结肿大、先天性颈部囊状淋巴管瘤、腮腺混合瘤、恶性肿瘤颈部淋巴结转移灶等相鉴别。

3. 瘿病当分清阴阳标本虚实，一般来说初起为标为实，久病多虚或虚实夹杂。根据患者的临床症状又需分清阴阳，甲状腺功能亢进患者多见阴虚阳亢表现，而甲状腺功能减退患者多见气虚、阳虚之象。

（刘晓鸫）

气　瘿

【概述】

气瘿是甲状腺疾病的一种，因其局部肿块柔软无痛，可随喜怒而消长，故称为气瘿。俗称“大脖子病”。《诸病源候论》载：“气瘿之状，颈下皮宽，内结突起，膇膇然亦渐大，气结所致也。”本病以前常见于离海较远的高原或山区，尤其云贵高原和陕西、山西、宁夏等地区多见，近年来在发达城市居民中亦不少见。相当于西医学的单纯性甲状腺肿及部分地方性甲状腺肿。

【主要病因病机】

1. 肝郁痰凝　情志不畅，忧怒无节，气化失调，营运阻塞，导致气滞、痰凝，结于颈部。

2. 肝郁肾虚　青春期、妊娠期妇女等，气机不畅，肾气亏损，冲任失养，亦可引发本病。

3. 饮食因素　饮食中缺碘是引起地方性甲状腺肿的主要原因。

【辨证注意点】

1. 根据颈前肿胀的特点，明确气瘿的证型以肝郁为主。

2. 详细询问病史，查明瘿肿的诱发原因。

【辨证思路】

一、明确诊断

1. 多见于女性，多发生在青春期。

2. 颈部弥漫性肿大，皮色如常，可随喜怒而发生大小变化。

3. 可出现颈前压迫症状。压迫气管可引起呼吸困难;压迫食管可引起吞咽不适;压迫喉返神经可引起声音嘶哑。

4. B超检查可示对称、均匀性甲状腺肿大,规则,或有囊肿;血清甲状腺激素水平可偏低可正常。

5. 必要时可行病理穿刺检查以明确诊断。

二、与肉瘿相鉴别

1. 肉瘿　扪之有核累累,边缘光滑、清楚。

2. 气瘿　扪之柔软无核、漫肿,边界不清。

三、辨证论治

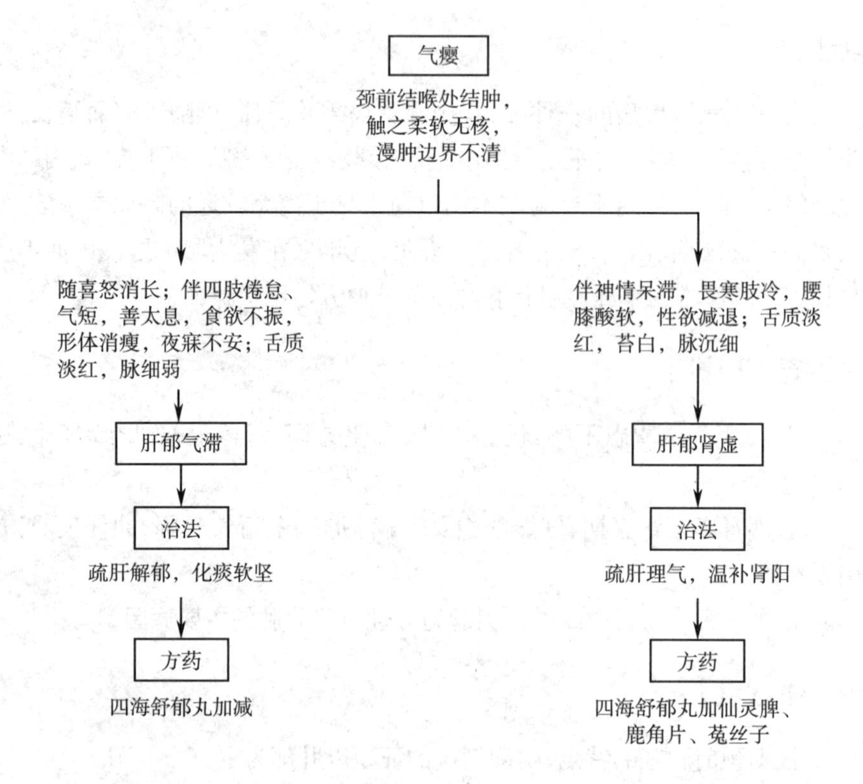

四、注意事项

1. 本病辨证明确,以肝郁气滞为主证,但仍需考虑患者的体质因素,兼有肾虚者可酌情加用补肾之品(如产后、妊娠、青春发育期等)。

2. 在本病流行的地区,应做好食盐加碘工作,如碘化食盐的推广工作,做好集体预防工作。

【病例思维程序示范】

王某，女，34岁。无意中发现颈前漫肿粗大，自感每于情绪激动后肿块明显，无明显疼痛，胃纳可，夜寐欠安，二便调。舌质淡，苔薄白，脉弦细。

查体：甲状腺弥漫性肿大，质软，可随吞咽活动，未触及肿大的颈部淋巴结。

辨证思维程序：

第一步：明确瘿肿的性质，区分气瘿还是肉瘿。根据患者颈前弥漫性肿大，无痛痒，考虑为气瘿。

第二步：应行甲状腺B超检查，血清甲状腺激素检查，血清甲状腺自身抗体检测如Tg-Ab、TR-Ab、TPO-Ab等，以排除甲亢和自身免疫性甲状腺炎等疾病。

第三步：辨证论治。根据患者全身气血情况，舌质淡，舌苔薄，脉弦细，辨为肝郁气滞证。治拟疏肝解郁，化痰软坚为主，拟选四海疏郁丸加减。

处方：木香15g，陈皮6g，海蛤壳6g，海带60g，海藻60g，昆布60g，海螵蛸60g。上药共研细末，为丸梧子大。日服2次，每次4.5g。

第四步：查血清甲状腺激素水平偏低，嘱其多食海产品，保持心情舒畅，勿情绪激动，勿郁怒动气。

（自拟医案）

【医案、经验方及常用中成药】

一、医案（《外科大成》）

吴某，颈前漫肿，无痛痒，舌淡苔薄，脉细。此瘿病，气血虚弱也。用活血散瘿汤。川芎、白芍、当归、熟地、陈皮、半夏、茯苓、人参、丹皮、红花、昆布、木香、甘草。服至百日外，元气渐醒，颈前肿大渐消，仍以解郁健脾之剂内服。

二、经验方

1. 白前汤（《普济方》）

功能：理气散结消瘿。

主治：气瘿初作。

组成：白前、昆布、厚朴、杏仁、陈皮、制附子、海藻、法半夏、甘草各1两，小麦3合。

用法:上药锉如麻豆大。每服3钱,水1.5盏,生姜1片、枣1大枚,拍碎,煎至8分,去渣,食后温服。

2. 消瘿饮(《中国中医秘方大全》)

功能:活血消瘿,散结消肿。

主治:气瘿。

组成:当归10g,川芎10g,赤芍15g,丹参12g,黄药子12g,海藻15g。

用法:每日1剂,早、午、晚3次煎服。

3. 羊靥(猪靥亦可)(《中国中医秘方大全》)

功能:消瘿肿。

主治:气瘿。

组成:羊靥(猪靥亦可)1具,去脂。

用法:酒浸炙热,含之咽汁,每日1具,7日为一个疗程。

三、常用中成药

可选用小金丹、西黄丸、肿节风、平消胶囊等。

(刘晓鸫)

肉　　瘿

【概述】

瘿病肿块较局限而柔韧者,称为肉瘿。其特点是颈前喉结一侧或两侧结块,柔韧而圆,表面光滑,按之不痛,可随吞咽上下活动,发展缓慢,好发于40岁以下的中年人,女性多发。相当于西医学的甲状腺腺瘤或囊肿,属甲状腺的良性肿瘤。

【主要病因病机】

1. 气滞痰凝　由于七情郁结,肝失条达,肝旺侮土,脾失健运,痰湿内蕴,浊气、痰湿循经凝结于颈前,而发为本病。

2. 脾虚痰结　饮食不节,劳逸过度,脾运不健,聚湿成痰,结聚于颈前而发为肉瘿。

3. 气阴两虚 久病体虚、虚劳伤阴或肝郁化火，日久灼伤阴液，郁火与湿痰结于颈前而发为本病。

【辨证注意点】

1. 抓住肉瘿的基本病机进行辨证。肉瘿的基本病机为肝郁气滞，基本证型为气滞痰凝证、脾虚痰结证和气阴两虚证。

2. 详细询问病史，查明肉瘿的诱发原因。

3. 辨明虚实阴阳，根据患者的症状和体征，分清阴阳虚实属性，特别是肉瘿的阴虚阳亢证。

4. 重视内外治相结合的辨证论治。

【辨证思路】

一、明确诊断

1. 颈前部一侧或两侧结块，可随吞咽活动，发展缓慢。

2. 肿块巨大可出现颈前压迫症状，但较少发生呼吸困难或声音嘶哑。

3. B 超检查可示甲状腺结节性肿大，边界清楚，或有囊肿；血清甲状腺激素水平多正常。

4. 血清甲状腺素、甲状腺自身抗体等检查有助于诊断。

5. 必要时可行甲状腺细针穿刺检查或病理活检。

二、与甲状舌骨囊肿、瘿痈相鉴别

1. 肉瘿 颈前结喉处扪之有核累累，边缘光滑、清楚，可随吞咽动作上下活动。

2. 甲状舌骨囊肿 颈部正中，胸锁关节上方，可触及光滑肿块，一般不随吞咽动作活动，但随伸舌动作上下移动。

3. 瘿痈 发病迅速，颈部弥漫性肿大，色红灼热，自觉疼痛，肿块边界不清，有触痛。发病前多有上呼吸道感染病史。

三、辨证论治

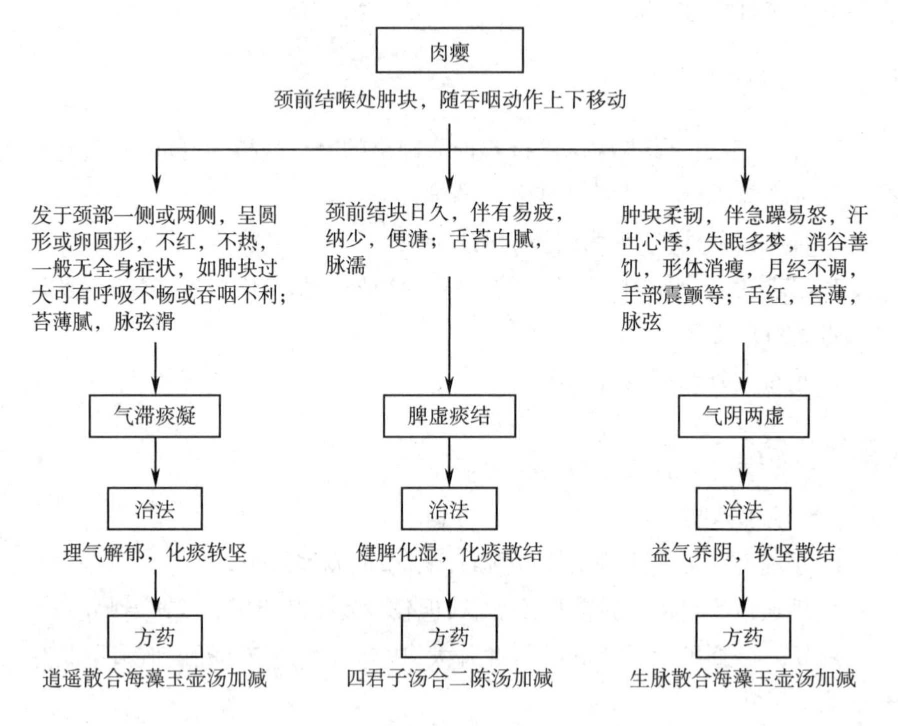

四、注意事项

1. 肉瘿患者切忌经常触压颈部肿块，以防肿块内部出血，或受刺激后加快其增长。

2. 服药期间，若肿块迅速增大，须排除囊内出血；治疗3~6个月肿块不愈或增大，可考虑手术治疗。

3. 肉瘿以气滞痰凝为主证，外治用药可选用阳和解凝膏掺黑退消或桂麝散外敷；气阴两虚证患者，则可用冲和膏外敷，取其药性平和，无助火生热之虑。

【病例思维程序示范】

江某，女，34岁。1996年9月11日就诊。患者平素性情急躁易怒，近来无意中发现颈前结块，无疼痛不适，无心慌心悸，曾于外院行甲状腺B超检查，示：右甲状腺上极见一3cm×2.5cm低回声不均质光团，甲状腺周围未见明显淋巴结影。追问病史，诉无月经不调，无形体消瘦。

查体：右甲状腺触及圆形肿块，约3cm×3cm大小，质地中等，表面光滑，可随吞咽动作上下活动，无压痛，双手无震颤。舌淡，苔白厚腻，脉滑缓。

辨证思维程序：

第一步：明确瘿肿的性质，区分气瘿还是肉瘿，并与甲状舌骨囊肿及瘿痈相鉴别。根据患者颈前右侧圆形肿块、光滑，可随吞咽动作上下活动，无压痛，无心悸手抖，可明确为肉瘿。

第二步：可行甲状腺B超检查，血清甲状腺激素检查，必要时行甲状腺细针穿刺病理活检。

第三步：根据患者病史，舌淡，苔白厚腻，脉滑缓，辨为气滞痰凝证。法当理气解郁，散结消肿。

处方：柴胡10g，制香附10g，广郁金15g，八月札10g，陈皮10g，姜半夏10g，桃仁10g，山慈菇10g，象贝母10g，海藻10g，生甘草6g。

第四步：调摄与生活指导。保持心情舒畅，避免忧思郁怒。

（自拟医案）

【医案、经验方及常用中成药】

一、医案

1. 阙华发医案[何英，阙华发. 阙华发运用温阳法治疗甲状腺结节经验. 上海中医药杂志，2011，45(5)：5-6.]

张某，女，65岁。初诊日期：2009年2月10日。患者因“颈部肿块5年，增大6个月”就诊。刻诊：颈部肿块，每遇疲劳自觉肿块增大。畏寒，乏力，易感冒。否认心悸、汗出、手抖等症状，口不干，胃纳可（无腹胀），夜尿频，寐欠安。舌质淡紫，边有齿痕，苔白厚腻，脉沉。

查体：颈部可触及数个大小不等的结节，左侧偏大，最大45mm×30mm，质地中等，表面光滑，皮色如常，可随吞咽动作上下移动，压痛（-），双手振颤试验（-）。

颈部超声检查：甲状腺多发性占位（考虑良性病变），右叶最大14mm×9mm，左叶最大36mm×23mm；周边见少量血流。

西医诊断：多发性甲状腺结节。

中医诊断：肉瘿。

辨证：阳虚痰凝。

治法：温阳益气，化痰活血。

处方：生黄芪 15g，太子参 12g，白术 9g，茯苓 12g，姜半夏 9g，制南星 15g，薏苡仁 15g，牡蛎 30g，浙贝母 9g，柴胡 9g，制香附 12g，三棱 15g，莪术 15g，桃仁 9g，丹参 15g，夏枯草 9g，僵蚕 9g，蜈蚣 2g，熟附子（先煎）18g，肉桂 3g，仙灵脾 15g，合欢皮 15g，炙甘草 12g。每日 1 剂，水煎，早晚分服。

二诊（3 月 7 日）：触诊颈部结节变软，最大 35mm×30mm。咽中有黏痰，时咳嗽。手足心热，稍有纳差，夜寐可。舌质淡，边有齿痕，苔根腻，脉沉迟。甲状腺相关指标均在正常范围。上方加桔梗 9g、白芥子 15g、厚朴 9g、莱菔子 9g、铁树叶 12g、枇杷叶 12g、熟地黄 15g、玄参 15g、麦芽 15g。

三诊（5 月 9 日）：肿块缩小，手足心热消失，咽部舒畅。舌淡体胖，苔薄，脉弦。颈部超声检查：右侧甲状腺结节，局部囊性变伴钙化，左侧甲状腺混合性占位伴钙化。右叶最大 13mm×6mm，左叶最大 25mm×18mm。上方加牛蒡子 12g、延胡索 9g。

患者依此方加减治疗半年余，甲状腺肿块基本消失。颈部超声检查：双侧甲状腺内质地不均，未见结节影。

按语：本例在疏肝理气、健脾化痰、活血软坚等基础上，应用大剂量附子及肉桂等热性药治疗。在运用温阳法治疗本病时，要依据舌象判断附子等热性药的使用，舌质淡紫，舌体胖，舌苔白（提示阳虚痰湿夹瘀）或齿痕舌（提示气虚）均可应用。药后如见舌质润可续用热药，舌红质干则停用，并以滋阴药培补肾阴、清虚热，待舌质润有津，再用热药直至舌色转为淡红。

2. 钱伯文医案（《历代名医医案精选》）

叶某，女，36 岁。发现颈前正中偏右侧有一鹅蛋大小肿块（1.5cm×2cm），质偏硬，表面光滑，随吞咽可上下移动。至某医院做放射性同位素扫描示“温结节”，诊断为甲状腺腺瘤，需手术治疗。因患者有顾虑，要求中药治疗。

患者精神疲惫，心情急躁，低热，口干津少，胃纳不佳，月经不调，经行腹胀腹痛，肢麻，面足浮肿，苔薄腻，质红，脉细弦。证属肝气郁结化火，灼伤津液、痰火胶结而致肿核。治以疏肝解郁，软坚散结。

处方：昆布 20g，海藻 20g，象贝母 12g，天龙 2 条，煅牡蛎 30g，橘叶 10g，夏枯草 12g，制香附 9g，水红花子 10g，枸橘李 10g，广郁金 12g，生米仁 20 克。7 剂。

二诊：服上药后肿核未见明显改变，动则烦躁易怒，颧红，肢麻，治以消肿软坚化痰,佐以滋阴降火。

处方:原方加赤芍 20g、生地 12g、丹皮 12g,7 剂;六味地黄丸 12g,分 3 次吞服。

三诊:药后肿块稍有柔软,胃纳较佳,烦躁易怒、口干、低热如故,治法再宗上意 7 剂。

四诊:服上药后 3 周后,患者低热已退,颧红肢麻均愈,甲状腺肿块缩小,仍感疲惫,夜眠不熟,面足轻度浮肿。苔薄腻,脉细。前方既效,于原方加茯苓 20g、白术 12g、生黄芪 20g,14 剂。

嗣后基本按此方,酌情加减连续服药 4 个多月,肿块消失,随访 2 年,身体健康,甲状腺腺瘤一直没有复发。

3. 医案(《名医类案》)

江应宿治妇人颈瘿,知其为少阳厥阴肝胆,因郁怒痰气所成。治以海藻 3 两,昆布(俱水洗净)1 两,半夏(制)、小松萝、枯矾、蛤粉、通草各 1 两,龙胆草(洗)3 两,小麦面(炒去湿)4 两,共为细末,食后用酒调下 3 钱,去枕睡片时,或临卧服,以消止药,不必尽剂,一月愈。

二、经验方

1. 人参化瘿丹(《杂病源流犀烛》)

功能:健脾化痰,散结消肿。

主治:肉瘿。

组成:海带、海藻、海蛤、昆布四味俱焙,泽泻(炒),边翘,猪靥,羊靥,人参。

用法:上药为丸,每日服 2 次,一次 3~6g。

2. 散郁软坚汤[孙维刚 . 孙宜麟诊治瘿瘤 50 例经验 . 中医函授通讯,1990,(1):30.]

功能:疏肝理气,化痰散结。

主治:甲状腺腺瘤和甲状腺囊肿。

组成:夏枯草 50g,香附 20g,生牡蛎 30g,黄药子 15g,昆布 20g,海藻 20g,海浮石 30g,浙贝母 15g。

用法:上药水煎服,日 2 次。

3. 消瘿气瘰丸(《中国中医秘方大全》)

功能:化消瘿肿。

主治:肉瘿。

组成:夏枯草 12g,海藻 10g,海带 12g,海螵蛸 12g,黄芩 10g,枳壳 10g。

用法:上药水煎服,日2次。

三、常用中成药

1. 气滞痰凝　小金丸、平消胶囊、肿节风、五味麝香丸。

2. 气阴两虚　生脉饮、左归丸、六味地黄丸加小金丸或平消胶囊。

(刘晓鸫)

瘿　痈

【概述】

瘿痈是以颈前肿块疼痛,皮肤微热,随吞咽上下移动为主要症状的疾病。其特点是颈前结喉两侧结块肿痛,皮色不变,扪之微热,疼痛可牵引至耳后枕部,常伴发热、头痛等症状,较少化脓。发病较急,有激素依赖性,病情易反复,相当于西医学的亚急性甲状腺炎。临床亦有急性甲状腺炎,因较少见,在此不做讨论。

【主要病因病机】

1. 外感邪气　多因风温、风火之邪气客于肺胃,夹痰上攻,客于颈部少阳经而发病。

2. 正气虚弱　久病或久劳之后,正气虚弱,外邪乘虚侵入,客于颈部少阳经,经络阻塞,气血凝滞,郁久化热,发为本病。

【辨证注意点】

1. 抓住瘿痈的基本病机进行辨证。瘿痈的基本病机为外受风热之邪,内因肝郁肺胃积热,夹痰上攻,以致气血凝滞,郁而化热。

2. 应根据病情辨明虚实,分清是外感邪气还是内生郁热。一般来说,因外感者,多有表证,可伴有咽痛等上呼吸道感染症状。

3. 根据病情辨明发病的时期,分清初期、中期、后期。一般初期多为外邪侵扰;中期多辨为邪热恋滞;后期多辨为正虚痰凝。

4. 注意内外治辨证治疗相结合。

【辨证思路】

一、明确诊断

1. 常有前驱症状。发病前常有咽痛等上呼吸道感染症状。

2. 发病急骤,颈前结喉两侧肿胀,弥漫性肿大,皮色不变,扪之微热,肿块质地坚实,边界不清,压痛,疼痛可牵及耳后枕部。可因颈部活动或吞咽活动而加重疼痛。

3. 严重者可伴有声音嘶哑,气促,吞咽困难。

4. 病情易反复,有明显的激素依赖性。

5. 实验室检查白细胞计数及中性粒细胞百分比增高。

6. 甲状腺超声、血沉、血清甲状腺激素检查有助于诊断。

7. 必要时可行甲状腺细针穿刺或病理学活检。

二、鉴别诊断

	瘿痈	锁喉痈	颈痈
发病缓急	发病较急	病势急骤,来势凶猛	发病较缓
发病部位	颈前结喉两侧,随吞咽活动	环绕结喉,范围较大,可延及颈部两侧腮颊及胸前	颈部两侧,部位较局限,不随吞咽活动
局部症状	结块轻度肿痛,皮色不变,扪之微热	红肿明显,肿势较甚	结块红肿疼痛
全身症状	可伴发热、畏寒,严重者可有声嘶、气促、吞咽困难	可并发喉风、重舌甚至惊厥,伴有壮热、口渴、头痛项强、大便秘结等	多有乳蛾、口疳、龋齿或头面疮疖,较少伴有寒热、头痛
西医学病名	亚急性甲状腺炎	口底部蜂窝织炎	颈部急性化脓性淋巴结炎

三、辨证论治

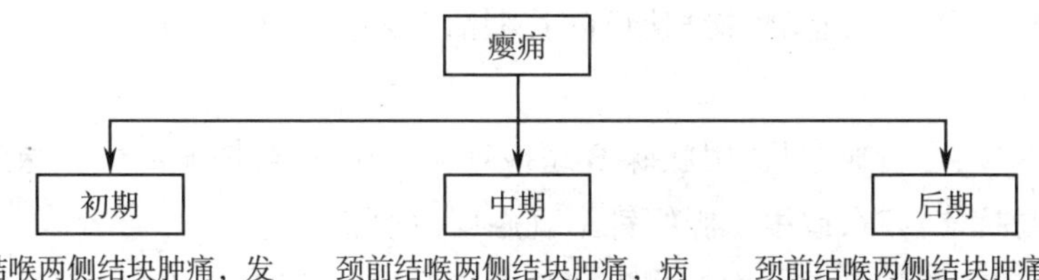
瘿痈
初期
中期
后期
颈前结喉两侧结块肿痛,发病不久,肿块疼痛明显,其痛牵引耳后枕部,伴恶寒发
颈前结喉两侧结块肿痛,病情反复迁延,呈激素依赖性,肿块疼痛较轻,反复低热;
颈前结喉两侧结块肿痛,发病日久,肿块坚实,轻度作胀,重按才痛,或有喉间梗

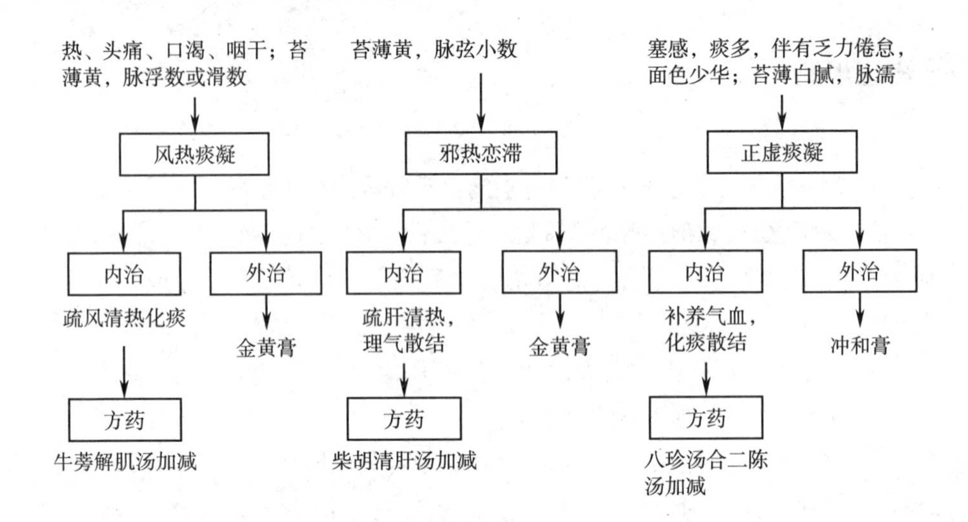

四、注意事项

本病在重视内治的同时，不要忽视外治疗法；采用清热解毒、消肿止痛的外用药治疗，可以取得事半功倍的疗效。

【病例思维程序示范】

林某，女，23岁。1999年4月6日就诊。患者诉颈前结块肿痛2天，伴有轻度发热恶寒，咽喉疼痛，头痛口干，诉近有感冒咽痛之症，未予注意，渐至颈前结块疼痛，无心慌心悸之症，胃纳欠佳，小便色黄，大便硬结，寐可。

查体：颈前结块，皮色不红，可随吞咽活动，位于结喉之下，压痛明显，肤温较高，双手振颤试验(–)。舌淡红，苔薄黄腻，脉滑数。

辅助检查：甲状腺B超：甲状腺内见散在光点改变，未见结节影。血常规：WBC 11×10^9/L，N 78%，L 21%。

辨证思维程序：

第一步：明确颈前结块肿痛的性质，与颈痈、锁喉痈相鉴别。根据患者颈前结块红肿疼痛，查体颈前结块可随吞咽活动，位于结喉之下，无心悸手抖，可确诊为瘿痈。

第二步：可行血常规、甲状腺B超检查，必要时还可做血清甲状腺激素、甲状腺自身抗体检查，或甲状腺细针穿刺病理活检。

第三步：辨证论治。根据本案患者病史和局部症状，舌淡红，苔薄黄腻，脉滑数，辨为风热痰凝证，法当疏风清热化痰，消肿止痛。

处方：柴胡10g，夏枯草10g，金银花10g，野菊花10g，连翘10g，牛蒡子15g，荆芥10g，象贝母10g，丹皮10g，玄参15g，生山栀10g，生甘草6g。

第四步：辨证选择外治法。据患者的局部症状，拟用清热解毒、消肿止痛的外用中药外敷。采用金黄膏外敷患处，每日换药1次，直至结肿疼痛消失为止。

（自拟医案）

【医案、经验方及常用中成药】

一、医案（《潘春林医案》）

高某，女，9岁，长兴县。初诊：1965年7月29日。结喉前肿痛焮红，经有旬日，形势颇巨。按之内将酿脓，其势更剧，引及咽喉，吞咽困难，形寒身热，大便2日未行，脉数，苔黄腻，症势鸱张，难免增剧，急拟清热化痰，佐入箍托法。

连翘3钱，银花3钱，黄连1钱，炒黄芩2钱，天竹黄3钱，浙贝母3钱，杏仁3钱，鲜石斛4钱，玄参3钱，射干1钱5分，制天虫2钱，皂角刺3钱，瓜蒌仁（打）4钱。

外治：贴消退膏，金液丹合良药等份，内吹，3日1次。

二、经验方

扶正清瘿方加减［刘晓鸫．益气养阴消瘿法治疗桥本氏甲状腺炎22例．新中医，1999，31（10）：33-34.］

功能：健脾益气，清瘿消肿。

主治：亚急性甲状腺炎，自身免疫性甲状腺炎。

组成：柴胡10g，广郁金10g，八月札10g，婆婆针15g，板蓝根15g，桃仁10g，生黄芪30g，茯苓10g，红枣20g，生甘草6g。

用法：上药水煎服，两煎相兑，分早晚服。

三、常用中成药

1. 外用药　金黄膏，金黄散、双柏散水调。
2. 内服药　小金丸、西黄丸、平消胶囊、肿节风。

（刘晓鸫、徐杰男）

桥本甲状腺炎

【概述】

桥本甲状腺炎是发生于甲状腺的慢性自身免疫性疾病，好发于青中年女性。其特点是甲状腺弥漫性肿大，质地韧硬，如橡皮状，血中甲状腺抗体升高，特别是甲状腺过氧化物酶抗体阳性，日久可发展为甲状腺功能减退。

【主要病因病机】

1. 情志不畅，精神抑郁，则肝失条达，气郁于内，气机受阻，血行不畅，津液输布失常，日久则气滞血瘀痰凝。

2. 先天不足，素体脾肾虚弱，思虑过度，体虚不耐，则湿痰滞留，日久化热，痰热互结于颈前，而发为本病。

3. 外感风温之邪反复侵袭，入体化热，灼伤津液，炼液为痰，结于颈前而发为本病。

【辨证注意点】

1. 结合患者的年龄、性别、体质及临床症状的差异来辨别表里寒热虚实。一般年轻的患者多属风温外感兼有痰瘀互结，而年龄大的患者多属痰瘀互结兼有脾肾阳虚。

2. 患者甲状腺肿硬的程度和病情直接相关，甲状腺肿大，质地越硬，预示病情越重，发病时间越长；肿大不明显，质地偏软，预示病发不久，病情较轻。

【辨证思路】

一、明确诊断

1. 好发于青中年女性。

2. 甲状腺弥漫性肿大，质韧硬，可伴有甲状腺结节。

3. 血清甲状腺抗体阳性，特别是甲状腺过氧化物酶阳性。

4. 病理穿刺示甲状腺内有淋巴细胞浸润，可明确诊断。

5. 发病早期，可伴有甲状腺功能亢进，病到后期可发展为甲状腺功能减退。

二、与瘿痈、石瘿相鉴别

1. 瘿痈　颈前肿块疼痛，皮色不变，扪之微热，随吞咽上下移动，疼痛可牵引至耳后枕部，常伴发热、头痛等症状，较少化脓。发病较急，病程较痈稍长。

2. 石瘿　结喉两侧结块，坚硬如石，高低不平，不能随吞咽活动上下移动，可伴有颈部淋巴结肿大质硬。病理穿刺可兹鉴别。

值得注意的是，桥本甲状腺炎的结节若伴有细沙样钙化，可能合并甲状腺癌，需经穿刺病理确诊。

三、辨证论治

本病古籍并无记载，根据中医辨证论治的基本原则和临床特点分析，本病的主要证候包括肝郁痰凝、气阴两虚、脾肾阳虚。

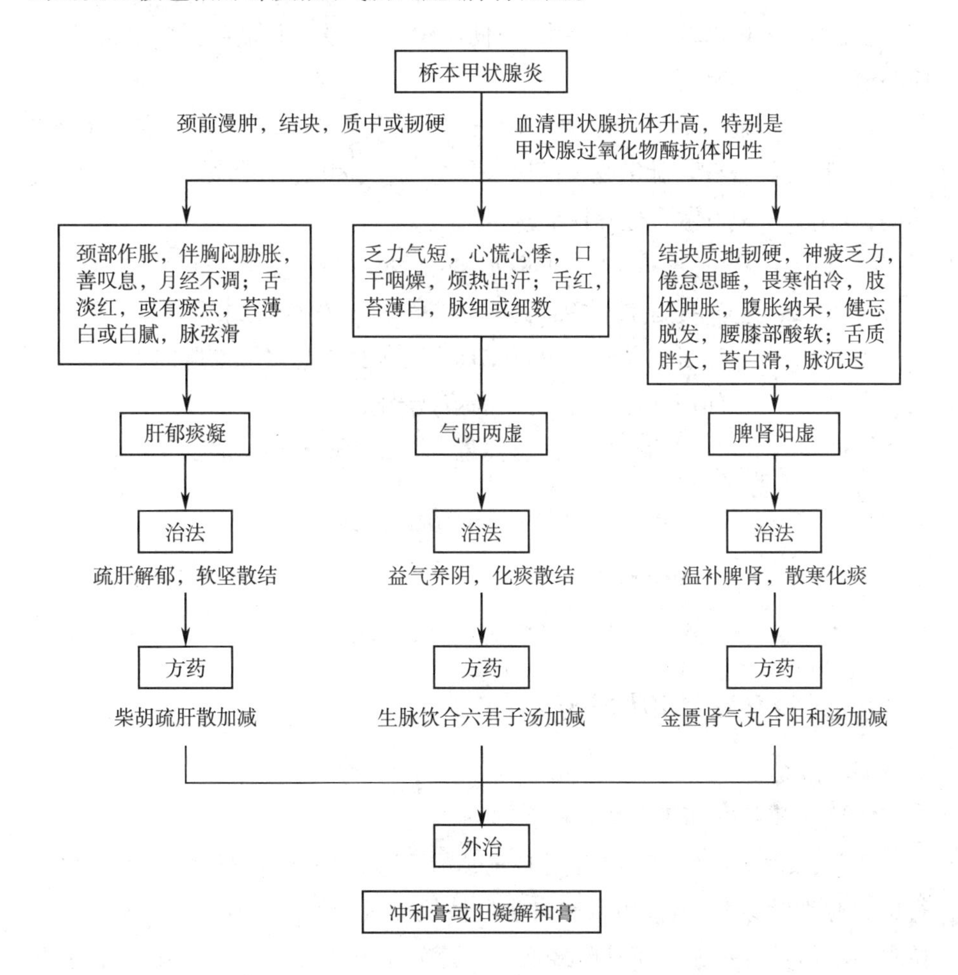

【病例思维程序示范】

江某，女，41岁。2002年4月3日就诊。患者颈部胀痛不适月余，故来医院诊治。完善相关检查，示：甲状腺功能正常，甲状腺过氧化物酶抗体：673IU/ml，甲状腺球蛋白抗体：>1 000IU/ml。B超示：双侧甲状腺弥漫性病变，请结合临床。

查体：双侧甲状腺弥漫性肿大，质韧如橡皮，触痛(-)。舌质淡红，苔薄，脉细弦。

辨证思维程序：

第一步：明确诊断。根据患者甲状腺抗体阳性，B超示双侧甲状腺弥漫性病变，查体双侧甲状腺弥漫性肿大，质韧如橡皮，可明确诊断为桥本甲状腺炎。应与瘿痈、石瘿相鉴别。

第二步：辨证论治。患者为中年女性，双侧甲状腺弥漫性肿大伴甲状腺抗体阳性，舌质红，苔薄，脉细弦。证属痰郁毒结，气阴两虚，治拟解郁化痰，益气养阴，方用柴胡疏肝散合生脉饮加减。

处方：柴胡12g，党参12g，白术9g，郁金9g，香附9g，夏枯草15g，金银花15g，连翘12g，黄芩9g，南沙参9g，麦冬9g，桃仁9g，茯苓9g，甘草9g。

第三步：根据患者的兼证对上述方剂进行加减。患者颈前胀痛不适，为气滞痰凝之象，可酌加理气化痰之药，如橘核、厚朴、半夏、川楝子等。

第四步：调摄与生活指导。注意休息，保证睡眠，不可劳累。忌食海鲜、辛辣发物。

（自拟医案）

【医案、经验方及常用中成药】

一、医案

唐汉钧医案(《唐汉钧谈外科病》)

薛某，女性，40岁。患者1年前自觉颈前不适1个月余外院就诊，经做B超、行甲状腺细针穿刺、血清甲状腺自身抗体检测，甲状腺 ^{131} 碘核素扫描均支持桥本甲状腺炎的诊断。于外院经西药治疗效果不明显，遂来门诊求治。主诉自觉颈前部有紧压感，时有心悸，平进易疲乏，易患感冒，胃纳尚可，夜寐欠安。TG-Ab、TPO-Ab较高；舌尖红，苔薄腻，脉濡。据其症状、体征辨为正虚邪恋，肝郁脾虚，风热痰湿蕴结。治拟扶正清瘿。

处方：柴胡9g，郁金9g，象贝母9g，鬼针草9g，玄参9g，板蓝根15g，生黄芪30g，白术12g，茯苓9g，山萸肉9g，淫羊藿12g，何首乌12g，枸杞子12g，红枣15g，炙甘草12g。

患者以此方为主加减服用1个月后，自觉颈前部紧迫感明显减轻，也无心悸。又加减服用上方2个月后，复查FT_4、TG-Ab、TPO-Ab均恢复正常。随访半年诸症未见复发，各项检查均正常。

按语：桥本甲状腺炎的发病机制比较复杂，由于病情缠绵不愈，唐汉钧教授将本病病机概括为正虚邪恋，肝郁脾虚，风热痰湿蕴结较为贴切。采用扶正清瘿的治疗原则，采用补益正气、疏肝解郁、清热散结治疗本病取得了良好疗效。

二、经验方

柴胡疏肝散（《证治准绳》）

功能：疏肝理气，软坚散结。

主治：肝郁不舒所致甲状腺肿大。

组成：柴胡9g，陈皮9g，川芎9g，芍药9g，枳壳12g，甘草9g，香附6g。

用法：水煎服，日1剂，分2次服。

三、常用中成药

可选用贞芪扶正胶囊、夏枯草口服液、清热解毒口服液、银翘片等。

（刘晓鸫、徐杰男）

石　瘿

【概述】

瘿病坚硬如石不可移动者，称为石瘿。其特点是结喉两侧结块，坚硬如石，高低不平，不能随吞咽活动上下移动。《三因极一病证方论》曰："坚硬不可移者，名曰石瘿。"本病多见于中年妇女。相当于西医学的甲状腺癌。

【主要病因病机】

1. 情志内伤　由于忧思恼怒，气郁不散，搏结于颈部，经络痞塞；或肝气不舒，肝脾不和，气结痰凝，循经上逆而结于颈部，正气日耗而邪气日坚，久而发为石瘿。

2. 肝肾不足　先天肝肾不足，或病后产后，久虚未复，或房室不节，肝肾之精亏损，以及郁怒伤肝，内耗精血，邪气郁遏，结于颈前而成石瘿。

【辨证注意点】

1. 首先应辨明邪正盛衰。石瘿为恶性肿瘤，基本病因为情志内伤，肝肾亏损，主要病机为浊气、痰湿、瘀血、邪火交结，辨明正邪之强弱，有利于对病情治疗转归预后的判断，也是合理选用扶正祛邪遣方用药比例的依据所在。

2. 其次应辨明正虚之阴阳属性。根据患者病情分清阴阳虚实，本病早期多见气郁痰凝证或气血瘀滞证，但病至后期，气血、阴精耗伤，多可见阴虚火旺证和气阴两伤证。

【辨证思路】

一、明确诊断

1. 结喉两侧结块，突然迅速增大，坚硬如石，表面高低不平，推之不移，伴有疼痛，可波及耳、枕部和肩部。

2. 甲状腺B超示甲状腺内实质性占位，血流丰富，边界包膜不清。

3. CT检查可发现甲状腺实质性占位肿块，边界不清，可伴有周围淋巴结肿大。

4. 甲状腺 ^{131}I 同位素扫描多显示冷结节。

5. 甲状腺细针穿刺活检或病理活检可明确诊断。

二、鉴别诊断

	瘿痈	锁喉痈	石瘿
发病缓急	发病较急	病势急骤，来势凶猛	发病较缓
发病部位	颈前结喉两侧，随吞咽活动	环绕结喉，范围较大，可延及颈部两侧腮颊及胸前	颈前结块，不随吞咽活动

续表

	瘿痈	锁喉痈	石瘿
局部症状	结块肿痛，皮色不变，扪之微热	红肿明显，肿势较甚	肿块坚硬，迅速增大，伴有疼痛，可放射至耳后、颈侧、肩部
全身症状	可伴发热、畏寒，严重者可有声嘶、气促、吞咽困难	可并发喉风、重舌甚至惊厥，伴有壮热、口渴、头痛项强、大便秘结等	
西医病名	亚急性甲状腺炎	口底部蜂窝织炎	甲状腺癌

三、根据患者的局部和全身情况，综合判断邪正盛衰

	正盛邪实	邪盛正衰
病程长短	发病不久	发病日久
精神面貌	神志清楚，面色润泽	精神不振，面色无华或晦暗
局部癌肿	肿块不大，坚硬如石，无卫星病灶	肿块巨大，坚硬如石，形状不规则，颈部可触及转移的肿大淋巴结
伴随症状	轻度疼痛，或无明显伴随症状	患处皮肤青筋暴露，伴有声音嘶哑，吞咽困难，或呼吸困难
起居饮食	如常	神疲乏力，卧床不起，纳呆食少
体重增减	不明显	消瘦明显
舌苔脉象	舌淡，苔薄腻，脉弦滑或沉滑	舌质瘀黯或红绛，边有齿痕，脉细弱或细数

四、辨证论治

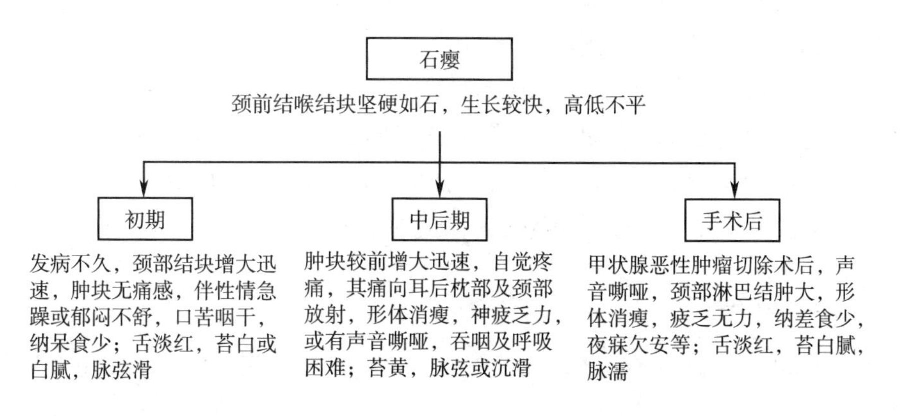

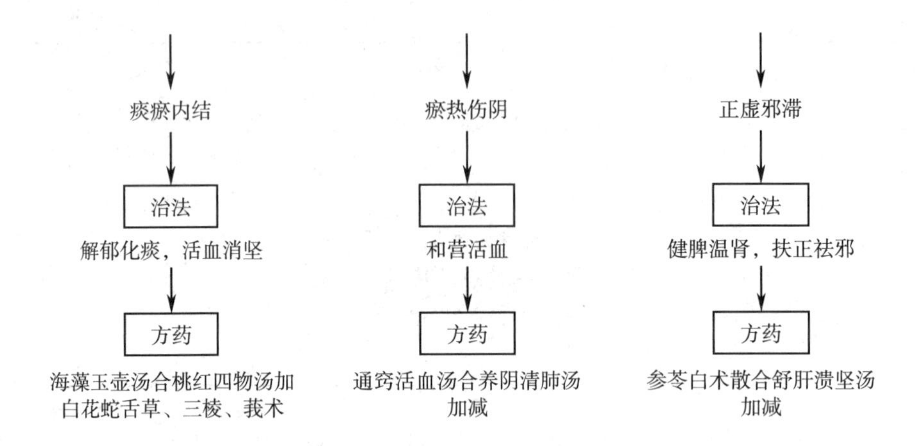

五、注意事项

1. 石瘿一旦确诊,宜早期手术切除。但未分化癌不宜手术切除,手术可加速癌细胞的血行扩散。

2. 石瘿的治疗当采用中西医结合的方法,树立患者战胜疾病的信心,对治疗极有帮助。

3. 石瘿患者手术后,应注意调摄饮食,禁食海鲜,注意休息,按时睡眠,坚持中医药调治对于患者减少术后复发与转移十分重要。

【病例思维程序示范】

林某,女,54 岁。2003 年 10 月 17 日就诊。患者颈前结块疼痛不适 2 天,伴有吞咽时咽喉紧束感,无发热恶寒,无咽喉疼痛,无心慌心悸之症,胃纳可,夜寐欠安,小便色黄,大便硬结。

查体:颈前结块位于甲状腺右叶,约 2cm × 1cm 大小,表面欠光滑,活动度差,肿块不随吞咽动作活动,压痛(-),局部肤温如常,双手振颤试验(-),甲状腺内可闻及血管杂音。舌暗红,苔薄白腻,脉沉滑。

辅助检查:甲状腺 B 超:甲状腺右叶内实质性占位病灶,内可见细小钙化点,颈部未见淋巴结。甲状腺功能:T_3、T_4、FT_3、FT_4、TSH 均正常;甲状腺抗体:TPO-Ab、Tg-Ab 均正常;肿瘤标记物:CEA 6.0ng/ml,TSGF 19U/ml,TNF 93fmol/ml,VEGF 119pg/ml。建议行甲状腺细针穿刺活检。

辨证思维程序:

第一步:明确颈前结块肿痛的性质,与肉瘿、失荣相鉴别。根据患者颈前结块疼痛，查体颈前结块质硬，活动度差，不随吞咽活动，无心悸手抖，可初步考虑为石瘿。

第二步：已行甲状腺B超检查及血清甲状腺激素、甲状腺抗体、肿瘤标记物检查，可行血常规检查，确诊还有待甲状腺细针穿刺病理活检。

第三步：辨证论治。根据患者病史，局部症状，舌苔脉象，辨为痰瘀内结证。法当活血化瘀，化痰散结。

处方：柴胡10g，黄芩10g，昆布10g，当归尾10g，赤芍10g，连翘10g，三棱10g，山慈菇10g，山豆根10g，白花蛇舌草30g，龙葵15g，制南星15g，干蟾皮10g，生甘草10g。

（自拟医案）

【医案、经验方及常用中成药】

一、医案（《普济方》）

向某患瘿病咽喉噎塞，为石瘿。此由忧恚之气，在于胸膈，不能消散，传于肺脾。半夏散治之。

二诊：咽喉噎塞有所好转，肿块未消，胸膈不利，脉来弦滑。以昆布散毒化痰，软坚散结。

二、经验方

破结散（《杂病源流犀烛》）

功能：软坚破结，化瘀消肿。

主治：石瘿。

组成：神曲、海藻、昆布、龙胆草、蛤粉、通草、贝母、枯矾、松萝茶等份，半夏减半。用法：上药蜜制成丸，每服用梧桐子大10丸。

三、常用中成药

可选用小金丹、小金丸、西黄丸、平消胶囊等。

（刘晓鸫）

第二节 瘤

【概述】

瘤是瘀血、湿痰、浊气停留于机体组织间而产生的结块。其临床特点是局限性肿块,多生于体表,发展缓慢,一般没有自觉症状。瘤的种类和名称繁多,本书主要论述常见的体表良性肿瘤。《医宗金鉴·外科心法要诀》将生于体表的肿瘤分为六种,即:气瘤、血瘤、筋瘤、肉瘤、骨瘤、脂瘤。

【主要病因病机】

1. 六淫之邪 六淫之邪为四时不正之气,乘虚内侵,导致气血凝结,阻滞经络,影响内脏的正常功能,邪浊与郁气、积血相合为病,留积不散,久之结为瘤。

2. 情志郁结 七情所伤,情志抑郁不畅,脏腑气机失于正常运行,气滞日久,必致血瘀,气滞血瘀长期蕴结不散,可逐渐形成瘤。

3. 脏腑失调 脏腑功能失调,正气虚弱,邪气留滞而致气滞血瘀,痰凝毒聚,互相搏结而致瘤。

4. 饮食不节 恣食辛辣厚味,脾胃受损,水湿不化,津液不布,湿蕴日久而成湿毒;或兼受邪火煎灼,凝结成痰,痰浊积聚而为瘤。

【辨证注意点】

1. 首先根据体表肿瘤的不同临床表现,区分气瘤、血瘤、肉瘤、脂瘤。

	气瘤	血瘤	肉瘤	脂瘤
局部形态	皮肤间柔软的肿核,按之凹陷,放手突起,状若有气	体表血络扩张,纵横丛集形成肿瘤	皮肉之间肿似馒,如肉之隆起,多为圆形或卵圆形	皮肤间圆形肿块,中央顶部有一黑头
质地	质地柔软	触之如海绵	柔软似绵	质软
边界	边界清楚	边界不清		清楚
颜色	局部皮色如常	局部皮肤鲜红或紫黯		染毒可见红肿
数目	单个或多个	多为单个	单个或多个	多个

续表

	气瘤	血瘤	肉瘤	脂瘤
发病时间	逐渐形成，多发	多为先天性，少发	逐渐形成，多发	逐渐形成，多发
对应西医病名	神经纤维瘤或皮肤赘生物	毛细血管瘤或海绵状血管瘤	脂肪瘤	皮脂腺囊肿或继发感染

2. 根据病情辨明标本虚实及阴阳属性。

3. 根据患者病情，辨明采用保守治疗还是采取手术治疗。

（刘晓鸫）

气　　瘤

【概述】

气瘤是发于皮肤间的多发性肿瘤。《薛氏医案·外科枢要·论瘤赘》说："其自皮肿起，按之浮软，名曰气瘤。"其特点是肿块浮浅柔软而有弹性，宛如气在瘤中，挤压后随手弹起，故名气瘤。

【主要病因病机】

1. 过度劳累，肺气损伤，卫气失固，腠理不密，外为寒邪所搏，气结为肿。

2. 长期忧思不解，肺气郁滞，卫气不行，气结为肿。

【辨证注意点】

1. 根据体表肿瘤柔软的特点，明确气瘤的病机以气滞痰凝为主。

2. 详细询问病史，查明诱发原因，辨明内伤与外感之分。

3. 需与体表其他肿瘤性疾病相鉴别。

【辨证思路】

一、明确诊断

气瘤的特点是体表发生的肿块，按之柔软，挤压后随手弹起，一般无疼痛，无恶寒发热等症，可随喜怒而消长。

二、与体表的血瘤、肉瘤、筋瘤、骨瘤、脂瘤相鉴别。

三、辨证论治

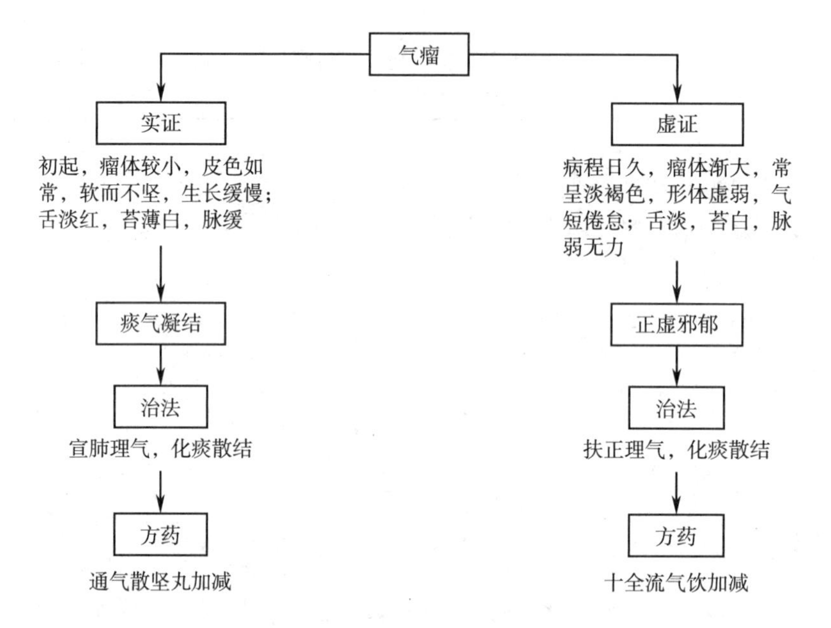

四、注意事项

根据气瘤的病情特点，应辨明采用手术治疗还是采用保守治疗。对于肿块孤立，边界清楚，生长部位手术方便，无手术禁忌证的患者，建议手术切除。

【病例思维程序示范】

王某，女，30岁。右侧腹皮肉肿块，按之柔软，肿块常随情绪变化而时大时小，边界清楚。舌质淡，苔薄白，脉濡细。

辨证思维程序：

第一步：根据患者的症状及体征，与血瘤、骨瘤、筋瘤相鉴别。

第二步：进一步可行体表肿块的超声检查，以辅助诊断；必要时可行穿刺活检。

第三步：辨证论治。根据病史、症状和体征，辨为痰气凝结证。法当宣肺理气，化痰散结。

处方：苍术10g，陈皮10g，姜半夏10g，茯苓10g，象贝母10g，白芥子10g，莱菔子 10g，桃仁 10g，莪术 15g，生薏苡仁 15g，生甘草 6g。

（自拟医案）

【医案、经验方及常用中成药】

一、医案[谢昱．谢任甫医案两则．中国中医急症，2004，(5)：305.]

彭某，女性，72岁，1970年11月22日初诊。主诉：右臀部包块半个月。2个月前臀部不适，不以为意，渐至坐卧困难。1个月前在某医院诊断为臀部囊肿，嘱住院手术治疗，家属顾虑其年老，故就诊于中医。现臀部包块日大，坐下疼痛加重，纳少，睡眠欠佳，二便尚调。素患胃下垂18年。

诊查：臀部肿块如鸭蛋大，焮红而肿，稍按则痛，但肿块皮肤不热。形长体瘦，面色㿠白，语声低怯。苔薄白，舌质红，舌心裂纹，脉微涩。

辨证为湿热壅滞，气血凝涩。拟软坚化痰，解毒和血，除湿散风，兼养胃阴。以消毒汤加味为治。

处方：生牡蛎 24g，大黄 5g，当归 9g，僵蚕（酒炒）9g，醋香附 9g，山药 15g，陈皮 6g，赤芍 15g，红饭豆 24g，红花 6g，炙甘草 15g。5剂，每日1剂，每次服120ml，每日4次。

再诊：药后肿痛减轻，纳谷尚差，舌脉如前。上方去红花，加浙贝母、谷芽各 15g。5剂，服药如前法。

三诊：囊肿逐渐回缩，肿块续减，纳食有增，守方大黄减为 2g，继进10剂，每3日服2剂。

四诊：囊肿已回缩如中指头大。虽舌心裂纹减少，而舌质尚红，纳谷仍差。再拟养阴益胃，佐以软坚、化痰、散风之剂。处方：党参 24g，山药 24g，熟地 9g，当归 9g，赤芍 15g，升麻 5g，柴胡 5g，陈皮 6g，谷芽 15g，牡蛎 15g，大黄 3g，僵蚕（酒炒）9g，醋香附 9g，浙贝母 9g，炙甘草 9g。5剂，药后肿块消失。

1971年春复查，无异常发现。1971年底来诊，诉左臀部又发包块，不便坐卧。视之肿块如鸽蛋大，微肿压痛，以手掩上不热。再用消毒汤治之，两诊共服药12剂，囊肿完全消失。随访15年，囊肿未复发。

二、经验方

1. 经验方（《中国中医秘方大全》）

功能：破结消肿。

主治:气瘤。

组成:穿山甲 15g,土鳖虫 30g,香附 15g。

用法:上药共研细末,每次服用 3g,每日 2 次。

2. 白头翁丸(《医部全录》)

功能:清热化痰。

主治:气瘤、气瘿。

组成:白头翁半两,昆布 1 钱,桂心 3 分,通草、海藻各 6 分,连翘、玄参各 8 分,白蔹 6 分。

用法:上药为细末,炼蜜和丸,如梧子大,每用 5 丸,用酒送下。忌蒜、面、生葱、猪、鱼。

三、常用中成药

可选用小金丹、小金丸、西黄丸、平消胶囊、肿节风、逍遥丸、蝎蜈片等。

(刘晓鸫)

血　　瘤

【概述】

血瘤是指体表血络扩张,纵横丛集而形成的肿瘤。以瘤体或红或紫,按之可暂时褪色或缩小,触破后出血难止为主要特征。相当西医学的血管瘤,常见的有毛血管瘤和海绵状血管瘤。

【主要病因病机】

1. 肾虚伏火　胎中伏火,迫血妄行,复感外邪,结而成瘤。
2. 心火妄动　心火亢盛,迫血妄行,凝聚成瘤。
3. 肝火燔灼　郁怒而肝火内动,迫血妄行,结聚成瘤。
4. 脾不统血　脾气亏虚,统摄无权,血离经外,瘀积而成血瘤。

【辨证注意点】

1. 明确血瘤的病机为血热不循经,离于经外,瘀积成瘤。
2. 详细询问病史,查明血瘤的诱发原因,辨明虚实。

3. 根据症状与体征，辨明血瘤五脏之所属。

【辨证思路】

一、明确诊断

血瘤的特点是体表发现局限性柔软肿块，色泽鲜红或暗紫，或呈局限性柔软肿埠，边界不清，触之如海绵状。

二、本病需与体表的气瘤、肉瘤、筋瘤、骨瘤、脂瘤相鉴别。

三、辨证论治

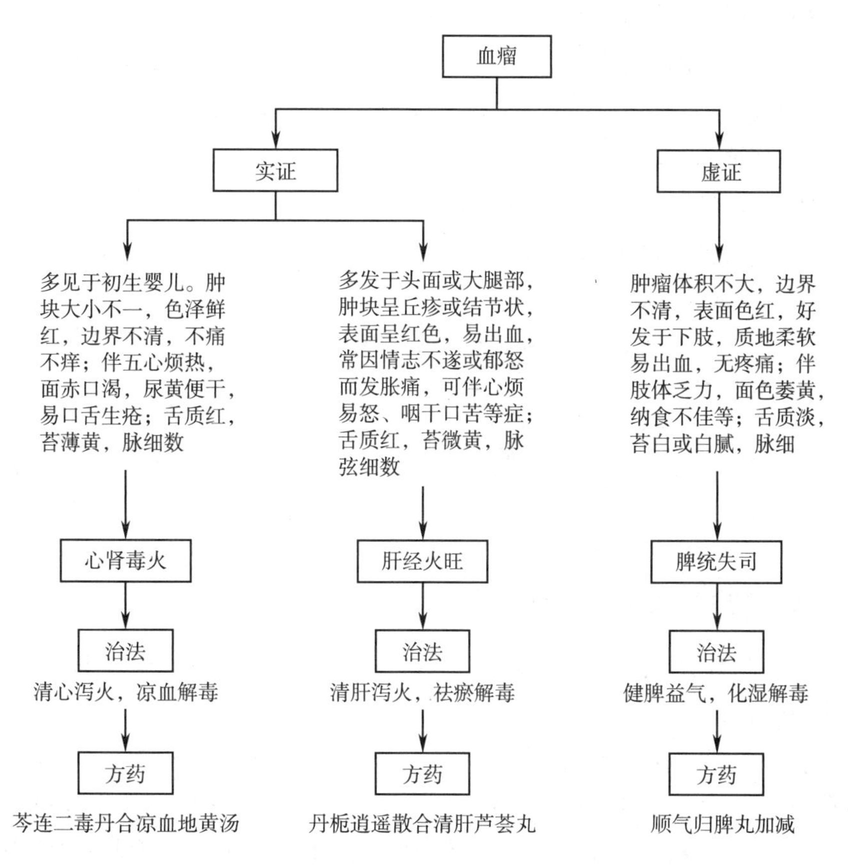

四、注意事项

根据血瘤的病情特点，应辨明采用手术治疗还是采用保守治疗。对于血瘤肿块孤立，边界清楚，生长部位手术方便，无手术禁忌证的患者，建议手术切除。

【病例思维程序示范】

汤某,女,1岁半。患儿出生后2天,发现右耳下腮腺部位有颗粒状红点数个,后红点逐渐增大,变为肿块突出于右侧耳下,颜色紫红,无明显疼痛不适。

查体:右耳下腮部见紫红色结块高起于皮肤,边界不清,触之柔软,无压痛,局部肤温不高。舌质淡红,苔少,脉细数。

经病理穿刺,确诊为"右侧淋巴管混合型血管瘤"。

辨证思维程序:

第一步:明确结块的性质,与气瘤、肉瘤、脂瘤相鉴别。根据患者为婴幼儿,出生时即发现右耳下腮部红点,逐渐增大融合成结块,局部颜色紫红,触之柔软,可明确诊断为血瘤。

第二步:进一步可行穿刺病理活检以明确诊断。

第三步:辨证论治。根据患者病史,局部症状,舌苔脉象,辨为心肾火毒证。法当清心泻火,凉血解毒。

处方:生地黄10g,赤芍9g,丹皮9g,黄柏9g,当归尾6g,连翘9g,三棱9g,炒山栀9g,知母9g,生甘草9g。

(自拟医案)

【医案、经验方及常用中成药】

一、医案[颜德馨,陈舜儒,周晓燕.静脉性血管瘤(巨肢症).上海中医药杂志,1981,4(2):20.]

王某,女,19岁。出生后即发现左手背有一粒芝麻大小的黑痣,满月后手背逐渐肿胀,并延及手指、前臂。近年肿胀迅速、疼痛,不能劳动。X线片示:左前臂及手指血管瘤,尺骨中下增粗,尺桡骨远端脱位。患者因拒绝截肢而出院就诊中医。舌质红,脉弦细。证属瘀热交滞,凝结于络。拟清热化瘀,软坚消瘤。

方药:丹参、赤芍、泽兰、桃仁、王不留行、威灵仙各12g,生牡蛎30g,地龙、丹皮各9g,红花、炮三甲、丝瓜络、川芎各6g,地鳖虫4.5g,水蛭粉(冲服)1.5g。

水煎,头二汁服,三煎外洗。

先后服药200余剂,左前臂周径由原39cm,缩小至24cm,继续治疗数月,基本康复,可做一般劳动。

二、经验方

芩连二母丸(《外科正宗》)

功能:抑火滋阴,调和血脉。

主治:血瘤心火旺动证。

组成:黄连、黄芩、知母、贝母、川芎、羚羊角、当归、白芍、生地、熟地、蒲黄、甘草、地骨皮各等份。

用法:上药为细末,侧柏叶煎汤,打寒食面糊为丸,如梧子大。每服 70 丸,灯心汤送下。或作汤剂服之亦效。

三、常用中成药

可选用血府逐瘀胶囊、失笑散、大黄䗪虫丸、归脾丸。

(刘晓鸫)

肉　　瘤

【概述】

肉瘤是发于皮里膜外,由脂肪组织过度增生形成的良性肿瘤。其特点是软似绵,肿似馒,皮色不变,不紧不宽,如肉之隆起。相当于西医学的脂肪瘤。

【主要病因病机】

1. 脾主肌肉,运化失常,湿痰凝结而成肉瘤。
2. 郁怒伤肝,气滞痰凝,结而为肉瘤。

【辨证注意点】

1. 首先应明确肉瘤的主要病机为气滞痰凝,应详细询问病史,查明诱因。
2. 根据肉瘤的主要病机辨明证候虚实。

【辨证思路】

一、明确诊断

根据肉瘤软似绵,肿似馒,皮色不变,如肉之隆起的特点,明确诊断。

二、与气瘤、血瘤、筋瘤、脂瘤、骨瘤相鉴别。

三、辨证论治

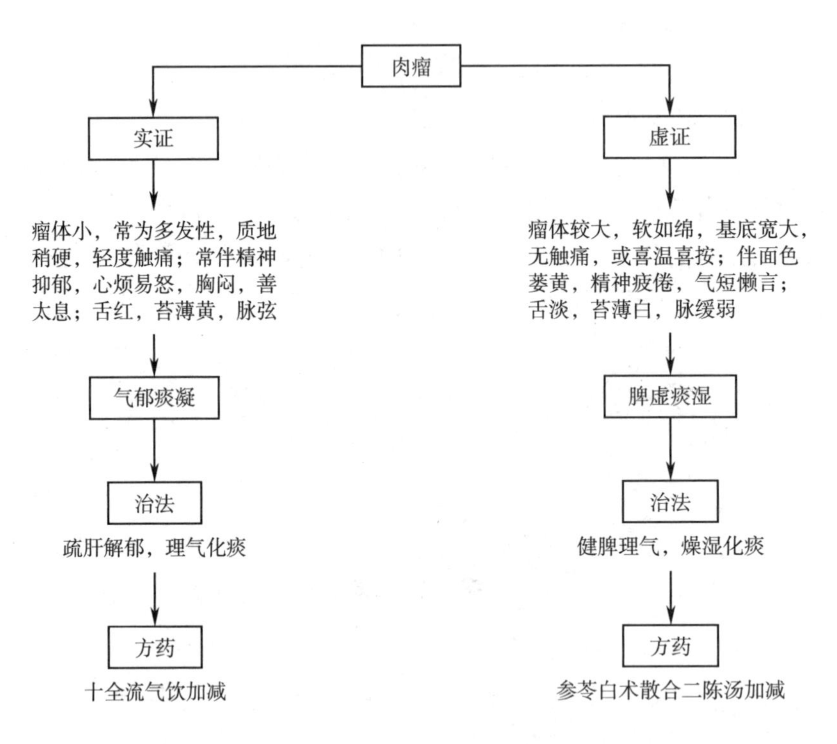

四、注意事项

根据肉瘤的病情特点，应辨明采用手术治疗还是采用内服治疗。对于肿块孤立，边界清楚，生长部位手术方便，无手术禁忌证的患者，建议手术切除。

【病例思维程序示范】

吴某，男，41岁。右上臂外侧结块2个月余，诉无明显不适，但影响其工作及生活，近来右上臂又发现类似小肿块，无疼痛不适。舌质淡红，苔白腻，脉沉。曾于外院行B超检查，示：脂肪瘤可能。

辨证思维程序：

第一步：明确结块的性质，与气瘤、血瘤、脂瘤、骨瘤相鉴别。

第二步：进一步可行穿刺病理活检以明确诊断。

第三步：辨证论治。根据患者病史，局部症状，舌苔脉象，辨为脾虚湿痰证。法当健脾理气，燥湿化痰。

处方：党参 15g，白术 15g，陈皮 10g，姜半夏 10g，桃仁 10g，广郁金 10g，生山楂 10g，白蒺藜 10g，生甘草 6g。

（自拟医案）

【医案、经验方及常用中成药】

一、医案（《外科正宗》）

一妇人，腰间生一肉瘤，三年余，方渐微痛，一日溃后，出小蛔虫，长约 5 寸，置温汤中，游动半时放息。其时患者形体衰弱，面黄肌瘦，口干发热。朝以八味丸，午用人参养荣汤，服至百日外，元气渐醒，又百日，其口方收。予意度之，其蛔乃经络气血所化。

二、经验方

1. 顺气归脾丸（《外科正宗》）

功能：健脾益气，理气消肿。

主治：肉瘤。

组成：陈皮、贝母、香附、乌药、当归、白术、茯神、黄芪、酸枣仁、远志、人参各 1 两，木香、炙甘草各 3 钱。

用法：上药为末，合欢树皮 4 两同煎汤煮老米糊，丸如梧桐子大。每服 60 丸，饭后服。

2. 十全流气饮（《外科正宗》）

功能：疏肝理气解郁，化痰软坚散结。

主治：气瘤、肉瘤。

组成：陈皮、赤茯苓、乌药、川芎、当归、白芍各 1 钱，香附 8 分，青皮 6 分，甘草 5 分，木香 3 分，姜 3 片，枣 2 枚。

用法：水二盅，煎八分，饭后服。

三、常用中成药

可选用人参健脾丸、小金丸、西黄丸、平消胶囊。

（刘晓鸫）

筋　　瘤

【概述】

筋瘤是以筋脉色紫、盘曲突起如蚯蚓状、形成团块为主要表现的浅表静脉病变。相当于西医学的下肢静脉曲张。

【主要病因病机】

1. 长期站立负重，劳倦伤气。
2. 多次妊娠，胎气压迫。
3. 外受风寒或涉水淋雨，寒湿凝筋。
4. 外伤筋脉，瘀血凝滞。
5. 中气下陷，禀赋不足，脾胃素虚，脾虚失于固摄和统摄，湿浊之邪下陷于小腿，筋脉弛缓。

以上因素均可导致经脉不和，气血运行失畅，瘀血阻络，久则筋脉聚结而成。

【辨证注意点】

1. 辨瘀血之因　血瘀贯穿于疾病始终，但有寒湿、湿热、气虚、外伤之异。
2. 注意询问病史　如长期站立、腹压增高史（重体力劳动、慢性咳嗽、习惯性便秘、妊娠妇女及盆腔肿瘤等）或家族史。
3. 注意后期并发症的辨证。

【辨证思路】

一、明确诊断

1. 多见于小腿，多有长期站立、腹压增高等病史或家族史。
2. 患肢酸、沉、胀痛，易疲劳、乏力。
3. 患肢浅静脉隆起、扩张、迂曲，甚者盘曲成团，站立时明显。
4. 可有踝部、足背水肿，以下午或临睡前明显。
5. 病久可伴皮肤营养性改变（淤滞性皮炎、湿疹、溃疡、色素沉着）、血栓性浅静脉炎、出血等并发症。

6. 超声多普勒、静脉造影等可准确判断病变部位、范围及程度，了解深静脉瓣膜及交通支瓣膜功能状况。

二、鉴别诊断

	下肢静脉曲张	下肢深静脉血栓形成	下肢动静脉瘘	下肢血管瘤
病史	多有长期站立、腹压增高等病史或家族史	多有外伤、手术、分娩、肿瘤及长期卧床史	多见于儿童、青少年，或有外伤史	多见于女性，年龄较轻，无职业特点（与站立工作无关）
临床表现	患肢酸、沉、胀痛，易疲劳、乏力；浅静脉曲张，站立时明显；可有踝部、足背水肿等	发病较急，下肢疼痛，肿胀显著，发展较快，后期出现浅静脉曲张，范围较大	瘘口附近静脉曲张明显，肤温升高，可见到血管搏动并扪及震颤，局部听诊有持续性粗糙杂音	单侧肢体浅静脉曲张，部位较集中且分布常不符合静脉系统的分布规律，可侵及皮肤和肌肉

三、辨证论治

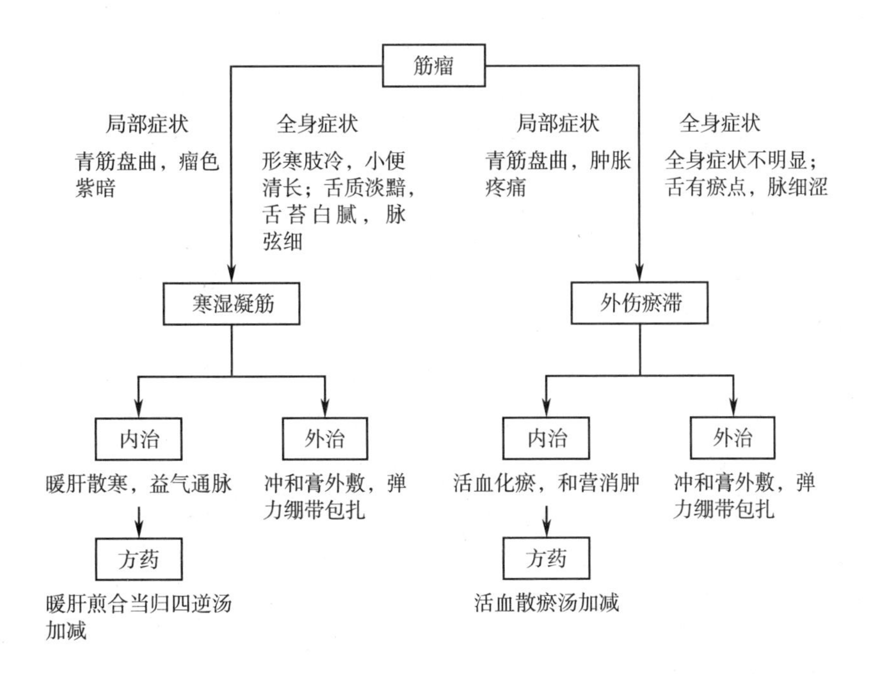

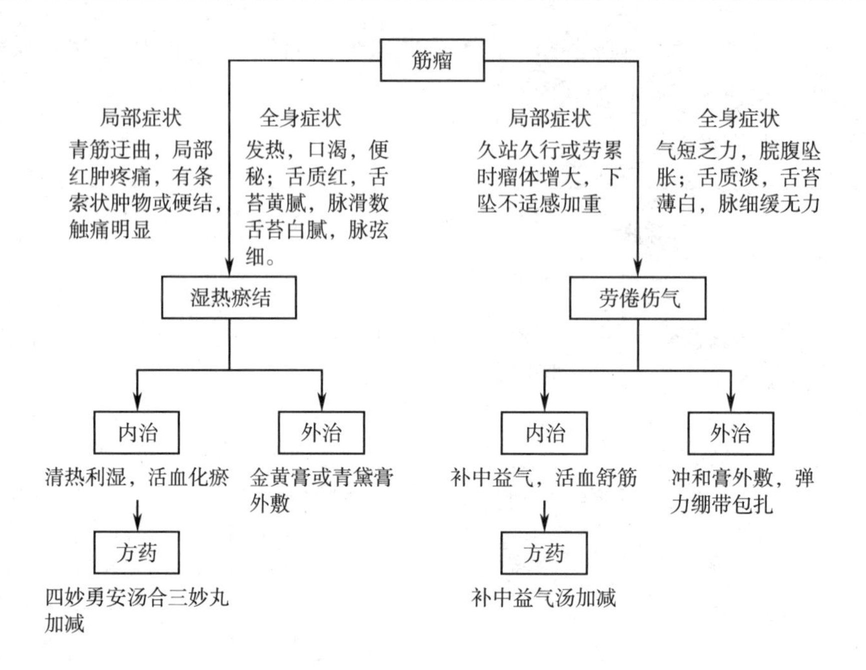

四、注意事项

1. 积极治疗臁疮、青蛇毒、湿疹、皮炎等各种并发症。
2. 避免久站、久坐,经常抬高患肢。
3. 穿弹力袜或弹力绷带缠绑。
4. 注意保护患肢,避免外伤。

【病例思维程序示范】

患者,女,55岁。2001年8月12日就诊。患者长期站立工作,25年前出现双下肢青筋显露,偶有下肢酸胀。10年前双小腿下段出现肿胀,以踝关节处明显,在劳累、行走后及下午或晚间尤甚,休息后或清晨减轻,未予诊治。8年前小腿内侧皮肤出现色素沉着,面积渐大,且颜色加深,皮肤脱屑、瘙痒,自觉气短乏力,下肢沉重、酸胀,易疲劳,畏寒。

查体:双下肢青筋迂曲,隆起成团,小腿部凹陷性水肿,小腿内侧皮肤出现色素沉着,脱屑,并可触及多个大小不等、质地坚实的结节,触痛,肤温正常。舌质淡,边有齿印,舌苔薄白,脉弦细。

辨证思维程序:

第一步:明确诊断。根据患者长期站立工作,出现双下肢青筋显露,自觉下肢沉重、酸胀、易疲劳，双下肢青筋迂曲、隆起成团，小腿部肿胀，内侧皮肤出现色素沉着，筋瘤（下肢静脉曲张）的诊断明确，并应与下肢深静脉血栓形成、先天性动静脉瘘、血管瘤等相鉴别。

第二步：进行相关检查。为判断病变部位、范围及程度，了解深静脉及交通支瓣膜功能状况，可行超声多普勒、静脉造影等检查。

第三步：辨证论治。本案患者因长期站立工作，血壅于下，下肢络脉气血瘀滞，瘀血阻络，脉络扩张，筋脉聚结而致双下肢青筋迂曲、隆起成团；久病耗伤气血，筋脉弛缓，湿浊之邪乘虚下陷于小腿，故自觉气短乏力、下肢沉重、酸胀、易疲劳，足踝肿胀，劳累、久行后及下午或晚间尤甚，休息后或清晨减轻，但平卧后可消失或消减；气短乏力，舌质淡，边有齿印，舌苔薄白，脉弦细均为气血两虚之候。证属劳倦伤气，中气下陷，络瘀湿阻，治拟补中益气，活血舒筋，方用补中益气汤合四物汤加减。

处方：生黄芪 30g，党参 18g，苍白术各 9g，茯苓 12g，姜半夏 12g，陈皮 6g，薏苡仁 15g，葛根 12g，升麻 6g，当归 12g，丹参 30g，地龙 9g，益母草 30g，泽泻 12g，牛膝 15g，生甘草 6g。

第四步：随症加减。青筋迂曲、隆起成团，局部扪及结节，加白芥子 15g、三棱 15g、莪术 15g；患者局部瘙痒，可加白鲜皮 15g、苦参 15g；疼痛，加失笑散（包）9g、延胡索 12g；患肢畏寒，加桂枝 6g、仙灵脾 15g、鹿角霜 6g 等。

第五步：调摄与生活指导。经常抬高患肢；避免长期站立；防止长期腹压升高；穿弹力袜或弹力绷带缠绑；注意保护患肢，避免外伤。

（自拟医案）

【医案及常用中成药】

一、医案

1. 朱小南医案（《历代名医医案精选》）

徐某，女，31 岁。怀孕 3 个月余，面色皖白，精神萎顿，按其脉滑而无力，舌质淡，苔薄润。详其小腿部位，见其静脉突起，曲张如蚯蚓然，颜色紫黑，用手摸得曲挛处，胀痛颇甚，且感到下肢沉重，同时食欲不振，精力疲乏，腰部时感酸楚，小便频数。按其胎位，较一般低下，小腹有下坠感。本症系肾气虚弱，下肢气血郁滞所致。治拟固肾益气，养血活络法。

杜仲9g，续断9g，狗脊9g，五味子4.5g，黄芪9g，白术6g，白芍9g，当归身6g，制首乌9g，丝瓜络9g，新会皮6g。

上方加减服6剂后，腰酸症状已减，腿部静脉曲张亦好，腿膝沉重感消失，小腹部不再有坠胀感。诸症好转，再用补气益血健脾通络法以善其后。

潞党参6g，怀山药9g，白术6g，茯苓9g，新会皮6g，五味子2.4g，炒枳壳3g，杜仲9g。

按语：本案患者怀孕未满四月，即出现下肢静脉曲张。朱氏认为其发病是因肾气虚弱，胎位下垂压迫血络，下肢络脉血壅所致。以固肾补气治其本，选用黄芪、党参、杜仲、续断、狗脊、五味子等补气安胎，增强胞络功能，使下垂胎位得以稍升，不致压迫血络；同时选用养血活络药为佐治其标，如当归身、熟地、首乌、丝瓜络等，疏通下肢瘀血，不致局部壅塞。

2. 医案[崔慧敏，阙华发．阙华发治疗下肢静脉曲张经验．山东中医杂志，2018，37(11)：912-915.]

患者，女，55岁。2015年11月30日初诊。主诉：双下肢青筋迂曲20年，伴下肢瘙痒5年。患者长期站立工作，20年前出现双下肢青筋显露，偶有下肢酸胀。8年前双小腿下段出现肿胀，以踝关节处明显，在劳累、行走后及傍晚尤甚，休息后或清晨症状减轻，未予治疗。5年前患者小腿内侧皮肤出现色素沉着，面积逐渐增大，且颜色加深，皮肤脱屑，自觉气短乏力，下肢沉重、酸胀、易疲劳，畏寒。刻下：双下肢酸胀无力，局部皮肤瘙痒明显，口稍干，胃纳可，胃脘舒，大便偏干，夜寐安。舌质淡黯，舌体胖大，边有齿痕，苔薄黄，脉弦细。

专科检查：双下肢青筋迂曲，隆起成团，小腿部凹陷性水肿，小腿内侧皮肤出现色素沉着，脱屑，肤温正常。

中医诊断：筋瘤，证属脾肾亏虚、中气下陷。

治拟益肾健脾、升阳举陷、养血活血。补中益气汤合六君子汤加减。

处方：生黄芪30g，党参18g，苍术9g，白术9g，茯苓12g，姜半夏12g，陈皮6g，葛根12g，薏苡仁12g，当归12g，丹参30g，忍冬藤30g，泽泻12g，川牛膝9g，淫羊藿15g，火麻仁15g，桂枝6g，甘草6g。

7剂，每日1剂，水煎300ml，早晚饭后半小时服用。嘱患者避风寒，调饮食，畅情志，慎起居。

二诊：2015年12月7日，患者乏力症状较前减轻，双下肢酸胀、沉重情况好转，局部皮肤瘙痒稍有改善，口不干，胃纳可，胃脘舒，大便每日1次，夜寐安。舌质淡黯，舌体胖大，边有齿痕，苔薄，脉弦细。专科检查：双下肢青筋迂曲，隆起成团，小腿部凹陷性水肿，小腿内侧皮肤出现色素沉着，脱屑，肤温正常。前方去苍术、陈皮、姜半夏等燥湿化痰之品及润肠通便之火麻仁，加益母草15g、鸡血藤3g、熟附子3g，以增强养血活血之功效。14剂，煎服方法同前，并嘱患者避风寒，调饮食，畅情志，慎起居，适当抬高患肢。

三诊：2015年12月23日，患者乏力症状基本消失，双下肢酸胀明显好转，沉重感基本消失，小腿内侧色素沉着较前减退，局部皮肤瘙痒症状好转，口不干，胃纳可，胃脘舒，大便每日1次，夜寐安。舌质淡黯，舌体胖大，边有齿痕，苔薄，脉弦细。专科检查：双下肢青筋迂曲，隆起团块较前缩小，小腿部凹陷性水肿，小腿内侧色素沉着较前减退，肤温正常。前方去益母草、忍冬藤、桂枝，加桃仁6g、冬瓜皮30g，14剂，煎服方法同前。

患者服药后自觉诸症皆好转，后连续服用该剂3个月。门诊随访，患者双下肢沉重酸胀症状已无，双下肢青筋迂曲较前明显消退，下肢色素沉着较前减退，范围较前缩小。

按语：本案患者长期站立工作，血壅于下，下肢络脉气血瘀滞，瘀血阻络，脉络扩张，筋脉聚结而致双下肢青筋迂曲、隆起成团；久病耗伤气血，筋脉弛缓，湿浊之邪乘虚陷于小腿，故自觉短气乏力，下肢沉重、酸胀、易疲劳，足踝肿胀，劳累、久行后及傍晚尤甚，休息后或清晨症状减轻；气短乏力、舌质淡、边有齿痕、脉弦细均为脾肾亏虚之候。证属脾肾亏虚、中气下陷，治疗以益肾健脾、升阳举陷、养血活血为主。方中生黄芪、党参、白术、茯苓益气健脾，使气旺则血行；葛根升阳举陷；苍术、陈皮、姜半夏燥湿健脾以化湿；当归、丹参养血活血，奏利水消肿之效；川牛膝活血利水且引药下行，与淫羊藿同用还可补肾填精。诸药合用共奏益肾健脾、升阳举陷、养血活血之效。二诊时患者乏力等症状较前减轻，但双下肢仍瘙痒明显，局部色素沉着，故加用益母草、鸡血藤、熟附子，以达养血活血的目的，血得温则行，遇寒则凝，熟附子不仅可温补肾阳，同时还可达到温阳活血、利水消肿之效。后患者诸症状均好转，但下肢仍成凹陷性水肿，故加桃仁、冬瓜皮等药物，既可使新血生，又能起到利水消肿的作用。

二、常用中成药

可选用血府逐瘀口服液、补中益气丸。

（阙华发）

脂　瘤

【概述】

脂瘤是指以皮肤间出现圆形质软的肿块,溃破后可见粉渣样物溢出为主要表现的瘤病类疾病,又名“粉瘤”。好发于头面、项背及臀部等皮脂分泌旺盛的部位。

【主要病因病机】

本病的主要病因病机为痰湿凝滞,多因气机不畅,运化失职所致。

【辨证注意点】

1. 本病辨证首先要注意辨明肿块有无红肿溃破。无红肿溃破者主要病机是痰气凝结,已溃破而红肿者病机以湿热壅盛为主。

2. 需辨明实证与虚证。

【辨证思路】

一、明确诊断

脂瘤的特点是皮肤间出现圆形肿块,常可见顶端有黑色小孔,肿块可逐年增大,有时可挤出粉渣样物。

二、与体表的气瘤、肉瘤、血瘤、筋瘤、骨瘤相鉴别。

三、辨证论治

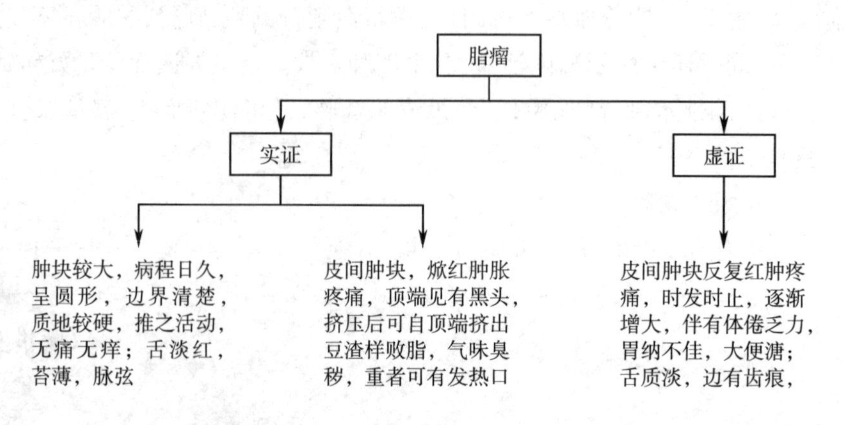

脂瘤
实证
虚证
肿块较大，病程日久，呈圆形，边界清楚，质地较硬，推之活动，无痛无痒；舌淡红，苔薄，脉弦
皮间肿块，焮红肿胀疼痛，顶端见有黑头，挤压后可自顶端挤出豆渣样败脂，气味臭秽，重者可有发热口
皮间肿块反复红肿疼痛，时发时止，逐渐增大，伴有体倦乏力，胃纳不佳，大便溏；舌质淡，边有齿痕，

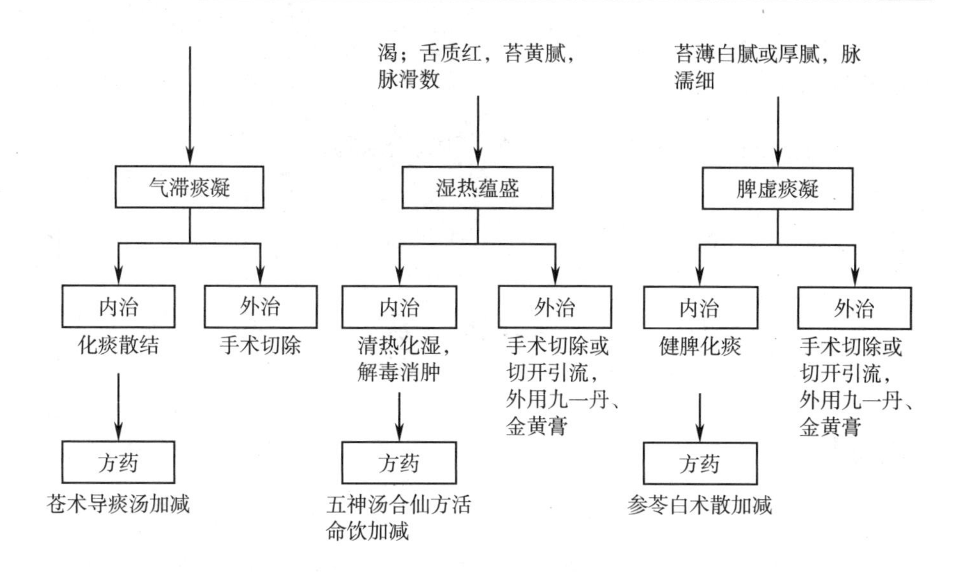

【病例思维程序示范】

马某，女，19岁。发现背部皮肤表面结块2年余，近来肿块有增大趋势，局部红肿疼痛。

查体：背部正中见肿块高起于皮肤，红肿，触之柔软，压痛明显，局部肤温高，肿块正中可见黑色小孔，见有少量脓血渗出。舌质红，苔黄，脉小数。

辨证思维程序：

第一步：明确结块的性质，与气瘤、肉瘤、脂瘤相鉴别。根据患者背部肿块日久渐大，近来红肿疼痛，顶有黑孔，可明确诊断为脂瘤。

第二步：进一步可行穿刺病理活检以明确诊断。

第三步：辨证论治。根据患者病史，局部症状，舌苔脉象，辨为湿热蕴盛。法当清热解毒，消肿止痛。

处方：蒲公英30g，紫花地丁30g，金银花15g，陈皮10g，白芷10g，天花粉15g，象贝母10g，赤芍10g，皂角刺15g，天葵子15g，生甘草10g。

第四步：辨证选择外治法。外治以清热解毒消肿为法，予金黄膏外敷。

第五步：建议手术治疗，并告知手术相关事宜，拟于局部病灶红肿消退后行手术治疗。

（自拟医案）

【常用中成药】

可选用保和丸、山楂丸、小金丸、肿节风、蝎蜈片。

（刘晓鸫）

第三节 岩

【概述】

岩是发生于体表的恶性肿物的统称。因其质地坚硬，表面凹凸不平，形如岩石而得名。其临床特点是多发于中老年人，局部肿块坚硬，高低不平，皮色不变，推之不移，溃烂后如翻花石榴，色紫恶臭，疼痛剧烈，难于治愈，预后不良。本节专论石疽、茧唇、失荣、肾岩四种外科岩病，均属西医恶性肿瘤范畴。

【主要病因病机】

1. 外邪侵袭　六淫之邪，乘虚内侵，导致气血凝结，阻滞经络，影响脏腑的正常功能，邪浊与郁气、积血相合为病，结聚不散，日久恶变，发为岩病。

2. 情志郁结　七情过极，情志抑郁不畅，脏腑气机失正，气滞而血瘀，日久蕴结不散，恶变形成岩。

3. 脏腑失调　起居失常或久病之后，脏腑功能失调，正气虚弱，邪气留滞而致气滞血瘀，痰凝毒聚，互相搏结，日久恶变而成岩。

4. 饮食不节　偏嗜辛辣厚味，味归于形，气化失司，脏腑失调，痰湿内生，湿蕴日久而成毒；郁久化热或兼受邪火煎灼，痰浊积聚变而为岩。

5. 禀赋失常　先天禀赋不足，肝肾精血亏虚，日久脏腑功能失调，正虚为邪所乘，邪气久客于脏腑之间，日久恶变成岩。

【辨证注意点】

1. 首先应根据患者的局部症状和体征，辨明病情的良恶。
2. 据病情辨明病理分期。
3. 根据病程辨明邪正盛衰之势。

4. 辨明标本虚实与阴阳属性。

（刘晓鸫）

石 疽

【概述】

石疽是发生于颈部、腋下、胯腹部等处的恶性肿瘤，因其状如桃核，皮色不变，肿块坚硬有弹性或坚硬如石，难消难溃，不痒不痛而得名。属于阴疽的范畴。相当于西医学的恶性淋巴瘤等恶性病变。

【主要病因病机】

1. 先天不足或后天调摄不慎，而致肝肾亏损，精血不足。体虚易感寒湿邪毒，气机郁滞，痰浊内生；肝肾阴亏虚火内炽，炼液成痰。

2. 情志内伤或饮食伤脾，肝郁化火，气郁生痰，痰火互结，发为本病。

【辨证注意点】

1. 注意结合患者的年龄、性别、体质及局部肿块的特征来辨证。一般说来年轻患者多属先天肝脾肾不足，年长者多属后天调摄不慎，肝郁气滞痰凝。

2. 局部肿块的肿硬程度、大小、范围与病情直接相关，肿块较大，推之不动，质地偏硬，表面颜色瘀暗甚至溃破者，病情较重；肿块小，硬度中等，推之活动，皮色不变者，病情较轻。

3. 注意结合患者的全身症状辨证，早期可出现发热、盗汗、乏力等，为肝郁脾虚之象；后期可出现进行性贫血、持续性发热、体重明显下降等，为气血亏损之象。

【辨证思路】

一、明确诊断

1. 好发于颈部、腋下、胯腹部，无痛性肿块，质硬如石。

2. 早期可出现发热、盗汗、乏力为等症状，后期可出现进行性贫血、持续性发热、体重明显下降等恶性消耗性症状。

3. 病理穿刺示恶性淋巴瘤，可明确诊断。

二、鉴别诊断

1. 瘰疬　多见于儿童或青年，好发于颈部及耳后，病程进展缓慢。初起结核如豆，皮色不变，无疼痛，逐渐增大窜生，相互融合，成脓时皮色转为暗红，溃后脓水清稀，夹有败絮状物质，此愈彼溃，经久难敛，形成窦道，多可治愈。

2. 石瘿　结喉两侧结块，坚硬如石，高低不平，不能随吞咽活动上下移动，可伴有颈部淋巴结肿大质硬。病理穿刺可资鉴别。

三、辨证论治

本病辨证论治的重点在于处理好扶正与祛邪、标本缓急的治疗原则。一般说来，应结合患者体质和病情，早期正气盛时，以祛邪为先，中期攻补兼施，晚期重在扶正。

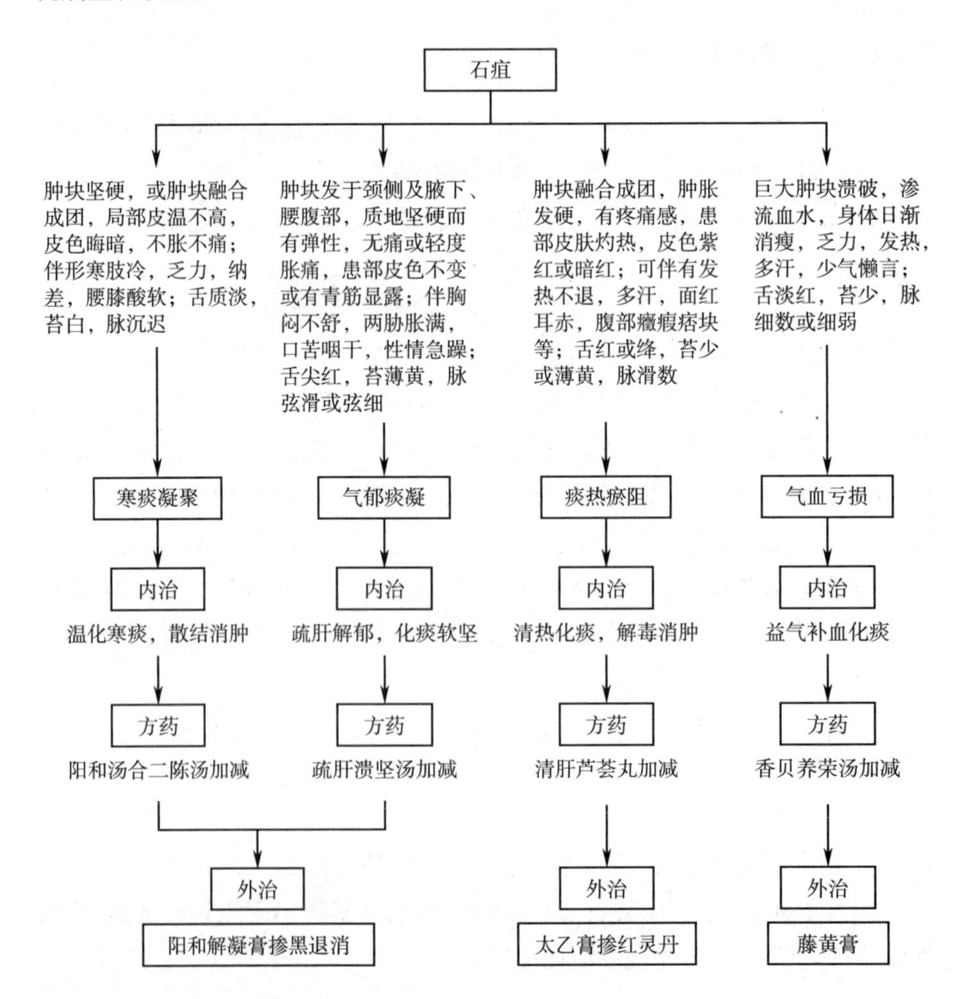

【病例思维程序示范】

钱某,男,75岁。2012年8月3日就诊。患者发现颈部结块伴胀痛不适月余,诉近1个月来右颈侧结块疼痛不适,伴有形体消瘦,午后低热,汗出,纳差,眠欠安等症状。外院予行B超检查回报示:右侧颈部淋巴结肿大多枚,大者约3cm×5cm大小,边界模糊,淋巴门结构不清,恶性淋巴瘤不除外,请结合临床。病理穿刺示:颈部非霍奇金淋巴瘤。

查体:右侧颈部触及多枚肿大的淋巴结,并融合成块,大者直径约5cm,质地偏硬,基低粘连,推之难移,触痛(-)。舌质黯红,苔薄腻,脉弦滑。

辨证思维程序:

第一步:明确诊断。根据患者右颈侧淋巴结肿大,质地偏硬,基底粘连,推之难移,伴有消瘦、发热、汗出,病理穿刺示颈部非霍奇金淋巴瘤,可明确诊断为石疽。本病应与良性的淋巴结肿大、瘰疬等疾病相鉴别。

第二步:辨证论治。患者为老年男性,右颈侧淋巴结肿大,质地偏硬,伴有消瘦、发热、汗出,舌质黯红,苔薄腻,脉弦滑。证属痰热瘀阻。治拟清热化痰,解毒消肿。方用清肝芦荟丸加减。

处方:当归9g,生地12g,川芎9g,黄连9g,夏枯草15g,昆布9g,芦荟(后下)1g,皂角刺9g。

第三步:根据患者的兼证对上述方剂进行加减。患者颈前结块肿硬不痛,伴有发热、消瘦,为正虚邪恋。可酌加扶正祛邪、散结消肿之药,如党参、白术、桂枝、茯苓、郁金、浙贝母、石见穿等。

第四步:辨证选择外治法。可用消肿清火、解毒散结的太乙膏掺红灵丹贴敷患处,每日换药1次。

第五步:调摄与生活指导。嘱患者放松心情,注意休息,保证睡眠,不可劳累。忌食海鲜、辛辣发物。

(自拟医案)

【医案、经验方及常用中成药】

一、医案

1. 石疽医案(《医宗金鉴》)

石疽生于颈项旁,坚硬如石色照常,肝郁凝结于经络,溃后法根据瘰疬疮。

方剂:香贝养荣汤。

组成:白术(土炒,2钱),人参、茯苓、陈皮、熟地黄、川芎、当归、贝母(去心)、香附(酒炒)、白芍(酒炒,各1钱),桔梗、甘草(各5钱),姜2片,枣2枚,水2盅,煎8分,食远服。

胸膈痞闷,加枳壳、木香。饮食不甘,加厚朴、苍术。寒热往来,加柴胡、地骨皮。脓溃作疡,倍人参、当归、白术,加黄耆。脓多或清,倍当归、川芎。胁下痛或痞,加青皮、木香。肌肉生迟,加白蔹、肉桂。痰多,加半夏、橘红。口干,加麦冬、五味子。发热,加柴胡、黄芩。渴不止,加知母、小豆。溃后反痛,加熟附子、沉香。脓不止,倍人参、当归,加黄耆。虚烦不眠,倍人参、熟地,加远志、枣仁。

2. 中石疽医案(《外科证治全生集》)

初起如恶核,渐大如拳,急以阳和汤、犀黄丸,每日轮服可消。

如迟至大如升斗,仍如石硬不痛,又日久患现红筋则不治。再久患生斑片,自溃在即之证也。溃即放血,三日内毙。如现青筋者可治,内服阳和汤,外以活商陆根捣烂,加食盐少许,敷涂,数日作痒,半月皱皮。

二、经验方

1. 阳和汤(《外科证治全生集》)

功能:温经散寒,化痰补虚。

主治:漫肿不红不热者。

组成:麻黄9g,白芥子9g,炮姜炭9g,甘草9g,肉桂9g,鹿角胶9g。

用法:水煎服,日1剂,分2次服。

2. 舒肝溃坚汤(《医宗金鉴》)

功能:疏肝解郁,行瘀散坚。

主治:石疽结块肿硬。

组成:夏枯草9g,僵蚕9g,香附9g,石决明12g,当归9g,白芍9g,陈皮9g,柴胡9g,川芎9g,穿山甲9g,红花9g,片姜黄6g,生甘草6g,灯心6g。

用法:水煎服,日1剂,分2次服。

3. 香贝养荣汤(《医宗金鉴》)

功能:养营化痰。

主治:石疽正虚邪恋证。

组成:香附 9g,贝母 9g,人参 9g,茯苓 9g,陈皮 9g,熟地 9g,川芎 9g,当归 9g,白芍 9g,白术 9g,桔梗 9g,甘草 9g,生姜 9g,大枣 9g。

三、常用中成药

可选用小金片、西黄丸、八宝丹。

(刘晓鸫、徐杰男)

茧　唇

【概述】

茧唇是发生于唇部的岩肿,因其外形似蚕茧而得名。本病多见于下唇,为无痛性局限性硬结,或如乳头蕈状突起,溃烂后翻花如杨梅。本病发病缓慢,多见于老年男性,相当于西医学的唇癌。

【主要病因病机】

1. 思虑过度,心脾火毒结聚于唇部,与湿浊相互搏结,日久恶变成茧唇。

2. 脾胃实热,灼津为痰,留滞于唇部,湿浊痰火合邪为患,日久恶变,发为茧唇。

3. 阴虚火旺,炼液成痰,虚火痰毒留滞于唇部经脉,日久恶变,发为茧唇。

4. 食用过烫食物,或烟斗积毒,或有害化妆品,日久唇部气血失和,热毒伤阴,炼液成痰,痰滞经脉,日久瘀结恶变,发为茧唇。

【辨证注意点】

1. 本病的基本病机为心脾热毒致湿浊痰瘀结聚于口唇部,结而不散,日久发为茧唇,辨证当分清心脾两脏不同热毒之证。

2. 据病情分清虚实,正虚易补养为主,邪实则以祛除邪毒为主。

3. 本病当辨明手术治疗的时期,早期应尽早手术治疗。

【辨证思路】

一、明确诊断

多于下唇发现无痛性局限性硬结，或如乳头蕈状突起，溃烂后翻花如杨梅。

二、与唇风相鉴别

1. 唇风　下唇常见，初起发痒，色红伴肿，但肿不高突，表面干燥，可有细小的裂口，易出血，因皮裂而疼痛较剧烈，基底部不坚硬，无溃烂翻花之症状。

2. 茧唇　多发于下唇的中外 1/3 交界处的红缘部，口角及上唇者较少见。多在良性病变的基础上发生，如长期不愈的角化增生、白斑、皲裂或乳头状瘤等。初起为局限性硬结，状如豆粒，渐渐增大，开始多无疼痛，进而溃破如翻花，时流血水，张口进食困难。病情进一步发展，患者颌下及颏下淋巴结可肿大固定，常为癌肿转移之征象。

三、根据患者病情，辨明邪正盛衰

	正盛邪实	邪盛正衰
病程长短	发病不久	发病日久
精神面貌	神志清楚，面色润泽	精神不振，面色无华或晦暗
局部癌肿	肿块不大，坚硬如石，无卫星病灶，尚未溃破，或刚溃不久	岩肿巨大，坚硬如石，形状不规则，溃破如翻花之状，溃流滋水气味臭秽，多可触及邻近的淋巴结肿大
伴随症状	轻度疼痛，或无明显伴随症状	疼痛剧烈，五心烦热，或伴有低热
起居饮食	如常	神疲乏力，卧床不起，纳呆食少
体重增减	不明显	消瘦明显
舌苔脉象	舌淡，苔薄腻，脉弦滑或沉滑	舌质瘀黯或红绛，边有齿痕，脉细弱或细数

四、辨证论治

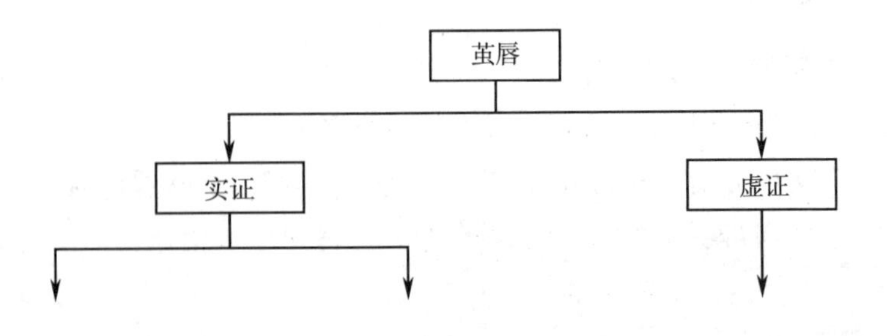

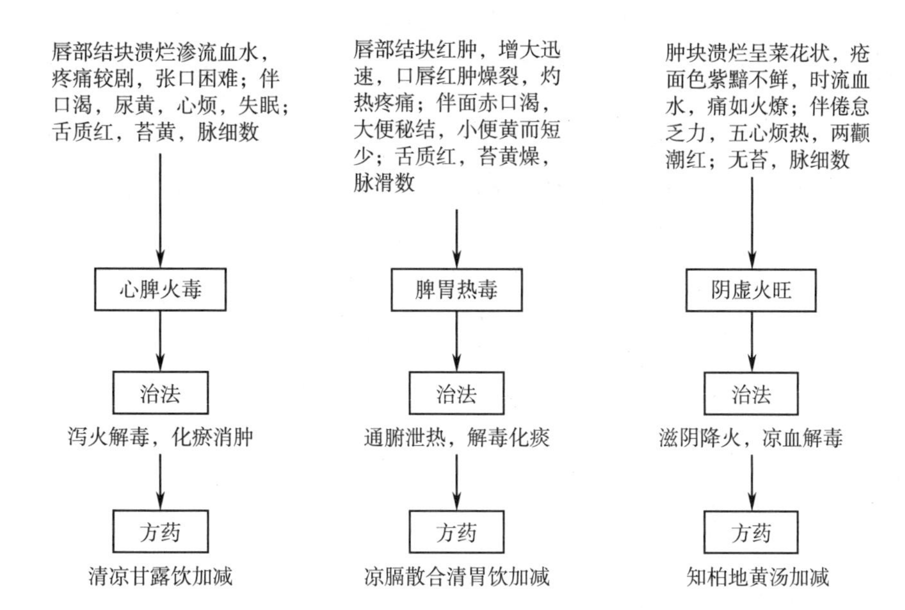
唇部结块溃烂渗流血水，疼痛较剧，张口困难；伴口渴，尿黄，心烦，失眠；舌质红，苔黄，脉细数
心脾火毒
治法
泻火解毒，化瘀消肿
方药
清凉甘露饮加减
唇部结块红肿，增大迅速，口唇红肿燥裂，灼热疼痛；伴面赤口渴，大便秘结，小便黄而短少；舌质红，苔黄燥，脉滑数
脾胃热毒
治法
通腑泄热，解毒化痰
方药
凉膈散合清胃饮加减
肿块溃烂呈菜花状，疮面色紫黯不鲜，时流血水，痛如火燎；伴倦怠乏力，五心烦热，两颧潮红；无苔，脉细数
阴虚火旺
治法
滋阴降火，凉血解毒
方药
知柏地黄汤加减

【病例思维程序示范】

王某，男，73岁。诉口唇部结块已有2年，曾反复脱皮，肿块不消，3个月前肿块红肿疼痛，干燥皲裂，于外院诊断为口唇炎，予消炎药膏外涂不效，伴有口干，大便秘结，小便黄而短少。舌质红，脉滑数。追问有吸烟史30余年，嗜食辛辣之物。

辨证思维程序：

第一步：根据患者病史及体征，初步考虑为茧唇。

第二步：可行口唇部皮屑脱落细胞学检查或病理活检，还可进一步检查肝肾功能、血清肿瘤标记物，以明确诊断。

第三步：辨证论治。根据患者症状、体征及既往史，辨证为脾胃实热证。法当通腑泻热，解毒化痰。

处方：连翘15g，黄芩12g，山栀10g，制大黄12g，半枝莲15g，白花蛇舌草15g，泽泻10g，丹皮10g，枳壳10g，僵蚕10g，生甘草6g。

（自拟医案）

【医案、经验方及常用中成药】

一、医案(《古今医案平议》)

赵氏童年,环唇四周,寸许紫黯坚硬,干燥胀痛,唇内红活,而唇外木硬如牛皮,搔之不知,但结尚未裂,此症殊不多见,亦茧唇之类。询之大府不行,小溲短赤,口气,断为脾胃实热无疑,迳投大承气加清胃化痰软坚散结之品,二府行而愈。

二、经验方

1. 经验方一(《中国中医秘方大全》)

功能:化痰散结。

主治:茧唇。

组成:全蝎、蛇蜕、蜂房各等量。

用法:上药共研细末,吞服,每次3g,日服3次。

2. 经验方二(《中国中医秘方大全》)

功能:化痰散结。

主治:茧唇。

组成:蜈蚣1条,僵蚕10g,全蝎3g,栀子10g,甘草10g,防风10g,藿香10g,生石膏15g。

用法:上药共研细末,吞服,每服3g,日服3次。

3. 五虎膏(《中医外科学》)

功能:拔毒散结消肿。

主治:茧唇早期。

组成:番木鳖240g,川蜈蚣30条,天花粉9g,北细辛9g,生蒲黄3g,紫草1.5g,穿山甲1.5g,雄黄1.5g,白芷3g。

将番木鳖煎刮去毛皮,切片,晒干。用纯麻油300g,入蜈蚣以下八味药,煎熬至枯黑,去渣,再入番木鳖,炸松黄色,不令焦黑,用箩筛去渣,余油趁热入白蜡30~60g和匀,候冷,即成。

用法:先将茧唇疮面用甘草水洗净,拭干用五虎膏涂敷0.3cm厚,日2~3次。

三、常用中成药

1. 内服 可选用西黄丸、小金丹、蟾酥丸、新癀片、六神丸、六应丸。

2. 外用 可选用红灵丹油膏、青吹口油膏外涂。

(刘晓鸫)

失　荣

【概述】

失荣是发于颈部及耳后的岩肿，因其晚期气血亏乏，面容憔悴，形体消瘦，状如树木枝叶发枯，失去荣华而命名。相当于西医学的颈部淋巴结转移癌和原发性恶性肿瘤。多见于40岁以上的男性。

【主要病因病机】

1. 情志所伤　气滞血瘀，阻于胆经颈络，结为肿块，日久恶变成失荣。

2. 脾虚痰凝　痰瘀脏毒凝结于少阳、阳明之络，发为本病。

3. 正虚邪恋　邪毒与气血搏结，留滞于少阳、阳明之络，日久恶变而发为失荣。

【辨证注意点】

1. 首先当与颈部良性肿瘤相鉴别。

2. 根据病程长短、局部病变特点，辨脏腑阴阳虚实。

【辨证思路】

一、明确诊断

颈部及耳后肿块坚硬，晚期面容憔悴，形体消瘦，多见于40岁以上的男性，多有恶性肿瘤病史。

二、相关检查

需行肿块的病理穿刺检查，以明确诊断；还需行CT、B超、肿瘤标记物（CEA、AFP、VEGF、TNF、CA19-9等）以判断有无转移。

三、与瘰疬、臖核、肉瘿、石瘿相鉴别

	瘰疬	臖核	肉瘿	石瘿	失荣
发病年龄	青年及儿童	青少年	中年，女性多见	中老年	中老年
发病部位	颈之一侧或两侧	颈项及耳前后	结喉正中附近	结喉正中附近	颈部两侧

续表

	瘰疬	臖核	肉瘿	石瘿	失荣
肿块性质	初期中等硬度,边界清楚,成脓时局部变软,有波动感	中等硬度,推之可移,压之疼痛	半圆形,可随吞咽动作上下活动,生长缓慢	质地坚硬如石,常推之不移,表面高低不平,增大迅速	质地坚硬,推之不移,皮色不变
溃破	溃后出脓稀薄并夹有败絮样物质	很少化脓溃破	无溃破	较少溃破	溃后疮面凹凸不平,流血水而无脓,疼痛彻心
全身症状	潮热,盗汗,身体消瘦	体倦乏力或无明显全身症状	全身症状不明显	初期可无全身症状,后期可有恶病质	形体消瘦,面色无华,疼痛剧烈

四、辨证论治

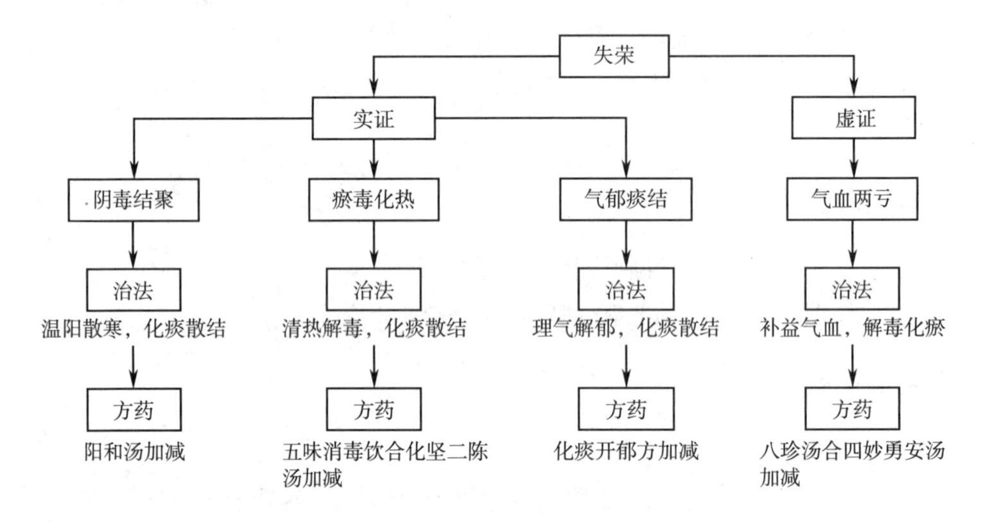

【病例思维程序示范】

钱某,男,43岁。1973年4月24日就诊。4月21日经某医院病理切片,诊断为淋巴肉瘤,遂来我院诊治。

诊查:右颈侧有一6cm×4cm×2.5cm的肿块;左侧颈项两个肿块,一为4.5cm×2.5cm×1.5cm,一为2cm×2cm×1cm;按之质中,不疼痛。面色萎黄,精神疲惫,四肢倦怠。舌苔厚腻,脉细濡。

辨证思维程序:

第一步:根据患者病理检查报告,可明确诊断为失荣。

第二步：可进一步行肿瘤标记物、肝肾功能检查，并详细询问病史，以判断癌灶是原发还是继发。

第三步：辨证论治。根据患者的症状及体征，辨为脾虚痰凝。法当健脾燥湿，理气化痰。

处方：青陈皮各9g，象贝母9g，茯苓24g，姜半夏12g，当归12g，枸杞子12g，全瓜蒌12g，炙甘草6g，水红花子24g，黄药子24g，苦桔梗6g，天龙6g，八月札12g，川厚朴6g。

（《中国现代名中医医案精华》）

【医案、经验方及常用中成药】

一、医案（《马培之外科医案》）

孙某，左颈结核，坚硬色白，经年不溃，脉左涩右洪，症名失荣，水亏木枯，失向荣华之谓也。平素操劳太过，子虚盗母，精气受夺，《内经》谓：精夺则虚。治宜壮水和肝以养正，使水火既济，精气内复，斯不治肝，而肝得荣华矣。生地、玄参、当归身、丹参、茯神、枸杞子、酸枣仁、柏子仁。

二诊：虚不受补，颇为逆候。诊脉弦数，兼乎风火相乘，再以疏风清化。甘菊、钩藤、蒺藜、连翘、决明、玄参、丹皮、夏枯草。

二、经验方

1. 和荣散坚丸（《外科正宗》）

功能：和营活血，化痰散结。

主治：失荣坚硬如石，不热不红，渐肿渐大者。

组成：当归身、熟地、茯神、香附、人参、白术、橘红各2两，贝母、南星、酸枣仁、远志、柏子仁、丹皮各1两，龙齿（煅）1对，芦荟、角沉各8钱，朱砂6钱为衣。

用法：上为细末，炼蜜丸桐子大。每服80丸，食后用合欢树根皮煎汤送下。

2. 飞龙阿魏化坚膏（《外科正宗》）

功能：软坚散结消肿。

主治：失荣及瘿瘤。

组成：蟾酥丸药末一料，加金头蜈蚣五条炙黄去头足研末。

用法：上药同入熬，乾坤一气膏24两化开搅和，重汤内炖化红缎摊贴，半用一换。

3. 壁虎散[周世明.周炳麟运用壁虎散治疗恶核.北京中医,1988,(4):53.]

功能:软坚散结消肿。

主治:颈部肿块。

组成:炙壁虎 90g,炙水蛭 50g,炒桃仁 30g,蟾酥 3g。

用法:研末。每次服 6g,日服 2 次。

三、常用中成药

1. 失荣各期 小金丸、小金丹、新癀片、西黄丸、蝎蜈片、牛黄解毒片、蟾酥丸。

2. 失荣中、晚期 人参健脾丸、左归丸、百令胶囊、杞菊地黄丸。

3. 失荣肿块疼痛 蟾乌巴布膏外敷。

(刘晓鸫)

肾 岩

【概述】

肾岩是生于阴茎部的岩肿,因阴茎属肾,故名肾岩。相当于西医学的阴茎癌。

【主要病因病机】

1. 湿浊瘀结下注阴茎,局部经络阻塞,气血凝滞而发为本病。

2. 火毒炽盛滞于阴茎,发生肿块、结节,热盛则肉腐,致结节溃烂、翻花。

3. 素体肝肾亏虚,加之火毒日久耗散阴血津液,阴虚火旺,则发生低热、贫血、消瘦等症状。

【辨证注意点】

1. 本病的辨证要注意脏腑病机,肾岩的发生与肝肾两脏的关系最为密切。

2. 根据患者的症状和体征,分为初起、中期、晚期三个阶段。

3. 据病情辨明阴阳、脏腑、虚实。

【辨证思路】

一、明确诊断

1. 初期,阴茎口处见小硬结;中期,局部硬结增大,并见溃疡流滋疼痛;后期,局部见溃疡如菜花样的肿块,尚可见体瘦、饮食无味和股间肿块。

2. 需行病理活检找癌细胞。

二、与阴茎部其他病变相鉴别

	硬下疳	阴茎痰包	赘瘤	肾岩
病史	有不洁性交史			有包皮过长或包茎史
症状	初起粟粒样丘疹或硬结,继之形成浅表性溃疡,中间如臼,四边坚硬,凸起,形如缸口,不甚疼痛,揩之不易出血;约1个月可自行愈合	阴茎背侧有条索或斑块,勃起时疼痛,弯曲时无异常	多见于阴茎马口处,常为多发性菜花样小肿物,不甚坚硬	初起在阴茎头部出现小硬结,自觉瘙痒,逐渐长大,溃后如翻花石榴,凹凸不平,滋水恶臭;后期可侵犯整个阴茎并见股间起核块

三、辨证论治

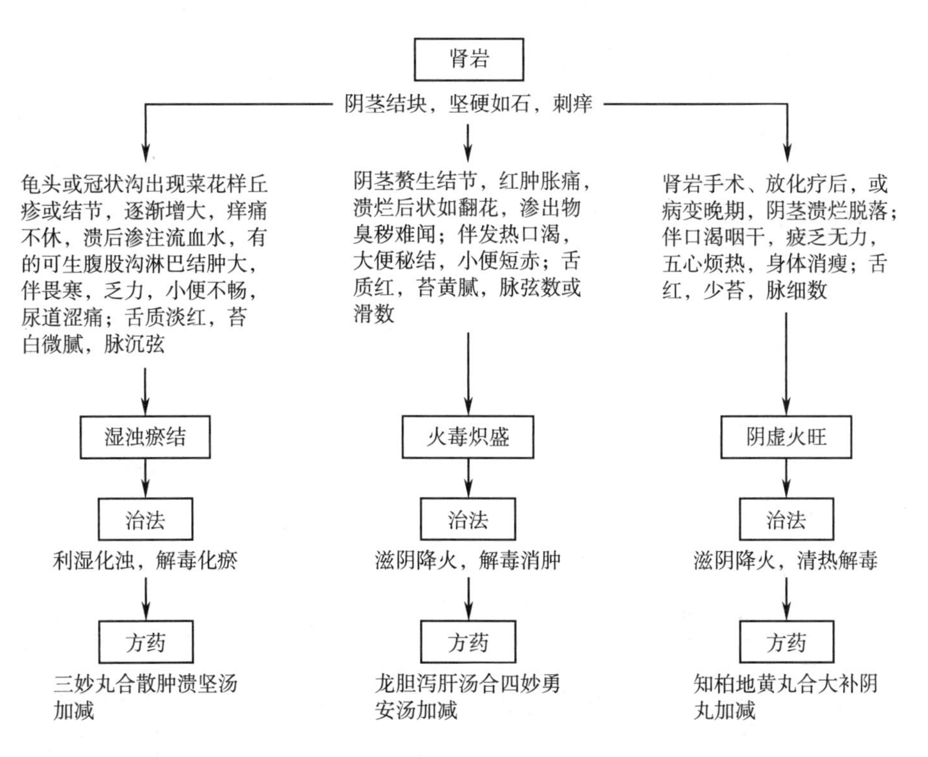

【病例思维程序示范】

于某，男，63岁。1995年8月就诊。阴茎马口处发现结块1个月余，诉初起肿块坚硬而痒，近来肿物逐渐增大，渐觉疼痛。

查体：阴茎龟头部灰白色结块约0.8cm×0.5cm大小，质地硬，表面尚未溃破，腹股沟未及肿大淋巴结。舌质淡红，苔薄白腻，脉沉。

辨证思维程序：

第一步：根据患者症状及体征，初步考虑为阴茎部恶性病变肾岩。

第二步：应进一步行血常规、肝肾功能、肿瘤标记物和病理细胞学检查以明确诊断。

第三步：辨证论治。据患者症状、体征，辨证为湿浊瘀结证。以当利湿化浊，解毒化瘀为法。同时告知患者，可积极采用手术、放疗、化疗等西医学治疗手段控制病情。

处方：苍术15g，黄柏10g，茯苓15g，陈皮10g，法半夏10g，龙葵15g，白英10g，七叶一枝花15g，萆薢10g，马鞭草15g，马齿苋10g，白花蛇舌草15g，全蝎2条，生甘草6g。

（自拟医案）

【经验方及常用中成药】

一、经验方

1. 毒神散（《外科证治全书》）

功能：清热泻火解毒。

主治：肾岩初起，火毒炽盛。

组成：黄柏3钱，茯苓1两，生甘草3钱，炒山栀3钱，肉桂1钱。

用法：水煎服，日1剂，分早晚服。

2. 生势丹（《外科证治全书》）

功能：拔毒祛腐生肌。

主治：肾岩溃破。

组成：炒黄柏3钱，儿茶1两，冰片3分，生甘草1两，大黄3钱，乳香1钱，没药1钱，麝香3分，丹砂1钱。

用法：各为极细末，和匀掺之。

3. 经验方（《肿瘤疾病千首妙方》）

功能：拔毒生肌。

主治：肾岩溃破创面，癌瘤消失。

组成：白及、紫草各15g，炉甘石30g。

用法：将上药研细末，均匀撒在创面局部，敷以凡士林纱布，每日或隔日1次。

二、常用中成药

1. 内服药　小金丸、西黄丸、大补阴丸、右归丸。

2. 外用药

（1）肾岩溃破，创面脓腐多者，以九一丹、五五丹、红油膏、红灵丹油膏外敷。

（2）肾岩溃破，创面鲜红出血者，以生肌散、云南白药、白玉膏外用。

（刘晓鸫）

第四章 皮肤及性传播疾病

第一节 热 疮

【概述】

本病常发生于感冒、疟疾等疾病发热后，故称热疮，或热气疮。本病除可以发生于热病后外，亦可见于平常人，如饮食不节、消化不良、月经不调、妊娠时等，而且易于在人体免疫力低下、疲劳时反复发作。本病除多见于口唇外，亦常见于面颊及阴部，偶见于口腔、眼内、尿道、阴道内等。西医学的单纯疱疹可参照本病辨治。

【主要病因病机】

1. 发于上者，由于外感风温热毒，客于肺胃二经，热毒蕴蒸皮肤而生。
2. 发于下者，由于肝胆二经湿热下注，阻于阴部而成疮。
3. 反复发作者，多由于脾胃运化失健，积热上蒸而发，或由于热邪伤津，阴虚内热所致。

【辨证注意点】

1. 皮疹发于头面部，如口唇、口腔、口周、面颊、眼内等，多属于风温、风热外袭；发于阴部，如外阴黏膜、尿道、阴道内、臀部、肛周，多属于湿热、湿毒下注。
2. 区分皮疹偶发还是反复发作。

【辨证思路】

一、明确诊断

1. 好发于皮肤黏膜交界处，如口角、唇缘、鼻孔周围、面颊及外阴等部位。
2. 皮损初起为红斑，随后出现成簇或几簇水疱。
3. 初起水疱透明，二三天后转浑浊，四五天后结痂渐脱落。
4. 发于眼角膜、结膜者，眼睑浮肿，白睛发红，流泪疼痛。

5. 发于阴部者，男子常在阴茎、包皮、龟头、冠状沟等处，女子可发生在阴唇、阴蒂上。

二、鉴别诊断

1. 蛇串疮　皮疹为簇集成群的丘疱疹，水疱排列成带状，基底潮红，皮损间有正常皮肤，疼痛明显，愈后多不复发。

2. 黄水疮　好发于面部、四肢等暴露部位，皮疹初为水疱，后变成脓疱，破流黄水，结黄色脓痂。

三、区分热疮的发病属虚属实

	虚	实
局部症状	红肿轻微，水疱较少	红肿明显，水疱饱满，疱液澄清
发作频率	反复发作	初发或偶发
表证	有或无	有
诱因	饮食、情志、月经、妊娠	在病中或之后

虚证与实证可相互转化。

四、辨证论治

热疮初发与反复发作其辨证亦有不同。

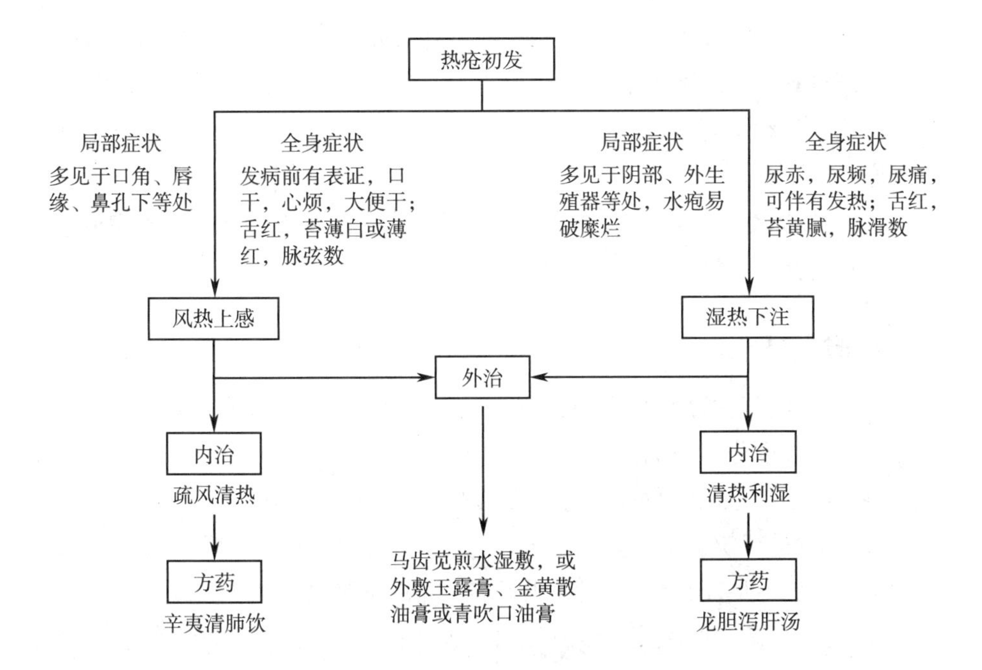

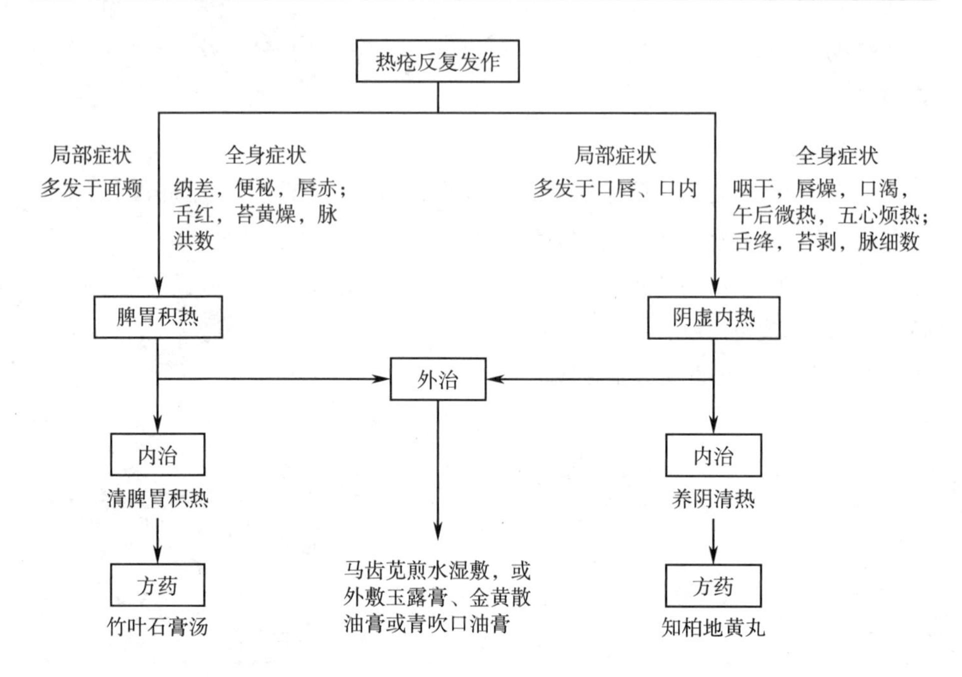
热疮反复发作
局部症状
多发于面颊
全身症状
纳差，便秘，唇赤；舌红，苔黄燥，脉洪数
局部症状
多发于口唇、口内
全身症状
咽干，唇燥，口渴，午后微热，五心烦热；舌绛，苔剥，脉细数
脾胃积热
阴虚内热
外治
内治
清脾胃积热
方药
竹叶石膏汤
马齿苋煎水湿敷，或外敷玉露膏、金黄散油膏或青吹口油膏
内治
养阴清热
方药
知柏地黄丸

五、注意事项

配合青吹口油膏等外用药治疗，可减轻局部症状，加速痊愈。

【病例思维程序示范】

李某，男，40岁。口唇周围皮疹反复发作2年余。2年前患者感冒发热后出现口周皮疹，轻微疼痛，在外院拟诊“单纯疱疹”，予阿昔洛韦软膏外用后好转。但几个月后又复发，2年内反复发作数次。1天前口周又出现数个簇集的小水疱，自觉疼痛。

查体：口周红斑基础上簇集分布粟粒至针头大小水疱，薄壁，内容物澄清，部分溃破结痂。舌红少苔，脉细数无力。

辨证思维程序：

第一步：明确诊断。根据患者皮疹反复发作，部位位于皮肤黏膜交界处，皮疹表现为簇集分布的粟粒至针头大小水疱，可诊断为单纯疱疹。

第二步：进行必要的检查。热疮反复发作者，可做细胞免疫功能检查。

第三步：进行辨证论治。根据患者皮疹反复发作，舌红少苔，脉细数无力，辨证属于气阴不足证，治拟益气养阴清热。方用生脉饮加味。

处方：太子参20g，麦冬15g，五味子12g，山药15g，薏苡仁20g，芦荟3g，丹参 12g，石膏 12g，知母 10g，黄柏 10g，山茱萸 10g，生甘草 5g。

第四步：辨证选择外治法。外用雄黄洗剂收敛，再外涂酞丁安软膏。

（自拟医案）

【常用中成药】

可选用清肺抑火丸、龙胆泻肝丸、黄连上清丸、知柏地黄丸等。

（高尚璞、陈豪）

第二节　蛇　串　疮

【概述】

本病为急性疱疹性皮肤病，表现为身体单侧皮肤上的带状成串水疱，故称蛇串疮。可发生于体表的任何部位，尤好发于胸胁部，故又名缠腰火丹。四季皆可发病，但以春秋季节较为常见。好发于成年人。西医学的带状疱疹可参照本病辨治。

【主要病因病机】

1. 发于上者，由于情志内伤，肝气郁结，久而化火，肝经火毒蕴积，夹风邪上窜头面而发。

2. 发于下者，由于湿邪下注，发于阴部及下肢。

3. 发于躯干者，由于火毒炽盛。

【辨证注意点】

1. 注意发疹的部位　发于头面部者，多由于风温、内热；发于躯干部者，多由于气郁、火郁；发于阴部及下肢者，多由于湿热、湿毒。

2. 辨别皮疹的形态　初起皮肤出现云片状红紫丘疹；渐变成粟米至绿豆大小的成簇水疱，累累如串珠，排列成带状，疱壁紧张，疱液澄清，5~6 天变浑浊，最后干燥结痂。

【辨证思路】

一、明确诊断

1. 起病突然或先有痛感。

2. 在红斑的基础上出现成簇的丘疹、水疱，累累如串珠，排列成带状。疱群之间皮肤正常。

3. 皮疹单侧分布，附近臖核肿大。

二、鉴别诊断

1. 热疮　多发于皮肤黏膜交界处，水疱常簇集一处，疼痛不显，病程在1周左右，容易复发。

2. 接触性皮炎　有明确的致敏物接触史及潜伏期，皮疹局限于接触部位，边界清楚，自我感觉以瘙痒灼热为主，去除致敏物皮疹可较快消退。

三、辨证论治

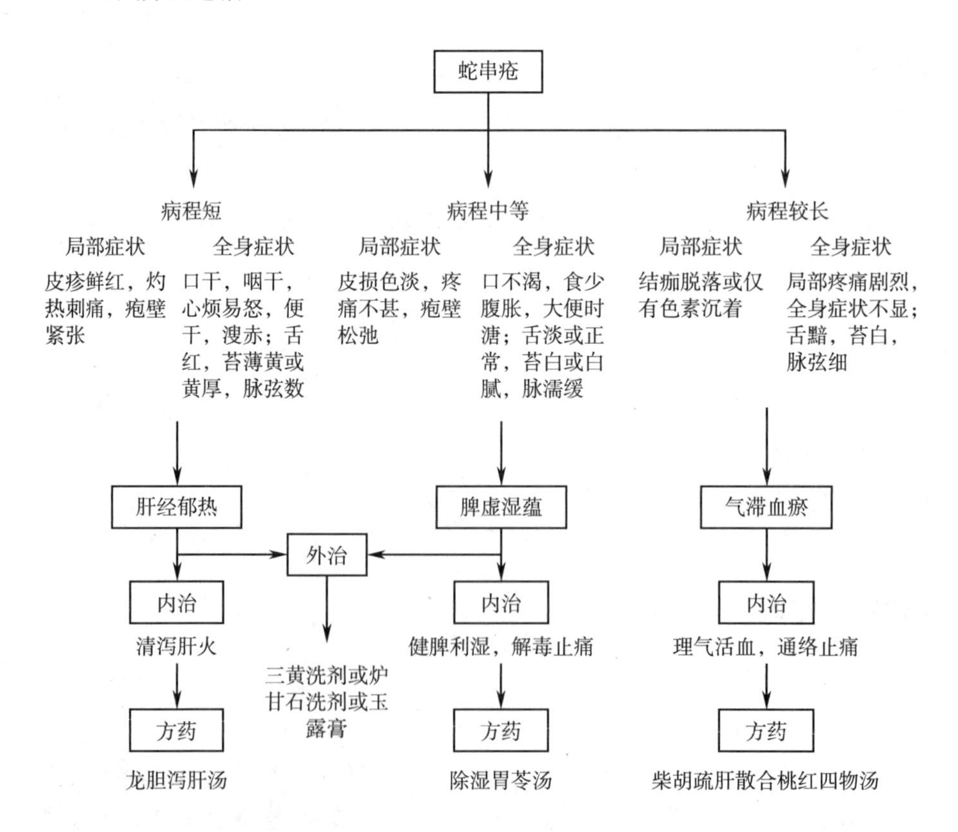

四、注意事项

早期及时治疗,可减少后遗神经痛的发生。

【病例思维程序示范】

崔某,男,43 岁。1971 年 11 月 16 日初诊。10 余天前,患者右侧胸部及背部起红色水疱,逐渐增多,排列成条状,疼痛难忍,不发热。口服、静滴及外用西药后,水疱渐干,但疼痛仍不减退,坐卧不安,夜不能眠,大便干,小便短赤。

查体:右侧胸背部及颈部集簇状暗红色疱疹,基底皮肤暗红。舌红,苔薄白腻,脉弦滑。

辨证思维程序:

第一步:明确诊断。根据患者右侧胸背部起疱剧烈疼痛 10 余天,以及局部皮损情况,带状疱疹诊断明确。

第二步:注意皮疹的部位、全身情况。患者皮疹发于右侧胸背部及颈部,症见疼痛剧烈,夜不能眠,大便干,小便短赤,苔薄白腻,脉弦滑。证属肝胆湿热。

第三步:注意皮疹的形态及病程。患者自 10 余天前起病,局部见集簇状暗红色疱疹,基底皮肤暗红。由此可知,本病急性期已过,皮疹暗红为气滞血瘀之象。因此,本病辨证当属肝胆湿热未尽,兼有气滞血瘀。

第四步:治疗。治宜清热利湿,凉血活血。

处方:龙胆草 12g(现药典剂量 3~6g),连翘 15g,炒栀子 9g,蒲公英 15g,干生地 30g,丹参 15g,木通 9g,元胡 9g,乳香 6g,没药 6g,川军 9g,车前草 9g,滑石块 30g。

用法:水煎服,日 1 剂,分 2 次服。

(《赵炳南临床经验集》)

【医案、经验方及常用中成药】

一、医案

1. 朱仁康医案(《朱仁康临床经验集》)

杨某,男,60 岁。3 天前突然于右侧下眼睑附近出现疱疹,红肿疼痛,右眼流泪，结黄脂，并见右侧偏头痛，坐卧不宁，大便干秘，渴思冷饮。脉弦，舌红苔黄燥。证属胆经湿热内盛，化为火毒上炽。治以清化湿热，通腑泻火。

处方：马尾连 9g，黄芩 9g，大青叶 15g，大黄（后入）6g，丹皮 9g，赤芍 9g，银花 9g，马齿苋 60g，蒲公英 15g，生甘草 6g。外用玉露膏。

二诊：3 剂后复诊，疱疹已结干痂，眼肿已退，已能睁眼，视力如常，疼痛亦显轻，腑热已解，舌苔薄黄，脉细滑。治从前方去大黄加天花粉 6g，服 3 剂后即愈。

按语：头面部带状疱疹一般全身症状及局部症状均较重，且可能出现一些并发症。据本案患者坐卧不宁，便干，渴思冷饮，舌红苔黄燥，伴局部红肿疼痛，辨证为肝胆经湿热，但已化火化毒，属于火热之证，故治则应着重清热解毒化湿，佐以通腑泻热，达釜底抽薪的效果。

2. 张志礼医案（《张志礼皮肤病临床经验辑要》）

张某，女，75 岁。1 月份因右下肢起水疱、疼痛，在当地某医院诊为“带状疱疹”，给予口服盐酸吗啉胍，肌内注射维生素 B_1、维生素 B_{12}，外用炉甘石洗剂，局部水疱很快干燥，但疼痛日益加重，痛苦至极，泪流满面。伴有体质瘦弱，口干苦，便干。诊查示：右下肢大腿内侧至外侧到髋部有数片色素沉着，少许结痂及脱屑。舌质黯，苔白，脉弦滑。证属气滞血瘀，毒热未尽。治拟解毒活血，行气止痛。

处方：紫草 15g，茜草 15g，板蓝根 30g，大青叶 30g，丹参 15g，枳壳 10g，木香 10g，厚朴 10g，元胡 10g，川楝子 10g，制乳没各 3g，全瓜蒌 15g，熟军 10g，薏苡仁 30g，牛膝 10g，木瓜 10g。

二诊：服上方 7 剂，疼痛渐轻，可自主活动患侧肢体，残留部分痂皮全部脱落，大便仍略干，口干苦，上方继服 14 剂。

三诊：服上方 21 剂，患者症状基本消退，仅有局部皮肤微痒。

按语：本病可因情志内伤以致肝火炽盛；或因脾经湿热内蕴，兼外受毒邪诱发。本案患者年高体弱，病程迁延，毒邪化火与肝火、湿热搏结，经络气血运行受阻，气滞血瘀，不通则痛，故皮疹消退后遗留神经痛。因病程较短，伤气阴的现象不明显，而主要表现为毒热未尽，气血瘀滞。本案的特色在于治疗带状疱疹后遗神经痛时，既要抓住气滞血瘀这一主证，又重视高龄患者气血两虚的实质，在使用活血化瘀药的同时，又加入益气养阴、养血活血之品，从而做到了益气养血、扶正固本与活血化瘀、行气止痛并重，诸药协同，共奏奇效。

二、经验方

清热除湿汤（《张志礼皮肤病临床经验辑要》）

功能：清热除湿，凉血解毒。

主治:湿热内蕴、热盛于湿所致的急性皮肤病,如带状疱疹、急性湿疹、过敏性皮炎、药疹、疱疹样皮炎、丹毒、玫瑰糠疹等。

组成:龙胆草 9g(现药典剂量 3~6g),白茅根 30g,生地 30g,大青叶 15g,车前草 15g,生石膏 30g,黄芩 9g,六一散 15g。

用法:水煎服,每日 1 剂。

三、常用中成药

可选用龙胆泻肝丸、加味逍遥丸等。

(高尚璞、陈豪)

第三节　疣

【概述】

疣是一种发生于皮肤浅表的良性赘生物。因其皮损形态及发病部位不同而名称各异,如发于手背、手指、头皮等处呈半球形,表面蓬松枯槁者,称千日疮、疣目、枯筋箭或瘊子;发于颜面、手背、前臂等处如粟米大小,表面平滑者,称扁瘊;发于胸背部呈半球形,有蜡样光泽,中央有脐窝的赘疣,称鼠乳;发于足跖部者,称跖疣;发于颈周围及眼睑部位,呈细软丝状突起者,称丝状疣或线瘊。本病西医亦称疣,一般分为寻常疣、扁平疣、传染性软疣、掌跖疣和丝状疣等。

【主要病因病机】

1. 肝经血燥,血不养筋,筋气不荣,风邪外搏肌肤而生。
2. 肝火妄动,气血不和,外感风热之毒,阻于肌肤所致。
3. 皮肤外伤,摩擦致局部气血凝滞,复受外邪。
4. 搔抓或自行扦挖而自身传播致疣多发。

【辨证注意点】

1. 首先应对各种疣予以鉴别。
2. 应区分疣发生的部位。

(高尚璞)

疣　　目

【概述】

疣目是疣的一种，又称千日疮、枯筋箭或瘊子，多见于儿童及青年人，好发于手背、手指、足缘、颜面等处。相当于西医学的寻常疣。

【主要病因病机】

由于肝经血燥，血不养筋，筋气不荣，风邪外搏肌肤而生。或由皮肤外伤，感受病毒或因搔抓而自身传播接触而多发。

【辨证注意点】

1. 区分疣发生的部位。
2. 注意疣是单发还是多发。

【辨证思路】

一、诊断要点

好发于手背、手指，皮损呈半球形或多角形，表面蓬松枯槁，状如花蕊，粗糙坚硬，角化明显，灰褐、灰黄或污灰色。

二、鉴别诊断

毛囊角化病：多发于儿童，可有家族史，皮疹分布以胸前、背中线以及脸部、四肢为多，丘疹状赘生物易融合成片，且表面有油腻鳞屑，伴恶臭。

三、辨证论治

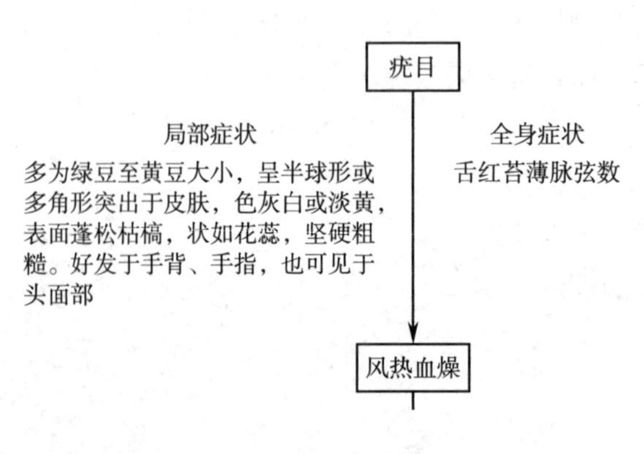
疣目
局部症状
多为绿豆至黄豆大小，呈半球形或多角形突出于皮肤，色灰白或淡黄，表面蓬松枯槁，状如花蕊，坚硬粗糙。好发于手背、手指，也可见于头面部
全身症状
舌红苔薄脉弦数
风热血燥

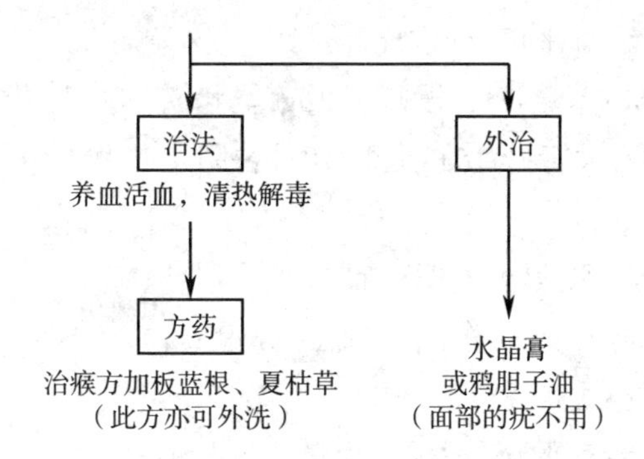

四、注意事项

1. 避免搔抓碰破疣体，引起出血感染。

2. 多发性疣治疗时注意益气扶正。

【病例思维程序示范】

刘某，女，45岁。1972年4月5日就诊。患者面部长瘊1年多。于1年前开始，先在左额部长刺瘊1个，初为乳头状突起，渐长大。后在面部又陆续长刺瘊3个。曾用艾灸、鸦胆子捣涂及中药内服等，均未脱落。

查体：左额部可见1花生米大小的污褐色疣状物，表面粗糙不平，如花蕊状。左颊及下颌部分布黄豆大的同样疣赘3个。

辨证思维程序：

第一步：明确诊断。根据患者皮损的部位在头面部，4枚皮疹均为疣状物，表面粗糙不平如花蕊状，可以诊断为疣目。

第二步：进行辨证论治。证属风热血燥，拟清热解毒、平肝活血为治则。

处方：马齿苋60g，蜂房9g，大青叶15g，薏苡仁30g。

服法：水煎服，每日1剂。

（《朱仁康临床经验集》）

【经验方】

1. 张志礼紫蓝方（《张志礼皮肤病临床经验辑要》）

功能：解毒消疣。

主治:扁平疣、寻常疣等。

组成:紫草 15g,板蓝根 15g,马齿苋 30g,生薏米 30g,丹参 15g,红花 10g,赤芍 10g,大青叶 15g,木贼 10g,香附 10g,穿山甲 10g,灵磁石 30g,生龙牡各 10g。

用法:水煎服,每日 1 剂。

2. 鸦胆子油(《朱仁康临床经验集》)

功能:去疣。

主治:扁平疣(适用于少量)、寻常疣。

组成:鸦胆子 30g。

制法:将鸦胆子剥去壳,取仁,捣碎,置瓶中加入乙醚,略高过为度,隔 2 小时后,将上层浮油倒于平底玻璃皿中,等乙醚挥发后即得鸦胆子油,装小瓶中备用。

用法:用牙签挑取很少鸦胆子油,小心点于疣上,不要碰及好皮肤,免发生凹痕。

注意事项:①在乙醚挥发时,勿近火,避免发生爆炸,要特别注意。②1 次只能点 10 多个,一般只要点 1 次,点后发红,有烧灼、疼痛感觉,隔天即变黑,再过两三天即脱落。

(高尚璞)

扁　　瘊

【概述】

本病多见于青年男女,故又称青年扁平疣。好发于颜面和手背,病程缓慢。

【主要病因病机】

肝火妄动,气血不和,外感风热之毒,阻于肌肤所致。

【辨证注意点】

1. 注意皮疹的颜色。
2. 注意病程的长短。

【辨证思路】

一、诊断要点

青年人多发,好发于面部和手背,皮损为米粒到绿豆大小,圆形、椭圆形、多角形的扁平丘疹,表面光滑,呈淡红色、褐色或正常皮肤颜色。

二、鉴别诊断

扁平苔藓:扁平苔藓好发于腕屈面、前臂、股内侧、臀部,皮疹为紫红色的扁平丘疹,表面有蜡样光泽。常可累及黏膜。

三、辨证论治

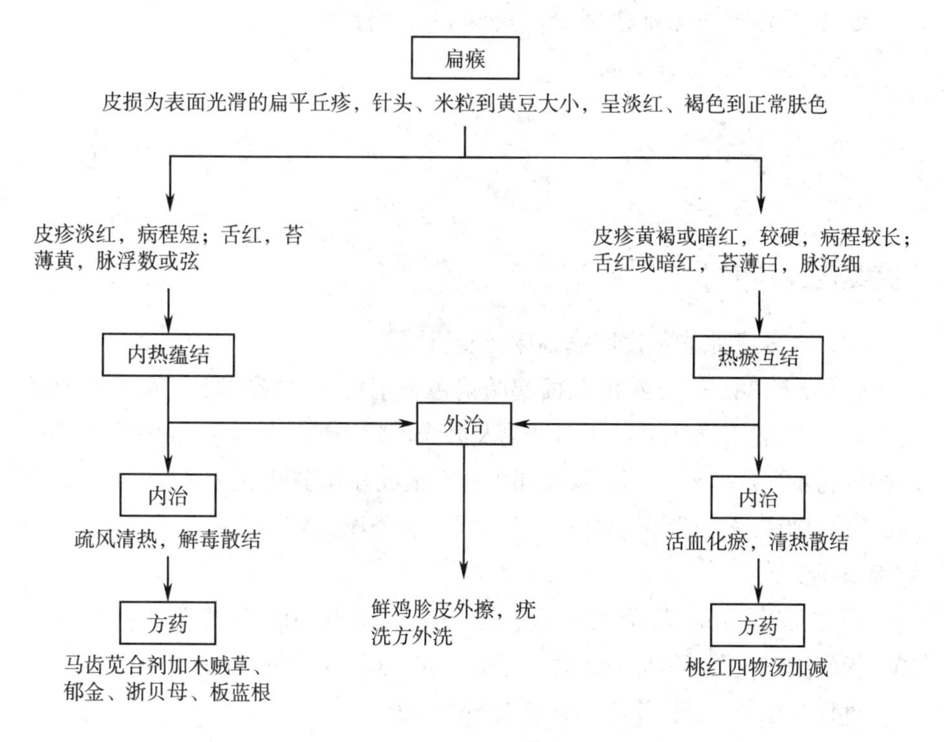

四、注意事项

临床观察发现,疣消退时常有下列预兆:突然瘙痒,疣基底部发生红肿、损害突然变大,趋于不稳定状态,个别疣有消退或有细小新疣发生。

【病例思维程序示范】

周某,女,30岁,干部。初诊日期:1974年1月。脸颊及手背部疣赘已年余。1年来于脸颊及手背部起疣赘,数目渐渐增多,无明显自觉症状。来诊前

曾肌注维生素 B_{12}、板蓝根注射液，用中药木贼草及香附煎水外洗，均未见明显效果。

检查：脸颊部可见 20~30 个 0.1~0.3cm 大小扁平疣赘，稍高于皮面，皮疹呈淡红色。

辨证思维程序：

第一步：明确诊断。根据发病部位在脸颊和手背，病程已有 1 年余，皮疹扁平，呈淡红色，诊断为扁平疣。

第二步：治疗。治拟清热解毒。

处方：马齿苋 60g，败酱草 15g，紫草 15g，大青叶 15g。

服法：水煎服，每日 1 剂。

（《朱仁康临床经验集》）

【医案及经验方】

一、医案（《张志礼皮肤病临床经验辑要》）

张某，男，38 岁。2 年前颜面起暗褐色扁平丘疹，稍痒，渐增多，在当地诊为“扁平疣”，曾多次用多种中西药物及激光治疗未愈。诊查示：颜面散布多数暗褐色扁平丘疹，表面光滑，双颊部皮损密集成片几乎见不到正常皮肤。舌质黯，苔白，脉弦缓。证属气血失和，腠理不密，外感毒邪。治拟中和气血，活血解毒，软坚散结。

处方：紫草 15g，茜草 15g，板蓝根 30g，大青叶 30g，败酱草 30g，马齿苋 30g，薏苡仁 30g，丹参 15g，赤芍 15g，莪术 10g，夏枯草 15g，穿山甲 10g。

每日 1 剂，水煎服，并用部分煎液外洗患处。

二诊：服上方 14 剂，皮疹变淡，稍痒。前方去败酱草，加三棱 10g，继服 14 剂，皮疹开始脱落，露出正常皮肤，续服 2 个月皮疹全部消退。

按语：中医认为本病属气血失和，腠理不密，外感毒邪，凝聚肌肤而成，故治以调和气血，活血解毒，软坚散结为原则。方中丹参、赤芍、莪术调和气血；紫草、茜草、大青叶、板蓝根活血解毒；薏苡仁、马齿苋除湿解毒；夏枯草、穿山甲软坚散结。另外，现代研究表明，紫草、茜草、大青叶、板蓝根、败酱草、马齿苋等均有较好的抗病毒作用，用于病毒性皮肤病，效果良好。

二、经验方

马齿苋合剂二方(《朱仁康临床经验集》)

功能:解毒去疣。

主治:扁平疣、寻常疣、传染性软疣。

组成:马齿苋 60g,蜂房 9g,生薏仁 30g,紫草 15g。

用法:水煎服,每日 1 剂。

(高尚璞)

鼠　乳

【概述】

本病是发生在皮肤上的一种呈半球形隆起的赘生物,形似鼠乳。多见于儿童及青年,可发生于任何部位。相当于西医学的传染性软疣。

【主要病因病机】

感受风热毒邪,或搔抓破伤后自身传播导致增多。

【辨证注意点】

注意有无抓破感染。

【辨证思路】

一、诊断要点

好发于躯干和面部,皮损为半球形丘疹,米粒到豌豆大小;中央有脐凹,表面有蜡样光泽,挑破顶端可挤出白色乳酪样物。

二、鉴别诊断

结节性痒疹:多见于中年女性,好发于四肢,尤其是小腿伸侧,基本损害为近皮色、淡红色或褐色表面光滑的坚实丘疹,以后表面粗糙,角质增厚,呈结节状或疣状增生。常因表皮抓破而出血结痂。瘙痒剧烈,病程慢性。

三、辨证论治

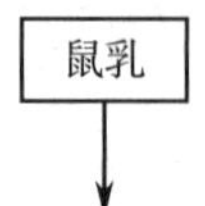

好发于躯干和面部，皮损为半球形丘疹，米粒到黄豆、豌豆大小，
中央有脐凹，表面有蜡样光泽，挑破顶端可挤出白色乳酪样物质

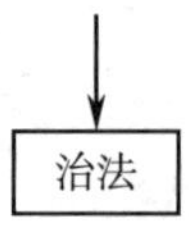

外治为主，以消毒针头挑破患处，
挤出白色乳酪样物质，再用碘酒或石炭酸点涂

四、注意事项

损害较多时,应分批治疗,治疗时注意保护周围皮肤。

【病例思维程序示范】

宋某,女,23岁。2003年11月初诊。患者胸前、背后发疹伴瘙痒2个月余,且皮疹逐渐增多。患者2个月前无明显诱因,背后发出数枚皮疹,搔抓后出血,皮疹增多且渐累及胸前。

查体:胸背部见多枚半球形丘疹,米粒至黄豆大小,表面光滑,有蜡样光泽,个别有脐凹。可见抓痕、血痂。

辨证思维程序:

第一步:明确诊断。根据患者病程、发病部位、皮疹形态,诊断明确,当为鼠乳。

第二步:治疗。用镊子或血管钳钳夹半球形丘疹的根部,挤压出白色乳酪样的软疣小体,外涂碘酒。嘱患者当天避免接触水,以免引起继发感染。

(自拟医案)

(高尚璞)

跖　　疣

【概述】

本病发生在足底、足侧缘或趾间，相当于西医学的跖疣。

【主要病因病机】

多与外伤染毒、长期摩擦、挤压有关。

【辨证注意点】

本病发生在足底、足侧缘或趾间。

【辨证思路】

一、诊断要点

发生在足底、足侧缘或趾间，皮损为角化性丘疹，周围绕以增厚的角质环，压痛明显。除去表面角质后可见出血点。若仅微量血液外渗凝固，则可形成小黑点。

二、鉴别诊断

1. 鸡眼　鸡眼也好发于足底和趾间，皮损为圆锥形的角质增生，表面光滑有明显的皮纹。

2. 胼胝　胼胝也发于足底受力部位，为不规则的角化性斑块，中央较厚，边缘不清，表面皮纹清晰，痛不甚。

三、辨证论治

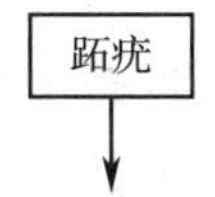

好发于足底或足趾间，为角化性丘疹，外周有稍带黄色高起的角质环，
除去角质可见疏松的白色乳头状角质物，易出血

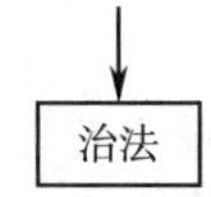

外治为主，千金散局部外敷，
或用鸦胆子仁捣碎敷贴，
或生半夏末白糖调涂

四、注意事项

应嘱患者勿自行扦挖,以免自身接种致皮疹增多。

【病例思维程序示范】

杨某,男,28岁。2002年4月初诊。右足踇趾顶端发疹2年,穿鞋疼痛2个月。2年前,患者右足踇趾顶端发出米粒大小丘疹1枚,无痛痒,自行扦挖后逐渐增大,周围也发出相同皮疹,近2个月来,穿鞋摩擦挤压后出现疼痛。

查体:右足踇趾顶端见1cm×1cm结节,色灰黄,顶端粗糙,质硬,压痛明显。踇趾趾腹、足底见3枚米粒至黄豆大小的丘疹,周围有淡黄色角质环,无压痛。

辨证思维程序:

第一步:明确诊断。根据患者皮疹位于右足踇趾顶端,为易破伤和易受摩擦部位,皮疹色灰黄,顶端粗糙,质硬,有压痛,诊断为跖疣。

第二步:治疗。拟清热解毒外治。

处方:紫草30g,香附30g,木贼草30g,马齿苋30g,大青叶30g,薏苡仁30g。

用法:每日1剂,煎汤浸洗患足,每日2次,每次30分钟。

(自拟医案)

【经验方】

灰米膏(水晶膏)(《赵炳南临床经验集》)

功能:蚀皮去疣。

主治:黑痣、鸡眼、疣赘、胼胝。

组成:生石灰5钱,糯米50粒,浓碱水适量。

制法:石灰浓碱水浸糯米1~2日后,取出糯米捣成糊状备用(或用20%~40%氢氧化钾溶合糯米适量浸成)。

用法:取膏少量点涂皮损处。

注意事项:此膏勿涂于正常皮肤上。

(高尚璞)

丝　状　疣

【概述】

好发于颈项部或眼睑部位，中年妇女多见。

【主要病因病机】

肝经血燥，筋失所养，风邪外搏肌肤而生。

【辨证注意点】

注意皮疹的色泽、形态。

【辨证思路】

一、诊断要点

中年妇女较多见，好发于颈项或眼睑，皮损为单个细软的丝状突起，呈褐色或淡红色。

二、鉴别诊断

皮角：最常见于面部和头皮，也见于手、龟头和眼睑。损害为高出皮面 2~2.5cm 的锥形角质物，有时分支成鹿角状，基底较宽，常潮红，可发生癌变。

三、辨证论治

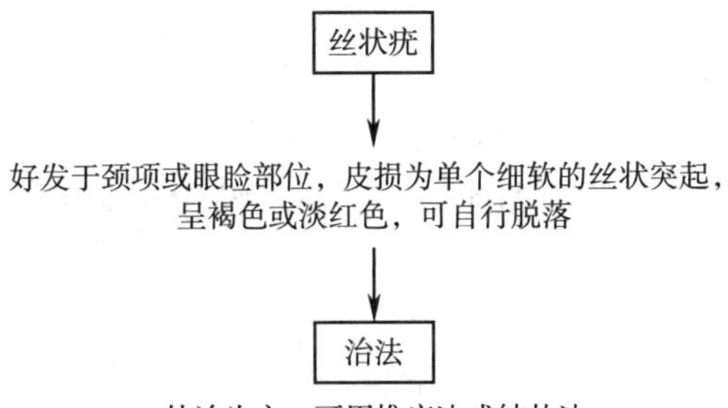

四、注意事项

本病疣体常可自行脱落，也可复发。

【病例思维程序示范】

常某,女,45岁。2004年3月初诊。颈部发出丝状物2年,逐渐增多,无痛痒。

查体:颈前部及两侧见多枚丝状突起,呈皮肤颜色或淡褐色。

辨证思维程序:

第一步:明确诊断。患者为中年女性,病史2年,皮疹为丝状突起,呈肤色或淡褐色,本病诊断明确,为丝状疣。

第二步:治疗。局麻后,激光烧灼。嘱患者当天勿接触水,以免感染。

（自拟医案）

（高尚璞）

第四节　风　热　疮

【概述】

风热疮是一种斑疹色红如玫瑰、脱屑如糠秕的急性自限性皮肤病。其特点是初发时多在躯干部先出现玫瑰红色母斑,上有糠秕样鳞屑,继则分批出现较多、形态相仿而较小的子斑。斑片长轴与皮肤纹理一致。相当于西医学的玫瑰糠疹。

【主要病因病机】

内热伤阴化燥,复感风热外邪,内外合邪,郁闭腠理而发病。

【辨证注意点】

区分在风热的基础上是否已见血燥。

【辨证思路】

一、诊断要点

1. 先出现母斑,继则出现子斑。

2. 皮疹泛发、对称，以躯干及四肢近端为主，躯干部的皮损长轴与肋骨平行，表面覆有少量细薄鳞屑。

3. 病程有自限性，一般在4~6周自愈。

二、鉴别诊断

1. 白疕　皮损为大小不等的红色丘疹、斑片，上覆银白色疏松的多层鳞屑，刮除鳞屑可见透明的薄膜，剥除薄膜可见露滴样出血。

2. 紫白癜风　皮损好发于多汗部位，如颈项、胸背、面部等，皮损为黄豆到蚕豆大小的斑疹，上覆极细的微微发亮的鳞屑，呈肤色或带棕褐色，去除鳞屑可见色素减退斑，常夏发冬轻。

3. 圆癣　一般损害数目不多，虽呈环形，但中心有自愈倾向，由丘疹、小水疱组成活动性边缘。

4. 脂溢性皮炎　躯干部可有散在性红斑，但有油脂状鳞屑，头面部更为明显，皮损不沿肋骨或皮纹排列。

三、辨证论治

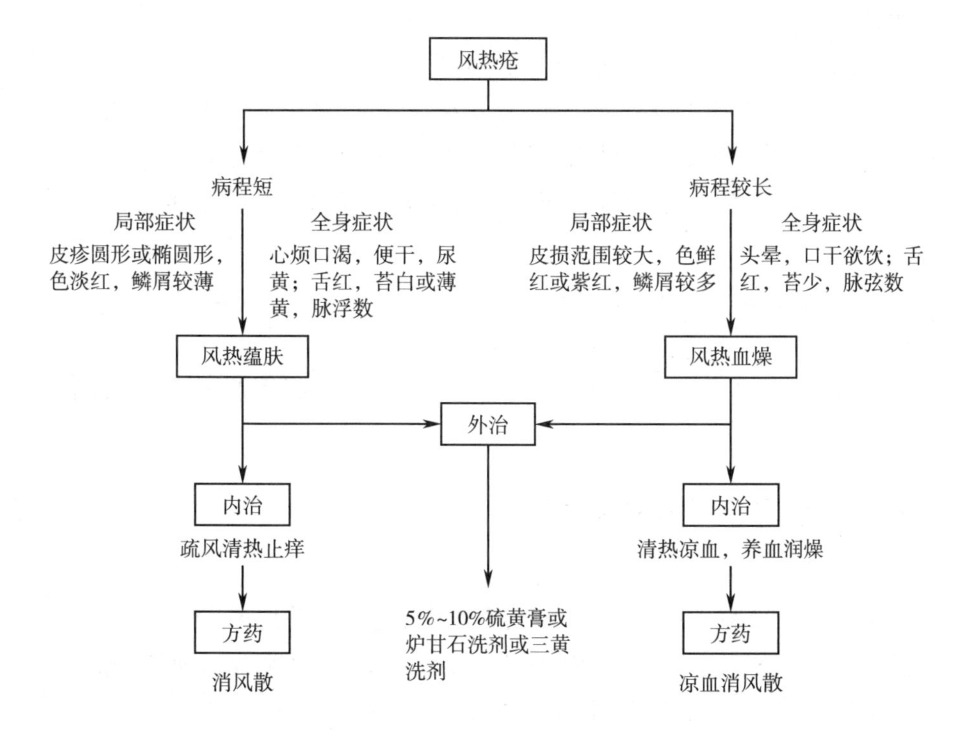

四、注意事项

有些患者在发疹前有上呼吸道感染症状，可辅以清热解毒治疗。

【病例思维程序示范】

贺某,男,28岁。初诊日期:1964年9月8日。主诉:全身瘙痒起红疹10余天。现病史:10天前发现胸背两胁部起红色环状皮疹,瘙痒。很快发展至四肢,剧痒。曾经本单位卫生所及某医院治疗未效。

查体:躯干、四肢近端散发红色米粒至高粱大的丘疹,两腋下及胁部有明显稍大之横列椭圆形皮疹,边缘有菲薄鳞屑,皮疹之间可见正常皮肤。

辨证思维程序:

第一步:明确诊断。根据患者皮疹发于躯干和四肢近端,皮损为红色斑疹和丘疹,上覆薄层鳞屑,腋下及两胁皮疹长轴与皮纹平行,可以诊断为玫瑰糠疹。

第二步:辨证分型。皮疹色红,应考虑血热。"风胜则痒",患者自我感觉剧痒,考虑风邪作祟。而患者病程较短,只有10余天,考虑外风。因此本病辨证为血热外受风毒。

第三步:治疗。治宜凉血疏风,清热解毒。

处方:赤白芍各4钱,当归3钱,茜草根3钱,白茅根1两,蝉衣1钱,浮萍1钱,白鲜皮1两,刺蒺藜5钱,金银花5钱,生枳壳3钱,生甘草3钱。

外用寒水石面5钱,炉甘石面5钱,滑石粉1两,冰片5分,加水至200ml混匀外用。

前方连续服用8剂而治愈。

(《赵炳南临床经验集》)

【医案、经验方及常用中成药】

一、医案(《朱仁康临床经验集》)

毛某,男,27岁。1周前发现胸前有2片钱币状红色皮疹,稍有鳞屑,轻度痒感。2天后很快在上半身前胸后背,密布同样皮损,瘙痒明显,晚间影响睡眠。曾在本单位医务室服氯苯那敏,未见减轻。

检查:胸、腹及背密布大小不等的红色斑疹,呈椭圆形或类圆形皮疹,长轴与皮肤纹理一致,表面附有糠秕样鳞屑。舌质红,苔薄白,脉弦滑。

证属血热内盛，外受风邪，闭塞腠理。治拟凉血清热，消风止痒。

处方：生地 30g，当归 9g，赤芍 9g，紫草 15g，生石膏 30g，荆芥 9g，苦参 9g，地肤子 9g，蝉衣 6g，白蒺藜 9g，生甘草 6g。

外搽九华粉洗剂。

二诊：药后上半身皮疹红色趋淡，蜕皮，发痒减轻；但双大腿又起少数皮疹。嘱继服前方 3 剂。

三诊：3 天后胸、背皮损逐渐消退，但两大腿皮疹反加重，瘙痒甚剧。舌质红，苔薄白，脉弦细滑。仍予以前方 3 剂加白芷 4.5g。

四诊：上半身皮疹已全消失，皮肤稍痒，大腿皮损未再新起，仍觉瘙痒，大便较干。前方 3 剂加大青叶 9g。

五诊：药后来诊，两大腿渐见蜕皮，痒感已轻，继服前方 3 剂后治愈。

按语：本病瘙痒程度因人而异。中医认为剧痒者，乃风重之故，故本案治疗宜着重凉血清热，同时佐以活血消风。

二、经验方

凉血五花汤（《赵炳南临床经验集》）

功能：凉血活血，疏风解毒。

主治：玫瑰糠疹、盘状红斑狼疮初期、多形性红斑及一切红斑性皮肤病初期，偏于上半身或全身散在分布者。

组成：红花 5 钱，鸡冠花 5 钱，凌霄花 5 钱，玫瑰花 5 钱，野菊花 5 钱。

用法：水煎服，每日 1 剂。

三、常用中成药

可选用复方青黛丸。

（高尚璞）

第五节 黄 水 疮

【概述】

黄水疮是一种发于皮肤有传染性的化脓性皮肤病。其特点是皮损主要表现为浅在性脓疱和脓痂，有接触传染和自体接种的特性，在幼儿园、学校或家庭中传播。相当于西医学的脓疱疮。

【主要病因病机】

暑湿热邪,袭于肌表,熏蒸肌肤而成。

【辨证注意点】

1. 注意发病季节。
2. 注意发病年龄及好发部位。
3. 详审皮疹特点。
4. 区分体质情况。

【辨证思路】

一、诊断要点

1. 本病多发生于夏秋季节,儿童多见,好发于头面四肢等暴露部位。

2. 常有接触史,或先有瘙痒性皮肤病,如痱子、湿疹等。

3. 基本损害为成群分布的黄豆大或更大的脓疱,或初起为水疱,迅即混浊化脓,疱壁薄,破后露出糜烂面,干燥后结脓痂。

二、鉴别诊断

水痘:多在冬春季节流行,可见红斑、疱疹、结痂等不同时期的皮损并存。水疱透明,顶有脐凹,常累及黏膜,有全身症状。

三、辨证论治

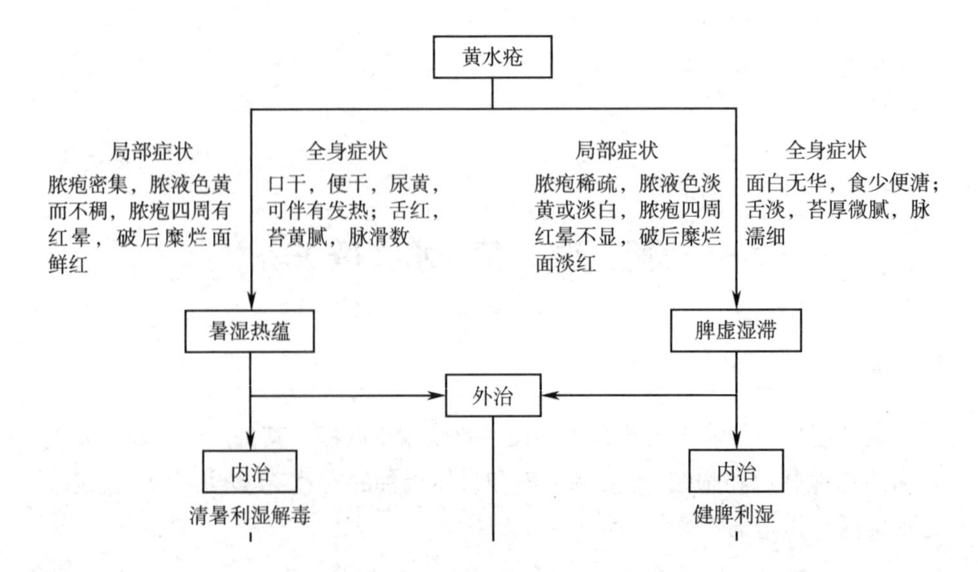

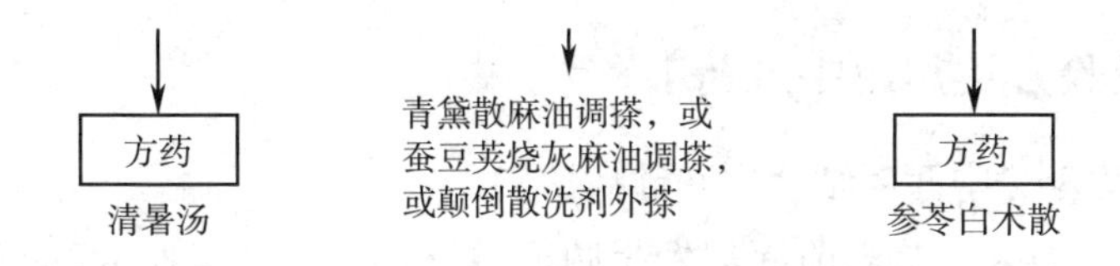

四、注意事项

1. 本病有传染性，应对幼儿园或托儿所的患儿进行隔离。

2. 嘱患儿及家长避免搔抓。

【病例思维程序示范】

侯某，女，17 岁。主诉：面部起脓疱流脓水 10 余天。现病史：面部生脓疱，抓后出脓水，经某某医院诊为“传染性脓疱病”，曾服“牛黄清热散”等药不效，遂来我院门诊。

检查：上额、耳下、背部均有如黄豆大样脓疱，边缘潮红，皮损有糜烂、渗出，部分已结黄色痂皮。尤以上额部皮损较多。舌苔薄白，舌质红，脉弦数。

辨证思维程序：

第一步：明确诊断。患者皮损以面部为主，起脓疱流脓水结脓痂，脓疱边缘红晕，据此诊断明确，为黄水疮。

第二步：定病位。患者皮损以上额部较多，累及耳下、背部，考虑病位在上焦。

第三步：定疾病性质。患者皮疹边缘潮红，舌红，脉数，均为热象，脓疱糜烂有渗出，考虑有湿邪。

第四步：进行必要的检查。可做血常规检查。

第五步：治疗。治宜清热解毒利湿。

处方：龙胆草 3 钱，黄芩 3 钱，栀仁 3 钱，金银花 3 钱，连翘 4 钱，泽泻 3 钱，木通 3 钱，丹皮 3 钱，六一散 5 钱，大青叶 3 钱。

服药 3 剂后，面部、耳部糜烂、渗出减轻，基底仍潮红，表面偶有脓疱及痂皮。又服 3 剂，皮损基底潮红消退，未再见新生脓疱，已显露出正常皮肤。临床治愈。

（《赵炳南临床经验集》）

【医案、经验方及常用中成药】

一、医案(《中西医结合皮肤性病学》)

王某,女,7岁。2周前面部发生脓疱,抓后流水,结黄痂,逐渐发展,近邻者互相融合,曾在外院诊断为“黄水疮”,予外用药治疗未能控制,并有新发皮疹,近日扩展至耳部及手部,自觉痒,夜眠不安。

检查:面颊、双耳及手背部有指甲大小糜烂面,部分结痂,周围有红晕,颊部有少数绿豆大小脓疱,部分皮损互相融合成片,舌红苔白,脉微数,体温37.0℃。

化验检查:WBC 8.5×10^9/L。

证属肺胃热郁,外感邪毒。治拟清肺胃热,解毒除湿。

处方:双花10g,连翘6g,蒲公英10g,大青叶15g,赤芍6g,栀子6g,黄芩6g,马齿苋15g,野菊花10g,薏苡仁15g,六一散15g。

局部外用氯氧油。

复诊:服上方3剂,皮损渗出减少,部分干燥,已不痒。

三诊:继服3剂,皮损全部干燥,部分脱痂治愈。

按语:本病多发于夏秋季节,以儿童多发。系因肺胃蕴热,外受湿毒所致。轻者单纯外用药即可痊愈;较重者,除清热解毒外,还应佐以利湿。

二、经验方

消炎方(《朱仁康临床经验集》)

功能:清热解毒消肿。

主治:脓疱疮、疖肿、毛囊炎、丹毒、脚气感染等。

组成:黄连6g,黄芩9g,丹皮9g,赤芍9g,蚤休9g,银花9g,连翘9g,生甘草6g。

用法:水煎服,每日1剂。

三、常用中成药

可选用连翘败毒丸、五福化毒丸、牛黄清热散、清解片等。

(高尚璞)

第六节　癣

【概述】

癣是发生在表皮、毛发和指(趾)甲的浅部真菌病。

【主要病因病机】

病因总由生活起居不慎,感染真菌,复因风、湿、热邪外袭,郁于腠理,淫于皮肤所致。病发于头皮、毛发,则为白秃疮、肥疮;病发于趾丫,则为脚湿气;发于手掌部,则为鹅掌风;发于体表、股阴间,则为紫白癜风、圆癣、阴癣等。如表现为发热起疹、瘙痒脱屑者,多为风热盛所致。若见渗流滋水,瘙痒结痂者,多为湿热盛引起。若见皮肤肥厚、燥裂、瘙痒者,多由郁热化燥,气血不和,肤失营养所致。

【辨证注意点】

1. 注意好发人群及发病部位。
2. 注意各部位的皮损特点。

白秃疮、肥疮

【概述】

白秃疮、肥疮是发于头部的癣病,相当于西医学的头癣。

【主要病因病机】

本病外由剃头理发,腠理洞开,风毒外袭,气血不潮,而致皮干发枯;内由脾胃积热上攻头皮,蕴湿生虫,而致发枯脱落。

【辨证注意点】

1. 注意病因及好发人群。
2. 注意皮疹特点。

【辨证思路】

一、诊断要点

1. 白秃疮（白癣）

（1）灰白色鳞屑性斑片。

（2）病发距头皮 3~8mm 处折断。

（3）发根部见白色鳞屑包绕的菌鞘。

（4）青春期可自愈。

2. 肥疮（黄癣）

（1）有黄癣痂。

（2）癣痂呈碟形，蜡黄色、肥厚、富黏性，中央有毛发贯穿。

（3）有特殊的鼠尿味。

（4）愈后留下萎缩性瘢痕，永久性脱发。

二、鉴别诊断

白秃疮应与白屑风、白疕相鉴别。肥疮应与头部湿疮相鉴别。

1. 白屑风　多见于青年人，症见病变部位白色鳞屑堆叠，梳抓时纷纷脱落，脱发而不断发，无传染性。

2. 白疕　皮损为较厚的银白色鳞屑性斑片，头发呈束状，刮去鳞屑可见渗血点，无断发现象。

3. 头部湿疮　有丘疱疹、糜烂、流滋、结痂等多形性损害，瘙痒，一般不脱发。

三、疾病分类

头癣分为白癣与黄癣。

四、辨证论治

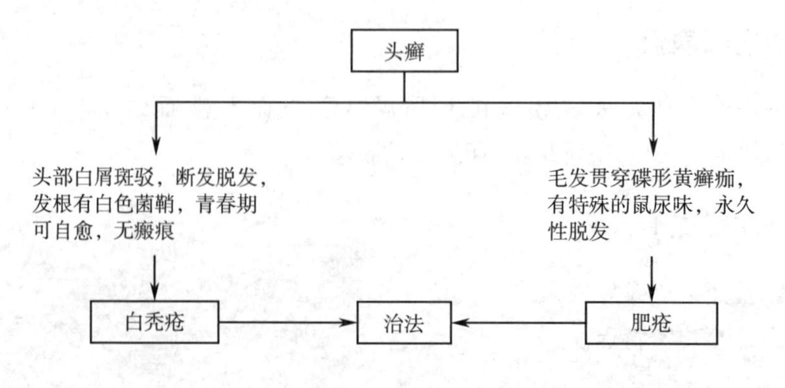

外治为主

↓

将病发连根拔去，每天用0.5%明矾水或热肥皂水洗头，
外涂5%硫黄软膏或雄黄膏（敷药宜厚）

五、注意事项

头癣的治疗：

（1）剃——剃头，每周 1 次。

（2）洗——洗头，每日 1 次。

（3）涂——涂药，5%~10% 硫黄软膏等连用 1~2 个月。

（4）消——消毒，对日常生活用品进行消毒处理。

（5）服——服药，口服抗真菌药。

【病例思维程序示范】

林某，男，6 岁。头皮白色斑片伴脱屑 1 周余。1 周前患儿头顶部皮肤出现白色斑片，带有鳞屑，其上头发变为灰色，稍有痒感。未予治疗，1 周后皮损周围出现小鳞屑斑片，后融合成片。皮损处头发极易折断。患者平时喜与家中猫狗玩耍。纳可，便调，寐尚安。

查体：头顶处皮肤见白色鳞屑性局限斑片，其上头发色灰暗，易折断，发根部有白色套样菌鞘，真菌直接镜检阳性。舌红，苔白腻，脉弦。

辨证思维程序：

第一步：明确诊断。根据患儿皮损形态（白色斑片，断发，白色菌鞘）、自觉症状（微痒）、实验室检查（真菌镜检阳性）即可诊断为白癣。

第二步：白癣主要与头部糠疹、斑秃相鉴别。通过鳞屑的直接镜检及断发的存在即可做出鉴别。

第三步：治疗。白癣单纯依靠外用药治疗无效，因为药物难以达到毛囊，故需口服抗真菌药，如灰黄霉素、伊曲康唑、特比萘芬等，同时配合 5%~10% 硫黄软膏外涂。

（自拟病案）

【医案、经验方及常用中成药】

一、医案

韩世荣治小儿头癣医案［韩世荣，李祥年．中西医结合治疗小儿头癣124例．陕西中医，1993，(9)：16.］

张某，女，4岁。1989年4月10日初诊。母代诉：发现小孩头上长癣伴脱发、瘙痒2周。孩子喜逗猫玩。因猫患有癣相染而得。

查：头顶部及左颞侧部可见1~5分硬币大小6处皮损，有断发及白色鳞屑，断发根部有菌鞘围绕，滤过紫外线检查可见典型的亮绿色荧光。诊断为头白癣。

用复方土槿皮洗剂：土槿皮、苦参、野菊花、生百部、蛇床子各30g，白矾、苍术各20g，雄黄10g。用法：每剂加水2kg，浸泡5分钟，后煮沸5~10分钟，取液待温外洗，每日2次，每次30分钟，每剂药可洗2~3次。洗后涂搽克霉唑癣药水，每日3次。同时剃光头发（女孩可剪去皮损周围头发），枕巾、手帕、帽子等用具定期煮沸灭菌。10天为一个疗程。

连续用药10天明显好转，继续治疗2个疗程后皮损消失，毛发生长良好，滤过紫外线检查无亮绿色荧光，随访3年未复发。

按语：复方土槿皮洗剂以土槿皮、苦参、生百部、蛇床子、雄黄、野菊花清热解毒、杀虫止痒；白矾、苍术燥湿止痒。方中土槿皮用量可达60~90g。本方水煎外洗，既可去痂除垢，清洁疮面，又利于继用药物附着吸收，发挥更大作用。另外，土槿皮、白矾等具有抗真菌作用，所以本方对头癣有很好的治疗作用。外用西药选择克霉唑癣药水，是因为此药抗真菌疗效好，见效快。因头癣较顽固，治疗应彻底，不可半途而废，以防复发。

二、经验方

淘花汤（《文琢之中医外科经验论集》）

功能：杀虫止痒。

主治：白秃疮。

组成：淘米水3大碗，川椒3g，白矾6g。

用法：煎熬后熏洗头部，每日1~2次。用淘花汤煎后每日洗头，去掉痂壳，再以秃疮散调清油每日涂头。

三、常用中成药

可酌情选用10%硫黄软膏、1号癣药水、2号癣药水、50%苦楝子糊膏、

30% 大蒜油等涂抹患处。还可选用 20% 紫草水洗头，每日 2 次，或 10% 明矾水、15% 白鲜皮煎水洗头。

（张明、周蜜）

鹅掌风、脚湿气

【概述】

鹅掌风因手掌粗糙开裂如鹅掌而得名，相当于西医学的手癣。因足丫糜烂流汁而有特殊气味者，称脚湿气，相当于西医学的足癣。

【主要病因病机】

1. 外感湿热之毒，蕴积皮肤，病久皮肤失于濡养，以致皮厚皲裂，宛如鹅掌。
2. 久居湿地、感染湿毒，脾胃二经湿热下注而成。

【辨证注意点】

1. 注意发病季节。
2. 注意皮疹特点及临床分型。

【辨证思路】

一、诊断要点

1. 水疱型　发于指趾、掌跖及侧缘，为成群或疏散分布的米粒大小的水疱。

2. 糜烂型　发于指间或第 3、4 趾间，皮肤潮湿、糜烂、覆以白皮，基底呈鲜红色。

3. 脱屑型　发于手掌、足跟、足底、足侧，鳞屑不断剥脱，角质层增厚、粗糙，冬季皮肤干燥、皲裂、疼痛。

二、鉴别诊断

1. 手部湿疮　手部湿疮常对称发生；皮损多形性，边界不明显；痒剧；可反复发作。

2. 掌跖角化病　多自幼年即发病；于掌、足底有对称性的角化和皲裂，无水疱等炎症反应。

三、疾病分类

手足癣分三型:水疱型;糜烂型;脱屑型。

四、辨证论治

1. 鹅掌风

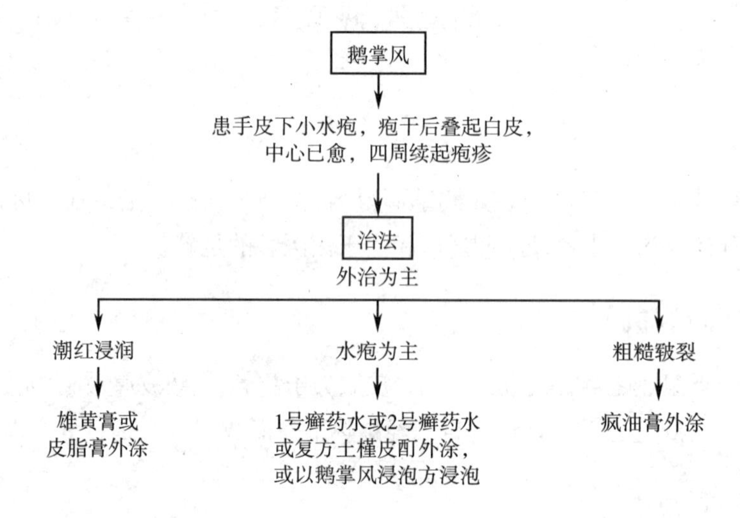

2. 脚湿气

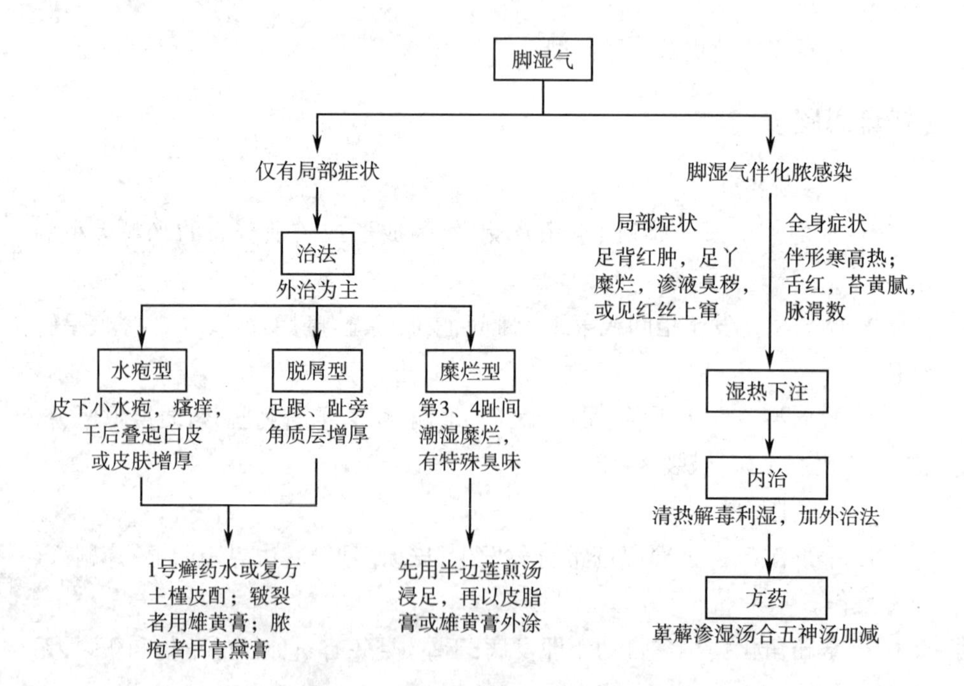

【病例思维程序示范】

叶某,男,52岁。双足皮肤干燥脱屑伴瘙痒10余年。10多年来,患者双足底皮肤干燥粗糙,伴有脱屑,瘙痒剧烈,入冬则干燥开裂,疼痛。每于热水中烫洗方觉舒服。纳可,便调,寐尚安。

查体:双足底皮肤干燥、粗糙,伴有脱屑,双侧4、5趾间及3、4趾间皮肤浸渍发白。真菌直接镜检阳性。舌红,苔白黄腻,脉弦。

辨证思维程序:

第一步:明确诊断。根据患者皮损形态(皮肤粗糙、脱屑、开裂)、自觉症状(瘙痒)、实验室检查(真菌镜检阳性)即可诊断为角化过度型足癣,同时伴有糜烂型足癣(双侧4、5趾间及3、4趾间皮肤浸渍发白)。

第二步:角化过度型足癣主要与慢性干性足部湿疹相鉴别。通过鳞屑的直接镜检,足癣的鳞屑中往往可以发现菌丝,由此即可做出鉴别。

第三步:治疗。足癣一般不需要内治。可以选用1号癣药水、2号癣药水、复方土槿皮酊等。

(自拟病案)

【医案、经验方及常用中成药】

一、医案

1. 单苍桂治鹅掌风案(《单苍桂外科经验集》)

何某,女,34岁,患鹅掌风达12年之久。据叙每年夏天,掌心则起粟米大小的水疱,隐没其间,继而脱皮,自觉燥痒难忍,冬天则手掌皮肤粗糙,指端裂口,并伴有出血、疼痛。

辨证:感受湿热风毒,聚积皮肤,气血受阻,肤失濡养所致。

治法:疏风祛湿,杀虫止痒。

处方:浮萍散。浮萍、僵蚕、白鲜皮各12g,荆芥、防风、独活、羌活、牙皂、川乌、草乌、威灵仙各10g,鲜凤仙花(去根)1株。

用法:陈醋1 000g,将上药同醋浸泡24小时,放在小火上煮沸,滤去药渣,留下药醋,备泡手之用。日3次,每次10~20分钟,泡后拭干,照样工作。

按方浸泡3剂而愈。

按语：手癣为临床常见病、多发病，乃皮科顽症，具有一定传染性。明代医籍《外科正宗》认为手癣“由足阳明胃经火热、血燥、外受寒凉所凝，致皮枯槁”，“久则皮肤粗厚破裂不已”。治疗本病的西药，有的价昂，平人不敢问津，有的效差。单苍桂老中医按传统方法外洗浸泡治本病，药物价廉，易于制取。方中诸味或疏风祛湿，或杀虫（真菌）止痒，对真菌均具有抑制或杀灭作用。陈醋味酸，真菌遇醋不能存活，且醋有较强的透皮吸收作用。十余年顽疾，3剂药收功，本法值得推广。

2. 朱仁康治脚癣感染案（《朱仁康临床经验集》）

曾某，女，34岁。初诊日期：1976年8月13日。主诉：左脚肿痛不能行走已半月。现病史：患脚气已多年，平时双脚发痒起水疱，糜烂，流水。2周前，因搔破左脚，脚缝脱皮，次日左脚背前面即起红肿疼痛，不能履地，并沿小腿有红线一条上引，左大腿根部淋巴结肿大触痛，全身发烧，经地区医院治疗，注射青霉素1周才退烧，但左脚红肿痛，经2周仍不减轻，转来我院治疗。

检查：左足背红肿，按之有凹窝，脚缝糜烂，流水，结痂，有脓性分泌物，左腹股沟肿块仍有压痛。

西医诊断：脚癣感染。

中医诊断：湿热下注，化火化毒。

治则：清热解毒，利湿消肿。

药用：赤芍9g，黄芩9g，泽泻9g，丹皮9g，蚤休9g，蒲公英15g，连翘9g，木通6g，车前子（包）9g，六一散（包）9g。3剂水煎服。

外用：生地榆60g，马齿苋60g，黄柏60g。上药分成3份，每日用1份，煎水约300ml，待凉用干净小毛巾沾水略拧，半干半湿，溻敷患处，每次半小时，每日3次。

二诊（8月16日）：3天后左足背红肿渐消，糜烂渗水已轻，已不见脓性分泌物，疼痛亦轻，能扶杖行走，腿根肿核已消。继服前方加二妙丸9g　3剂。湿敷同前。

三诊（8月19日）：足背红肿全消，并有蜕皮，脚缝已干涸，略痒，嘱用六一散9g、枯矾3g混合敷脚缝内。5天后，接续用醋泡方，每晚泡脚半小时，以资防治。

按语：足癣为临床常见的皮肤病。临床分为水疱型、糜烂浸渍型、脱屑角化型三型。本案属糜烂浸渍型，临床最常见，趾间因汗液浸渍而糜烂发白，常感痒痛不适而不自觉搔抓，破后露出红润疮面。本案因搔抓继发感染引起淋巴管炎，表现为糜烂、滋水、化脓、沿小腿有红线上引肿痛，中医认为是湿热下注，治当清热解毒，利湿消肿，先内服以控制感染。生地榆、马齿苋、黄柏三药用来湿敷以治渗出。二妙丸（苍术、黄柏）、六一散（滑石、甘草）燥湿、利湿、清热；枯矾干掺疮表以吸湿。脚气为本，故最后仍用醋泡以杜绝根源。朱氏治病，讲究有条不紊，有章可循。

二、经验方

鹅掌风浸泡方［严学群．新方鹅掌风浸泡剂治疗鹅掌风 363 例．江苏中医杂志，1986，(7)：11.］

功能：杀虫解毒止痒。

主治：鹅掌风（手癣）。

组成：黄柏粉 50g，樟脑 5g，水杨酸粉 45g，食用醋适量。

用法：前 3 药研粉过筛，用塑料袋分装，每袋 22g，在药袋内加入食醋 250ml，将患手浸泡于内约 5 分钟，每天 1 次。

三、常用中成药

1. 内服　连翘败毒丸、百癣夏塔热片等。

2. 外用　1 号癣药水、2 号癣药水、复方土槿皮酊、华佗膏、雄黄膏、密陀僧散、足光粉等。

（张明、周蜜）

灰指（趾）甲

【概述】

灰指（趾）甲因指（趾）甲失去光泽，肥厚色灰而得名，相当于西医学的甲癣。

【主要病因病机】

由于鹅掌风、脚湿气日久蔓延至甲板，湿热虫毒内蕴，爪甲失去荣养所致。

【辨证注意点】

注意指（趾）甲的增厚、萎缩、破损型变化。

【辨证思路】

一、诊断要点

甲板浑浊、毛糙、增厚、裂开、无光泽。

二、鉴别诊断

白疕(银屑病):指(趾)甲板呈顶针状变化。

三、辨证论治

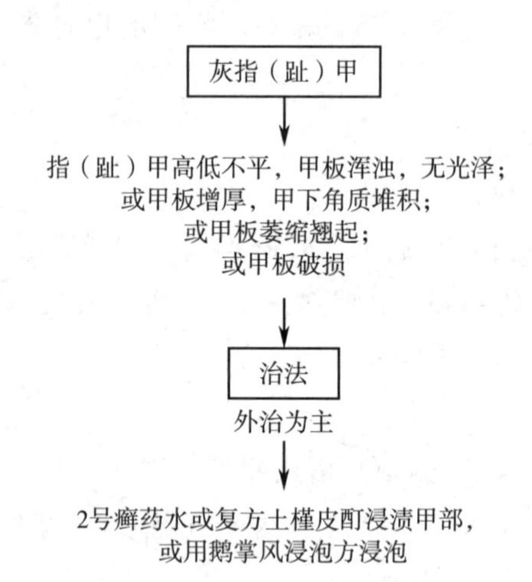

四、注意事项

甲癣的治疗至少要 3~6 个月;经常用锉刀锉甲板,隔周 1 次;同时治疗其他部位的癣。

【病例思维程序示范】

王某,女,41 岁。双手指甲白斑及表面不平 3 年余。患者素有手癣史,双手皮肤干燥粗糙,伴有脱屑,瘙痒剧烈。3 年前右手食指指甲出现白斑,甲面逐渐凹凸不平,无明显自觉症状,未予治疗。随后右手其余四指指甲亦见相同病变,近来左手指甲亦逐渐出现表面不平。纳可,便调,寐尚安。

查体:双手皮肤干燥、粗糙,伴有脱屑。双手指甲见白斑,部分甲板凹凸不平,部分甲板色黄增厚。真菌直接镜检阳性。舌红,苔薄白,脉弦。

辨证思维程序:

第一步:明确诊断。根据患者皮损形态(手部皮肤粗糙、脱屑、开裂,指甲白斑及表面不平、增厚)、自觉症状(瘙痒)、实验室检查(真菌镜检阳性)即可诊断为近端甲下型甲癣,同时伴有脱屑、角化型手癣。

第二步:甲癣主要应与银屑病的甲病相鉴别。后者指甲可见顶针样改变,但通过病甲碎屑的直接镜检往往可以发现菌丝,由此即可做出鉴别。

第三步:治疗。一般甲癣以局部疗法为宜:30% 冰醋酸外涂,涂药前先将病甲刮薄则疗效较好,涂药时注意保护甲周皮肤。同时以复方土槿皮酊外涂治疗手癣。

(自拟病案)

【医案、经验方及常用中成药】

一、医案

谢新剑治甲癣案[谢新剑 . 中药浸泡、削甲整形术治甲癣 . 新中医,1989,(6):5.]

肖某,女,34 岁。因双手“甲癣”经治 4 年未效,于 1983 年 10 月 25 日来诊。检查:双手拇指、右手食、中指甲呈灰白色、肥厚,部分蛀空,残缺不整,双手掌皮肤粗糙、脱屑,间有细小皲裂。皮屑霉菌检查阳性。诊为甲癣、双手癣。拟中药浸泡加削甲涂药,整形固定。中药浸泡液为:枯矾、白矾各 30g,地骨皮 60g,猪牙皂、侧柏叶、花椒、雄黄各 15g,米醋(或冰醋酸)50ml。先将猪牙皂、地骨皮、侧柏叶、花椒加水 1 000ml,煎至 600ml,滤液取渣,再煎取 400ml。将 2 次滤液加热投入枯矾、白矾、雄黄、米醋搅匀,待温浸泡患者病手 20~30 分钟。治疗半月后,双手病甲尽除,手掌皮损平复。续以涂药整形固定 2 个月,新甲生长正常。5 年后追访,未复发。

按语:甲癣,俗称灰指甲,手(足)指(趾)甲均可发生,常由手(足)癣感染而得。因甲板致密,药力难以透达,故治疗颇为棘手,属皮肤科疑难症之一。本案患者前后用药两月半,见效快。患者甲癣、手癣并见,故采用中药浸泡。方中药物燥湿清热、杀虫止痒之力颇强。制取分两步,使用有讲究:先浸泡,后削甲,再浸泡,再剥甲,至甲板变薄,药液充分吸收。中药虽有价格优势,但使用携带很不方便,面对西医甲癣良药酮康唑和伊曲康唑的强大市场冲击,中药剂型的改进迫在眉睫。

二、经验方

斑蝥米醋液[张云飞,张云华．中药鹅掌疯浸剂疗效观察．新医药学杂志,1975,(5):15.]

功能:解毒杀虫止痒。

主治:手癣、甲癣。

组成:斑蝥 1g,蜈蚣 4 条,白信 6g,樟脑、白及、土槿皮、大黄、马钱子各 9g。将上药用米醋 1 000ml 浸泡 42 小时后备用。

用法:用药液浸泡患手 30 分钟,每天 1 次。

三、常用中成药

可选用 2 号癣药水、复方土槿皮酊、鹅掌风浸剂。

(张明、周蜜)

圆癣、紫白癜风

【概述】

圆癣因皮损呈圆形故名,相当于西医学的体、股癣。紫白癜风因病变处损害为紫斑、白斑得名,俗称汗斑,相当于西医学的花斑癣。

【主要病因病机】

肥胖痰湿之体外受风毒湿热之邪;汗衣着体,复经日晒,暑湿侵滞毛窍,蕴积皮肤而致。

【辨证注意点】

1. 注意发病部位。
2. 注意皮疹特点。

【辨证思路】

一、诊断要点

1. 圆癣

(1) 钱币状红斑。

（2）皮损呈环形，中央有自愈倾向。

（3）皮损不对称。

（4）夏重冬轻。

2. 紫白癜风

（1）发于颈、胸背、肩胛、腋窝等多汗部位。

（2）细碎棕色糠秕状鳞屑斑。

（3）夏发冬愈。

二、鉴别诊断

1. 白癜风　皮损为纯白的色素脱失斑，白斑中毛发也白，边界明显；无痛痒；不传染。

2. 风热疮　有母斑存在，然后继发子斑，皮疹淡红色，皮损长轴沿肋骨方向排列；瘙痒剧烈；有自限性。

三、辨证论治

1. 圆癣

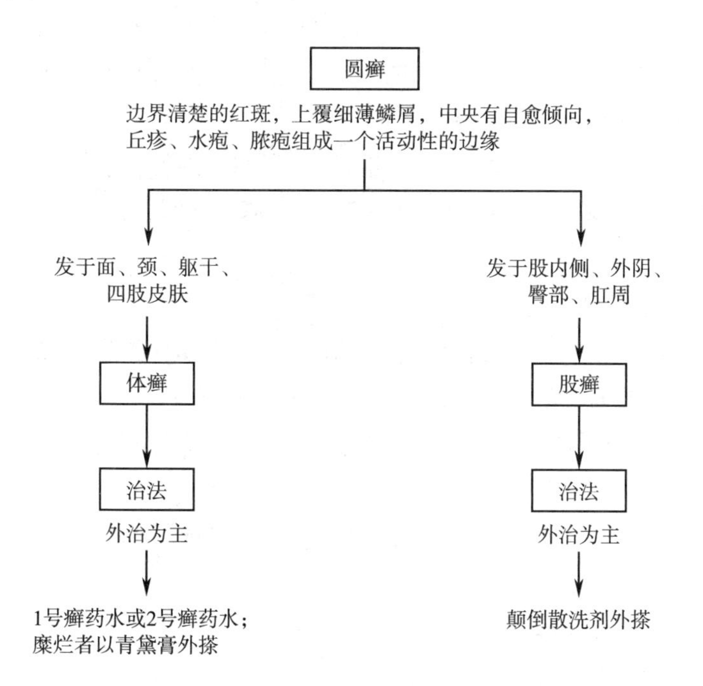

2. 紫白癜风

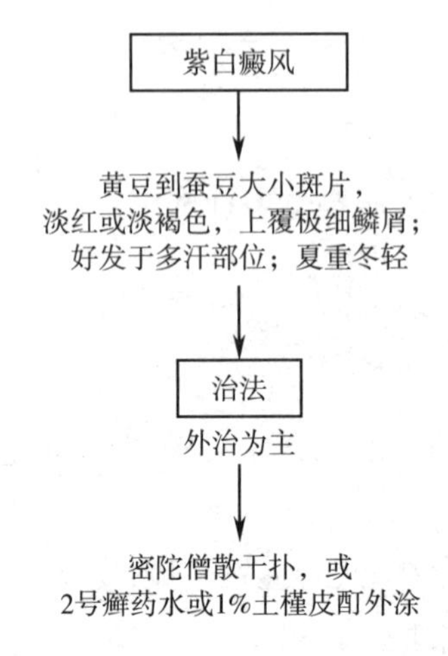

【病例思维程序示范】

赵某，男，45岁。胸背、上臂等处紫斑伴鳞屑反复发作3年余，加重2周。患者3年来每至夏季天热之时，胸腹、背部、上臂、腋窝等多汗部位即出现紫斑，轻度瘙痒，出汗后瘙痒加重，至秋冬季节则逐渐消退。纳可，便调，寐尚安。

查体：胸腹、背部、上臂、腋窝等部位可见散在或融合的紫斑，上覆细小鳞屑。皮损处鳞屑真菌直接镜检阳性。舌红，苔薄黄，脉弦。

辨证思维程序：

第一步：明确诊断。根据患者皮损形态（紫斑，细小鳞屑）、发病季节（夏发冬愈）、实验室检查（真菌镜检阳性）即可诊断为花斑癣。

第二步：花斑癣主要与白癜风相鉴别。后者皮损边界清楚，同时通过鳞屑的直接镜检往往可以发现菌丝，由此即可做出鉴别。

第三步：治疗。花斑癣以外用药物为主。可以选用1%土槿皮酊、复方雷琐辛等外涂。

（自拟病案）

【医案、经验方及常用中成药】

一、医案(《中医治愈奇病集成》)

朱某,男,39岁。患者患全身性汗斑10余年,瘙痒严重,多方求医未见效,且每年加重,影响工作与学习,有时每日需洗澡多次来减轻刺痒。

治则:清凉、活血、止痒。

方药:水杨酸6g,黄精醇浸液(即100g黄精浸泡于95%酒精500ml内,3周后始用)15ml,川芎醇浸液(即100g川芎浸泡于95%酒精500ml内,3周后始用)70ml,碘酒15ml,薄荷油适量,相互混合即成100ml川芎碘液。

患者于1977年夏末每日涂患处(颈部与上肢)1遍,待干后再涂1遍,涂5日后脱屑而愈。翌年夏季颈与上肢未见复发,再按上法涂背、胸、腹等部位,涂5日后亦治愈。

按语:花斑癣又称为汗斑,是一种真菌性皮肤病,好发于夏季。阳热之体,汗出溱溱,浸渍衣服,加之卫生习惯较差,长期汗液湿气与污垢相搏,郁于表浅皮层而致本病。高温作业者汗出时更是奇痒难耐。本病好发于肩背及胸部、腋下,泛发全身者较少见。皮损多为不规则形的斑疹,数目、大小不定,表覆细碎鳞屑,色灰褐或淡白,边界清。由于病原菌(真菌)在表浅皮层,故洗浴效不佳。中药黄精、薄荷对真菌均具杀灭作用,川芎理气活血、止痒,助二药直捣病所。西药水杨酸等促进药力渗透,剥脱角质。中西联合,真菌随表皮坏死脱落,顽痒得除。市售的复方土槿皮酊之类也方便有效。

二、经验方

1. 复方硫轻散(《中医外科治疗大成》)

功能:杀虫止痒。

主治:紫白癜风。

组成:硫黄10g,煅硼砂10g,枯矾10g,轻粉3g。研细,调匀备用。

用法:先以浓茶水洗擦患处并揩干,而后切生姜片蘸药粉稍加力涂擦患处,每日1~2次,连用1~2周,以后再每3~5日用药1次,连用5~7日即可。

2. 汗斑散(《中医外科治疗大成》)

功能:杀虫止痒。

主治:紫白癜风。

组成:硫黄6g,土槿皮10g,密陀僧3g,羊蹄根(土大黄)25g,共研细末。

用法:用黄瓜蒂或紫茄蒂蘸药末涂擦患处,日2次。

三、常用中成药

1. 内服　连翘败毒丸、百癣夏塔热片等。

2. 外用　1号癣药水、2号癣药水、复方土槿皮酊、百部酊、密陀僧散、颠倒散洗剂等。

（张明、周蜜）

第七节　虫咬皮炎

【概述】

本病为被致病虫类叮咬、接触其毒液或虫体的毒毛而引起的一种皮炎。患部皮肤呈丘疹样风团，上有针尖大小的瘀点、丘疹或水疱，呈散在性分布。多见于夏秋季节，好发于暴露部位。尤以小儿及青少年多见。

【主要病因病机】

接触虫毒，邪毒侵入肌肤，与气血相搏而成本病。

【辨证注意点】

1. 注意发病季节。
2. 辨别皮疹形态。

【辨证思路】

一、诊断要点

1. 本病多发于春夏秋季节，好发于暴露部位。
2. 皮损多为椭圆形风团，皮损中央可见瘀点或水疱。

二、鉴别诊断

荨麻疹：急性发作，常有食物、药物、吸入物、物理因素、精神因素等诱因，损害为大小不等的鲜红色或苍白色风团。可突然发生，数小时后又迅即消退。

三、辨证论治

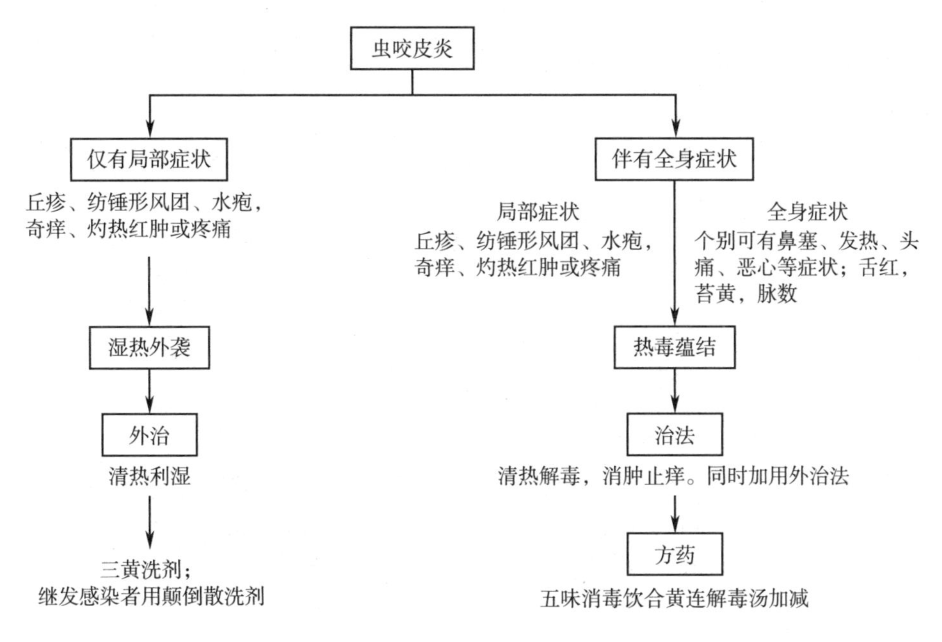

四、注意事项

在治疗的同时应做好消灭蚊子、跳蚤、席虫的工作,并妥善处理宠物。

【病例思维程序示范】

战某,男,30岁。双踝皮疹瘙痒2天。患者于3月份外出游玩后,出现双踝皮疹,瘙痒剧烈。

查体:双踝部伸侧散在数个红斑,独立不融合,红斑中间可见虫咬点。舌红,苔黄,脉数。

辨证思维程序:

第一步:明确诊断。根据患者皮损发于暴露部位,且发生在春季,有明确的外出史和明显的虫咬痕迹,自觉剧烈瘙痒,故可以诊断为虫咬皮炎。

第二步:进行辨证论治。根据患者红斑、瘙痒,结合舌红、苔黄、脉数的表现,辨证属于热毒蕴结证。

第三步:辨证选择外治法。青黛膏、三黄洗剂等外用。

(自拟医案)

【常用中成药】

可选用金蝉止痒胶囊、季德胜蛇药片等。

（高尚璞）

第八节　疥　　疮

【概述】

疥疮是由疥虫（疥螨）寄生在人体皮肤所引起的一种接触传染性皮肤病。本病有传染性，常为集体感染或家庭中数人同病。特点是好发于角质层较薄的部位，如指缝、腕屈侧、股内侧、小腹等处。夜间剧痒，皮损处有灰白色、浅黑色或普通皮色的隧道，可找到疥虫。

【主要病因病机】

疥疮是由人型疥虫通过密切接触而传染，如因使用患者用过而未经消毒的衣服、被子、凉席、用具等传染而得。

【辨证注意点】

1. 注意接触传染史。
2. 注意发病部位。
3. 注意疥疮特有的损害。

【辨证思路】

一、诊断要点

1. 可在集体生活的人群中和家庭内流行，传染性强。

2. 皮损多见于角质层较薄的部位，如手指缝、手腕屈侧、腋窝、肘部屈侧、股内侧、女子乳房下、小腹、臀部、男子生殖器等处。婴儿可见于颜面部、头部及掌跖部。

3. 皮疹主要为红色小丘疹、丘疹疱、小水疱、隧道、结节和结痂。水疱常见于指缝，结节常见于阴囊、少腹等处。隧道为疥疮的特异性皮疹，长约 0.5mm，弯曲，微隆起，呈淡灰色或皮色，在隧道末端有一个针头大的灰白色或微红的小点，为疥虫隐藏的地方。

4. 奇痒，遇热或夜间尤甚，影响睡眠。

二、鉴别诊断

1. 风瘙痒　仅有皮肤瘙痒，无原发性皮疹。患处可见皮肤抓痕、表皮剥脱、血痂、色素沉着等继发损害。

2. 湿疮　病程较长，反复发作。皮损呈对称性、多形性，由红斑、丘疹、水疱组成，集簇成片状，边缘弥漫不清，在某一阶段以某一种形态为主。

三、辨证论治

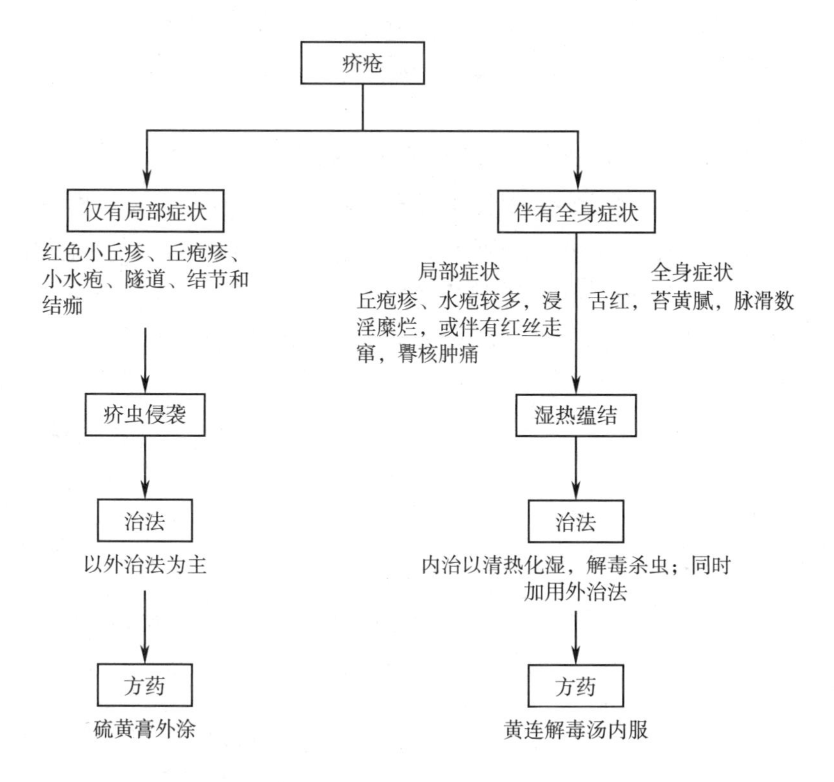

四、注意事项

1. 本病有较强的传染性，应对患者进行隔离治疗。

2. 外涂硫黄膏期间不洗澡，不换衣服。疗程结束，洗澡换衣，并将衣被煮沸消毒。

3. 避免硫黄膏长期外用引起脱脂性皮炎。

【病例思维程序示范】

王某，男，19岁。手指缝、手腕屈侧、腹部皮疹瘙痒4天。4天前患者腹部出现针头大小丘疹，瘙痒，夜间尤甚。2天后手指缝、手腕部也出现同样皮损。追问病史，患者父母近日也出现类似皮疹。

查体：手指缝、手腕屈侧、腹部散在分布针头大小丘疹、丘疱疹，指缝部可见很浅的线形隧道，呈灰白色或淡灰色。

辨证思维程序：

第一步：明确诊断。根据患者腹部出现针头大小丘疹、瘙痒，夜间尤甚，2天后手指缝、手腕部也出现同样皮损，追问病史，患者父母近日也出现类似皮疹，可初步诊断为疥疮。

第二步：进行必要的检查。一般不需辅助检查。

第三步：进行辨证论治。根据患者皮损表现为手指缝、手腕屈侧、腹部散在分布针头大小丘疹、丘疱疹，指缝部可见很浅的线形隧道，呈灰白色或淡灰色，辨证属湿热蕴结证，治拟清热解毒，散风利湿。予黄连解毒汤加减。

第四步：辨证选择外治法。外用10%~20%硫黄软膏。

（自拟医案）

【常用中成药】

可选用一扫光、雄黄膏、5%~20%硫黄膏、10%百部酊等外用。

（高尚璞）

第九节　湿　　疮

【概述】

湿疮是一种过敏性炎症性皮肤病。其特点是皮损对称分布，多形损害，剧烈瘙痒，有渗出倾向，反复发作，易形成慢性。相当于西医学的湿疹。

【主要病因病机】

本病总由禀赋不耐，风、湿、热邪阻滞肌肤所致。急性以湿热为主，常因饮食失节，嗜酒或过食辛辣、腥膻之品，伤及脾胃，脾失健运，致使湿热内蕴，复外感风湿热邪，两邪相搏，阻于腠理，浸淫肌肤而发病。亚急性多因素体虚弱，或脾虚不运，湿邪留恋，肌肤失养为主。慢性者因湿热蕴久，耗伤阴血，血虚生风生燥，肌肤失却濡养而成。

【辨证注意点】

1. 首先应明确患者的发病阶段（急性、亚急性、慢性）。

2. 辨别发病的部位。不同部位的湿疮均有急性、亚急性、慢性的表现。同时也具有各自的特点，可酌情加减用药。发于头面部者，加川芎、羌活、白芷；发于乳房、脐窝者，加茵陈、土大黄、车前子；发于四肢者，加桑枝、川牛膝、忍冬藤；发于小腿而青筋暴露、皮色乌黑者，宜加活血祛瘀法，加用泽兰、莪术、川牛膝等。

【辨证思路】

一、诊断要点

1. 急性湿疮

（1）急性发作，初起时局限于某一部位，很快发展为对称性，甚至泛发全身。

（2）损害为多形性，由红斑、丘疹、水疱组成，集簇呈片状，边缘弥漫不清，在某一阶段以某一种形态表现最为突出。由于搔抓，常引起糜烂、渗液、化脓、结痂等继发改变。

（3）瘙痒剧烈。

（4）易于复发，且有转变成亚急性或慢性的倾向。

2. 亚急性湿疮

（1）多由急性期的红斑、水疱及渗出等减轻或消退过程中形成，或由慢性湿疹加重所致。

（2）皮损主要有丘疹、丘疱疹及小片糜烂渗出，可有结痂或脱屑。

3. 慢性湿疮

（1）常由急性演变而来，或少数开始即呈慢性。

（2）皮损浸润及变厚明显，边缘比较清楚。

(3) 任何部位都可发生,但好发于面部、耳后、阴囊、外阴、肛门、小腿及足背等处。

(4) 病程慢性。

二、鉴别诊断

1. 接触性皮炎　需与急性湿疮相鉴别。接触性皮炎有明确的致敏物接触史及潜伏期,皮疹局限于接触部位,边界清楚,去除致敏物皮疹可较快消退,避免接触致敏物则不易复发。

2. 药疹　需与急性湿疮相鉴别。发病突然,皮损广泛而多样,一般可问及在发病前有明确的用药史。

3. 猫眼疮　需与急性湿疮相鉴别。皮损为孤立的丘疹、水疱红斑,典型者可见虹膜样损害。

4. 风瘙痒　需与慢性湿疮相鉴别。风瘙痒仅有皮肤瘙痒,无原发性皮疹,患处可见皮肤抓痕、表皮剥脱、血痂、色素沉着等继发损害。好发于四肢伸侧及背部,常见于中老年人。

5. 牛皮癣　需与慢性湿疮相鉴别。牛皮癣好发于颈项、肘、骶尾部等易受摩擦部位,皮损干燥,苔藓化明显,无多形性表现。多与精神因素有关。

三、辨证论治

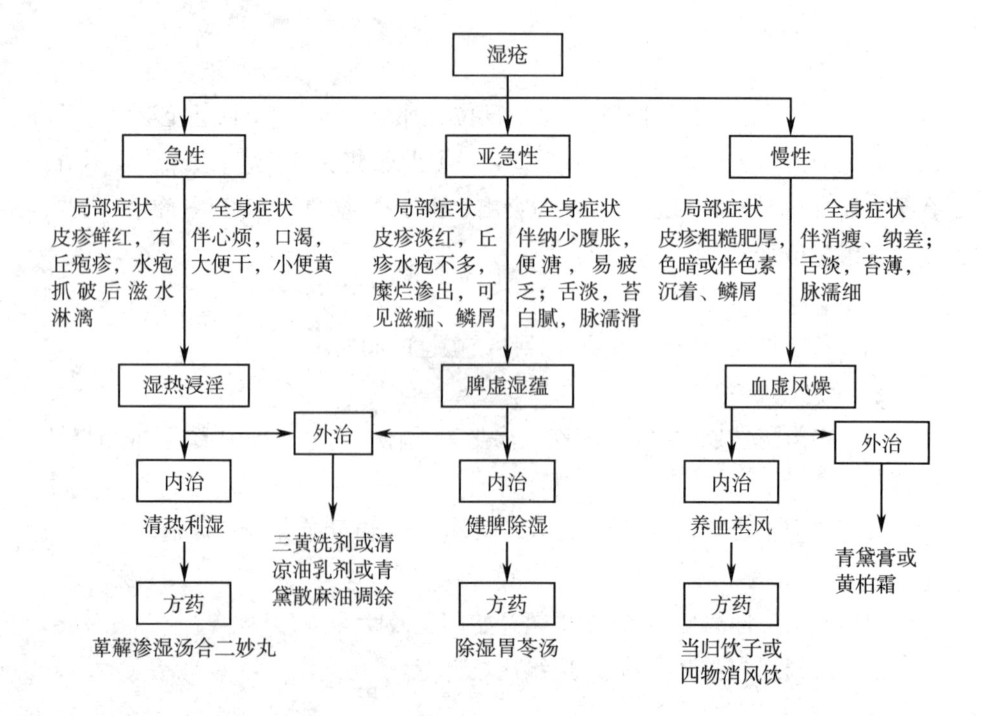

四、注意事项

1. 湿疮皮疹形态多样，因发病部位不同，又有“旋耳疮”“绣球风”“四弯风”“乳头风”“脐疮”等称谓。治疗时应在辨证的基础上，根据不同部位酌加不同的引经药。

2. 应教育湿疹患者剪短指甲，避免搔抓或烫洗，以免皮疹泛发加重病情。擦药或换药时，不要用水冲洗皮肤，特别是禁用热水、肥皂或消毒药水烫洗，可用棉签蘸植物油从内向外擦干净。

【病例思维程序示范】

张某，男，46 岁。初诊日期：1971 年 4 月 7 日。主诉：腿部瘙痒、糜烂流水 2 周。现病史：2 周来小腿湿疹又发作，日渐加剧，痒甚，搔破流水。近日来皮损泛发全身，纳食不香，喜冷饮，烦躁，大便干，小便黄，因痒甚夜间不能入睡。

检查：胸背及四肢皮肤潮红，在潮红的基底上有集簇或散发粟米大之红色丘疹，间有水疱，部分皮损呈现糜烂，渗出液较多，双下肢部分糜烂面有脓性分泌物。右小腿外侧皮损呈暗紫红色，肿胀，表面有轻度白色鳞屑。部分区域有搔痕皲裂。脉象：弦数。舌象：舌苔薄白中黄，舌质淡，舌尖红。

辨证思维程序：

第一步：明确诊断。患者既往有小腿湿疹病史，2 周前又作，搔破流水，近日泛发全身，查体示胸背四肢潮红，并见丘疹、水疱、糜烂、渗出，右小腿外侧见白色鳞屑及皲裂，故可以诊断为湿疮。

第二步：进行分期。本案患者既往有湿疹病史，2 周前再次发作，皮疹色红，有丘疹、水疱、糜烂、渗出，部分皮损为鳞屑、皲裂，伴有纳食不香，喜冷饮，烦躁，大便干，小便黄，故当属亚急性期。

第三步：进行必要的检查。可做过敏原检测，作为饮食和环境方面的参考；还可检查免疫球蛋白全套和 IgE 等。

第四步：进行辨证论治，患者胸背、四肢皮肤潮红，并有簇集的丘疹、水疱、糜烂、渗出，为湿热之象，同时见喜冷饮，烦躁，大便干，小便黄，均属热象，本证热重于湿。治疗拟清热解毒利湿止痒。

处方：龙胆草 5 钱，黄芩 5 钱，大青叶 5 钱，干生地 5 钱，苦参 5 钱，防己 3 钱，车前草 1 两。

外用：马齿苋 3 两，黄柏 2 两，龙胆草 1 两，煎水湿敷，每日 4 次，每次半小时。后用祛湿药油。

4月10日，服前方3剂后，痒感已缓解，大部皮损渗出已停止，糜烂平复，红斑及丘疹色转淡，未见新生之皮疹。纳食已增，大便已通畅，小便正常。再以前方去龙胆草加茵陈1两、泽泻5钱，局部湿敷后，外敷普连膏。

4月13日，服前方3剂后，痒感已止，右小腿外侧之皮损稍痒，仍有少许渗出液及结痂，红斑及皮疹大部已退。投以除湿丸、连翘败毒丸内服。外用2.5%~5%黑豆馏油软膏。

4月20日复查时，除右小腿之原发皮损稍痒外，其他各部之皮损已恢复正常，临床基本治愈。

《赵炳南临床经验集》

【医案、经验方及常用中成药】

一、医案

1. 张志礼医案（《张志礼皮肤病临床经验辑要》）

荣某，男，65岁。双小腿起疹6年，自觉瘙痒，时有糜烂、渗出。自觉双下肢沉重，夜寐欠安。诊查示：双小腿暗红色粗糙肥厚斑块，伴抓痕、血痂，轻度糜烂渗出。双小腿静脉曲张明显。舌质淡胖，苔白，脉沉缓。证属气虚血瘀，肌肤失养，治拟健脾除湿，养血润肤。

处方：白术10g，茯苓10g，薏苡仁30g，车前子（包）15g，泽泻15g，地肤子15g，当归10g，川芎10g，首乌藤30g，鸡血藤30g，木瓜10g。渗出、糜烂皮损外用氯氧油，肥厚皮损外用黄连膏。

二诊：服药7剂后，无渗液，糜烂面愈合。再服药21剂，双小腿皮损变平、变薄，无自觉瘙痒。继服用除湿丸、活血消炎丸巩固治疗。

按语：患者为慢性湿疹，皮损表现为肥厚粗糙性斑块，伴抓痕、结痂，加重时可有糜烂、渗出。病程缠绵，反复不愈。目前该患者皮疹轻度糜烂、渗出，下肢沉重，舌质淡胖，脾虚湿盛之象较为明显，所以在治疗上选用较多的健脾除湿药，辅以养血活血之品。

2. 张志礼医案（《张志礼皮肤病临床经验辑要》）

胡某，女，25岁。全身起皮疹10余年，反复发作，缠绵不愈。近1个月来背部、双下肢起疹，伴瘙痒，腹胀便溏，眠可。诊查示：四肢、躯干散在肥厚浸润性斑块，背部、双下肢伸侧皮损轻度糜烂渗出。舌质淡，舌体胖大，苔白，脉濡缓。证属脾虚湿盛，治拟健脾除湿。

处方：白术 10g，茯苓 10g，薏苡仁 10g，枳壳 10g，当归 10g，川芎 10g，丹参 10g，陈皮 10g，木香 6g，厚朴 6g，扁豆 10g。黄连膏外用治疗干燥皮损，氯氧油外用治疗背部、双下肢糜烂渗出皮损。

二诊：服上方 7 剂，无糜烂渗出，前方加红花 10g、赤芍 10g。

三诊：服上方 14 剂，皮损基本消退，遗留色素沉着，临床治愈。

按语：患者属慢性湿疹亚急性发作。皮损多为肥厚浸润伴糜烂、渗出，并伴有腹胀、便溏等表现，证属脾虚湿盛，湿重于热，治疗以健脾除湿为主。炒白术、茯苓、炒薏苡仁、炒枳壳健脾除湿，当归、川芎、丹参养血活血，陈皮、木香、厚朴行气醒脾。

二、经验方

1. 赵炳南全虫方（《赵炳南临床经验集》）

功能：息风止痒，除湿解毒。

主治：慢性湿疹、神经性皮炎、结节性痒疹等慢性顽固瘙痒性皮肤病。

组成：全虫 2 钱，皂刺 4 钱，猪牙皂角 2 钱，刺蒺藜 5 钱，炒槐花 1 两，威灵仙 4 钱，苦参 2 钱，白鲜皮 5 钱，黄柏 5 钱。

用法：水煎服，每日 1 剂。

2. 赵炳南搜风除湿汤（《赵炳南临床经验集》）

功能：搜内外风，除湿止痒。

主治：慢性湿疹，慢性顽固性神经性皮炎，年久而致色素暗淡沉着及皮肤粗糙而显著瘙痒感的皮肤瘙痒症，皮肤淀粉样变有明显痒感者，结节性痒疹。

组成：全虫 4 两，蜈蚣 5 条，海风藤 3 钱，川槿皮 3 钱，炒黄柏 5 钱，炒白术 3 钱，炒薏苡仁 5 钱，炒枳壳 5 钱，白鲜皮 5 钱，威灵仙 5 钱。

用法：水煎服，每日 1 剂。

三、常用中成药

可选用防风通圣丸、龙胆泻肝丸、二妙丸、至宝锭等。

（高尚璞）

第十节　接触性皮炎

【概述】

接触性皮炎是指因皮肤或黏膜接触某些外界致病物质后引起的皮肤急性或慢性炎症反应。本病的特点是有明确的异物接触史，之后出现边界清楚的潮红、肿胀、水疱，去除病因后可自行痊愈。

【主要病因病机】

患者素体禀赋不耐，皮肤腠理不密，接触某些物质后，毒邪入侵皮肤，蕴郁化热，邪气与气血相搏而发病。

【辨证注意点】

1. 发病前有明确的致敏物接触史及潜伏期。

（1）致敏原种类很多，常见的有漆、药物、塑料、橡胶制品、染料，以及某些植物的花粉、叶、茎等。

（2）第一次接触潜伏期在4~5天以上，再次接触发病时间缩短，多数在数小时或1天左右。

2. 注意皮损的颜色、形态。

3. 注意自觉症状。

【辨证思路】

一、诊断要点

1. 有致敏物接触史及潜伏期。

2. 损害发生于接触部位，边界清楚。

3. 损害可有红斑、丘疹、水疱、大疱，甚至坏死、溃疡。

4. 病程有自限性。

二、鉴别诊断

1. 急性湿疮　急性发作，呈对称性、多形性，以一型突出，集簇成群无大疱，皮损边界不清，病程慢性，容易复发。

2. 颜面丹毒　无致敏物接触史，局部红肿，边界清楚，往往先由一侧的鼻部或耳部开始，迅速蔓延到对侧，自觉疼痛而无瘙痒。

3. 药疹（固定红斑）　有明确的用药史，服同一药物皮损均在原处复发。好发于口腔黏膜、唇缘、阴部、手足背等处。皮损呈圆形、椭圆形水肿性鲜红或紫红色边界清楚的斑片，其上可有大小不等的水疱，消退后，遗留紫黑色色素沉着。

三、辨证论治

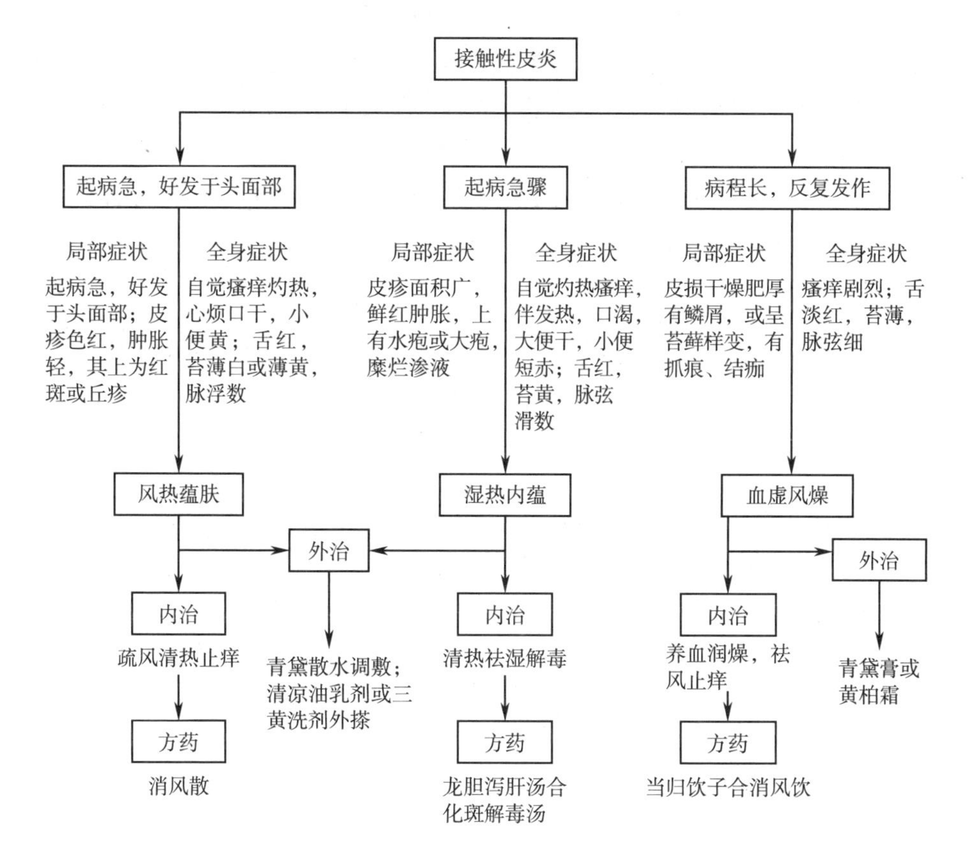

四、注意事项

1. 一经发现过敏应立即去除致敏原，避免继续接触。

2. 避免对发疹局部进行剧烈搔抓、洗烫。

【病例思维程序示范】

李某，女，30 岁。1980 年 4 月 12 日初诊。患者 1 天前双前臂接触魔芋，次日晨起双前臂肿胀，出现红斑、水肿性风团，色鲜红，伴发热恶风、头昏痛等。

舌质红，苔黄，脉浮数有力。

辨证思维程序：

第一步：明确诊断。根据患者有接触史，皮损表现为红斑、水肿性风团，且局限于接触部位，瘙痒剧烈，可初步诊断为接触性皮炎。

第二步：进行必要检查。本案患者有明确的接触史和典型的皮损，一般可明确诊断。同时可以检查免疫球蛋白全套、IgE 等。

第三步：进行辨证论治。根据患者发病时间短，皮损表现为红斑、水肿性风团，色鲜红，瘙痒剧烈等，结合舌脉，辨证为内热蕴肤证。治拟疏风清热止痒。

处方：龙胆草 10g（现药典剂量 3~6g），黄芩 10g，白茅根 30g，生地 15g，车前子 30g，蒲公英 15g，大青叶 15g，甘草 10g。

（自拟医案）

【经验方及常用中成药】

一、经验方（《皮肤科疾病古今效方》）

功能：益气固表，调和营卫。

主治：接触性皮炎（漆疮）。

组成：桂枝 10g，白芍 5g，甘草 18g，大枣 6 枚，生姜 5g，麻黄 9g，党参 20g，泽泻 12g，生黄芪 18g，生山药 30g，防风 9g，木通 10g，车前子（包）10g。

用法：水煎服，每日 2 剂。

二、常用中成药

可选用龙胆泻肝丸、防风通圣丸、除湿丸、二妙丸、参苓白术散、秦艽丸、润肤丸等。

（高尚璞）

第十一节　药　毒

【概述】

药毒是各种药物通过多种途径（口服、注射、吸入、灌肠、栓塞、漱口、含服、外用皮肤吸收等）进入人体后，引起皮肤黏膜的急性炎症反应。其特点是发病前有用药史，并有一定的潜伏期，常突然发病，皮损形态多样，颜色鲜艳，可泛发或仅限于局部。相当于西医学的药物性皮炎，简称“药疹”。

【主要病因病机】

本病的发生主要是由于患者禀赋不耐，复因感受药物特殊之毒，导致风、湿、热毒之邪外达于肌肤为患，甚者可热毒化火，燔营灼血，内攻脏腑。

1. 药毒内侵化热，复受风邪外袭，风热相搏，甚者入里化火，燔灼营血，外郁肌肤腠理而发。

2. 过食肥甘厚味，脾失健运，酿生湿热，兼药毒内侵化火，湿热火毒蕴蒸肌腠而成。

3. 素体血热，复受药毒，郁而化火，燔灼营血，外泛肌肤，内攻脏腑。

4. 热毒内蕴日久，伤津耗气，以致气阴两虚，肌肤失养，甚者阴损及阳，病情危殆。

【辨证注意点】

1. 掌握药疹的共同特点。

2. 熟悉引起药疹的常见致敏药物。如：解热镇痛类、磺胺类、抗生素类、镇静安眠类、血清制剂、某些中药、中成药。

3. 熟悉药疹的常见类型。

4. 区分药疹的临床辨证。

【辨证思路】

一、诊断要点

1. 发病前有用药史。

2. 有一定的潜伏期。

3. 发病突然，自觉灼热、瘙痒。

4. 皮疹形态多样，颜色鲜艳，全身性、对称性，可泛发或限于局部。

二、与麻疹、猩红热等相鉴别

1. 麻疹 发病前先有上呼吸道卡他症状，如鼻流清涕，眼结膜充血，怕光，发热 2~3 天；口腔颊黏膜可见小点状白色科氏斑。

2. 猩红热 皮疹出现前全身症状明显，出现高热、头痛、咽痛等；典型者有杨梅舌、口周苍白圈。

三、疾病分类

1. 荨麻疹样型——较多见。

2. 多形性红斑样型——较多见。

3. 麻疹样或猩红热样型——较多见。

4. 固定性红斑型（固定性药疹）——多见，易诊断。

5. 湿疹皮炎样型——少见而特殊。

6. 剥脱性皮炎型——少见而严重。

7. 大疱性表皮松解型——药疹中最严重。

四、中医证型

1. 风热证——麻疹样、猩红热样、荨麻疹样型的初期。

2. 湿热证——湿疹皮炎样型。

3. 血热证——多形性红斑、固定性红斑型。

4. 火毒证——大疱性表皮松解型、剥脱性皮炎型进行性加剧。

5. 气阴两伤证——严重药疹后期。

五、辨证论治

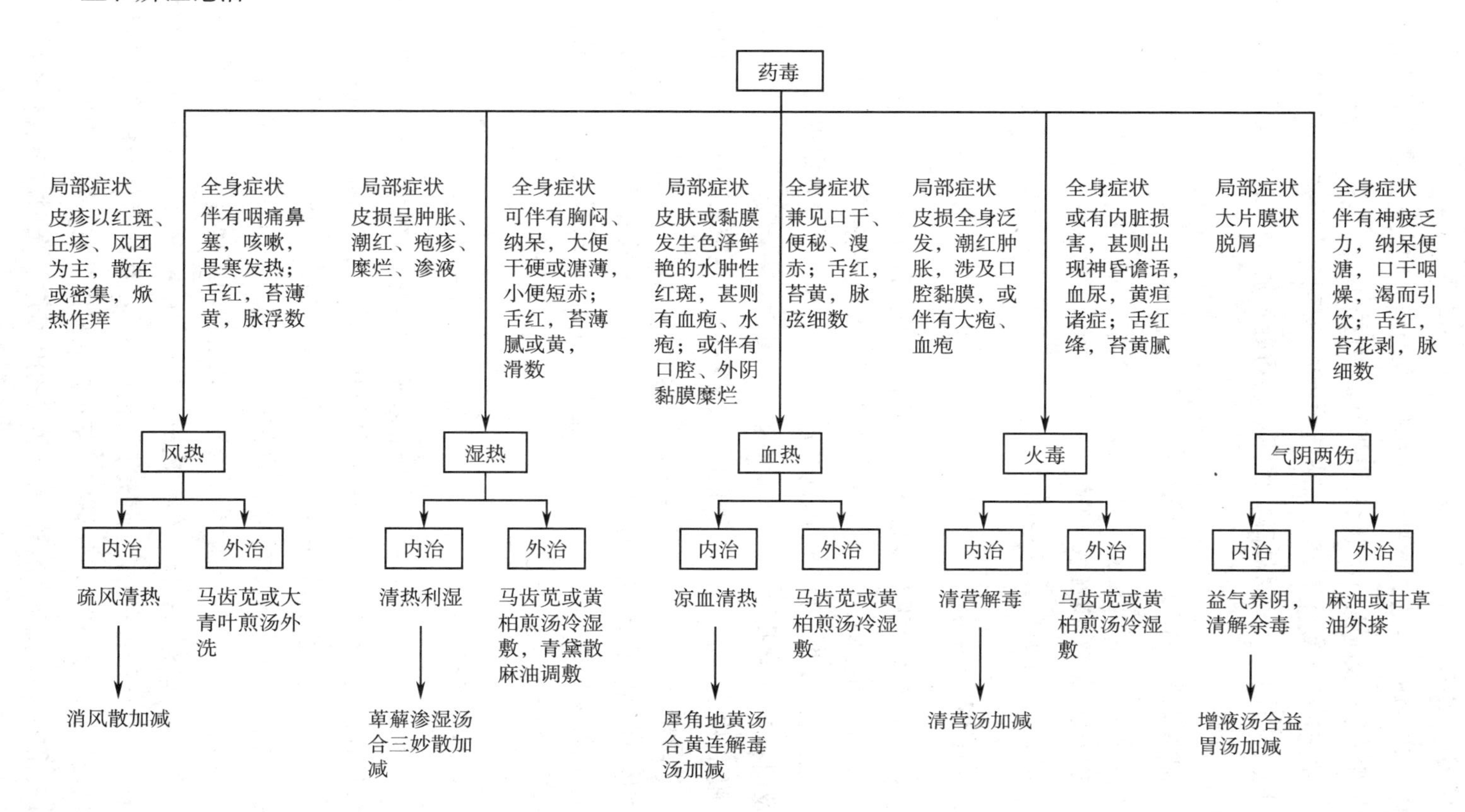
药毒
局部症状 皮疹以红斑、丘疹、风团为主，散在或密集，焮热作痒
全身症状 伴有咽痛鼻塞，咳嗽，畏寒发热；舌红，苔薄黄，脉浮数
风热
内治
疏风清热
消风散加减
外治
马齿苋或大青叶煎汤外洗
局部症状 皮损呈肿胀、潮红、疱疹、糜烂、渗液
全身症状 可伴有胸闷、纳呆，大便干硬或溏薄，小便短赤；舌红，苔薄腻或黄，滑数
湿热
内治
清热利湿
萆薢渗湿汤合三妙散加减
外治
马齿苋或黄柏煎汤冷湿敷，青黛散麻油调敷
局部症状 皮肤或黏膜发生色泽鲜艳的水肿性红斑，甚则有血疱、水疱；或伴有口腔、外阴黏膜糜烂
全身症状 兼见口干、便秘、溲赤；舌红，苔黄，脉弦细数
血热
内治
凉血清热
犀角地黄汤合黄连解毒汤加减
外治
马齿苋或黄柏煎汤冷湿敷
局部症状 皮损全身泛发，潮红肿胀，涉及口腔黏膜，或伴有大疱、血疱
全身症状 或有内脏损害，甚则出现神昏谵语，血尿，黄疸诸症；舌红绛，苔黄腻
火毒
内治
清营解毒
清营汤加减
外治
马齿苋或黄柏煎汤冷湿敷
局部症状 大片膜状脱屑
全身症状 伴有神疲乏力，纳呆便溏，口干咽燥，渴而引饮；舌红，苔花剥，脉细数
气阴两伤
内治
益气养阴，清解余毒
增液汤合益胃汤加减
外治
麻油或甘草油外搽

六、注意事项

1. 预防本病发生的关键是合理用药。用药前必须询问患者有无药物过敏史。应用青霉素及抗毒血清制剂，用药前要做过敏试验。

2. 用药过程中要注意观察用药后的反应，遇到全身出疹、瘙痒，要考虑药疹的可能，及时诊断，及时处理。停用一切可疑致敏药物，包括同族及化学结构相似的药物。

3. 加强排泄，多饮水，保持大小便通畅。

4. 忌食辛辣发物。

5. 皮损忌用热水烫洗或搔抓。

6. 重症药疹应按危重患者进行护理。

【病例思维程序示范】

史某，女，28岁。躯干、四肢红疹伴瘙痒1天。患者10天前在我院行左臀部皮脂腺囊肿切除术，术后予口服"氧氟沙星胶囊"预防感染。昨日起，面颈突然起红斑伴瘙痒，并于数小时内逐渐延及颈部。今日晨起发现皮疹已经累及躯干及四肢近端，瘙痒剧烈，前来我科就诊。发病以来，无恶寒发热，无咽喉疼痛，无腹痛腹泻，无呼吸不畅，否认既往有药物食物过敏史。既往是否使用过喹诺酮类药物不详。纳可，便调，夜寐欠安。

查体：面、颈、躯干、四肢近端可见大片红斑，周围见密集的红色丘疹，局部融合成片，按之褪色，其上未见鳞屑。扁桃体不肿大，颈部及颌下未触及肿大淋巴结。舌红，苔薄黄，脉数。

辨证思维程序：

第一步：诊断与鉴别诊断。药疹的诊断主要依据病史和临床症状，除固定型药疹具有特定表现外，多数药疹不易与其他原因引起的症状相同的疾病相区别，必须根据病史及发展过程加以综合分析而做出诊断。对于骤然发生于治疗过程中的全身性、对称性分布的皮损要有所警惕，当耐心询问各种形式的用药史，特别要注意交叉过敏及以隐蔽形式出现的药物过敏。其次在熟知各种药疹类型的基础上，排除类似的内科、皮肤科疾病。一般来说，药疹的颜色较类似的皮肤病鲜艳，而痒感则重于其他传染性疾病。通常药疹在停用致敏药物后较快好转或消退，而传染病及某种皮肤病则各有一定的病程。本案患者红斑、丘疹瘙痒，皮疹发展较快，有明确的用药史，间隔时间符合药疹潜伏期规律，且无恶寒发热，无咽喉疼痛，由此可以大致排除麻疹或者猩红热，而诊断为药疹，属于麻疹样或猩红热样型。

第二步：辨证论治。根据患者皮疹色红，伴瘙痒，且发展速度较快，结合舌脉表现，考虑血热风盛证，治当清热凉血，祛风止痒，方用黄连解毒汤化裁。

处方：黄连 5g，黄芩 12g，黄柏 12g，生山栀 9g，丹皮 12g，赤芍 12g，丹参 12g，元参 12g，生地 30g，车前子（包）30g，淡竹叶 12g，茯苓 12g，白鲜皮 12g，地肤子 15g，防风 12g，生甘草 3g。

第三步：选用外用药物。对于干燥、无渗出的皮损可以外涂炉甘石洗剂。

第四步：调摄与生活指导。立即停用可疑药物及其同类药物，多喝水，促进排泄。

（自拟病案）

【医案、经验方及常用中成药】

一、医案（《朱仁康临床经验集》）

患者宁某，男性，61 岁，初诊日期：1970 年 10 月 5 日。

主诉：打针后全身皮肤潮红，脱屑已半月。

现病史：半月前因全身皮肤瘙痒而到某公社医院治疗，肌注卡古地钠注射液 2 针。2 天后全身皮肤弥漫潮红，起红色粟粒疹，随之皮肤如麸皮样脱落，手足部皮肤成片脱落如脱掉手套、袜子一样，经服激素后病情有所控制。

检查：面部、躯干、四肢皮肤弥漫性潮红，轻度脱屑，手足部仍可见未完全脱落之厚皮，口干思饮。脉细滑带数，舌质红，苔光剥。

中医诊断：中药毒。

西医诊断：剥脱性皮炎。

证属：毒热入营，伤阴耗液，肤失所养，致使肌肤甲错，层层剥落。

治则：大剂滋阴增液，清营解毒。

方用：生地 30g，元参 15g，金石斛（先煎）12g，炙龟甲 12g，炙鳖甲 12g，丹皮 9g，地骨皮 9g，茯苓皮 9g，银花 15g，生甘草 6g，水煎服。

二诊（10 月 11 日）：服前方 5 剂后，皮肤潮红明显减轻，脱屑亦少，瘙痒程度见缓，饮水渐少，脉细弦，舌苔渐润，宗前法增减，佐以养血息风止痒之剂。方拟：

生地30g，元参12g，麦冬9g，炙鳖甲12g，丹参15g，丹皮9g，茯苓皮9g，白鲜皮9g，煅牡蛎15g，珍珠母15g，生甘草6g，水煎服。

三诊（10月16日）：服前方5剂后，皮肤潮红脱屑已不显，略有瘙痒，舌苔薄润，脉细弦滑。法拟滋阴息风，养血润肤。

方用：生熟地各15g，白芍9g，丹参12g，炙鳖甲12g，茯苓皮9g，煅牡蛎15g，麻仁9g，生甘草6g，水煎服5剂后，皮损全部消失，病告痊愈。

按语：本案患者因肌注卡古地钠后引起剥脱性皮炎，中医认为中药毒，毒热入于营血。症见皮肤潮红，又因阴液大伤，肤失所养，而见大片表皮角质层剥落，口干欲饮，舌红光剥，故进大剂滋阴增液之品，如生地、元参、麦冬、石斛、龟甲、鳖甲，以润其肤；丹皮、地骨皮、茯苓皮以皮行皮；银花、甘草解其药毒。药后潮红，脱屑有减，尚感瘙痒，加以生牡蛎、珍珠母息风止痒，最后皮疹渐趋消退，但仍有干燥发痒之感，加以熟地、白芍、丹参、麻仁等养血润燥之剂而获痊愈。

二、经验方

1. 自拟消疹汤（《哈孝贤医文集》）

功能：疏风清热。

主治：药疹风热证。

组成：荆芥穗、防风各9g，净蝉衣6g，银花15g，苦参9g，苍耳子12g，白鲜皮、地肤子各15g，赤芍、丹皮各6g，甘草3g。

用法：水煎服，每日1剂。

2. 过敏性皮炎方（《俞慎初论医集》）

功能：清热解毒，疏风止痒。

主治：药疹、过敏性皮炎等湿热证。

组成：徐长卿15g，地肤子15g，苦参片15g，白鲜皮15g，土茯苓15g，白蒺藜15g，京蝉蜕3g，粉甘草3g。

用法：水煎连服3~5剂。

三、常用中成药

可选用消风止痒颗粒、清开灵胶囊、复方青黛胶囊、生脉饮等。

（张明、周蜜）

第十二节　瘾　　疹

【概述】

瘾疹是一种皮肤出现风团，时隐时现的瘙痒性、过敏性皮肤病。其特点是皮肤上出现瘙痒性风团，发无定处，骤起骤退，退后不留痕迹。相当于西医学的荨麻疹，俗称“风疹块”。

【主要病因病机】

1. 风寒外袭，营卫失和，表虚不固，发而为疹。
2. 风热之邪，客于肌表，伤及营血，营卫不和，外不得透达，内不得疏泄而致。
3. 饮食所伤或肠道寄生虫，脾胃失司，湿热内蕴，郁于肌肤而成。
4. 老年患者或疾病日久，气血不足，肝失所养，风从内生，血虚生风而致。
5. 情志内伤，冲任失调，肝肾不足，肌肤失养，生风化燥而致。

【辨证注意点】

1. 掌握荨麻疹的共同特点。
2. 熟悉荨麻疹的特殊类型。
3. 区分荨麻疹的临床辨证。

【辨证思路】

一、诊断要点

发病突然、皮疹以风团为主、时隐时现、自觉瘙痒。

二、与丘疹性荨麻疹、外科急腹症（如阑尾炎）等相鉴别

1. 丘疹性荨麻疹　为风团性丘疹或小水疱，好发于四肢、臀、腰等处，夏季儿童多见，多与昆虫叮咬有关。

2. 阑尾炎　伴有腹痛的荨麻疹需要与外科急腹症如阑尾炎等鉴别，后者右下腹疼痛较著，有压痛，血白细胞计数和中性粒细胞增多。

三、疾病分类及特殊类型

1. 血管神经性水肿（中医称“游风”）。
2. 皮肤划痕症，又称人工型荨麻疹。
3. 肠胃型荨麻疹。

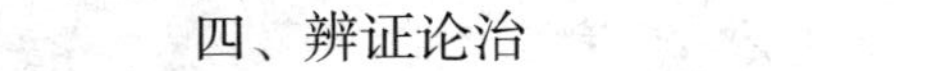

四、辨证论治

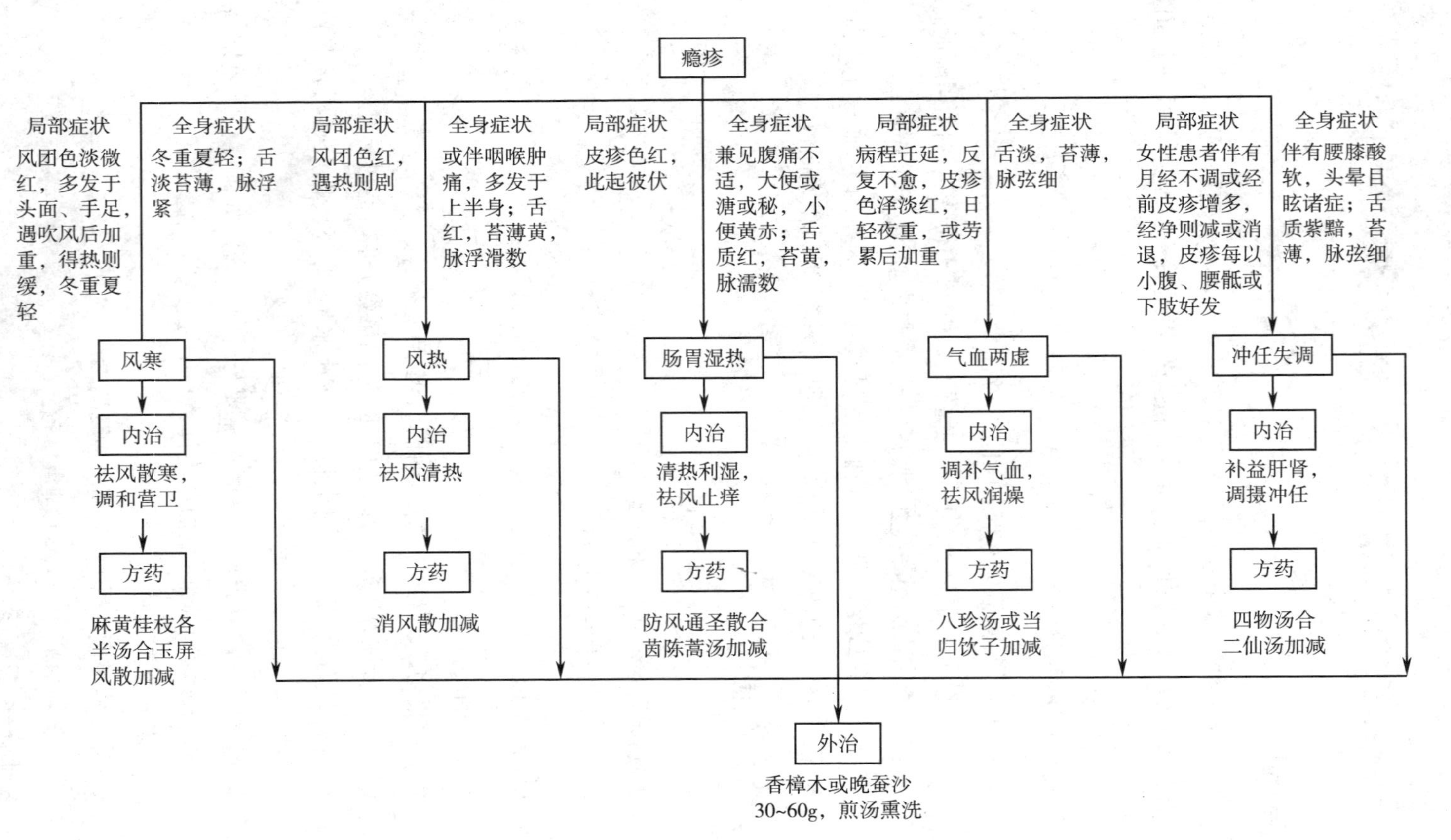
瘾疹
风寒
局部症状
风团色淡微红，多发于头面、手足，遇吹风后加重，得热则缓，冬重夏轻
全身症状
冬重夏轻；舌淡苔薄，脉浮紧
内治
祛风散寒，调和营卫
方药
麻黄桂枝各半汤合玉屏风散加减
风热
局部症状
风团色红，遇热则剧
全身症状
或伴咽喉肿痛，多发于上半身；舌红，苔薄黄，脉浮滑数
内治
祛风清热
方药
消风散加减
肠胃湿热
局部症状
皮疹色红，此起彼伏
全身症状
兼见腹痛不适，大便或溏或秘，小便黄赤；舌质红，苔黄，脉濡数
内治
清热利湿，祛风止痒
方药
防风通圣散合茵陈蒿汤加减
外治
香樟木或晚蚕沙30~60g，煎汤熏洗
气血两虚
局部症状
病程迁延，反复不愈，皮疹色泽淡红，日轻夜重，或劳累后加重
全身症状
舌淡，苔薄，脉弦细
内治
调补气血，祛风润燥
方药
八珍汤或当归饮子加减
冲任失调
局部症状
女性患者伴有月经不调或经前皮疹增多，经净则减或消退，皮疹每以小腹、腰骶或下肢好发
全身症状
伴有腰膝酸软，头晕目眩诸症；舌质紫黯，苔薄，脉弦细
内治
补益肝肾，调摄冲任
方药
四物汤合二仙汤加减

五、注意事项

1. 寻找各种内外因,并加以祛除。

2. 禁用或禁食导致过敏的药物或食物,避免接触致敏物品,积极防治某些肠道寄生虫病。

3. 忌食鱼腥虾蟹、辛辣、葱、酒等。

4. 注意气温变化,自我调摄寒温,加强体育锻炼。

【病例思维程序示范】

方某,男,29 岁。周身皮疹伴瘙痒 2 周余。患者 2 周多前周身起疹,色白,自觉瘙痒。皮疹此起彼愈,可以全身游走。多在晨起及入夜时发作,遇冷水或受风寒后加重,得暖则轻。经口服抗组胺药、静注葡萄糖酸钙、地塞米松等治疗,仍旧反复发作。发作时不伴有腹痛、腹泻及呼吸不畅等症状。否认发病前半个月内有服药史及既往类似发作史。恶寒畏风,口不渴,纳可,二便调,夜寐欠安。

查体:躯干、四肢可见散在大小不等的白色风团,周围有少许红晕,皮肤划痕征阴性。舌淡红,苔薄白,脉浮缓。

辨证思维程序:

第一步:诊断。本病易于诊断,见风团或其周围有红晕伴有瘙痒感即可诊断,但确定原因较为困难,必须详细询问病史和查体,并结合相关实验室检查,但有时仍然难以确定病因。

第二步:鉴别诊断。主要与荨麻疹型药疹相鉴别。其皮疹形态、自觉症状可能两者并无法区分,关键是要追问病史,根据药疹的特殊发病特点来进行鉴别。本案患者否认既往发作史和近期用药史,所以暂可排除药疹。

第三步:进行辨证论治。根据荨麻疹发病有瘙痒、游走不定等特点,考虑风邪为病;根据其遇冷受寒后加重,可知当属寒证;再兼舌脉表现,辨证当属风寒为患,营卫不和。治当疏风散寒,调和营卫,方用桂枝汤加味。

处方:桂枝 9g,麻黄 9g,白芍 12g,杏仁 12g,干姜皮 9g,浮萍 9g,白鲜皮 12g,丹皮 9g,陈皮 6g,僵蚕 12g,丹参 12g,生甘草 3g。

第四步:选择外用药。新发皮疹瘙痒剧烈,可予炉甘石洗剂外涂,香樟木或晚蚕沙 30~60g,煎汤熏洗。

第五步：调摄与生活指导。防寒保暖，忌食鱼虾蟹蒜韭等发物。

（自拟病案）

【医案、经验方及常用中成药】

一、医案（《赵炳南临床经验集》）

张某，男，40岁，1973年6月9日住院。

主诉：周身起红色风团伴发烧4天。

现病史：4天前，劳动后出汗较多，到室外乘凉受寒，下肢突然出现红色风团，臀部及腰部相继发生，昨天开始发冷，发烧，体温38℃左右，上肢及前胸、后背均起同样大片风团，4天来时起时落，但始终未能全部消退，头面部及上肢也感发胀、发红。风团初起时色淡，并高出皮肤表面，继而肿胀稍消，留有红斑，痒感特别明显，影响食欲及睡眠，大便干。1969年曾有类似发作，后来关节痛又引起化脓性关节炎，生病前未吃过其他药。

检查：体温38℃，内科检查未见明显异常。全身散在红色风团，新发皮疹高出皮面，陈旧性皮疹留有红斑，皮疹呈大片不规则形，头面、躯干、四肢等处泛发，有明显抓痕，头面部及上肢明显肿胀。脉弦滑稍数。舌苔薄白，舌质正常。

西医诊断：急性荨麻疹。

中医辨证：内有蕴热，风寒束表。

治法：散风、清热、通里。

方药：荆芥3钱，防风3钱，黄芩3钱，栀子3钱，白鲜皮1两，地肤子1两，苦参5钱，刺蒺藜1两，车前子（包）1两，泽泻5钱，川军3钱，全瓜蒌1两。

6月11日复诊：服上方2剂后，体温恢复正常，全身皮疹大部分已消退，但仍有新起的小片风团，肿胀已消。再接前方去川军继服3剂。

6月12日皮疹已全部消退，夜间仅有散在新起小风团，其他均属正常。出院后继服3剂。经门诊随访，临床痊愈。未再复发。

按语：荨麻疹一般分为急性、慢性两大类。风邪是本病发病的主要条件，而“风为百病之长，善行而数变”，风与寒邪相合则为风寒之邪，与热相合则为风热之邪。风寒、风热在一定条件下又可互相转化，风寒、风热之邪客于肌肤皮毛腠理之间，“则起风瘙瘾疹”。本案患者有荨麻疹病史，因受风寒而发作，寒邪化热入里，与内热搏结，故以散风凉血为主，佐以祛湿通里剂，治法近乎表里双解,但仍以祛风为主。共服 8 剂而痊愈。

二、经验方

1. 固卫御风汤(《朱仁康临床经验集》)

功能:调营固卫,以御风寒。

主治:寒冷性荨麻疹风寒证。

组成:炙黄芪 9g,防风 9g,炒白术 9g,桂枝 9g,赤白芍各 9g,生姜 3 片,大枣 7 枚。

用法:水煎服,每日 1 剂。

2. 消风清热饮方(《朱仁康临床经验集》)

功能:消风清热。

主治:急性荨麻疹风热证。

组成:荆芥 9g,防风 9g,浮萍 9g,蝉衣 6g,当归 9g,赤芍 9g,大青叶 9g,黄芩 9g。

用法:水煎服,每日 1 剂。

3. 荨麻疹汤(《临证医案医方》)

功能:凉血清热,活血祛风。

主治:荨麻疹血热证。

组成:生地 15g,牡丹皮 9g,白茅根 30g,赤芍 9g,金银花 15g,连翘 15g,当归尾 30g,山栀 9g,苍耳子 9g,薏苡仁 15g,谷麦芽各 15g,白鲜皮 9g。

用法:水煎服,每日 1 剂。

三、常用中成药

可选用玉屏风丸、肤痒冲剂、清开灵胶囊、防风通圣丸、乌蛇止痒丸、归脾丸等。

(张明、周蜜)

第十三节　牛　皮　癣

【概述】

本病因皮肤状如牛项之皮,厚且坚,故名牛皮癣。其特点是皮损多为圆形或多角形的扁平丘疹,融合成片,剧烈瘙痒,搔抓后皮损肥厚,皮沟加深,皮嵴隆起，极易形成苔藓样变。相当于西医学的神经性皮炎。

【主要病因病机】

1. 初起为风湿热之邪阻滞肌肤，或硬领等外来机械刺激阻滞肌肤发而为疹。

2. 病久耗伤阴液，营血不足，血虚生风生燥，皮肤失去濡养。

3. 肝火郁滞，情志不遂，郁闷不舒，紧张劳累，心火上炎，气血运行失职，凝滞肌肤，每易成为诱发的重要因素，且致病情反复。

情志内伤、衣物摩擦、风邪侵扰是本病发病的诱发因素，营血失和、气血凝滞则为其病机。

【辨证注意点】

1. 掌握牛皮癣的共同特点。

2. 熟悉牛皮癣的常见类型。

3. 区分牛皮癣的临床辨证。

【辨证思路】

一、诊断要点

1. 颈项、四肢屈侧、眼睑、腰骶部等部位好发。

2. 明显瘙痒，阵发性奇痒，入夜尤甚。

3. 典型的苔藓样变皮疹。

二、与慢性湿疮、扁平苔藓、白疕等相鉴别

1. 慢性湿疮　由急性湿疮转变而来，皮损也可苔藓化，但仍有丘疹、小水疱、点状糜烂、流滋等，病变多在四肢屈侧。

2. 扁平苔藓　损害多为暗红色、淡紫色或皮肤色多角扁平丘疹，有蜡样光泽、网状纹，可累及黏膜及指（趾）甲，组织病理切片有诊断价值。

3. 白疕　皮损基底呈淡红色，上覆银白色鳞屑，剥去后有薄膜现象和点状出血。

三、疾病分类

本病分为局限型、播散型（泛发型）。

四、辨证论治

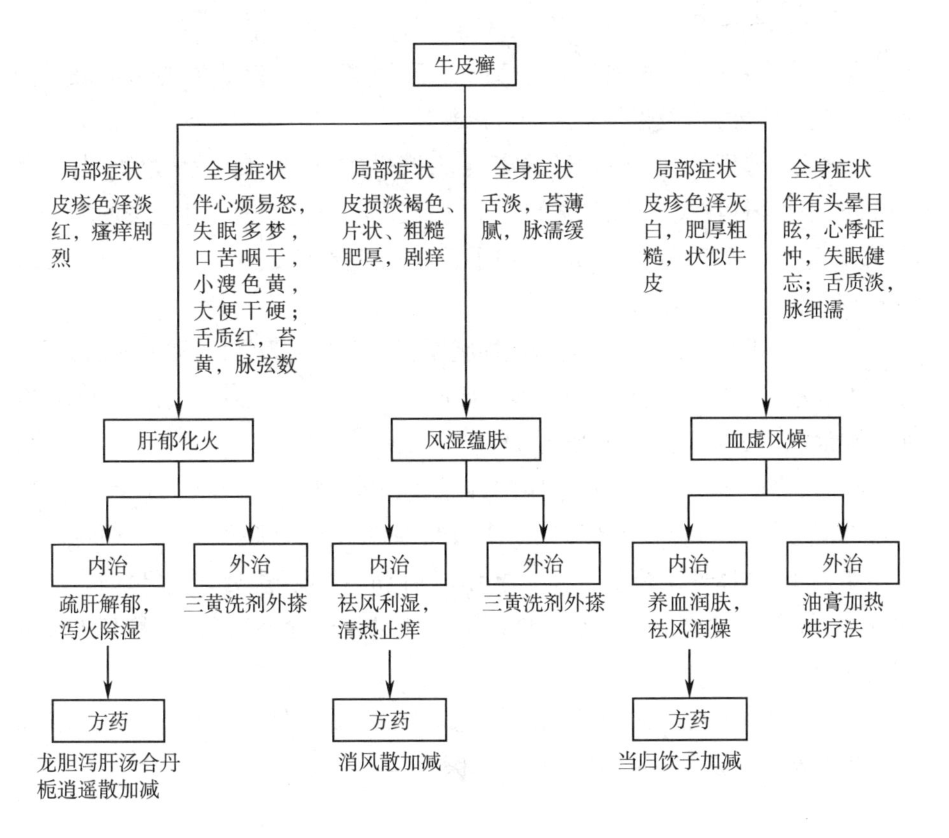

五、注意事项

1. 避免精神刺激，保持情绪稳定。
2. 少食辛辣食物，戒烟酒。
3. 禁用手搔抓及热水烫洗，避免硬质衣领摩擦。
4. 该病病程缠绵，容易复发。

【病例思维程序示范】

冯某，男，35岁。颈、肘部皮疹伴瘙痒反复发作2年。2年前，患者自觉项部瘙痒剧烈，入夜尤甚。当时无明显皮疹，反复搔抓后局部皮肤变厚，面积逐渐扩大。此后双侧肘部亦出现类似情况，外用“皮炎平”“必舒膏”等可以缓解瘙痒。平素工作繁忙，夜寐不易入睡且易醒。纳可，二便尚调。

查体：项部及枕部、双侧肘关节伸侧可见1元硬币大小之皮疹，暗褐色，边界清晰，无明显浸润感，呈苔藓样变。舌红，苔薄黄，脉弦。

辨证思维程序：

第一步：诊断。根据典型的苔藓样变、剧烈瘙痒、好发部位（项、肘、膝、腕、踝、骶尾、上睑等）以及慢性经过即可诊断。

第二步：鉴别诊断。①慢性湿疹：多有糜烂、渗液等急性发病过程，苔藓样变多不如神经性皮炎显著，边界也欠清，但浸润肥厚则较神经性皮炎明显。②扁平苔藓：为多角形中央略凹陷的扁平丘疹，呈暗红色、紫红色或正常皮色，组织病理变化有其特异性。

第三步：进行辨证论治。局部皮损肥厚，苔藓样变，为气血不畅，肌肤失养；结合全身瘙痒、夜寐欠安等症状，属血虚肝旺。故四诊合参，证属血虚风燥，治拟养血润肤，祛风通络，以四物汤加味。

处方：当归 12g，白芍 12g，川芎 12g，熟地 12g，砂仁（后下）3g，丹参 30g，鸡血藤 30g，夜交藤 30g，白蒺藜 15g，防风 12g，荆芥 12g，地肤子 12g，全蝎 6g。

第四步：选择外用药物。可以选用羊蹄根散醋调搽患处，或者疯油膏加热烘疗法，局部涂油膏后，热烘 10~20 分钟，即可将所涂药膏擦去，每日 1 次，4 周为一个疗程。

第五步：调摄与生活指导。忌食辛辣、烟酒，更换低领内衣，宜柔软宽松，不可用开水烫洗皮肤，避免患处局部摩擦。

（自拟病案）

【医案、经验方及常用中成药】

一、医案（《赵炳南临床经验集》）

关某，女，35 岁。初诊日期：1965 年 8 月 13 日。

主诉：颈部、两下肢皮肤瘙痒变粗糙 1 年多。

现病史：1 年多以前出现颈部、两下肢皮肤瘙痒，并逐渐发展至全身，皮肤变粗变厚，晚间瘙痒加重，致使不能入睡，饮食、二便尚正常。曾经多次治疗不效，即来我院门诊治疗。

检查：颈部及双下肢伸侧面和躯干部有散发铜元大小之皮损，肥厚角化，边缘不整齐，皮纹变深，颜色较正常皮肤稍暗，表面有菲薄落屑，皮损周围可见散在抓痕、血痂。

脉象:沉弦。

舌象:舌苔薄白。

西医诊断:泛发性神经性皮炎。

中医辨证:汗出当风,风邪客于肌肤。

治疗:活血散风止痒。

方药:全虫3钱,干生地5钱,当归4钱,赤芍3钱,白鲜皮5钱,蛇床子3钱,浮萍2钱,厚朴2钱,陈皮2钱,炙甘草3钱。

外用止痒药膏、黑豉软膏。

前药连服9剂,痒止,皮损变薄,后以紫云风丸巩固疗效,5日后已基本治愈。

按语:神经性皮炎是以瘙痒为主,多伴皮肤苔藓样变的一种皮肤神经官能症。中医认为风、湿、热三邪蕴阻肌肤或血虚风燥,皮肤失养为其病机。针对本案患者泛发之特点,赵氏以活血散风止痒为治。方中全虫赵氏用之独有心得,因其能祛风止痒,通络止痛,解毒并有散结作用,故为主药,对除痒使粗厚之肤变薄有独特功效。当归、赤芍、干地黄养血活血,濡润肌肤,陈皮、厚朴以去肌间顽湿;蛇床子、白鲜皮、浮萍专走肌表,为止痒常用要药。紫云风丸疏风止痒,祛湿润燥。本病易于复发,仍需注意情志及饮食调摄,劳逸结合,防止日晒。

二、经验方

1. 皮癣汤(《朱仁康临床经验集》)

功能:凉血润燥,祛风止痒。

主治:泛发性神经性皮炎血热风燥证。

组成:生地30g,当归9g,赤芍9g,黄芩9g,苦参9g,苍耳子9g,白鲜皮9g,地肤子9g,生甘草6g。

用法:水煎服,每日1剂。

2. 风癣汤(《朱仁康临床经验集》)

功能:养血和营,消风止痒。

主治:泛发性神经性皮炎血虚风燥证。

组成:生地30g,元参12g,丹参15g,当归9g,白芍9g,茜草9g,红花9g,黄芩9g,苦参9g,苍耳子9g,白鲜皮9g,地肤子9g,甘草6g。

用法:水煎服,每日1剂。

三、常用中成药

可选用消风止痒颗粒、润燥止痒胶囊、乌蛇止痒丸。

（张明、周蜜）

第十四节　风　瘙　痒

【概述】

风瘙痒指无原发性皮肤损害，而以瘙痒为主的皮肤感觉异常的皮肤病。其特点是皮肤阵发性瘙痒，搔抓后常出现抓痕、血痂、色素沉着和苔藓样变等继发性损害。临床上可分为全身性与局限性两种。相当于西医学的皮肤瘙痒症。

【主要病因病机】

1. 风热血热　禀赋不耐，血热内蕴，外感之邪侵袭，则易血热生风，因而致痒。或饮食不节，过食辛辣、油腻、酒类，损伤脾胃，湿热内生，化热生风，内不得疏泄，外不得透达，郁于皮肤腠理而发本病。

2. 湿热内蕴　饮食不节，过食辛辣或嗜食腥发，脾失健运，湿热内生，熏蒸肌肤，发为瘙痒。

3. 血虚肝旺　老年患者，久病体虚，气血不足、血虚肝旺，生风生燥，肌肤失养而成。

【辨证注意点】

1. 掌握风瘙痒的共同特点。
2. 区分风瘙痒的临床辨证。

【辨证思路】

一、诊断要点

1. 无原发皮损，阵发性瘙痒，夜间尤甚。
2. 情绪激动、饮酒或刺激性食物，甚至暗示等，均可使瘙痒发作或加重。
3. 患处搔抓后见抓痕、血痂、色素沉着、苔藓样变等。

二、与虱病、疥疮等相鉴别

1. 虱病　虽有全身皮肤瘙痒，但主要发生在头部、阴部，并可找到成虫或虱卵，有传染性。

2. 疥疮　好发于皮肤皱褶处，皮疹以丘疱疹为主，隧道一端可挑出疥螨。

三、疾病分类

1. 全身性——老年性、冬季性、夏季性。

2. 局限性——肛门、阴囊、女阴、头部。

四、辨证论治

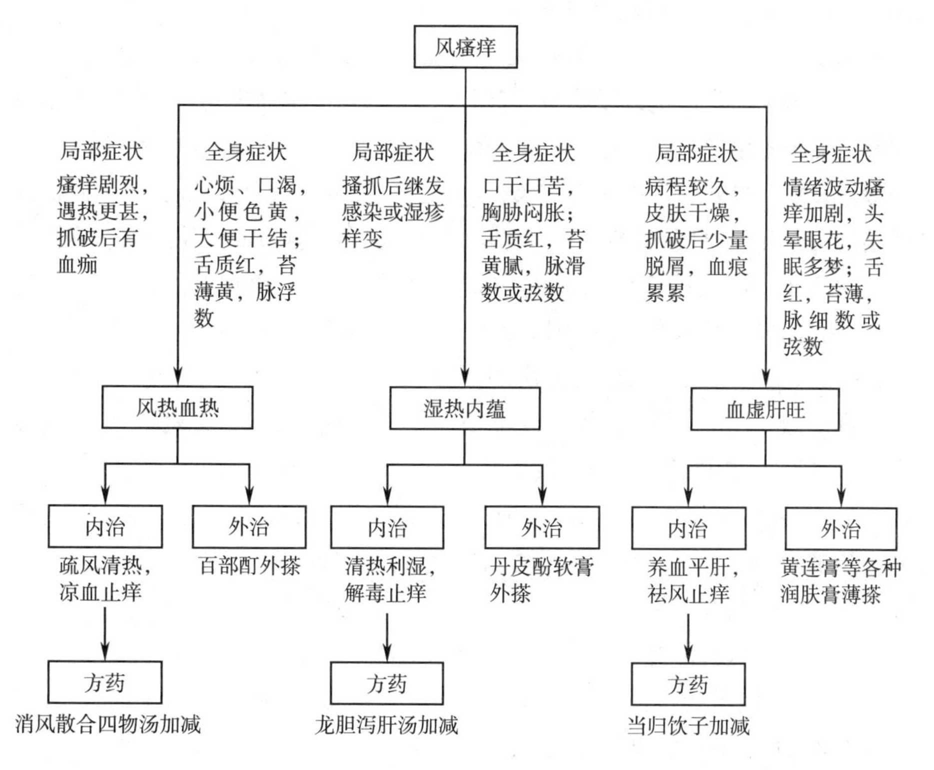

五、注意事项

避免刺激性饮食及各种不良刺激。

【病例思维程序示范】

范某，男，80岁。周身皮肤瘙痒反复发作近10年。近10年来，患者自觉周身皮肤瘙痒，尤以入夜后为甚。平时饮酒后或被褥过于温暖、情绪激动时瘙痒亦会加重。冬重夏轻，反复发作，虽经多方治疗，得以稍缓症状，但无法根治。

纳可，大便干燥，数日1行，小便频数，夜寐欠安，需借助镇静类药物入睡。否认肝肾疾病及糖尿病病史，平素嗜烟酒。

查体：周身皮肤干燥，局部脱屑。背部、腹部、双下肢可见密集分布的抓痕、结痂，部分皮肤粗糙肥厚，呈苔藓样变。其余未见明显原发皮损。舌淡红，苔薄黄腻，脉弦。

辨证思维程序：

第一步：诊断。根据患者年龄（老年）、起病时无原发皮疹、瘙痒剧烈，并且排除一些相关疾病即可做出诊断。

第二步：鉴别诊断。①疥疮：无一定发病年龄，有接触传染史，皮疹多在指间、腕部、腋下、膝、肘窝以及腹股沟等处，以丘疹及小水疱为主。男性患者阴囊部常可见疥疮结节。②神经性皮炎：多见于青年或成年人，老年患者少见，儿童一般不发病。患处瘙痒而多无皮疹，反复搔抓便出现粟粒至绿豆大小的圆形或多角形扁平丘疹，日久融合成片，好发于颈后、肘、膝、腕、踝、骶尾、上睑等处。

第三步：进行辨证论治。周身皮肤干燥，局部脱屑，瘙痒剧烈，属血虚风盛之证；粗糙肥厚，呈苔藓样变，则又为血瘀之象；结合全身症状，瘙痒遇热加重，大便干燥，舌淡红，苔薄黄腻，脉弦，则为内有蕴热，但应当注意的是，此热乃阴血亏虚所致，并非为实热。故四诊合参，辨为阴虚血亏，风盛夹瘀，治拟滋阴养血，活血祛风，方用当归饮子化裁。

处方：当归12g，制首乌9g，生地30g，白芍12g，川芎15g，丹参30g，鸡血藤30g，夜交藤30g，黄芪30g，白蒺藜15g，防风12g，荆芥12g，地肤子12g，麻仁15g，枳壳12g，桃仁12g。

第四步：选择外用药物。可以外用温和、滋润的软膏。

第五步：调摄与生活指导。忌食辛辣、烟酒以及鱼虾等动风之物，内衣宜柔软宽松，不可用开水烫洗皮肤，洗澡不宜过于频繁。

（自拟病案）

【医案、经验方及常用中成药】

一、医案（《外科经验选》）

胡某，男，78岁，四川人。初诊：1974年10月28日。

全身瘙痒入冬更剧,已4年余。初发现糖尿病,后皮肤发痒,夜间更甚,抓至出血,方能解苦。腿放被外,也可好转。曾在某地医院诊治,用抗过敏口服药和针剂,均未奏效。此次来沪,症状加剧。情绪波动,瘙痒不能忍耐。

检查:全身遍布抓痕、血痂,胸背、两大腿、前臂有色素沉着,皮肤肥厚,呈苔藓样变,部分脱屑。肛周和会阴散在色素减退斑。

年高气阴两亏,血虚不能润养肌肤以致生风生燥,肝火偏旺,乃肾阴不足也。苔薄舌红,脉弦滑。先拟养阴血、平肝火,以祛风润燥。

大生地5钱,全当归4钱,炒白芍3钱,龙胆草1钱,炒黄柏3钱,制首乌3钱,肥玉竹3钱,珍珠母(先煎)1两,苦参片4钱,乌梢蛇片(分吞)1钱。

外用:白杨膏,每日擦3~4次。

忌饮酒类,不吃鱼、虾、蟹等发物。洗澡时,不用碱性强的肥皂。

二诊:11月8日,服药10帖,瘙痒有所减轻,皮肤也较润滑。但口渴咽干欲饮,胃中灼热,大便干结。苔剥舌红,脉滑数。拟益气养血、滋阴生津治其本,祛风止痒治其标。

孩儿参4钱,生黄芪3钱,全当归3钱,肥玉竹3钱,天花粉5钱,麦冬3钱,肥知母3钱,生大黄(后下)3钱,苦参片4钱,乌梢蛇片(分吞)1钱。4帖,加用降血糖药片。

外用:同前。

三诊:11月12日。瘙痒大部分减轻,尚有部分肥厚,大便已软。前方去生大黄、生黄芪;加生地、蛇舌草各1两,小胡麻3钱。又服10帖,基本痊愈,阴部尚轻度瘙痒。

外用:青吹口散油膏、地塞米松软膏混合外擦。

按语:全身皮肤瘙痒,病因比较复杂,临床分为两类,其一是湿热蕴于肌肤,不得疏泄所致,用清热化湿之类即可收效,此案为其二,乃血虚肝旺,以致生风生燥,肌肤失养而成,故用养血平肝、祛风润燥、滋阴降火之法取效。若患者年老,多由糖尿病引起,诊治皮肤病特别要注意全身情况。老年皮肤干燥、瘙痒者当用当归饮或四物消风散治疗有效。外用药白杨膏是生肌润肤的白玉膏加5%水杨酸粉和匀即成,加强止痒效果,用在慢性湿疹、皮炎均可;青吹口散油膏和地塞米松软膏混和外擦治局限性瘙痒性皮肤病,收效比单一用药好。

二、经验方

1. 祛风胜湿汤(《朱仁康临床经验集》)

功能:祛风胜湿,佐以清热。

主治:皮肤瘙痒症风湿热型。

组成:荆芥 9g,防风 9g,羌活 9g,蝉衣 6g,茯苓皮 9g,陈皮 6g,银花 9g,甘草 6g。

用法:水煎服,每日 1 剂。儿童用三分之二量,幼儿用半量。

2. 养血熄风方(《朱仁康临床经验集》)

功能:养血润燥,消风止痒。

主治:皮肤瘙痒症(老年性)血虚风燥型。

组成:黄芪 15g,当归 9g,白芍 9g,白蒺藜 9g,川芎 6g,红花 9g,元参 9g,荆芥 9g,甘草 6g。

用法:水煎服,每日 1 剂。

3. 痒症洗方(《文琢之中医外科经验论集》)

功能:消风清热,解毒止痒。

主治:瘙痒症。

组成:苦参、千里光各 60g,蛇床子、地肤子、苍耳子各 30g,白芷 9g。

用法:煎汤熏洗患处。

三、常用中成药

可选用防风通圣丸、肤痒冲剂、清开灵胶囊、乌蛇止痒丸、归脾丸等。

(张明、周蜜)

第十五节　白　疕

【概述】

白疕是皮肤红斑上反复出现多层银白色干燥鳞屑的慢性复发性皮肤病。其特点是在红斑上覆盖多层银白色鳞屑,刮去鳞屑可见薄膜及露水珠样出血点。病程长,反复发作,不易根治。相当于西医学的银屑病。

【主要病因病机】

因素体营血亏损,血热内蕴,化燥生风,肌肤失养。表现为血热、血燥、血瘀。

1. 风寒或风热之邪外袭肌肤,气血失畅,营卫失和,阻于肌表而生。

2. 湿热郁久化火,兼感毒邪,外不能宣泄,内不能利导,溢于肌肤而成。

3. 风寒虚邪，合而为痹，行于肌肤经络，日久流注关节所致。

4. 调治不当，兼感毒邪，以致热毒流窜，入于营血，内侵脏腑而致。

5. 疾病日久，气血耗伤，营血不足，气血循行受阻，阻于肌表而成。

6. 先天禀赋不足，兼之病久，肝肾亏虚，营血亏损，以致冲任失调而发。

【辨证注意点】

1. 掌握银屑病的共同特点。

2. 熟悉银屑病的常见类型。

3. 区分银屑病的临床辨证。

【辨证思路】

一、诊断要点

1. 皮损特点为红斑鳞屑，刮之有点状出血，即薄膜现象、露滴现象。

2. 好发于四肢伸侧、头皮、指甲等部位。

3. 有该病既往史或有家族史。

4. 季节性发作缓解，初起冬重夏轻，病久季节性常不明显。

二、与风热疮、慢性湿疮、面游风等相鉴别

1. 风热疮　好发于躯干、四肢近端；皮疹为椭圆形红斑，上覆较薄细碎鳞屑，长轴与皮纹走向一致，无薄膜及筛状出血现象。

2. 慢性湿疮　皮疹好发于四肢屈侧；皮损肥厚粗糙，有色素沉着，鳞屑较少；瘙痒剧烈。

3. 面游风　皮疹多发于头面；红斑边界不清，鳞屑多呈油腻性，无筛状出血；头发不呈束状，病久有脱发现象。

三、疾病分类

分型包括寻常型、关节病型、红皮病型、脓疱型；分期包括进行期（同形反应）、静止期、消退期。

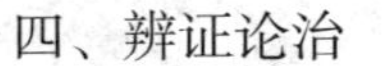

四、辨证论治

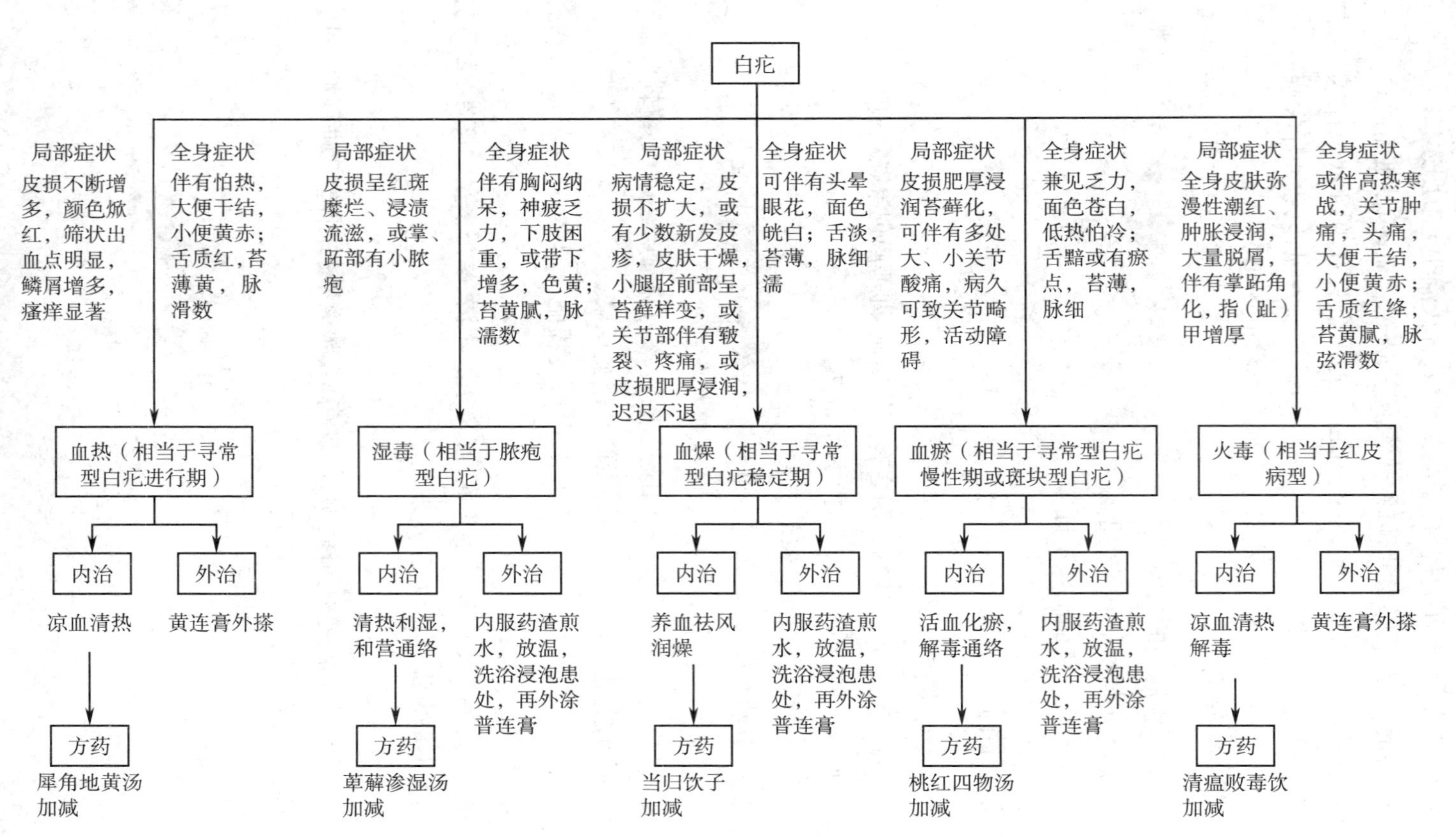
白疕
局部症状
皮损不断增多，颜色焮红，筛状出血点明显，鳞屑增多，瘙痒显著
全身症状
伴有怕热，大便干结，小便黄赤；舌质红，苔薄黄，脉滑数
血热（相当于寻常型白疕进行期）
内治
凉血清热
方药
犀角地黄汤加减
外治
黄连膏外搽
局部症状
皮损呈红斑糜烂、浸渍流滋，或掌、跖部有小脓疱
全身症状
伴有胸闷纳呆，神疲乏力，下肢困重，或带下增多，色黄；苔黄腻，脉濡数
湿毒（相当于脓疱型白疕）
内治
清热利湿，和营通络
方药
萆薢渗湿汤加减
外治
内服药渣煎水，放温，洗浴浸泡患处，再外涂普连膏
局部症状
病情稳定，皮损不扩大，或有少数新发皮疹，皮肤干燥，小腿胫前部呈苔藓样变，或关节部伴有皲裂、疼痛，或皮损肥厚浸润，迟迟不退
全身症状
可伴有头晕眼花，面色㿠白；舌淡，苔薄，脉细濡
血燥（相当于寻常型白疕稳定期）
内治
养血祛风润燥
方药
当归饮子加减
外治
内服药渣煎水，放温，洗浴浸泡患处，再外涂普连膏
局部症状
皮损肥厚浸润苔藓化，可伴有多处大、小关节酸痛，病久可致关节畸形，活动障碍
全身症状
兼见乏力，面色苍白，低热怕冷；舌黯或有瘀点，苔薄，脉细
血瘀（相当于寻常型白疕慢性期或斑块型白疕）
内治
活血化瘀，解毒通络
方药
桃红四物汤加减
外治
内服药渣煎水，放温，洗浴浸泡患处，再外涂普连膏
局部症状
全身皮肤弥漫性潮红、肿胀浸润，大量脱屑，伴有掌跖角化，指（趾）甲增厚
全身症状
或伴高热寒战，关节肿痛，头痛，大便干结，小便黄赤；舌质红绛，苔黄腻，脉弦滑数
火毒（相当于红皮病型）
内治
凉血清热解毒
方药
清瘟败毒饮加减
外治
黄连膏外搽

五、注意事项

1. 消除思想顾虑,去除诱发或激发因素。

2. 避免饮酒。

3. 进行期禁止紫外线照射或用有强烈刺激性的外用药物。

4. 除进行期外,宜经常用温水肥皂清洗。

【病例思维程序示范】

罗某,男,46岁。头皮、躯干散在鳞屑性红斑反复发作5年余,加重1周。5年前,患者头皮部出现数枚红斑,自觉瘙痒,伴头皮屑增多。经外用复方酮康唑软膏后有所改善。2年前,发现腹部、背部出现大小不等的数枚红斑,上覆银白色鳞屑,瘙痒剧烈,搔抓后常有出血。每于冬春季节加重,入夏则稍有缓解。曾口服复方氨肽素片、雷公藤多苷片、复方青黛丸,外用复方酮康唑软膏等治疗,时轻时重,未曾痊愈。1周前进食辛辣食物后,躯干部皮疹加重,瘙痒剧烈。纳可,二便调,夜寐欠安。发病以来否认关节疼痛等症状,否认家族中有类似病例。

查体:头皮部散在数枚红斑,上覆少许鳞屑,基底潮红;前胸、中上腹、后背部见大小不等的多枚红斑,境界清楚,圆形或椭圆形,上覆银白色鳞屑,刮去鳞屑可见点状出血。余处未见明显皮疹。

辨证思维程序:

第一步:诊断。根据本病的临床特点(红色斑疹,银白鳞屑,薄膜现象,点状出血,自觉瘙痒,对称分布)、好发部位(头皮、四肢伸侧、躯干)、发病与季节关系(一般冬重夏轻)即可诊断。

第二步:鉴别诊断。①脂溢性皮炎:损害边缘不十分明显,基底部浸润较轻,鳞屑少而薄,呈油腻性,带黄色,刮除后无点状出血,发于头皮者,常伴脱发。②玫瑰糠疹:好发于躯干和四肢近端,多数为椭圆形小斑疹,其长轴沿肋骨及皮纹方向排列,鳞屑细小而薄。病程仅数周,消退后不易复发。③慢性湿疹:尤其发生于小腿的慢性肥厚性银屑病,应与小腿慢性湿疹相鉴别。湿疹往往有剧烈的瘙痒,鳞屑不呈银白色,有皮肤浸润肥厚、苔藓样变及色素沉着等同时存在。

第三步:进行辨证论治。红斑、鳞屑,是为血热之征,结合全身瘙痒、夜寐欠安及舌脉,辨为血热风盛证,治当凉血清热,祛风润燥,可用犀角地黄汤加味。

处方:水牛角(先煎)30g,生地 30g,赤芍 15g,丹皮 15g,丹参 20g,大青叶 30g,菝葜 30g,土茯苓 30g,生槐花 15g,防风 12g,白蒺藜 10g,川牛膝 15g,车前子(包煎)30g,生甘草 6g。

第四步:选择外用药物。寻常型可以选用牛皮癣膏药外贴或者 2 号癣药水或疯油膏或雄黄膏外搽患处。

第五步:调摄与生活指导。忌辛辣、烟酒,保持心情愉快,多洗澡。

(自拟病案)

【医案、经验方及常用中成药】

一、医案(《朱仁康临床经验集》)

袁某,女,46 岁。初诊日期:1970 年 7 月 2 日。

主诉:全身出现大片红斑,覆盖白色鳞屑 21 年。

现病史:20 多年来,全身泛发大片红色皮疹,曾在本地区及外地等医院多方治疗,仍不分季节,历久不退。初起皮疹不多,近几年逐渐增多,几乎遍及全身,大便干秘。

检查:肥胖体型,头皮、脸面、躯干、四肢除双手以外,均见地图状紫红色皮疹,表面覆盖银白色较厚之鳞屑,用手刮之,底面则现筛状出血点。脉细带数,舌质绛,苔净。

中医诊断:白疕风。

西医诊断:银屑病(进行期)。

证属:风热郁久,伤阴化燥。

治则:凉血清热,滋阴润燥。

药用:生地 30g,生槐花 30g,紫草 15g,丹皮 9g,赤芍 9g,麻仁 15g,枳壳 9g,麦冬 9g,大青叶 9g。10 剂,水煎服。

外用红油膏每日涂 1 次。

二诊(7 月 12 日):药后腿部皮损逐渐消退,他处鳞屑亦明显减少。

继服前方改麻仁 9g、大青叶 15g,服 10 剂。

三诊(7 月 24 日):躯干、上肢皮损均趋消退,下肢皮损消退后,新起点状皮疹。口干思饮,舌苔薄黄。

继服前方加黄芩 9g、花粉 9g,服 10 剂。

隔1个月后追踪：只留头皮小片皮损未完全消退外，余均平复。又称外用药膏处，皮损消退较快，但未上药处，亦趋消退。

按语：本案患者大面积地图状牛皮癣，病程20多年，经多方治疗，历久不退，除两手外，皮损几乎周身密布，舌绛便秘，证属风热郁久，营阴耗伤，化燥化火之象，故用大剂量生地、槐花、丹皮、赤芍、紫草凉营清热；麦冬、枳壳、麻仁滋阴润燥；大青叶重在清火。10剂后皮损逐渐消退，继服前方加重大青叶剂量，10剂后，四肢皮损大部已退，尚有口干，思饮，舌红苔黄，加花粉、黄芩增液清热，嘱服10剂后未来复诊，隔1个月后追踪，只留头皮小片皮损，基本痊愈。

二、经验方

1. 白疕2号方（《朱仁康临床经验集》）

功能：清热解毒，祛风除湿。

主治：银屑病早期热毒型。

组成：土茯苓30g，忍冬藤9g，生甘草6g，板蓝根15g，威灵仙15g，山豆根9g，草河车15g，白鲜皮15g.

用法：水煎服，每日1剂。

2. 润肤丸（《赵炳南临床经验集》）

功能：活血润肤，散风止痒。

主治：银屑病血燥型。

组成：桃仁、红花、熟地、独活、防风、防己各30g，粉丹皮、川芎、当归各45g，羌活、生地、白鲜皮各60g。

用法：上药共为细末，水泛为绿豆大。每次服3~6g，日服2次，温开水送下。

三、常用中成药

可选用复方青黛胶囊、消银颗粒、雷公藤多苷片、昆明山海棠片、白芍总苷胶囊等。

（张明、周蜜）

第十六节　面　游　风

【概述】

面游风又名白屑风，因皮肤油腻而出现红斑、覆有鳞屑而得名，是在皮脂溢出基础上发生的慢性炎症性皮肤病。其特点是头发、皮肤多脂发亮，油腻，瘙痒，迭起白屑，脱去又生。相当于西医学的脂溢性皮炎。

【主要病因病机】

1. 血燥之体，复感风热之邪，郁久化燥，耗血伤阴，肌肤失于濡养而致。

2. 过食肥甘、辛辣、油腻、酒类，脾胃运化失常，化湿生热，湿热蕴结肌肤而致。

【辨证注意点】

1. 掌握面游风的共同特点。
2. 熟悉面游风的常见类型。
3. 区分面游风的临床辨证。

【辨证思路】

一、诊断要点

1. 年龄　青壮年。

2. 部位　皮脂腺丰富的头皮、面部的眉弓、鼻唇沟、胸、背、腋窝等。

3. 病程　慢性，常急性发作。

二、与慢性湿疮、白疕、白秃疮等相鉴别

1. 慢性湿疮　病变境界清楚，无油腻性鳞屑，皮肤粗糙增厚，易成苔藓样变。

2. 白疕　皮损颜色较鲜红，鳞屑呈银白色，无油腻感，搔抓后红斑上有点状出血，发于头皮者可见束状发，但不脱发；大多冬重夏轻。

3. 白秃疮　多见于儿童；头部有灰白色鳞屑斑片，其上有长短不齐的断发，发根有白色菌鞘；真菌检查呈阳性。

三、疾病分类

皮损有干性、湿性之分。

1. 干性　粉末状白色脱屑。

2. 湿性　油腻性黄色脱屑。

四、辨证论治

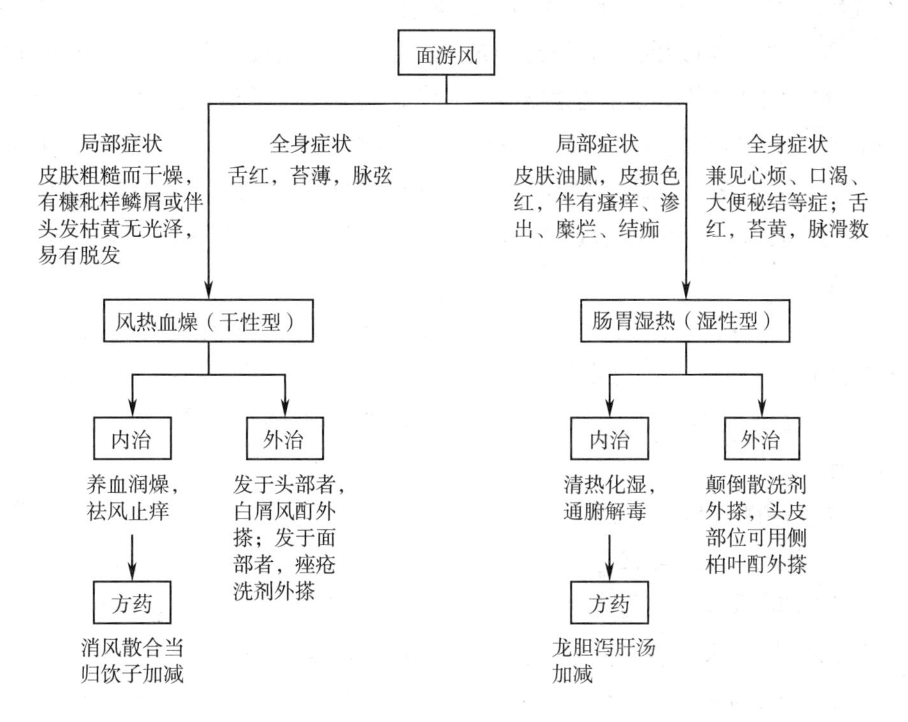

五、注意事项

1. 避免热水、肥皂及各种机械性刺激，如搔抓。
2. 限制高脂高糖饮食，忌酒和辛辣刺激之品。
3. 多吃蔬菜、水果，保持大便通畅。

【病例思维程序示范】

陈某，男，46岁。头皮、颜面起疹伴瘙痒3年。患者3年前头皮部起疹，自觉瘙痒，伴头皮屑增多。近2年来，双颧、前额、眉间、耳后渐起丘疹、红斑，并逐渐扩大融合，自觉瘙痒，使用多种药膏（具体药名不详）外治，疗效不甚明显。纳食不多，大便不畅，小便如常。

查体：头皮、双颧、前额、眉间散在大小不等的红斑，境界清楚，基底潮红，红斑上覆有灰白色或黄色油腻性鳞屑。舌淡胖，边有齿印，苔薄腻，脉濡细。

辨证思维程序：

第一步：明确诊断。根据患者皮疹的分布部位（多皮脂、多毛、多汗处）、典型皮损为带油腻性鳞屑的红黄色斑片、常自头部开始向下蔓延、有不同程度瘙痒、慢性病程等特点即可诊断为脂溢性皮炎。

第二步:鉴别诊断。①头部银屑病:损害颜色较红,表面多覆有银白色鳞屑,鳞屑较厚时头发可呈束状,身体其他部位多有类似皮损,常有冬重夏轻的特点。②湿疹:有一定的好发部位,无油腻性鳞屑或痂皮。皮疹为多形性,境界不清,瘙痒剧烈。③体(头)癣:损害数目通常较少,不对称,呈中心向愈周围炎症活跃的环状损害,鳞屑不油腻;若发于头皮可致脱发;真菌镜检阳性。

第三步:进行辨证论治。皮肤多油、皮损基底潮红、油腻性鳞屑、瘙痒,为湿热之证,结合全身症状及舌淡胖、边有齿印、苔薄腻、脉濡细,则可归纳为脾虚失运。故辨证当为脾失健运,湿热蕴结,治拟健脾除湿,清热通腑,方用茵陈蒿汤加味。

处方:茵陈 15g,焦山栀 9g,制大黄 5g,茯苓 12g,生白术 9g,枳壳 9g,生薏仁 30g,萆薢 12g,泽泻 12g,猪苓 15g,白鲜皮 12g,苦参 12g,防风 9g。

第四步:选择外用药物。本案患者偏向于湿性型脂溢性皮炎,可以选择颠倒散洗剂外擦,头皮部位可用侧柏叶酊外擦,均为每日 2 次。

第五步:调摄与生活指导。嘱患者少进辛辣、油腻、浓茶等饮食,保持大便通畅。

(自拟医案)

【医案、经验方及常用中成药】

一、医案(《外科经验选》)

姜某,女,30 岁。初诊:1975 年 6 月 8 日。

5 年前鼻两侧和眉毛间经常发粟米大疖子,有时成脓溃破,有时自行消退,反复不断;以后鼻部毛孔变粗,皮色变红。曾诊断为“脂溢性皮炎”,多次治疗,效果不显。经常大便干结,口干唇燥。

检查:两眉附近有油腻性鳞屑。鼻尖两翼毛细血管扩张,毛孔扩大,可挤出油腻性粉汁。面颊散在红色丘疹,有两处毛囊炎。苔薄黄,舌尖有红刺,脉弦细数。

阴虚之体,肺胃积热上蕴。拟养阴清热通腑。

玄参4钱,生地5钱,蛇舌草1两,黄芩3钱,生石膏4钱,制大黄3钱,柏叶4钱,生山楂4钱,桑白皮3钱。

外用:颠倒散洗剂。

上药服1个月,皮损减少,红色变淡。2个月后已痊愈。

按语:脂溢性皮炎、酒渣鼻、痤疮,皆是阴虚火旺,肺胃积热,血瘀凝结而成。上方蛇舌草清热解毒,近年实验表明其可能有类雌激素作用,可抑制皮脂分泌,减少皮肤油脂,是治疗油性皮肤引起的酒渣鼻、痤疮的主药。顾氏用此药配山楂、侧柏叶活血祛瘀兼去油腻,生地、玄参清热凉血,黄芩、桑白皮清肺泻热,石膏清泻胃火,大黄活血祛瘀,并通腑泻大肠之火,肺与大肠相为表里,起到釜底抽薪之作用。诸药相伍治疗皮脂腺分泌过盛的皮肤病,可取得很好疗效。

二、经验方

1. 凉血消风散(《朱仁康临床经验集》)

功能:消风清热。

主治:脂溢性皮炎血热型。

组成:生地30g,当归9g,荆芥9g,蝉衣6g,苦参9g,白蒺藜9g,知母9g,生石膏30g,生甘草6g。

用法:水煎服,每日1剂。

2. 养血消风散　(《朱仁康临床经验集》)

功能:养血润燥,消风止痒。

主治:脂溢性皮炎血燥型。

组成:熟地15g,当归9g,荆芥9g,白蒺藜9g,苍术9g,苦参9g,麻仁9g,生甘草6g。

用法:水煎服,每日1剂。

三、常用中成药

可选用百癣夏塔热片、清开灵胶囊、连翘败毒片、归脾丸、逍遥丸、龙胆泻肝丸。

(张明、周蜜)

第十七节　粉　刺

【概述】

颜面、胸背等处生丘疹如刺，可挤出白色碎米样粉汁，故名。其特点是好发于颜面、颈、胸、背部或臀部。多发于青春发育期，皮疹易反复发生，常在饮食不节、月经前后加重。相当于西医学的痤疮。

【主要病因病机】

1. 面鼻属肺所主，肺热熏蒸，血热蕴阻肌肤而致。

2. 过食辛辣肥甘厚味，助湿生热，结于肠内，循经上熏，上壅于面，阻于肌肤而成。

3. 脾失健运，水湿内停，日久成痰，湿郁化热，湿热夹痰，凝滞肌肤所致。

【辨证注意点】

1. 掌握粉刺的共同特点。

2. 熟悉粉刺的常见类型。

3. 区分粉刺的临床辨证。

【辨证思路】

一、诊断要点

青春期男女；好发于颜面、胸背；皮损为毛囊性丘疹。

二、与酒渣鼻、职业性痤疮、药物性痤疮、颜面播散性粟粒性狼疮等相鉴别

1. 酒渣鼻　多见于壮年；皮疹分布以鼻准、鼻翼为主，两颊、前额也可发生，不累及其他部位；无黑头粉刺，患部潮红、充血，常伴有毛细血管扩张。

2. 职业性痤疮　常发生于接触沥青、煤焦油及石油制品的工人；同工种的人往往多发生同样损害；丘疹密集，伴毛囊角化，除面部外，其他接触部位如手背、前臂、肘部亦有发生。

3. 颜面播散性粟粒性狼疮　多见于成年人；损害为粟粒大小淡红色、紫红色结节，表面光滑，对称分布于颊部、眼睑、鼻唇沟等处；以玻片压之可呈苹

果酱色。

三、皮损类型

皮损包括毛囊性丘疹、黑头粉刺、白头粉刺、脓疱、结节、脓肿、囊肿。

四、辨证论治

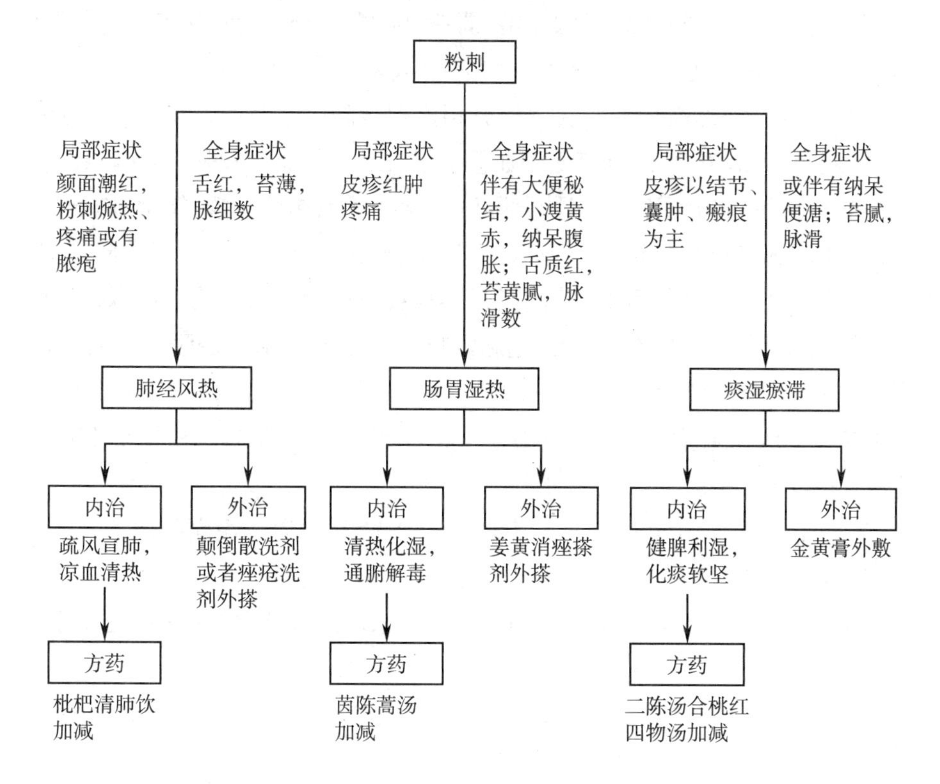

五、注意事项

1. 少食辛辣刺激、酒类、油腻食品及甜食，多吃新鲜蔬菜、水果。

2. 避免用手挤压；经常用温水、硫黄皂洗患部。

3. 保持大便通畅。

【病例思维程序示范】

丁某，女，18 岁。面部反复起疹 4 年。患者自 14 岁起，面部即起大小不等之红色丘疹，有时伴有脓疱，无明显自觉症状。经多种中西药物治疗，仍旧时轻时重，未曾消退。每于月经来潮前加重，经后减轻。经期多滞后 2~3 天，色暗，经来腹痛。平素喜食油炸食物及甜食，纳可，大便干燥，2~3 日一行，小便如常。

查体：前额、双颊、下颌、背部、前胸等处散在大小不等之红色、紫红色毛囊性丘疹、结节，部分顶端可见脓疱，其间杂有暗褐色色素沉着斑及黑头粉刺。舌红，尤以边尖为甚，苔薄黄，脉细数。

辨证思维程序：

第一步：诊断。根据患者的年龄（青少年）、发生部位（颜面、前胸、后背）、皮损特点（丘疹、脓疱、结节、粉刺）、对称分布等特征即可诊断。

第二步：鉴别诊断。主要与酒渣鼻相鉴别：好发于中年人，皮损分布于鼻尖、两颊、额、颏部为主，患处有毛细血管扩张、丘疹、脓疱，晚期可形成鼻赘。

第三步：进行辨证论治。颜面部红色、紫红色毛囊性丘疹、结节、脓疱、黑头粉刺当属肺经风热之证，结合全身症状，经来加重，伴有痛经、经色暗红，当为气血不畅之象，便干、舌红、苔薄黄、脉细数，为胃腑有热之兆。所以证属肺胃蕴热，气血不畅，治拟疏风宣肺，通腑泻热，兼以调畅气血，枇杷清肺饮化裁。

处方：枇杷叶 12g，桑白皮 12g，桑叶 10g，黄芩 12g，黄连 3g，焦山栀 9g，蛇舌草 30g，生地 30g，生大黄 5g，生山楂 15g，枳壳 12g，茵陈 12g，夏枯草 15g，白芍 12g，益母草 15g，当归 12g，生甘草 3g。

第四步：选择外用药物。本案患者属于寻常型，可以选用颠倒散洗剂或者痤疮洗剂外搽，每日 3 次。

第五步：调摄与生活指导。少进辛辣、油腻、浓茶等饮食，保持大便通畅。

（自拟病案）

【医案、经验方及常用中成药】

一、医案（《张志礼皮肤病医案选萃》）

李某，男，21 岁。1987 年 7 月 24 日初诊。

病史：5 年前开始面部起皮疹，出油多，时轻时重。曾用过肤轻松软膏，效果不明显。皮疹逐渐增多，色红，部分融合，有时可挤出白色豆腐渣样分泌物，在某医院诊为“痤疮继发感染”。内服四环素 2 周及中药小败毒膏，仍无明显减轻，又肌注青霉素 2 周，效果不明显。自觉口干喜冷饮，二便调。

诊查：额部、双颊为主散在米粒至高粱大小的丘疹脓疱，并有数处蚕豆大小硬性结节，部分有波动，可挤出白色豆腐渣样分泌物，皮损中掺杂有黑头粉刺，面部皮肤油腻。舌质红，苔白腻，脉弦滑。

西医诊断:囊肿性痤疮。

中医诊断:粉刺聚疖。

辨证:肺胃湿热,外感毒邪,血热蕴结。

治法:清肺胃湿热,凉血解毒,软坚散结。

处方:桑白皮、地骨皮、黄芩各 15g,生栀子、黄连各 10g,野菊花 15g,鸡冠花 10g,金银花、连翘、蒲公英各 15g,紫花地丁、赤芍、牡丹皮各 10g,夏枯草、车前子各 15g,薏苡仁 30g。

丘疹脓疱处外用硫雷洗剂,硬结囊肿处用黑布药膏(1)与化毒散(2)等量混匀掺入梅花点舌丹 2 粒(研碎)外敷。

二诊:服药 3 剂,皮损减轻,部分开始消退。服药 7 剂,结节囊肿缩小变平。继服上方。

三诊:共服上方 14 剂,皮损大部变平,未起新疹,油性分泌物减少,囊肿缩小,舌质暗红,苔白,脉弦滑。于前方去鸡冠花、黄芩,加丹参 15g、红花 15g。

四诊:又服 14 剂,皮损基本消退,残留色素沉着及少数浅在瘢痕,达临床治愈。

[注释]

(1) 黑布药膏:由老黑醋、五倍子、蜈蚣、蜂蜜、冰片组成,有破瘀软坚作用。

(2) 化毒散:由乳没、贝母、黄连、赤芍、花粉、大黄、甘草、牛黄、珍珠粉、冰片、雄黄组成,有清热化毒、活血消肿作用。

按语:寻常痤疮中医称肺风粉刺,是发生于面部、胸背的毛囊、皮脂腺的慢性炎症,常伴皮脂溢出。本病多因饮食不节、过食肥甘厚味,肺胃湿热蕴结,复感毒邪而发病。治宜清肺胃湿热,凉血解毒。常用枇杷清肺饮加减,继发感染者则多用栀子金花汤加减。病久形成结节、囊肿者则用桃红二陈汤加减。本案患者囊肿性痤疮急性发作期,先予桑白皮、地骨皮、黄芩清肺热;黄连、栀子清胃热,栀子兼清三焦实火;双花、野菊花、连翘、蒲公英、紫花地丁清热解毒;牡丹皮、赤芍、夏枯草凉血解毒软坚;车前子、薏米清利湿热;鸡冠花凉血清热。辅以外治,加强活血散结,解毒消肿之功。

二、经验方

1. 凉血清肺饮(《朱仁康临床经验集》)

功能:清肺胃经热。

主治:痤疮、酒渣鼻肺胃蕴热证。

组成:生地 30g,丹皮 9g,赤芍 9g,黄芩 9g,知母 9g,生石膏 30g,桑白皮

9g，枇杷叶 9g，生甘草 6g。

用法：水煎服，每日 1 剂。

2. 痤疮平（《徐宜厚皮肤病临床经验辑要》）

功能：清热解毒，通腑去脂。

主治：痤疮、酒渣鼻胃肠湿热证。

组成：银花 15g，蒲公英 15g，虎杖 12g，山楂 12g，炒枳壳 10g，酒大黄 10g。

用法：水煎服，每日 1 剂。

三、常用中成药

可选用丹参酮胶囊、黄连上清丸、六神丸、龙胆泻肝丸、当归龙荟丸、逍遥丸、知柏地黄丸。

（张明、周蜜）

第十八节　猫　眼　疮

【概述】

猫眼疮是以红斑为主，兼有丘疹、水疱等多形性损害的急性自限性炎症性皮肤病。其特点是发病急骤，皮损为丘疹、水疱等多形性损害和具有虹膜样特征性红斑。重型可有严重的黏膜、内脏损害。好发于冬春季节。相当于西医学的多形性红斑。

【主要病因病机】

1. 禀性不耐，风寒外袭，营卫失和，寒凝血滞而成。
2. 外感风热，湿热内蕴，郁于皮肤而致。
3. 毒火炽盛，气血两燔，蕴结肌肤而成。

【辨证注意点】

1. 掌握猫眼疮的共同特点。
2. 熟悉猫眼疮的常见类型。
3. 区分猫眼疮的临床辨证。

【辨证思路】

一、诊断要点

1. 多形性损害有虹膜样红斑。

2. 好发于春秋冬季。

3. 好发于肢端,重型侵及黏膜。

4. 有自限性,但易复发。

二、与冻疮、荨麻疹、药疹(多形性红斑样型)、疱疹样皮炎等相鉴别

1. 冻疮　多见于冬季;好发于肢体末端显露部位,黏膜无损害;红斑浸润显著,中心无虹膜样改变;自觉瘙痒,遇热尤甚。

2. 疱疹样皮炎　群集水疱,环形排列;剧烈瘙痒,黏膜不被累及;多发于四肢、躯干;患者对碘过敏,以 25%~50% 碘化钾做斑贴试验,多数于 24 小时内局部红肿并发生水疱。

三、疾病分型

分为轻型、重型。

	轻型	重型
年龄	青年女性多见	儿童、男性多见
部位	手足背、掌跖部、前臂、小腿伸侧	除轻型部位外,可累及躯干、口、眼、鼻、食管、外阴等黏膜
皮损	以红斑、丘疹为主,或有水疱、风团。表现为水肿性红斑—中央出现重叠水疱—虹膜状或靶形红斑的皮损发展变化	水肿性红斑、丘疹、水疱、大疱、紫癜、糜烂、溃疡等
分布	对称,可融合成环状、地图状	全身,黏膜损害广泛且严重
症状	自觉微痒,或灼热、疼痛	有高热、头痛、咽痛、乏力等全身中毒症状,常并发心、肝、肾、肺等损害
病程	2~4 周,愈后留有暂时性色素沉着,常反复发作	3~6 周,发病急剧,预后极差

四、辨证论治

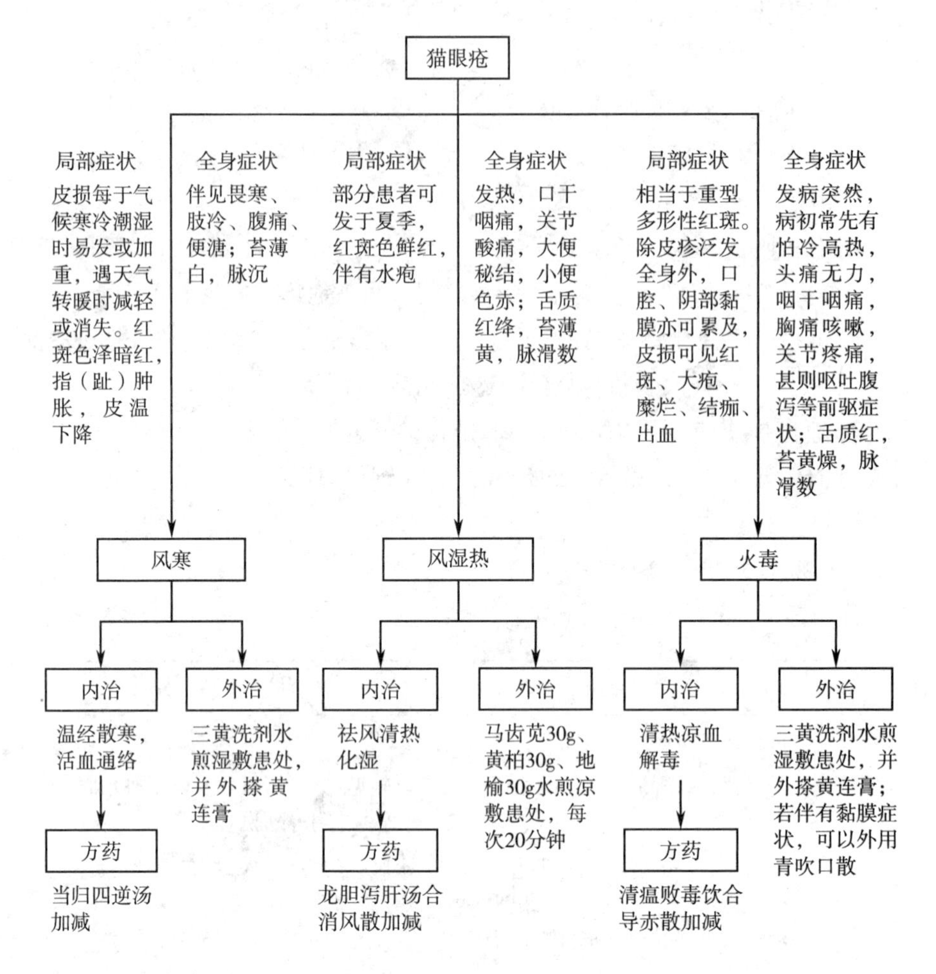

五、注意事项

1. 寻找病因，适当处理。

2. 停用可疑致敏药物。

3. 忌食辛辣腥发之物，忌烟酒。

4. 寒冷型者需注意保暖，避免寒冷刺激。

5. 重型者，若皮肤大疱破溃、糜烂，应加强护理，皮损处及时换药，注意床上用品的消毒、更换，防止感染。

【病例思维程序示范】

管某，女，32 岁。双手红斑 3 天。3 天前，发现双手掌、背出现红斑，自觉轻度瘙痒，部分皮疹呈远心性扩大。1周前曾有感冒史。否认既往类似发作史，否认近期服药史及受冻史。无明显全身症状，纳可，便调，寐安。

查体：双侧手背、手掌、指背散在大小不等的圆形红斑、丘疹，部分较大的红斑中央略凹陷，边缘色深，中央类似水疱，呈典型的虹膜状外观。舌淡红，苔薄白，脉浮紧。

辨证思维程序：

第一步：诊断。根据起病前的前驱症状（头痛、低热、四肢肌肉酸痛、部分病例有扁桃体炎或上呼吸道感染病史）、皮疹特点（多形性，可有红斑、丘疹、水疱、大疱、紫癜、风团等）或伴有黏膜损害等即可诊断。

第二步：鉴别诊断。①玫瑰糠疹：红斑椭圆形，黄红色，边缘不整齐呈锯齿状，长轴与皮纹方向一致，皮疹数目较多，好发于躯干和四肢近端。②体癣：皮疹环状，形态不规则，边缘有小丘疹、小水疱和鳞屑，真菌镜检阳性。

第三步：进行辨证论治。根据患者的起病经过（有感冒史，急性起病）、皮损特点（红斑、丘疹）以及自觉症状（轻痒），结合舌脉（舌淡红，苔薄白，脉浮紧），辨为风寒外袭，营卫不和之证，治拟祛风散寒，调和营卫，药用桂枝汤加味。

处方：黄芪 15g，生白术 12g，桂枝 9g，白芍 12g，当归 12g，丹参 15g，鸡血藤 30g，防风 12g，荆芥 12g，生甘草 6g。

第四步：选择外用药。若伴有黏膜症状，可以外用青吹口散。

第五步：调摄与生活指导。证属风寒，当注意保暖，避免冷水冷风刺激。另当忌食鱼虾蟹蒜韭等发物。

（自拟病案）

【医案、经验方及常用中成药】

一、医案（《朱仁康临床经验集》）

王某，女，15岁。1973年11月29日初诊。

主诉：每年秋冬脸面或手背出现红斑已5年。

现病史：5年前，冬天开始于脸面额部出现两片红斑，约经过1个月后消退，以后每年秋冬二季即复发，多发于颜面及手背，有时一年发作2~3次。今年2月又复发。

检查：双手背可见类圆形暗红色斑丘疹多片，如钱币大小，中央起疱如虹膜状，脉弦细，舌质淡，苔薄白。

中医诊断：猫眼疮（多形性红斑）。

辨证：风寒外袭，营卫不和。

治则：升阳散风，和营和血。

药用：升麻、羌活、防风、当归、红花、赤芍、连翘各9g，白芷、甘草各6g。

12月6日复诊：服药5剂后，手背红斑基本消退，胃纳欠佳，宗前方加陈皮9g、茯苓皮9g。煎服5剂，皮疹完全消退。

1975年8月追踪来诊，诉1974年又发作2次，按上方服2剂后即见消退。

按语：多形性红斑典型的皮损常为紫红色斑，中心有水疱略陷凹，呈虹膜样，故中医称为"猫眼疮""寒疮"，好发于脸面及四肢，重则波及全身。本案辨证为风寒外袭，营卫不和，选用羌活、防风辛温解表、疏散风寒，当归、红花、赤芍养血活血，升麻、白芷、甘草解毒止痒。共服10剂而痊愈。作者指出也可用当归四逆汤加味。经查阅临床资料，以桂枝汤、当归四逆汤、桂枝麻黄各半汤治愈本病（风寒型）的报道最多。治疗期间应注意保暖防寒，溃破者要进行局部处理。

二、经验方

凉血五根汤（《赵炳南临床经验集》）

功能：凉血活血，解毒化斑。

主治：多形性红斑初期，偏于下肢者。

组成：白茅根30~60g，瓜蒌根15~30g，茜草根9~15g，紫草根9~15g，板蓝根9~15g。

用法：水煎服，每日1剂。

三、常用中成药

可选用皮肤病血毒丸、清开灵胶囊、龙胆泻肝丸、雷公藤制剂、昆明山海棠片。

（张明、周蜜）

第十九节　白　驳　风

【概述】

白驳风是指以大小不同、形态各异的皮肤变白为主要临床表现的局限性色素脱失性皮肤病。其特点是皮肤白斑可发生于任何部位、任何年龄，单侧或对称，大小不等，形态各异，边界清楚；亦可泛发全身；慢性病程，易诊难治，影响美容。相当于西医学的白癜风。

【主要病因病机】

1. 情志内伤，肝气郁结，气机不畅，复受风邪，搏于肌肤。

2. 素体肝肾虚弱，或亡精失血，伤及肝肾，致肝肾不足，外邪侵入，郁于肌肤。

3. 跌打损伤，化学灼伤，络脉瘀阻，毛窍闭塞，肌肤腠理失养，酿成白斑。

总由气血失和、脉络瘀阻所致。

【辨证注意点】

1. 掌握白癜风的共同特点。

2. 区分白癜风的临床辨证。

【辨证思路】

一、诊断要点

1. 皮损呈白色斑点或斑片，边界清楚，周边色素常反见增加，患处毛发也可变白。

2. 皮损可沿神经走行呈带状分布。泛发全身者，仅存少许正常皮肤。有的皮损中心可出现岛状褐色斑点。

3. 病程呈慢性。

二、与单纯糠疹、花斑癣、贫血痣等相鉴别

1. 单纯糠疹　皮损淡白或灰白，上覆少量灰白色糠状鳞屑，边界不清；多发在面部，其他部位很少累及；儿童多见。

2. 花斑癣　皮损淡白或紫白色，呈边界清楚的圆形或卵圆形，上覆细碎鳞屑，病变处毛发不变白色；皮损处镜检可找到真菌；多发在颈、躯干、双上肢。

3. 贫血痣　皮损淡白，以手摩擦局部则周围皮肤发红而白斑不红，多在躯干。

三、辨证论治

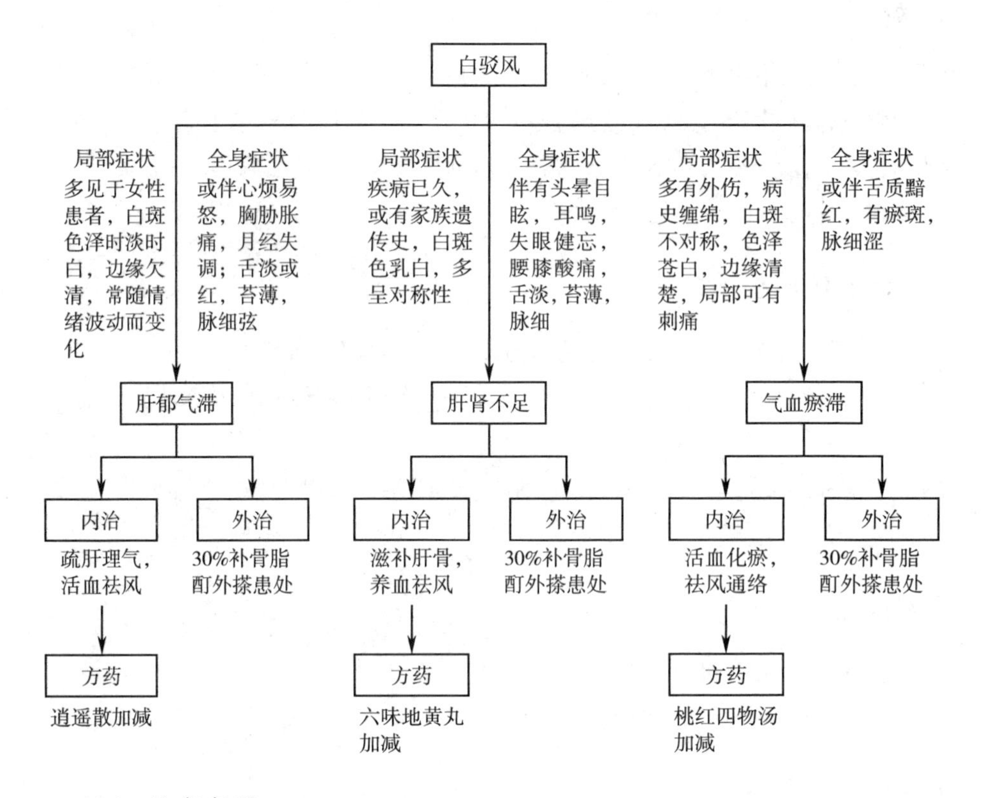

四、注意事项

1. 可进行适当的日光浴及理疗，要注意光照的强度和时间，并在正常皮肤上搽避光剂或盖遮挡物，以免晒伤。

2. 避免滥用外擦药物，尤其是刺激性过强的药物，以防损伤肌肤。

3. 坚持治疗，树立信心；愈后巩固治疗，防止复发。

4. 少吃维生素 C 含量高的蔬菜、水果，多吃豆制品。

【病例思维程序示范】

金某，女，17 岁。发现面颈部白斑 3 个月。3 个月前，发现左侧耳前出现 1 片指甲大小白斑，当时未予重视。2 个月后，发现该处白斑面积有逐渐扩大趋势，并且在同侧前额发际及颈部亦发现 2 处白斑，余无明显自觉症状，遂来就诊。纳可，二便调。否认家族中有类似病例。

查体：左侧前额发际、耳前、颈部各见1枚白斑，大小不等，形状不规则，边界清楚，周围皮肤颜色加深，其上未见鳞屑。摩擦白斑后，白斑及周围皮肤均发红。舌淡红，苔薄白，脉濡细。

辨证思维程序：

第一步：诊断。根据皮损特点（乳白色斑，边界清楚，周围皮肤色素加深）易于诊断。

第二步：鉴别诊断。①花斑癣：皮损多发于颈、躯干、上肢，为淡白色圆形或卵圆形斑，表面往往有细小鳞屑，鳞屑直接镜检多可以发现真菌；多在夏季加重或发作。②贫血痣：可以通过摩擦皮损来鉴别，摩擦后淡色斑不发红，而周围皮肤发红。

第三步：进行辨证论治。皮肤白斑，古人多从风邪相搏，气血失和立论，现代医家则多从肝肾不足，气血不和，兼有瘀血论治。结合患者兼证及舌脉，辨为肝肾不足，外感风邪，气血不和之证。治疗上采用补益肝肾、调和气血、活血祛风之法。

处方：制首乌15g，补骨脂15g，墨旱莲30g，女贞子30g，鸡血藤30g，夜交藤30g，当归12g，赤芍12g，红花12g，豨莶草15g，防风12g，白蒺藜10g。

第四步：选择外用药物。可以用30%补骨脂酊外搽患处。

第五步：调摄与生活指导。不吃或少吃腥膻发物及刺激性食物，忌食或慎食维生素C含量高的蔬菜、瓜果；可适量多吃一些含铜、锌、铁等金属元素较多的食品；适当多晒太阳。

（自拟病案）

【医案、经验方及常用中成药】

一、医案（《张志礼皮肤病医案选萃》）

王某，女，45岁。1993年3月23日初诊。

病史：3年前因争吵致心情不畅，出现胸闷、气短、心烦、失眠等症，继之洗澡受风后，面部起白斑，如钱币大小，曾在某医院诊为“白癜风”，口服中药汤剂，症状无缓解，白斑扩大，胸闷、气急诸症加重，并伴停经。

诊查:面部大部分皮肤色素脱失,中心有数个绿豆大小的色素岛,边界清楚,周围有色素沉着晕,头颈部皮肤正常。舌质暗红,苔薄白,脉弦滑。

西医诊断:白癜风。

中医诊断:白驳风。

辨证:气滞血瘀,风邪袭腠。

治法;疏肝健脾,活血祛风。

处方:柴胡 10g,枳壳 10g,白芍 15g,白术 10g,茯苓 15g,白附子 6g,防风 10g,当归 10g,香附 10g,郁金 10g,川芎 10g,丹参 15g,红花 10g,坤草 10g。

外用复方补骨脂酊。

二诊:服药 14 剂,胸闷气短、心烦失眠等症状基本消失,月经来潮,面部色素岛面积扩大,数量增多,色素脱失面积不再扩大。舌质红,中心苔少,脉细弦。在理气活血祛风基础上加入养血益阴之品,于前方去防风,加女贞子 30g、菟丝子 10g、枸杞子 10g。

三诊:服上方 28 剂,面部色素脱失斑明显缩小,仅留有 3~4 处硬币大小白斑,舌红苔薄白,脉细,继服上方 14 剂,面部皮肤基本恢复正常,临床治愈。

按语:本病是一种皮肤色素脱失性皮肤病。肝主藏血,性喜条达而主疏泄,本案患者情志不舒,致肝气郁结,气机不畅,而出现胸闷气短、心烦失眠等症,复感风邪搏于肌腠,使局部皮肤气血失和,发为本病。张氏正是抓住"气滞""风邪"这两个关键病机,首先用柴胡、枳壳、白芍疏肝柔肝、理气解郁,其次以白术、茯苓健脾益气,与白附子、防风共奏扶正祛邪疏风之效。另外,"气为血之帅,血为气之母",气滞则血瘀,血凝则气滞,行气通络,还需活血散瘀,故用当归、香附、郁金、川芎、丹参、红花、坤草。3 组药物共达理气解郁、化瘀通络、疏风祛邪之目的。

二、经验方

1. 白驳丸(《张志礼皮肤病医案选萃》)

功能:养血活血,通经络,退白斑。

主治:白癜风气血两虚型。

组成:鸡血藤、首乌藤、当归、赤芍、红花、黑豆皮、防风各 30g,白蒺藜 60g,陈皮、补骨脂各 15g。

用法:共为细末,炼蜜为丸,每丸 9g,每服 1 丸,日 2 次。

2. 红花大黄酊(《实用皮肤病性病验方精选》)

功能:活血化瘀,通络消斑。

主治:白癜风血瘀型。

组成：红花 15g，大黄 30g，桂枝 15g，丹参 20g，补骨脂 20g，制首乌 20g，牡丹皮 15g。

用法：以 75% 酒精 500ml 浸泡上药 1 周，取液备用。每日 2 次涂擦患处。

三、常用中成药

可选用逍遥丸、白灵片、白癜风胶囊、十全大补丸、六味地黄丸、归脾丸、白驳丸。

（张明、周蜜）

第二十节　黧　黑　斑

【概述】

黧黑斑是指由于皮肤色素改变而在面部呈现局限性褐色斑的皮肤病。其特点是对称分布，无自觉症状，日晒后加重。多发生于孕妇或月经不调的妇女，部分患者可伴有其他慢性病，涂擦不适当的化妆品及日光照晒可加重病情。相当于西医学的黄褐斑。

【主要病因病机】

1. 脾虚失健，不能化生精微，导致气血两亏，湿热熏蒸，肌肤失于荣养，发而为疹。
2. 肝肾同源，肾水不足，不能制火，虚热内蕴，郁结不散，阻于皮肤所致。
3. 情志不畅，肝气郁结，郁而化火，火热灼津，津液亏虚，不能养肤而致。
4. 慢性疾病，营卫失和，气血运行不畅，气滞血瘀，面失所养而成。

【辨证注意点】

1. 掌握黧黑斑的共同特点。
2. 区分黧黑斑的临床辨证。

【辨证思路】

一、诊断要点

1. 皮损为淡褐色至深褐色、淡黑色斑片，大小不等，形状各异，孤立散在或融合成片，边缘较明显，一般多呈蝴蝶状。

2. 对称发生于颜面，尤以两颊、额部、鼻、唇及颏等处为多见。

3. 无自觉症状，以女性多见。慢性病程。

二、与雀斑等相鉴别

雀斑：皮疹分散而不融合，斑点较小；且夏重冬轻或消失；有家族史。

三、辨证论治

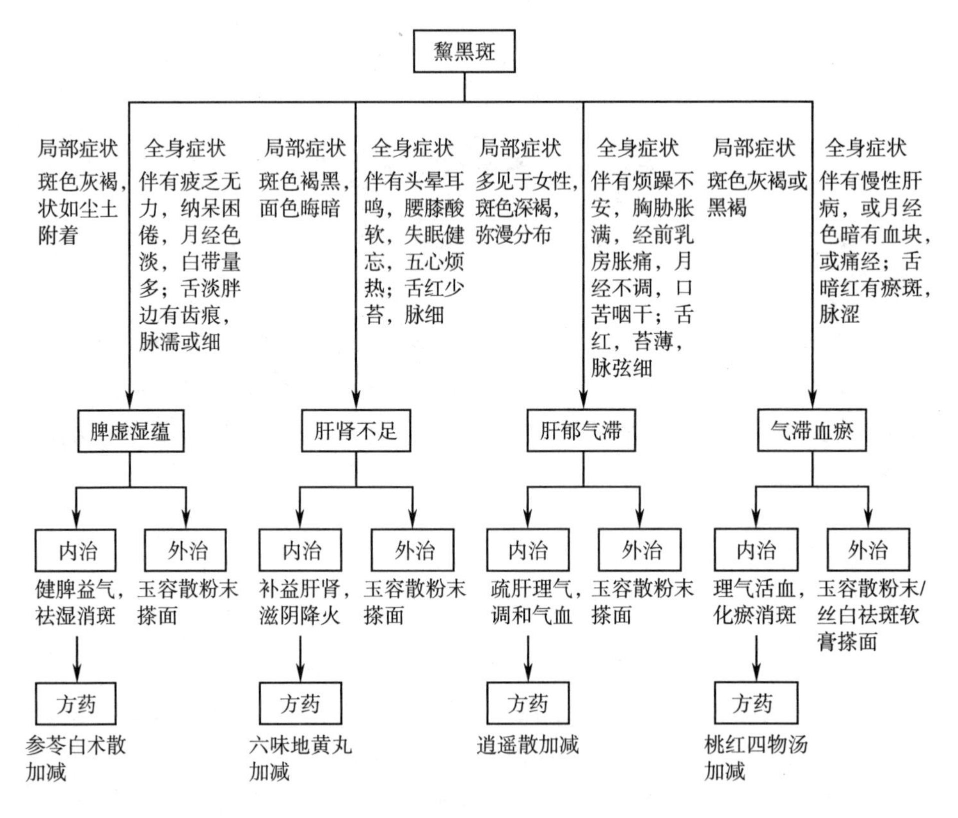

四、注意事项

1. 心情舒畅，保持乐观情绪，避免忧思恼怒。

2. 注意劳逸结合，睡眠充足，避免劳损。

3. 避免日光暴晒，慎用含香料和药物性化妆品，忌用刺激性药物及激素类药物。

4. 多食富含维生素 C 的蔬菜、水果，避免辛辣、烟酒。

【病例思维程序示范】

林某,女,53岁。面部色斑3年余。3年来,患者面部渐起黄褐色斑片,面积逐渐扩大,颜色也逐渐加深,无明显痒痛感。每于夏秋季节加重,近年来自觉心烦易怒,常伴有颜面潮红,易汗出,口干欲饮,夜寐易醒,纳食尚可,大便干,数日1行,小便如常,月经周期大致正常,量少,色红,偶有血块。否认有肝脏病史及长期服药史。

查体:前额、眉间、双颊、鼻翼等处可见淡褐或淡黑色斑片,大小不等,边界欠清,两侧基本对称。舌淡红,苔黄腻,脉弦细。

辨证思维程序:

第一步:诊断。根据患者的性别(多为女性)、年龄(多为中老年)、皮损颜色(黄褐色或淡黑色)、分布部位(颜面)、无明显自觉症状等即可诊断。

第二步:鉴别诊断。①雀斑:多见于儿童,常见于面部(特别是鼻部)、肩部及背部上方,多为点状褐色或黑色斑点。②里尔黑变病:男女都可罹患,但是女多于男,皮损表现为弥漫性褐色或蓝灰色色素斑,多位于暴露部位,如面、颈、胸及手背等。

第三步:进行辨证论治。黄褐斑是肝、脾、肾功能失调,情志失疏,阴阳失衡及各种原因引起的气血瘀滞,气血不能上荣于面所致。结合全身症状,本案患者症见心烦易怒,颜面潮红,易汗出,口干欲饮,夜寐易醒,大便干结,数日一行,当属肝肾阴虚,肝气郁结;月经量少,色红,偶有血块,为内有瘀滞之象。四诊合参,辨证为肝肾不足,气郁血瘀,治拟培补肝肾,疏肝活血。

处方:生地15g,熟地15g,山药12g,山茱萸12g,肉苁蓉12g,生白术12g,茯苓12g,柴胡9g,枳壳12g,制香附9g,当归12g,赤芍12g,丹参12g,益母草30g,夜交藤30g,制大黄5g。

第四步:选择外用药物。可以外用玉容散粉末搽面,早晚各一次;或者氢醌霜外搽患处。

第五步:调摄与生活指导。多食用富含维生素C的蔬菜、水果,避免日晒,保持心情舒畅。

(自拟病案)

【医案、经验方及常用中成药】

一、医案(《张志礼皮肤病医案选萃》)

李某,女,40岁。1989年5月20日初诊。

病史:近3年颜面部逐渐出现色素斑,伴手足心热、夜寐不安、失眠多梦、月经后错量少有血块,色暗红。

诊查:两颊部可见境界清楚的淡褐色斑,额、颞部散在小片色素斑呈花纹状,不痒不痛。舌质黯,苔白,脉弦缓。

西医诊断:黄褐斑。

中医诊断:黧黑斑。

辨证:肝肾阴虚,气血失和,气滞血瘀。

治法:滋补肝肾,理气活血,中和气血。

处方:熟地10g,山萸肉10g,女贞子30g,旱莲草15g,当归10g,白芍15g,牡丹皮15g,白术10g,茯苓10g,柴胡10g,枳壳10g,丹参15g,益母草10g,香附10g。

外用3%双氧水按摩后涂擦祛斑增白霜。

二诊:服上方30剂,五心烦热、夜寐不宁大有改善,自述口苦咽干,日晒后面部色素增加。于前方去茯苓,加青蒿15g、地骨皮15g。

1个月后色素明显变淡,月经逐渐正常。又服药1个月,色素斑基本消退。

按语:黄褐斑以肝肾不足证为常见,治宜滋补肝肾,疏肝理气。方中熟地、山萸肉、女贞子、旱莲草滋阴补肾;茯苓淡渗利湿以去肾浊;白术健脾益气,当归、白芍、牡丹皮凉血活血,养血敛阴;柴胡、枳壳、香附疏肝理气;丹参、益母草活血调经。成药可服地黄丸,外用双氧水及增白霜均有祛斑悦色作用。共服药30剂后症状已大减,本应将息避光,调理而愈,但又因失于调摄,暴晒而发,故加用青蒿、地骨皮以清热凉血。

二、经验方

1. 退斑汤[姜兆俊,耿立东.退斑汤治疗黄褐斑6例报告.山东中医杂志,1988,7(6):29.]

功能:疏肝解郁,养血健脾。

主治:黄褐斑肝郁气滞证。

组成:生地12g,熟地12g,当归12g,柴胡9g,香附9g,茯苓9g,川芎9g,白僵蚕9g,白术9g,白芷9g,白鲜皮15g,白附子6g,甘草6g。

用法:水煎服,每日1剂;或为水丸,每次6g,每日3次。

2. 益肾化淤汤[莫太安,周智春.益肾化淤汤治疗黄褐斑34例.甘肃中医,1996,9(4):14.]

功能:益肾化瘀。

主治:黄褐斑肾阴不足证。

组成:熟地黄、山药各20g,山茱萸、丹参、菟丝子、肉苁蓉、茯苓各15g,丹皮、僵蚕各10g,红花、泽泻各8g。

用法:水煎服,每日1剂。

三、常用中成药

可选用六味地黄丸、知柏地黄丸、舒肝颗粒、祛斑调经胶囊、血府逐瘀口服液。

(张明、周蜜)

第二十一节　酒　渣　鼻

【概述】

酒渣鼻是一种发生于面中央部分的红斑和毛细血管扩张性疾病,伴发丘疹、脓疱、皮脂腺过度增生肥大及毛细血管扩张等损害,多于中年时期发病,病程长,不易治愈。西医学的酒渣鼻,也称为玫瑰痤疮,可参照本病论治。

【主要病因病机】

1. 本病发病部位是肺、胃脏腑孔窍开口部位,故其脏腑定位在肺与胃。
2. 多由肺胃积热上蒸所致,日久痰瘀交阻,缠绵难愈。

【辨证注意点】

1. 注意皮损分布,掌握疾病分型。
2. 脏腑辨证多与肺、胃、肝、肾有关。

【辨证思路】

一、诊断要点

酒渣鼻多见于中年人,好发于颜面中部,损害特征为皮肤红斑,伴发丘疹脓疱及毛细血管扩张，必要时可进行毛囊虫检测试验。

二、鉴别诊断

本病需与粉刺、脂溢性皮炎、口周皮炎等疾病相鉴别，另外还要根据面部皮损有无光敏，以及关节疼痛和其他系统损害，配合实验室检查排除红斑狼疮。

1. 粉刺　多见于青春期男女。除发生于面部外，胸背部也常受侵犯。有典型的黑头粉刺，无充血性红斑及毛细血管扩张，鼻部常不受侵犯。

2. 脂溢性皮炎　青春期男女皮脂腺分泌旺盛，导致毛囊口扩大，易挤出白色线状皮脂。在进食热饮或冷风刺激后，鼻端部常出现充血性红斑，但为暂时性。无毛细血管扩张及丘疹、脓疱等。

3. 口周皮炎　多发于青年或中年妇女。于口的周围皮肤包括鼻唇沟处反复发生淡红色小丘疹、丘疱疹、脓疱等，但口唇周围有一狭窄皮肤带不受侵犯。

三、疾病分型

本病分为红斑型、丘疹脓疱型和鼻赘型。

四、辨证论治

以清泄肺胃、理气活血为主要治法。早期及时治疗，皮疹可以治愈。本病辨证可分为热毒蕴肤证、肺胃热盛证、气滞血瘀证。

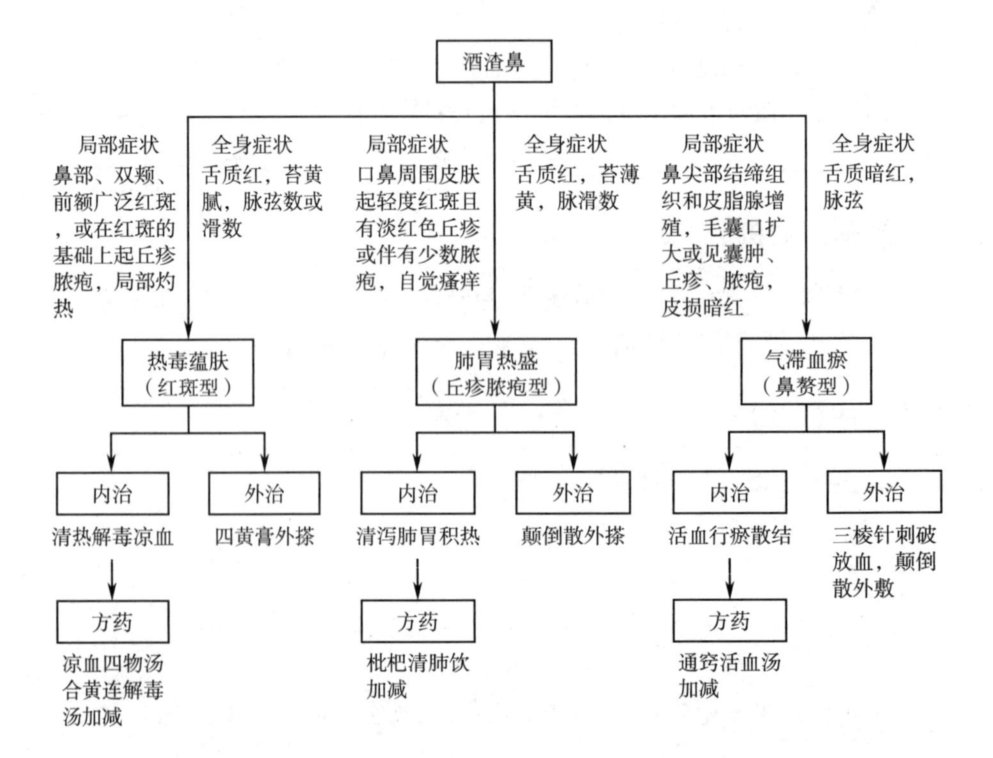

五、注意事项

1. 忌食辛辣、酒类等刺激性食物和肥甘厚味之品，保持大便通畅。
2. 避免局部过热过冷刺激。
3. 内治与外治相结合。

【病例思维程序示范】

赵某，女，40岁。鼻部红斑已4年。4年前鼻尖及鼻部2次出现潮红，逐渐发展扩大至两颊、前额，起红色米粒大小之结节，鼻尖部有红丝，自觉微痒，平时大便常干燥，久治不效。

检查：鼻部潮红，并有明显的毛细血管扩张及毛囊口扩大，鼻周围面部散在高粱米粒大小的红色丘疹和稍大之坚硬结节。舌红，苔薄白，脉沉弦。

辨证思维程序：

第一步：明确诊断。根据患者鼻部潮红，并有明显的毛细血管扩张及毛囊口扩大，鼻周围面部散在高粱米粒大小的红色丘疹和稍大之坚硬结节，可初步诊断为酒渣鼻。

第二步：进行必要的检查。可做鼻部蠕形螨检测和皮损部位的组织病理学检查以补充明确诊断。

第三步：进行辨证论治。根据患者病程已4年，发病部位为鼻部，脏属肺胃；红斑色潮红，并伴有红血丝，为热蕴血瘀之象，同时结合全身表现，平素大便干燥，舌红，苔薄白，脉沉弦，辨证属于肺胃积热，血瘀蕴结。治拟凉血清热，活血化瘀。

处方：生栀子12g，枇杷叶15g，黄芩10g，生地10g，丹参12g，赤芍10g，天花粉12g，白术15g，紫花地丁6g，红花5g，紫草10g，茜草10g。

第四步：辨证选择外治法。以硫黄为主的方剂如颠倒散（硫黄、大黄等量共研极细粉末），用萝卜汁调涂患处，每有良效。

（《中西医结合皮肤性病学》）

【医案、经验方及常用中成药】

一、医案(《皮肤病》)

郭某,女,44岁。

主诉:鼻部发红2年余。2年前不明原因,鼻部开始出现粟粒样皮疹,潮红,有皮脂溢出现象,继则出现脓疱,在精神紧张、情绪激动和进餐时更见明显。曾内服中药,外用擦药,未见效果;月经不调,色紫量多。

查见鼻准、鼻翼及两面颊部皮肤潮红,皮脂溢出,毛孔扩大,毛细血管扩张,并有脓疱型痤疮损害。脉细滑带数,舌质红,苔微黄。

诊断:酒渣鼻。证属肺经血热。

治疗:凉血清热。

药用:生地30g,当归9g,赤芍9g,陈皮9g,黄芩9g,红花9g,生甘草6g。7剂,水煎服。外用去斑膏每日搽1次。

药后见明显减轻,嘱继服前方及外用药。共服30余剂,并外用擦药。5年后随访,未见复发。

按语:鼻为肺之窍,鼻部病变多属肺经之变,皮肤潮红为血热所致,本证属肺经血热,药用清肺凉血,辨证精要,内治外用,故取之捷效。

二、经验方

1. 六味粉末搽剂[乔洪杰,张立春.六味粉末搽剂治疗酒渣鼻.河南中医,1996,16(2):119.]

功能:清热解毒凉血。

主治:酒渣鼻。

组成:石膏(火煅)15g,孩儿茶10g,冰片5g,木芙蓉叶10g,防风10g。

用法:上药共研细末,用鸡蛋清调成稀糊状,密封备用。用时持无菌药签沾药浆,搽敷患处,随干随搽,每日数次,一般用药4天后瘙痒消失,8~10天后转为正常。

2. 凉血四物汤[张治华.中医治疗红斑性座疮48例.新中医,1985,(5):37-38.]

功能:凉血活血,行瘀散结。

主治:酒渣鼻。

组成:生地15g,赤芍10g,当归10g,川芎9g,黄芩12g,赤茯苓10g,红花5g,陈皮10g。

用法：水煎服，每日2次。9剂为一个疗程，连续2个疗程无效则停药。

三、常用中成药

可选用银翘解毒丸、丹参酮胶囊、血府逐瘀胶囊等。

（肖秀丽、李斌）

第二十二节　油　风

【概述】

油风是一种头部毛发突然发生斑块状脱落的慢性皮肤病。本病往往在过度劳累、睡眠不足、精神紧张或受刺激后发生，特点为起病突然，头发迅速成片脱落，局部感觉正常，一般无自觉症状。相当于西医学的斑秃。

【主要病因病机】

1. 血虚，腠理不密，风邪乘虚袭入，发失所养而成片脱落。
2. 情志抑郁、肝气郁结或跌仆损伤致气滞血瘀，毛发失养而脱落。
3. 久病致气血两虚，肝肾不足，发无生长之源，毛根空虚而发落成片。

【辨证注意点】

1. 首先辨别脱发发生的形态。
2. 注意诱因，以及脱发前或同时伴有的全身症状。

【辨证思路】

一、诊断标准及要点

1. 发病突然，病程缓慢。
2. 局限性大小不等的圆形或椭圆形斑片状秃发。
3. 秃发部位头皮正常。

二、鉴别诊断

1. 假性斑秃　多发性圆形、椭圆形或不规则形头皮萎缩性斑片，肤色正常或带浅红色，逐渐进展导致毛囊萎缩和永久性秃发。

2. 蛀发癣　男性多见，脱发呈进行性，一般从两侧鬓角开始脱发，以后头顶部头发也逐渐稀少,秃发区毛发稀疏、细软。

3. 白癣 头发不完全脱落,有断发、鳞屑及痂。

4. 梅毒性脱发 脱发境界不明显,头发未完全脱落,且高低不齐,状如虫蛀。脱发区常位于鬓部及枕部。快速血浆反应素试验(RPR)阳性。

三、辨证论治

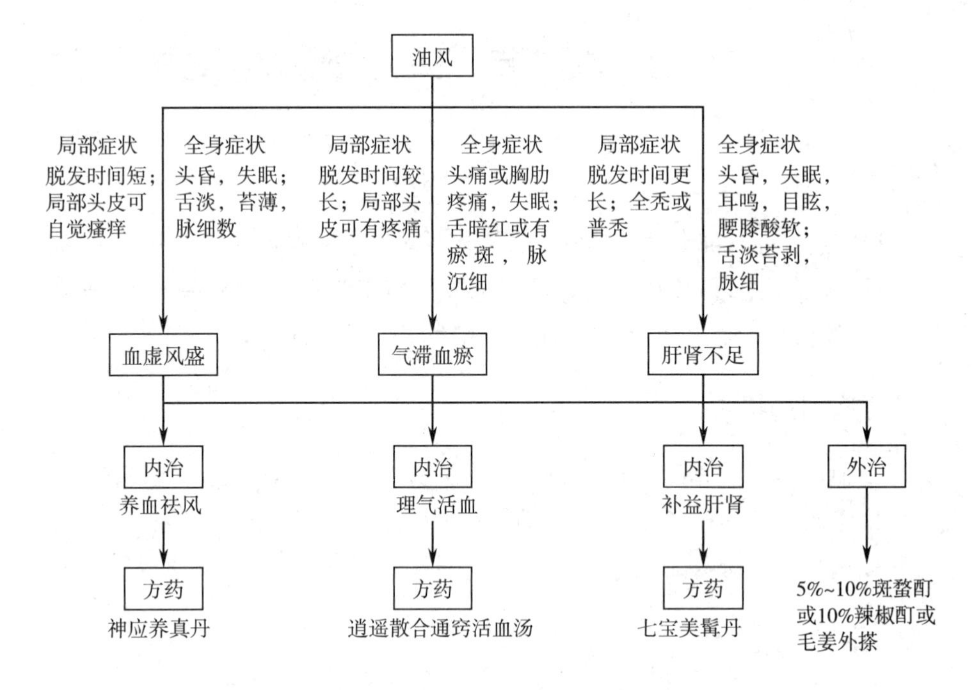

四、注意事项

1. 斑秃的第一个脱发区可以发生在人体的任何部位,如头发、眉毛、胡须等处,但好发于头部。

2. 一般认为神经精神因素是本病发病的一个重要原因。不少患者在发病前有长期焦急、忧虑、悲伤、精神紧张和情绪不安等现象,乃至严重的精神创伤史。在病程中,这些精神因素也可使病情迅速加重或复发。

【病例思维程序示范】

刘某,女,25 岁。1971 年 8 月 17 日就诊。脱发 2 年,现已大部分脱光。患者于 1970 年 10 月开始发现头部有一小块头发脱落,由指甲盖大发展为大片脱落,皮肤光秃,偶痒,不脱皮,自用生姜外擦效果不显。后又外擦多种酒精制剂及内服中西药,效果均不理想。现眉毛、睫毛也开始脱落,不思饮食,二便一般，月经错后，夜寐不安，多梦。

查体：头发及眉毛、睫毛约2/3已脱落，头皮光亮。其间散在少许毳毛，残存之毛发稍触动即容易脱落。舌质淡红，舌苔薄白而滑，脉缓弱无力。

辨证思维程序：

第一步：明确诊断。根据患者脱发2年，现已大部分脱光，残存的毛发稍触即落，眉毛、睫毛约2/3也已脱落，故诊断为油风，相当于西医学的斑秃（全秃）。

第二步：辨证分型。根据患者月经错后，夜寐不安，多梦，脉缓弱无力，考虑本患者脱发是由于阴血不足，肝肾亏虚，心肾不交，血虚不能荣养肌肤，腠理不固，风邪乘虚而入，风盛血燥，发失所养导致。故辨证当属肝肾不足，血虚脱发。

第三步：治疗。治宜滋补肝肾，养血生发。

处方：生地5钱，熟地5钱，鸡血藤5钱，首乌藤5钱，生黄芪1两，川芎3钱，白芍5钱，明天麻2钱，冬虫夏草2钱，旱莲草3钱，桑椹5钱，木瓜2钱。

服上方1个月后，饮食稍增，月经已正常，睡眠稍安稳。头皮部分可见少许新生之毳毛，原残存之毳毛较前变黄，色稍深，变粗，变硬，未再继续脱发。继服前方2个月后，头部毳毛已有新生，原有之毳毛已大部分变黄或棕黑色，较粗硬，饮食调，夜寐安，精神已较愉快。改用桑椹膏（黑桑椹160两，每服3~5钱，日服2次，热开水冲服）和七宝美髯丹，服药1个月后头发大部恢复正常，唯毛发及眉毛颜色稍淡、稍软，临床已基本治愈。

《赵炳南临床经验集》

【医案、经验方及常用中成药】

一、医案（《张志礼皮肤病临床经验辑要》）

舒某，女，43岁。患者于5个月前染发后感头皮痒，继之头发呈片状脱落，曾服中西药并外用“生发精”治疗效果不明显，逐渐出现眉毛、体毛脱落。自觉口干纳差，夜寐欠安，多梦易醒，月经后错。

诊查示：头发脱落3/4，眉毛稀疏，脱发处头发光亮，其间散在少许毳毛，残存之毛发稍触动即脱落。舌质淡，苔薄白，脉沉细。

辨证属肝肾不足，血虚脱发。治法拟滋补肝肾，养血生发。

处方：当归 10g，白芍 10g，川芎 10g，首乌藤 30g，熟地 10g，女贞子 30g，菟丝子 15g，黑桑椹 15g，黑芝麻 15g，天麻 10g，白术 10g，茯苓 10g，石菖蒲 30g，钩藤 10g，丹参 15g，鸡血藤 30g。

二诊：上方连服 1 个月后睡眠好，毛发已不脱落，两颞部有少量淡色毳毛新生，自觉食后胸腹满闷，眉毛再生不明显。原方去鸡血藤、钩藤，加陈皮 10g、枳壳 10g、白芷 10g。

续服药 2 个月，饮食增加，睡眠好，全头毛发均已长出并见黑发，唯两鬓毛发仍发白，稍软，眉毛已基本长齐。

按语：中医认为“油风”的发生与肝肾、气血有关。肝藏血，“发为血之余”，精血同源，精血互生，精足则血旺，“血虚不能随气荣养肌肤，故毛发脱落成片”；肾藏精，主骨生髓，“其华在发”，“发为肾之外候”，则说明发虽由血滋养，但其生机根源于肾气。总之，毛发的生长与脱落，润泽与枯槁，均与肾的精气盛衰和血的充盈有关。斑秃多因精血不足，肝肾虚亏，心肾不交，血虚不能荣养；复因腠理不固，风邪乘虚而入，致使风盛血燥，发失所养所致。故患者多有五心烦热、夜寐不安等症状。本病治当滋补肝肾，养血填精生发。方中熟地、首乌藤、桑椹、女贞子、菟丝子滋补肝肾，填精补髓；当归、白芍、丹参养血活血；天麻、川芎活血祛风；白术、茯苓健脾益气，共奏生发之效。

二、经验方

1. 赵炳南苣胜子方（《赵炳南临床经验集》）

功能：养阴补血，乌须生发。

主治：斑秃，脱发。

组成：黑芝麻 3 钱，桑椹 3 钱，川芎 3 钱，菟丝子 4 钱，制首乌 4 钱，酒当归 3 钱，炒白术 5 钱，木瓜 2 钱，白芍 4 钱，甘草 3 钱。

用法：水煎服，每日 1 剂。

2. 朱仁康生发 2 号丸（《朱仁康临床经验集》）

功能：滋肝益肾，凉血消风。

主治：斑秃。

组成：干地黄 60g，山药 60g，枸杞子 60g，女贞子 60g，桑椹子 60g，神曲 30g，蚕沙 30g。

制法：以上各药研成细末，炼蜜为丸，每丸重 9g。

用法：每日早晚各服 1 丸，温开水送服。

三、常用中成药

可选用七宝美髯丹、健身宁、神应养真丹、首乌片等。

（高尚璞）

第二十三节 蛀发癣

【概述】

蛀发癣又称“发蛀脱发”，相当于西医学的雄激素性脱发，又称脂溢性脱发，是临床最常见的脱发性疾病，表现为头发密度进行性减少，好发于青春期后的青中年人，可有家族史，男性发病率显著高于女性；发病率有种族差异，白种人发病率最高，黄种人和黑种人发病率显著降低。

【主要病因病机】

本病由脾胃湿热上壅，不能荣养毛发，或血虚风燥，发根不固造成头发稀疏脱落。

1. 脾胃失健，湿热内生，上壅头面，毛窍受阻，毛发失却荣养而脱落。

2. 阴血不足，虚热内盛，生风化燥，毛发失养而脱落。

【辨证注意点】

1. 首先辨别脱发发生的部位、形态、严重程度。

2. 观察患者头皮情况，如头皮油腻 / 干燥、鳞屑、皮疹等。

【辨证思路】

一、明确诊断

1. 男性主要表现为前额两侧发际线后移，前发际线呈“M”形，前头与头顶部头发逐渐变得稀疏、细软，并进行性减少；或从头顶部开始脱发；或前额和头顶部同时脱发。严重时仅枕部及两颞残留头发。

2. 女性脱发程度较轻，多表现为头顶部头发弥漫性稀疏，一般发际线不后移。

3. 可伴有头皮油脂分泌增加，头皮鳞屑增多，或有红色丘疹。

二、鉴别诊断

1. 斑秃　起病突然，毛发突然发生斑块状脱落，迅速脱落成片。毛发可全部长出，但容易复发。

2. 白癣　参见本章第二十二节“油风”。

3. 其他原因引起的继发性脱发，如营养不良、药物、内分泌疾病（甲减、甲亢、多囊卵巢等）及缺铁性贫血，可根据相关病史、症状表现和理化检查加以鉴别。

三、辨证论治

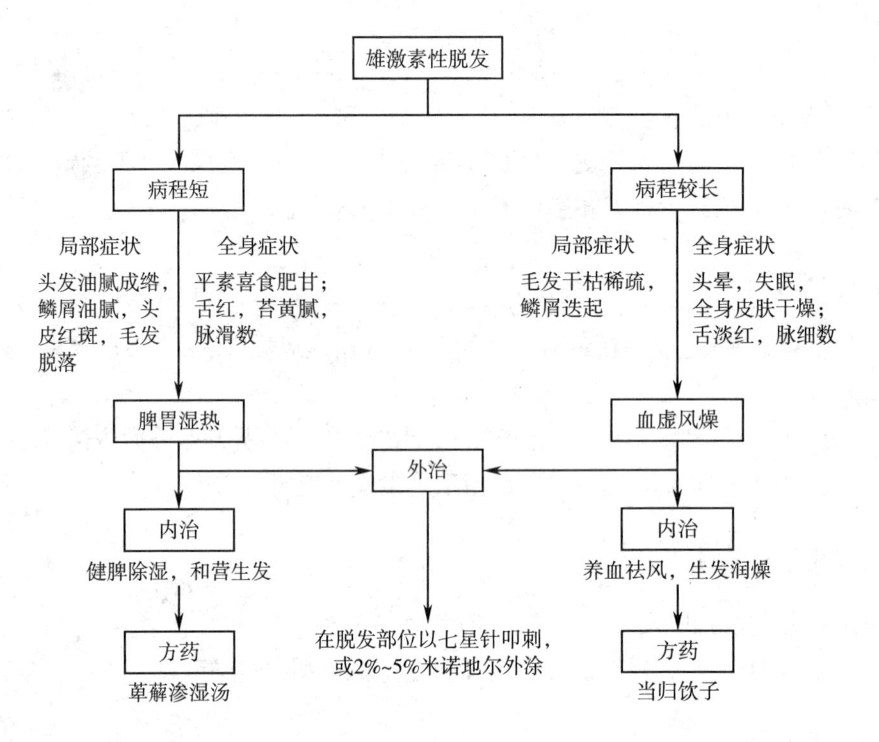

四、注意事项

1. 强调早期治疗，一般治疗越早，疗效越好。

2. 嘱患者注意饮食清淡，作息规律。

【病例思维程序示范】

翟某，男，36岁。2018年11月15日初诊。患者诉2年前出现脱发，近2个月脱发尤多。外公和舅舅有雄激素性脱发病史。患者2年前工作繁忙，经常加班熬夜，自觉每次洗发时脱发较多，未予重视。今年年初，发现发际线后移，调整作息时间后，脱发减少。2 个月前无明显诱因，脱发又有增多。纳可，夜寐安，大便每日 2 次，不成形，小便可。

查体：前额发际线后移，呈“M”形，头顶毛发稍稀疏，头皮多油。舌淡红，边有齿痕，苔黄腻，脉弦滑。

辨证思维程序：

第一步：明确诊断。根据患者脱发 2 年，脱发的特征性表现，以及有雄激素性脱发的家族史，可以确诊为雄激素性脱发。

第二步：辨证论治。患者既往熬夜较多，头皮油腻，大便每日 2 次，不成形，舌淡红边有齿痕，苔黄腻，脉弦滑。证属脾胃湿热，兼脾虚运化失司。治宜健脾祛湿，和营生发。

处方：萆薢 15g，薏苡仁 30g，茯苓 15g，泽泻 15g，太子参 30g，白术 15g，陈皮 9g，姜半夏 9g，桔梗 9g，淮山药 15g，白扁豆 15g，桑叶 9g，丹参 30g，蛇舌草 30g，升麻 9g，生侧柏 15g，甘草 6g。

（自拟医案）

【医案、经验方及常用中成药】

一、医案

魏跃钢治脂溢性脱发案［任芳．魏跃钢辨证治疗脂溢性脱发验案 3 则．河北中医，2011，33（8）：1125-1126.］

梁某，男，29 岁，销售员。2010 年 2 月 25 日初诊。头顶部毛发稀疏脱落 4 个月。患者于 4 个月前头发脱落明显，梳头、洗头时尤甚，伴头发油腻，瘙痒明显，精神紧张、工作压力大、睡眠欠佳时加重，常常感觉头皮烘热。

刻诊：前额及头顶部毛发稀疏、油腻，喜食肥甘厚味，伴口苦，大便 2~3 日一行。舌质红，苔黄腻，脉弦数。

诊断：脂溢性脱发。

辨证：湿热郁结型。治宜健脾泻肝，清热利湿。方用龙胆泻肝汤加减。

药物组成：龙胆草 5g，黄芩 10g，栀子 10g，泽泻 10g，生大黄（后下）5g，车前子（包煎）10g，石菖蒲 10g，钩藤（后下）10g，六一散（包煎）10g。14 剂，每日 1 剂，水煎取汁 400ml，分早、晚 2 次服。

14天后二诊：患者前额及顶部脱发较前明显好转，瘙痒及油腻感减轻，口苦、头皮烘热感消失，大便1日一行，小便短少而黄，舌质红，苔薄黄而干。上方改为凉血四物汤加减。

药物组成：女贞子15g，墨旱莲15g，生地黄15g，牡丹皮10g，茯苓10g，泽泻10g，川芎12g，丹参15g，生薏苡仁15g，侧柏叶10g，山楂15g，甘草5g。每日1剂，连服1个月。

三诊：头发偶有脱落，瘙痒消失，头发无油腻感，头顶有大量毛发生长。继服二诊方2个月，毛发增粗变硬。

按语：本案系因患者平素喜食肥甘厚味，损伤脾胃，运化失职，水谷内停为湿，湿蕴化热，外受风邪，湿热上蒸颠顶，蕴于肌肤，毛发失于荣养所致。患者头发油腻，头皮烘热，舌质红，苔黄腻皆为湿热内蕴之象，瘙痒明显因于外受风邪。治宜健脾泻肝，清热利湿。方中龙胆草、黄芩、栀子泻火除湿；泽泻、车前子、石菖蒲健脾清热化湿；生大黄、六一散增强泻热除湿之力；钩藤平肝息风。二诊时症状好转，药已生效，但因龙胆草久服伤肝，且患者小便短少而黄，舌质红，苔薄黄而干，为湿热久蕴伤阴之象，此时治宜滋阴清热，除湿润燥。凉血四物汤方中生地黄、牡丹皮、川芎、丹参清热凉血活血；茯苓、泽泻、生薏苡仁清热利湿；女贞子、墨旱莲滋阴固本，固发防脱；侧柏叶清热凉血，生发乌发，主治“头发不生”（《本草纲目》）；山楂、甘草和胃。诸药合用，药证相合，而病自愈。

二、经验方

1. 内服　蒲公英30g，黑豆500g，加水煮熟，去蒲公英渣，加冰糖120g，收干，每日吃60g。（《实用中医外科学》第2版）

2. 外用　白芷15g，冰片12g，人参叶15g，白鲜皮15g，藿香12g，佩兰15g，野菊花15g，煎汤外洗，每日1剂。适用于头屑较多伴瘙痒的患者。[朱松毅经验方。徐光耀，李萍，杨新伟.朱松毅治疗脂溢性脱发经验.辽宁中医杂志，2015，42(10)：1865-1867.]

三、常用中成药

可选用养血生发胶囊、首乌片、活力苏口服液等。

（高尚璞）

第二十四节　瓜　藤　缠

【概述】

瓜藤缠是一种由真皮深层小血管和脂膜炎症所引起的红斑结节性皮肤病，以皮内及皮下结节、好发于下肢伸侧、自觉疼痛为临床特征。其好发于青年女性，以春秋季发病者为多。西医学的结节性红斑可参照本病论治。

【主要病因病机】

1. 素有蕴湿，郁久化热，湿热蕴结于血脉肌肤，致使经络阻隔，气血凝滞而发。

2. 脾虚湿盛，郁而化热，湿热下注，阻滞血脉而致。

3. 体虚之人，寒湿外袭，客于腠理，气血凝滞。

【辨证注意点】

1. 详细了解发病的诱因及前驱症状，首先明确诊断。

2. 依据发病的年龄、部位、病程及发病季节，有利于协助诊断。

3. 中医辨证除分清湿热和寒湿外，还应注意兼有血瘀的表现。

【辨证思路】

一、诊断要点

根据发病急，在小腿伸侧发生鲜红、对称性结节，有疼痛及压痛，结节不破溃，约数周自行消退，发病前有感染史或用药史，很少发生于大腿及前臂，好发于青年女性，春秋季多见，本病不难诊断。

二、与硬红斑等疾病相鉴别

硬红斑：多秋冬发病，好发于小腿屈侧，结节疼痛轻，但易溃破，愈后留有瘢痕，常有结核病史。

三、辨证论治

以活血化瘀为基础，可分为湿热瘀阻证和寒湿入络证两型。

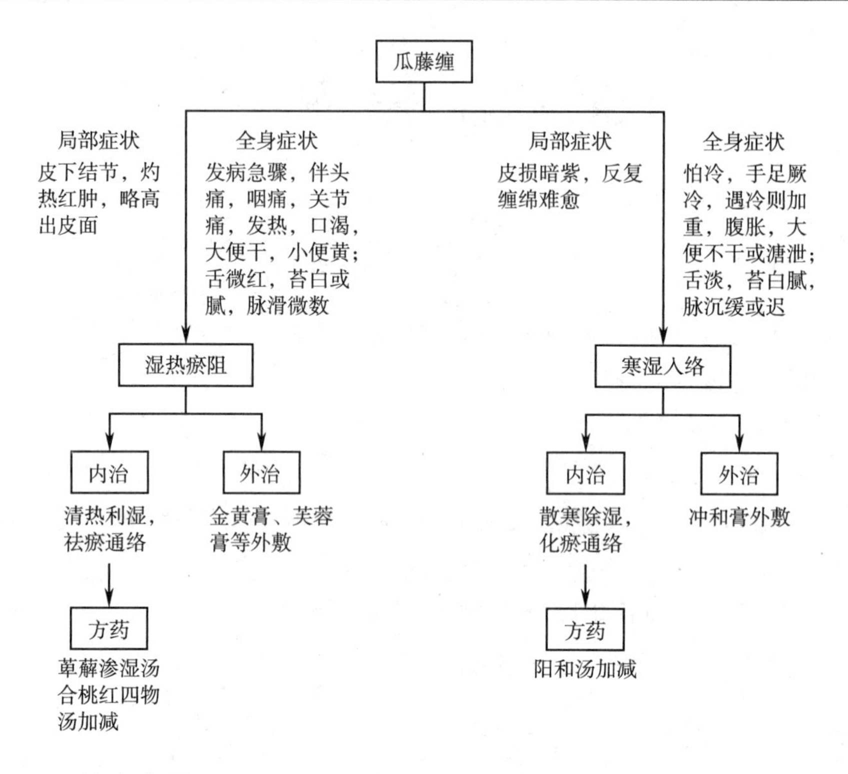

四、注意事项

1. 急性发作时应适当休息，抬高患肢以减轻局部水肿。
2. 注意本病有自愈倾向，且有复发可能。
3. 预防外感风寒，注意饮食禁忌。

【病例思维程序示范】

季某，男，28岁。诉3个月来，双下肢经常反复出现红疙瘩，硬而疼痛，曾经其他医院治疗，效果不显，既往常双膝关节疼痛，饮食尚可，二便如常。

查体：双下肢小腿伸侧散在大小不等之红斑，大者直径约2cm，小者如绿豆，呈圆形或椭圆形半球形隆起，色鲜红，部分为深红色，境界清楚，因疼痛行走不便。

辨证思维程序：

第一步：明确诊断。根据患者皮损形态，双下肢小腿伸侧散在大小不等之红斑，大者直径约2cm，小者如绿豆，呈圆形或椭圆形半球形隆起，色鲜红，部分为深红色，境界清楚，3个月来，双下肢经常反复出现，结合自觉症状，疼痛行走不便,且既往常双膝关节疼痛,初步诊断为结节性红斑。

第二步:进行必要的检查。外周血白细胞计数正常或稍升高;红细胞沉降率加快。

第三步:进行辨证论治。根据患者下肢结节呈鲜红色,质硬,自觉疼痛,色鲜红为血热之象,发于下肢多从湿论治,结合患者其他症状,辨证为湿热下注,气滞血凝证。治拟清热利湿,活血软坚。

处方:金银花 15g,蒲公英 15g,泽泻 10g,赤芍 10g,土贝母 10g,生牡蛎 10g,当归 10g,丹参 10g,防风 10g,牛膝 10g。

第四步:辨证选择外治法。本案患者属湿热证,可用化毒散软膏、芙蓉膏等外敷。

(《中西医结合皮肤性病学》)

【医案、经验方及常用中成药】

一、医案(《中国现代名中医医案精华》)

范某,女,35 岁。

初诊:1966 年 11 月 9 日。

主诉:右下肢起结节红斑已 4 年。1962 年右小腿开始起红斑结节,疼痛,后转紫黯色,消退后旁处又起,反复不愈。最近右足背亦起。

诊查:右小腿留有一块硬节,紫褐色,右足背有一处红斑结节,触之疼痛;脚趾发凉;趺阳脉可触及。舌暗红,苔薄白,脉弦细。

辨证:气滞血凝,脉络痹阻。

治法:通络行痹,理气活血。

处方:当归尾 15g,赤芍 10g,桃仁 10g,红花 10g,香附 10g,丹参 10g,泽兰 10g,茜草 10g,鸡血藤 30g,忍冬藤 10g,甘草 6g。5 剂。

二诊:11 月 14 日。药后肿痛轻,行走尚不利。舌淡红,苔薄白,脉细弦。上方去忍冬藤,加怀牛膝 10g、伸筋草 10g,7 剂。

三诊:11 月 21 日。下肢结节全消,停药观察。

按语:中医将下肢的结节性疾患统称为下肢结节,此类疾患一般可用通络理气、活血化瘀法治之,并注意引经药物应用,利于提高疗效。

二、经验方

活血除湿汤[谢勇.活血除湿汤治疗结节性红斑47例.江苏中医,1994,15(4):19.]

功能:清利湿热,祛瘀通络。

主治:结节性红斑。

组成:当归、川芎各10g,乳香、没药各6g,茜草、羌活、木瓜、苍术、黄柏各10g,威灵仙、牛膝各15g,生甘草6g.

用法:每日1剂,头2煎分早晚服,第3煎温洗、湿敷小腿皮疹处20分钟。

三、常用中成药

可选用小活络丸、活血消炎丸、连翘败毒片。

（李　斌）

第二十五节　红蝴蝶疮

【概述】

红蝴蝶疮是一种累及多个系统的自身免疫性结缔组织病,多见于15~40岁的女性。本病为病谱性疾病,70%~85%的患者有皮肤受累;病谱的一端为盘状红斑狼疮(DLE),病变以皮肤损害为主;另一端为系统性红斑狼疮(SLE),病变可累及多系统和多脏器;其间还包括播散性盘状红斑狼疮、亚急性皮肤型红斑狼疮(SCLE)、深在性红斑狼疮等亚型。西医学的红斑狼疮可参照本病论治。

【主要病因病机】

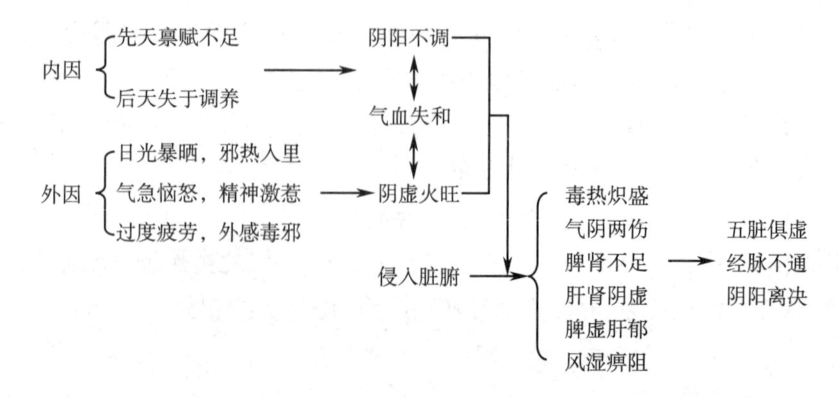

【辨证注意点】

1. 注意患者皮肤损害之外,有无系统损害,以区分盘状红斑狼疮和系统性红斑狼疮。

2. 需掌握该病诊断标准,本病症状多种多样,变化多端,注意与多种疾病相鉴别。

3. 辨别疾病的分期与虚实辨证的相关性。

【辨证思路】

一、诊断要点

本病症状多种多样,变化多端。在疾病早期,症状较单一,且常不典型,仅表现一个或两个器官的症状。

1. 盘状红斑狼疮　多见于青年女性,若皮损局限于头、面部时为局限型,如还累及手、足、四肢和躯干等处称为播散型。

(1) 皮疹特点:边界清楚的持久性萎缩性红斑或斑块,形如盘状,故称盘状损害。其上覆有黏着性鳞屑,鳞屑底部有钉状角质栓,揭去鳞屑可见扩大的毛囊口,萎缩红斑上可见毛细血管扩张,盘状损害周围可见色素脱失或色素沉着带。

(2) 好发部位:好发于面部,尤以两颊和鼻背突出,呈蝶形分布。

(3) 对日光敏感,在日晒或过度劳累后加重,约 1%~5%DLE 患者可发展为 SLE。

(4) 自觉症状:极少或有微痒。有时可出现低热、乏力、关节酸痛。

2. 亚急性皮肤型红斑狼疮　占红斑狼疮患者总数的 10%~15%,多发于中青年女性。

(1) 皮疹特点:典型皮损主要表现为丘疹鳞屑型和环形红斑型。丘疹鳞屑型初起为红色小丘疹或斑疹,逐渐扩大成斑块,表面覆盖薄屑,近似于银屑病样;环形红斑型呈环形或多环形红斑表现,皮损愈后可继发色素改变和毛细血管扩张。

(2) 好发部位:好发于暴露部位,如上臂、肩、手臂伸侧、颈胸 V 形区,常伴高度光敏感。

(3) 部分患者有其他系统受累表现,约 50% 的 SCLE 符合 SLE 分类标准,约 20% 的 SCLE 并发干燥综合征。

3. 系统性红斑狼疮

（1）皮肤黏膜症状：80%~90% 的患者在整个病程中出现皮肤黏膜症状，表现多形性，包括面部红斑、皮肤血管炎、黏膜损害等。

（2）发热：在活动期有不规则发热，多为低热。

（3）骨关节症状：为常见的前驱症状，表现为腕踝关节疼痛或手指小关节红肿。

（4）肾病变：临床有肾损害表现者约占 75%。

（5）心脏病变：约 70% 患者有心脏病变，以心包炎最常见。

（6）肺病变：约 10% 可有急性狼疮性肺炎，慢性狼疮性肺炎主要表现为间质纤维化。

（7）消化道症状：部分病例有消化道症状。

（8）中枢神经系统症状：少数患者有神经系统损伤，多为脑部血管炎病变所致。严重头痛可以为 SLE 首发症状。

（9）血液系统异常：最常见的血液异常是正常色素细胞性贫血。

（10）淋巴结：可出现无痛性、轻或中度淋巴结肿大。

（11）眼部病变：约 20%~25% 病例有眼底变化。

4. 实验室检查意义

（1）血常规：可见白细胞减少；系统性红斑狼疮患者可见红细胞、白细胞、血小板减少。

（2）抗核抗体（ANA）：此试验已代替 LE 细胞检查。

（3）抗 ds-DNA 抗体：对 SLE 有较高的诊断价值。

（4）抗 Sm 抗体：系统性红斑狼疮特异度 99%。

（5）抗 RO/SSA 抗体、抗 La/SSB 抗体：70%~90% 亚急性皮肤型红斑狼疮患者阳性，但敏感度仅 25%；血清补体常处于低水平，常提示病情活动和肾脏受累。

（6）其他：如抗心磷脂抗体、RNP 抗体、抗单链 DNA（ss-DNA）抗体可阳性。

（7）病理：组织病理检测和免疫病理（狼疮带试验）对疾病的诊断具有重要意义。

二、鉴别诊断

1. 盘状红斑狼疮应与酒渣鼻、寻常狼疮、冻疮鉴别

（1）酒渣鼻：两颊、鼻端、额部等皮肤潮红，境界不清，伴有丘疹脓疱及毛细血管扩张，无角栓，不形成瘢痕。

（2）寻常狼疮：幼年发病，好发于面部，非对称性，损害处可见狼疮结节，倾向破溃，瘢痕上仍可出现结节，组织破坏力强，可致毁容，组织病理呈结核样结构。

（3）冻疮：冬季发生，入春即愈。损害呈暗红色浸润，自觉灼痒，遇热尤甚。

2. 系统性红斑狼疮主要与风湿性关节炎、类风湿关节炎、皮肌炎、红斑性天疱疮鉴别

（1）风湿性关节炎：关节肿痛明显，可出现风湿结节，抗风湿因子大多阳性，无SLE特有的皮损，无光敏，LE细胞及ANA均阴性。

（2）类风湿关节炎：虽有关节痛，但多发于小关节，易致关节畸形，类风湿因子阳性，无SLE特有的皮损，LE细胞阴性。

（3）红斑性天疱疮：面颊部虽可出现鳞屑性红斑，但全身症状一般轻微，尼氏征阳性，可查见天疱疮细胞，LE细胞及ANA均阴性。

（4）皮肌炎：多从眶周开始出现紫红色水肿性红斑，伴有毛细血管扩张，多发性肌炎症状明显，肌酶三项异常，肌电图显示肌源性改变。

三、疾病分类

红斑狼疮为一种病谱性疾病，病谱一端为盘状红斑狼疮，另一端为系统性红斑狼疮。其间还包括播散性盘状红斑狼疮、深部红斑狼疮、亚急性皮肤型红斑狼疮等亚型。

四、辨证论治

治疗多从补益肝肾、活血化瘀、祛风解毒入手，辨证分为热毒炽盛、阴虚火旺、脾肾阳虚、脾虚肝旺、气滞血瘀五个证型。

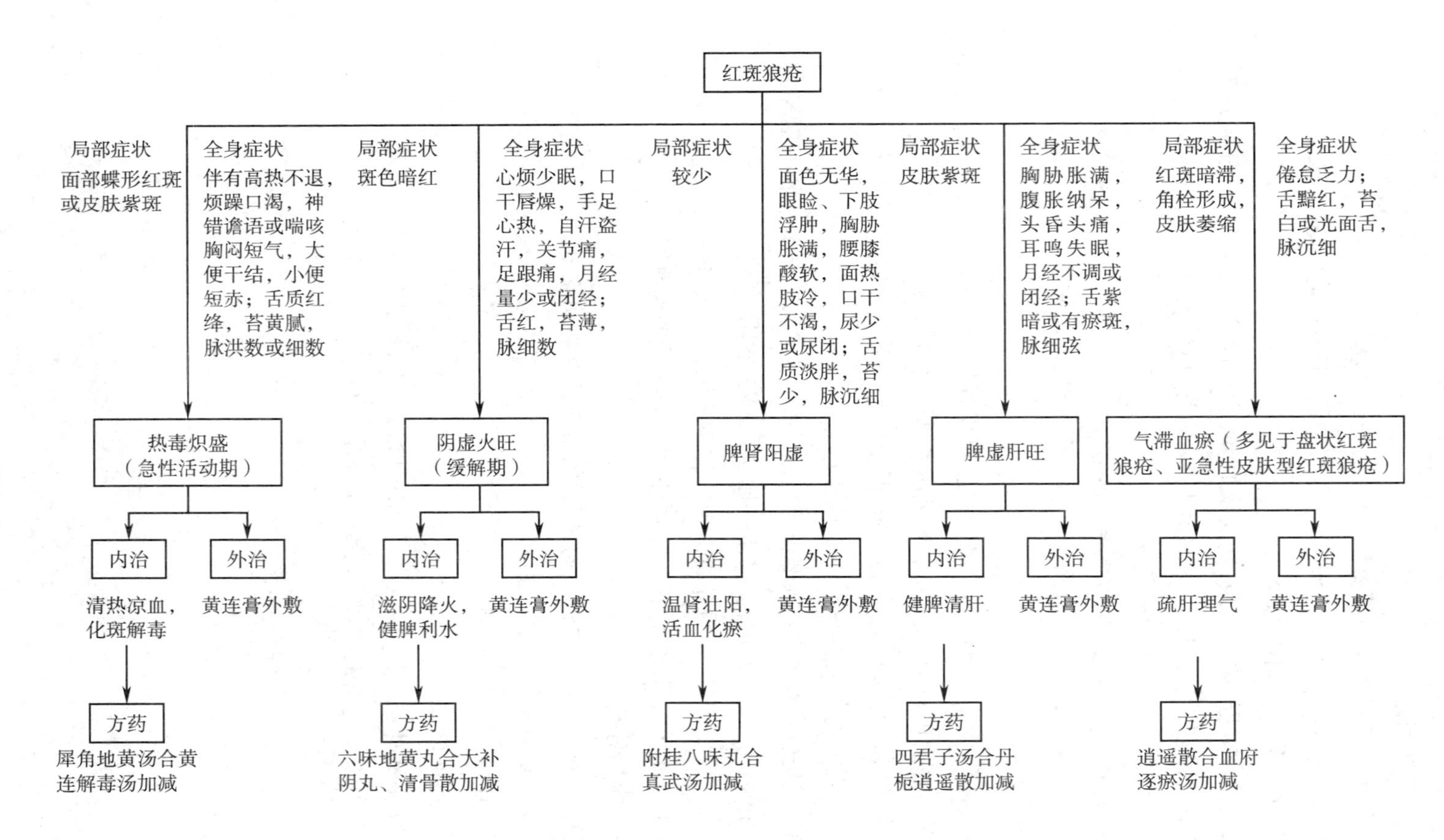
红斑狼疮
热毒炽盛（急性活动期）
局部症状
面部蝶形红斑或皮肤紫斑
全身症状
伴有高热不退，烦躁口渴，神错谵语或喘咳胸闷短气，大便干结，小便短赤；舌质红绛，苔黄腻，脉洪数或细数
内治
清热凉血，化斑解毒
方药
犀角地黄汤合黄连解毒汤加减
外治
黄连膏外敷
阴虚火旺（缓解期）
局部症状
斑色暗红
全身症状
心烦少眠，口干唇燥，手足心热，自汗盗汗，关节痛，足跟痛，月经量少或闭经；舌红，苔薄，脉细数
内治
滋阴降火，健脾利水
方药
六味地黄丸合大补阴丸、清骨散加减
外治
黄连膏外敷
脾肾阳虚
局部症状
较少
全身症状
面色无华，眼睑、下肢浮肿，胸胁胀满，腰膝酸软，面热肢冷，口干不渴，尿少或尿闭；舌质淡胖，苔少，脉沉细
内治
温肾壮阳，活血化瘀
方药
附桂八味丸合真武汤加减
外治
黄连膏外敷
脾虚肝旺
局部症状
皮肤紫斑
全身症状
胸胁胀满，腹胀纳呆，头昏头痛，耳鸣失眠，月经不调或闭经；舌紫暗或有瘀斑，脉细弦
内治
健脾清肝
方药
四君子汤合丹栀逍遥散加减
外治
黄连膏外敷
气滞血瘀（多见于盘状红斑狼疮、亚急性皮肤型红斑狼疮）
局部症状
红斑暗滞，角栓形成，皮肤萎缩
全身症状
倦怠乏力；舌黯红，苔白或光面舌，脉沉细
内治
疏肝理气
方药
逍遥散合血府逐瘀汤加减
外治
黄连膏外敷

五、注意事项

1. 应避免日光、紫外线的照射。

2. 在病情严重时需使用激素等药物，缓解期应用中药后逐渐减少激素用量。

3. 劳逸结合，加强营养，生活规律化，定期随访检查。

【病例思维程序示范】

董某，男，37岁。1989年春，面部双颊起红色斑块，日晒后加重。发病后无发热、关节疼痛。

诊查：面部双颊、双颞、耳廓可见数片暗红色斑块、浸润，部分皮损表面有固着性鳞屑。舌质淡红，苔白，脉缓。

辨证思维程序：

第一步：明确诊断。根据患者面部双颊、双颞、耳廓可见数片暗红色斑块、浸润，部分皮损表面有固着性鳞屑，日晒后加重，发病后无发热、关节疼痛，可初步诊断为播散型盘状红斑狼疮。

第二步：进行必要的检查。根据患者的临床表现，可选择血常规、血沉、血清总补体（活动期）及C4、C3、C19、LE细胞检查，抗DNA抗体（ds-DNA、ss-DNA）、抗核抗体（ANA）、抗ENA抗体测定（抗RNP、抗Sm）、抗Ro、抗La抗体、皮肤狼疮带试验、组织病理学检查，结合患者的临床表现可对本病做出诊断。

第三步：进行辨证论治。患者面部双颊、双颞、耳廓可见数片浸润斑块，呈暗红色，日晒后加重，为气血凝滞的表现，结合舌质淡红，苔白，脉缓的舌象和脉象，辨证为经络阻隔，气血凝滞证。治拟活血化瘀、软坚散结、解毒通络。

处方：丹参15g，红花10g，莪术10g，薏苡仁30g，夏枯草15g，生地30g，丹皮15g，赤芍10g，鸡冠花10g，野菊花10g，青蒿30g，茵陈30g，乌梢蛇6g，草河车15g，白花蛇舌草30g。

第四步：辨证选择外治法。根据患者的临床表现可以外用黄连膏外敷。

（《中西医结合皮肤性病学》）

【医案、经验方及常用中成药】

一、医案(《皮肤病》)

陈某,女,16岁。1年来因不规则高热,面颊部蝶形红斑,蛋白尿,抗核抗体1∶300、均质型,血沉112mm/h,血中找到狼疮细胞,诊为系统性红斑狼疮。曾先后使用泼尼松30~40mg/d及环磷酰胺等半年,效果不显,遂来我院门诊。

1984年2月8日初诊:壮热不寒,颧面红斑,鲜红灼热,咽痛,唇红,口干,脉数。缘由肝肾不足,邪热内生。热毒炽盛则五脏兼受其害。急拟清热解毒,养阴凉营方药:生地60g,丹皮20g,赤芍30g,水牛角(先煎)60g,元参20g,银花、板蓝根各30g,青蒿、白花蛇舌草60g,生升麻10g,生甘草9g,草河车30g。激素维持原剂量30mg/d。

1周后热退,半月后尿蛋白减少,颊红斑颜色转淡。但觉腰酸、腿软,久站则足底足跟疼痛,头晕耳鸣,两目干涩,乃邪毒渐清而肝肾阴虚未复。拟调补肝肾,养阴清热。药用:生熟地、元参各12g,制首乌15g,牛膝、枸杞子各12g,知母、黄柏各10g,山萸肉、虎杖各15g,丹参、玉米须、草河车各30g。

此方连服30剂后,尿蛋白转阴。3个月后激素逐步减为10mg/d,病情始终稳定。复查血沉26mm/h、狼疮细胞(-),抗核抗体1∶50。随访1年未见反复。

按语:本病症情复杂,变化多端,临床上据症辨证,重用养阴清热解毒之法,辨证精确,虽是顽疾,也取之良效,叹中医辨证之神奇。

二、经验方

1. 菝土紫梅汤(《皮肤性病中医治疗全书》)

功能:清热凉血。

主治:各型盘形红斑狼疮。

组成:菝葜10g,土茯苓24g,紫草10g,乌梅10g。

用法:水煎服,每日2剂。

2. 秦艽丸加减(《皮肤性病中医治疗全书》)

功能:清热解毒,凉血消斑。

主治:角化萎缩型盘形红斑狼疮。

组成:乌梢蛇6g,秦艽15g,漏芦10g,白花蛇舌草10g,玫瑰花6g,连翘10g,鬼箭羽15g,鸡冠花6g,丹参15g。

用法:水煎服,每日2剂。

三、常用中成药

可选用雷公藤多苷片、昆明山海棠片、安宫牛黄丸、麦味地黄丸、金匮肾气丸、秦艽丸。

（李　斌）

第二十六节　葡　萄　疫

【概述】

葡萄疫是以小血管炎为主要病变的全身性血管炎综合征。皮肤及黏膜均可出现瘀点、瘀斑及血肿等表现，或伴有关节、腹部和肾脏受累的表现。好发于儿童和青年。西医学的过敏性紫癜可参照本节论治。

【主要病因病机】

1. 血热　多因禀性不耐，脏腑蕴热，血热妄行。

2. 脾虚　久病者常因脾虚，中气下陷，脾不统血。

【辨证注意点】

1. 应仔细观察皮损，区别充血性和出血性皮损，出血性疾病分为“脾不统血”和“血热妄行”两大病机。

2. 诊断时应注意患者除皮肤表现外，有无累及胃肠道及肾脏。

3. 注意观察皮损颜色、结合全身症状，区别虚证和实证。

4. 注意鉴别诊断。

【辨证思路】

一、诊断要点

皮疹为瘀点及瘀斑，压之不褪色，以小腿伸侧为主，多对称，血小板计数正常，或合并胃肠道、关节或肾脏等表现。

二、鉴别诊断

单纯型应与特发性血小板减少性紫癜鉴别；腹型应与外科急腹症（特别是阑尾炎）鉴别；肾型应与系统性红斑狼疮和系统性血管炎（特别是韦格纳肉芽

肿）进行鉴别；关节型应与类风湿关节炎等鉴别。

三、疾病分类

1. 单纯型紫癜　仅有皮损而无内脏损害。

2. 腹型紫癜　伴有腹痛、腹泻、便血。

3. 关节型紫癜　伴有关节肿胀和疼痛。

4. 肾型紫癜　伴有血尿、蛋白尿。

四、辨证论治

辨证可分为血热型和脾虚型两型。

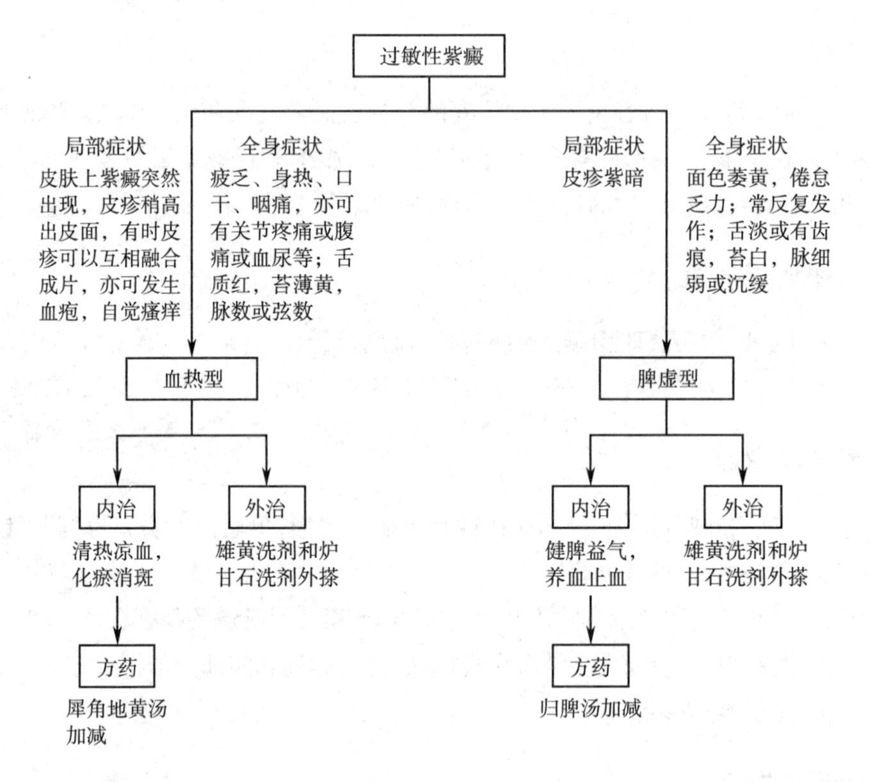

五、注意事项

1. 积极去除可能的致病因素。

2. 卧床休息，严密观察有无内脏损害。若本病皮损严重或有发热及出现关节型、腹型、肾型紫癜时，应中西医结合治疗。

3. 饮食宜清淡，保持肠道通畅。

【病例思维程序示范】

贾某,女,42岁。主诉:下肢起红色皮疹已3周。现病史:3周前去外地旅游返回后突然发现双下肢有大小不等的紫红点,稍痒,渐增多,遂来诊。自觉午后微热,口干咽痛,全身无力,二便如常。

诊查:双下肢伸侧面有散在针尖至玉米粒大小的紫红色斑,压之不褪色,皮损稍高出皮面,表面光滑。化验血小板和出凝血时间均正常,尿常规检查有少量红细胞。舌质红,苔微黄,脉微数。

辨证思维程序:

第一步:寻找诊断依据。根据患者双下肢伸侧面有散在针尖至玉米粒大小的紫红色斑,压之不褪色,皮损稍高出皮面,表面光滑,化验血小板和出凝血时间均正常,尿常规检查有少量红细胞,3周前有外地旅游史,可初步诊断为过敏性紫癜。

第二步:进行必要的检查。除血小板计数和出凝血时间检查外,还可以补充检查毛细血管脆性试验、尿蛋白定量、肾功能等。必要时可行组织病理学检查。

第三步:进行辨证论治。根据患者初次发病,病程仅3周,皮损为紫红色斑,压之不褪色,皮损稍高出皮面,自觉午后微热,口干咽痛,为血热迫血妄行所致,结合患者舌脉,辨证属于血热证。治拟清热凉血,止血消斑。

处方:水牛角(先煎)30g,生地12g,赤芍12g,丹皮12g,生甘草3g,大枣8枚,茜草根9g,旱莲草12g。

水煎服,每日1剂,分2~3次服。

第四步:辨证选择外治法。局部可外用雄黄洗剂和炉甘石洗剂。

(《中西医结合皮肤性病学》)

【医案、经验方及常用中成药】

一、医案(《中医历代医案精选》)

吴某,女,20岁。

初诊:1974年12月5日。

主诉:患者在半个月前患感冒后,发现四肢皮肤突然有大量点状出血点,而以下肢为多,经检查诊断为过敏性紫癜,用西药及激素治疗.证情未见好转,下肢的出血点有增无减,并感觉口渴、咽喉肿痛。

诊查:四肢皮肤有大量出血点,以下肢较多,有些出血点已融合为暗紫色的瘀斑,其间夹杂有颜色鲜红的出血点。舌质红,苔薄,脉弦滑。

辨证:证属血热妄行、瘀血内停。

治法:凉血解毒,活血祛瘀,辅以清热解毒。

处方:马兰根 30g,墨旱莲 50g,大生地黄 30g,生赤芍 9g,水牛角 9g,牡丹皮 6g,大青叶 15g,金银花 9g,连翘 12g,玄参 9g,大麦冬 9g,生甘草 5g。

二诊:12 月 12 日。药后皮下出血逐渐控制,瘀斑亦逐渐消退,咽喉疼痛减轻。上方去大青叶,续服 1 周。

三诊:12 月 19 日。药后皮下出血已止,瘀斑消退将尽,一切恢复正常,嘱其再服药 1 周,以巩固疗效。

按语:皮下出血病症,不可单纯见血止血,当辨明出血原因,本案当属血热所致,但出血点为暗紫色与紫红色夹杂,可见尚有瘀血内阻之象。如瘀血不去则血不循经、脉络受阻,即使止血,出血亦断然不止,故治宜凉血、活血兼顾。

二、经验方

1. 谷济生经验方(《中国现代名中医医案精华》)

功能:清热凉血。

主治:过敏性紫癜。

组成:水牛角 15g,丹皮 6g,生地 30g,茜草 30g,元参 12g,丹参 10g,防风 10g,阿胶 10g,白芍 10g,黄芩 10g,甘草 6g。

用法:水煎,每日 2 剂,分早晚 2 次混服,剂量可随不同年龄适当加减。

2. 谷济生经验方(《中国现代名中医医案精华》)

功能:清热解毒,凉血止血。

主治:过敏性紫癜。

组成:防风 10g,紫草 15g,赤芍 15g,茜草 30g,蝉衣 6g,甘草 20g。

用法:水煎,每日 2 剂,分早晚 2 次混服。

三、常用中成药

可选用归脾丸、十灰丸。

(李 斌)

第二十七节　淋　病

【概述】

淋病是由淋球菌引起的一种泌尿生殖系统的化脓性感染，该病主要通过性传播。属中医淋证、淋浊的范畴，又有“花柳毒淋”之称。

【主要病因病机】

1. 由湿热秽浊之气内蕴，伤津耗气，阻滞气血。
2. 久病及肾，形成本虚标实、虚实夹杂之证。

【辨证注意点】

1. 抓住尿道刺痛、尿道口排出脓性分泌物主要症状，结合病原学检查可确诊。
2. 急性期以湿热下注为主证，慢性期虚实夹杂。

本病应注意辨病与辨证相结合。

【辨证思路】

一、诊断要点

1. 有不洁性交或间接接触传染史。
2. 男性淋病急性尿道炎可分为初发的前尿道炎和以后发展而成的后尿道炎。
3. 男性淋病慢性尿道炎多由未经正规治疗的前尿道急性炎症发展而来，表现为尿道炎症状反复出现或持续 2 个月以上。
4. 女性淋病症状轻微，约 60% 患者无症状。好发于子宫颈，其次为尿道、尿道旁腺、前庭大腺。
5. 儿童淋病幼女外阴阴道炎多由间接感染所致，表现为急性外阴阴道炎及淋菌性尿道炎。新生儿淋菌性眼结膜炎由产道感染，出现结膜充血水肿，大量脓性分泌物，严重时出现角膜溃疡、虹膜睫状体炎，甚至失明。
6. 由口淫、肛交可引起淋菌性咽炎和直肠炎。播散性淋球菌感染较少见。

二、鉴别诊断

需与非淋菌性尿道炎和由念珠菌、滴虫或细菌所致的阴道炎等疾病鉴别，主要鉴别要点为病原学检查，结合临床病史及症状特点不难鉴别。

1. 非淋菌性尿道炎　潜伏期较淋菌性尿道炎长（10~20 天），分泌物较稀薄，晨间可常使尿道口粘着，可有尿道刺痒，尿道分泌物涂片中性粒细胞 >5/HP，病原体多为沙眼衣原体或解脲支原体。

2. 念珠菌性阴道炎　外阴及阴道瘙痒，外阴红肿，白带增多呈豆腐渣样或干酪样，真菌镜检阳性。

3. 滴虫性阴道炎　白带为灰黄色，带有臭味，有时为乳白色稀薄液体，分泌物中可查到毛滴虫。

4. 细菌性阴道病　白带为灰黄色，稀薄均匀，有鱼腥味，涂片革兰氏染色可见乳酸杆菌减少，革兰氏阴性菌增多。

三、疾病分类

根据患者性别不同，临床表现有明显的不同，可以分为男性淋病、女性淋病和儿童淋病；根据病程，可以分为急性淋病和慢性淋病。

四、相关实验室检查

1. 涂片和淋菌培养简便实用，易于确诊。

2. 可参考多重聚合酶链反应（PCR）检测淋菌 DNA 的结果协助诊断。

五、辨证论治

本病以西医治疗为主，以早期、及时、足量、规则使用敏感抗生素为原则。病程日久，形成本虚标实、虚实夹杂之证，中西医结合治疗对慢性淋病和有并发症的淋病更具优势。辨证分型可分为湿热毒蕴证、阴虚毒恋证、毒邪流窜证、热毒入络证。

淋病

局部症状	全身症状	局部症状	全身症状	局部症状	全身症状	局部症状	全身症状
尿道口红肿，尿急、尿频、尿痛，淋沥不止，尿液混浊如脂，尿道口溢脓，重者尿道黏膜水肿；邻	伴发热等全身症状；舌红，苔黄腻，脉滑数	小便不畅、短涩、淋沥不尽	腰酸腿软，五心烦热，酒后或疲劳易发，食少纳差；女性带下多；舌淡或有齿痕，苔白腻，	前列腺肿痛拒按，小便溢浊或点滴淋沥	腰酸下坠感，女性有下腹部隐痛，外阴瘙痒，白带多或有低热不适感；舌红，苔薄黄，脉滑数	小便灼热刺痛，尿液赤涩	下腹痛，头痛高热，或寒热往来，神情淡漠，面目浮肿，四肢关节酸痛，心悸烦闷；舌红绛，苔黄燥，脉

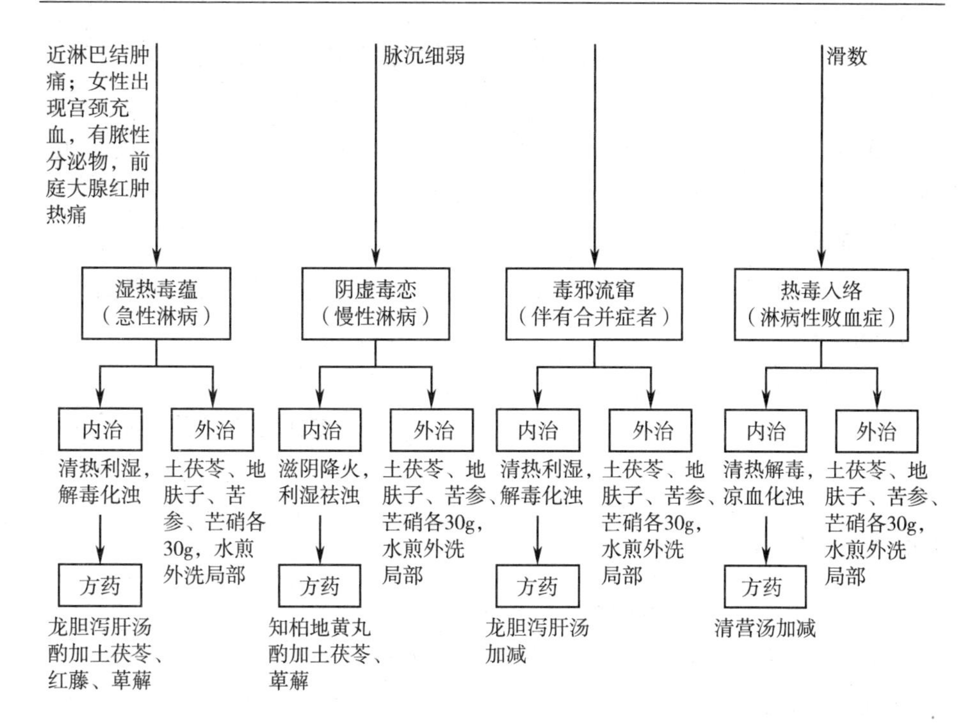

六、注意事项

1. 患病期间暂停性行为，并注意个人卫生。

2. 忌烟酒、辛辣刺激性食物。

【病例思维程序示范】

张某，男，30岁。因公差往返闽粤沿海，途中某日留宿个体旅馆，酒后与色相有染，3日后症见尿热频急，淋沥涩痛，小腹拘急，会阴胀痛。

辨证思维程序：

第一步：明确诊断。根据患者有不洁性交史，症状表现为尿热频急，淋沥涩痛，小腹拘急，会阴胀痛，可初步诊断为淋病。

第二步：进行必要的检查。

1. 涂片和淋菌培养简便实用，易于确诊。

2. 可参考PCR检测淋球菌DNA的结果协助诊断。

3. 尿两杯试验以鉴别前尿道炎和后尿道炎，如果第一杯尿液因有脓细胞呈薄雾状，第二杯较清表明仅有前尿道炎。两杯均混浊时表明后尿道亦受累。

第三步：进行辨证论治。患者病程仅3日，症状表现为尿热频急，淋沥涩痛，小腹拘急，会阴胀痛，为急性期，辨证属湿热毒蕴证，治拟清热利湿，解毒化浊。

处方：龙胆草 6g，栀子 9g，黄芩 9g，柴胡 6g，生地黄 9g，泽泻 12g，当归 3g，车前子 9g，木通 9g，甘草 6g，土茯苓 30g，萆薢 10g。

水煎服，每日 1 剂。

第四步：辨证选择外治法。可选用土茯苓、地肤子、苦参、芒硝各 30g，水煎外洗局部，每日 3 次。

（《中西医结合皮肤性病学》）

【医案及经验方】

一、医案（《皮肤性病中医治疗全书》）

艾某，男，32 岁，司机。1988 年 2 月 18 日初诊。自诉曾有多次不洁性交史，已复发 3 次，此次病发 5 天。症见尿频、尿急、尿痛、龟头红肿，并见少许溃疡，尿道口时有黄稠分泌物流出，伴恶寒发热，便秘溲赤。尿道分泌物涂片检查可见大量淋球菌，镜检示白细胞（3+），红细胞（2+），上皮细胞（2+），蛋白（1+）；血常规示白细胞 18.5×10^9/L，中性粒细胞 0.85，淋巴细胞 0.15，红细胞 3.2×10^{12}/L。体温 38.3℃。舌质红，苔黄厚腻，脉弦数。证属湿热下注。即予内服“淋病祛毒方”。

处方：龙胆草 15g，川萆薢 20g，石菖蒲 10g，桃仁 12g，甘草 6g，地龙 15g，紫花地丁 15g，山豆根 15g，苍术 12g，泽泻 20g，杏仁 15g，桔梗 10g，柴胡 12g，大黄 6g。

水煎服。1 日 1 剂，同时配合外洗方熏洗患处，1 日 1 剂。

外洗方：苦参 50g，蛇床子 30g，地肤子 30g，山豆根 30g，黄连 20g，苏叶 15g。

经内外合治 4 天，诸症明显改善，第 7 天涂片检查未见淋球菌，尿常规也已复常，诸症告愈。半年后随访，病无复发。

按语：花柳毒淋之病，证属肝经湿热下注，兼夹他症，重用苦寒、解毒之法，以求杀菌灭毒。内外合治，疗效更佳。

二、经验方

加减毒淋汤[高福泰 . 加减毒淋汤治疗淋病 68 例 . 云南中医中药杂志，

1995,16(4):18-19.]

功能:清热利湿,解毒化浊。

主治:湿热毒蕴型淋病。

组成:土茯苓 30g,金银花 30g,甘草梢 5g,白芍 15g,海金沙(布包)10g,石韦 6g,三七研细(吞服)5g,鸦胆子(去壳,桂圆肉裹服)30 粒。

用法:水煎服,每日 2 次。

附:非淋菌性尿道炎

非淋菌性尿道炎是指由淋球菌以外的其他病原体,主要是沙眼衣原体、解脲支原体所引起的非化脓性尿道炎,又称非特异性尿道炎,是一种较为常见的性病,通常男性在性交后几天或几周内,出现尿道脓性或浆液性分泌物,或伴有尿痛,分泌物中含有大量脓细胞,但镜下查不到淋球菌。

本病可由多种病原微生物引起,其中以沙眼衣原体、解脲支原体多见,滴虫、疱疹病毒、人乳头瘤病毒、白念珠菌及大肠杆菌等可能成为本病的病原体,部分患者检查不出明确的病原微生物。

本病临床表现似淋病而症轻。应注意与淋菌性尿道炎、非特异性尿道炎鉴别。

1. 淋菌性尿道炎潜伏期 1~3 日,非淋菌性尿道炎潜伏期 1~3 周或更长;淋菌性尿道炎一开始症状较重,分泌物为脓性,尿液混浊,而非淋菌性尿道炎症状轻微,分泌物稀薄,结合病原学检查可以确诊。

2. 特异性尿道炎由化脓性细菌如葡萄球菌或大肠杆菌引起,常由损伤或邻近部位炎症蔓延而来,与性接触无关,结合病原学易于鉴别。

本病与淋菌性尿道炎统属于中医淋证、淋浊的范畴,故本病的辨证论治与淋菌性尿道炎相似,可参考上述淋菌性尿道炎的辨证论治进行治疗。

(肖秀丽、李斌)

第二十八节　梅　　毒

【概述】

梅毒是由苍白螺旋体引起的一种慢性性传播疾病,早期主要侵犯皮肤和黏膜，晚期可使多个系统器官受累，如心脏、中枢神经系统。属于中医“杨梅疮”范畴。

【主要病因病机】

1. 中医认为梅毒是由淫秽疫毒与湿热、风邪杂合所致。有精化传染、气化传染及胎传染毒之别。

2. 西医归因于病原体苍白螺旋体的感染，主要由性接触传染，其他途径包括经胎盘感染胎儿，个别患者因输血受到感染。

【辨证注意点】

1. 首先明确诊断，注意梅毒的分期。

2. 掌握不同类型梅毒辨证分型，重视辨病与辨证相结合。

3. 中医辨证应注意区分虚实及虚实夹杂。

4. 临床愈后需定期检查，观察临床疗效。

【辨证思路】

一、诊断要点

根据病史、临床皮肤黏膜及其他系统损害的表现，结合TP病原学检测、非梅毒螺旋体抗原血清试验（RPR）和梅毒螺旋体血凝试验（TPHA）结果综合分析，必要时可进行家属调查，追踪观察和试验治疗，以便做出正确及时的诊断。

二、鉴别诊断

1. 一期梅毒

（1）主要症状为硬下疳和硬化性淋巴结炎（中医学称“横痃”）。一般无全身症状。

（2）其他应鉴别的疾病如白塞综合征、阴部疱疹、急性女阴溃疡等，根据性接触史、梅毒螺旋体抗原血清试验阳性及硬下疳损害特征等，易于鉴别。

2. 二期梅毒

（1）常发生于硬下疳消退3~4周后（感染9~12周后），少数可与硬下疳同时出现，病程在2年内。二期早发梅毒未经治疗或治疗不当，经2~3个月可自行消退。患者免疫力降低可导致二期复发梅毒，通常皮损形态奇特、数目少。

（2）皮肤黏膜损害。

（3）多发性硬化性淋巴结肿大。

（4）除皮疹外，二期复发梅毒可出现梅毒性骨关节、眼、内脏及神经系统等损害，预后较差。

三、疾病分类

根据传染途径，将本病分为后天（获得性）梅毒与先天（胎传）梅毒；两者按病程发展可分为早期梅毒与晚期梅毒。

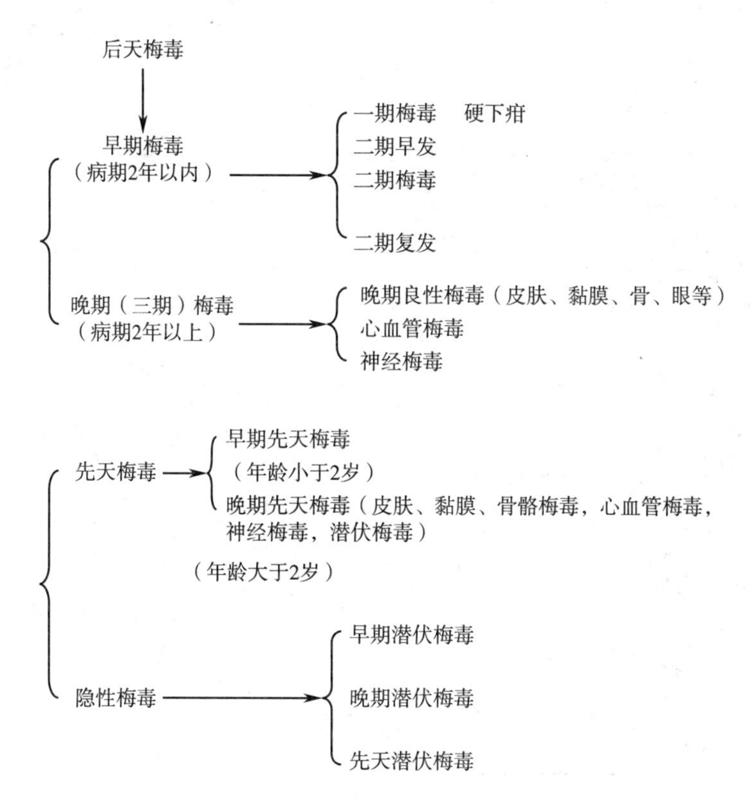

四、辨证论治

及早发现，及时正规治疗，剂量充足，疗程规则是本病治疗的关键原则。以西医治疗为主，首选青霉素类抗生素，如对青霉素过敏者，选替代方案治疗。中医治疗需分清虚实，早期宜清热解毒，晚期宜扶正祛邪，可配合西医治疗，改善症状。

中医辨证分为肝经湿热、血热蕴毒、毒结筋骨、心肾亏虚、肝肾亏虚五种证型。

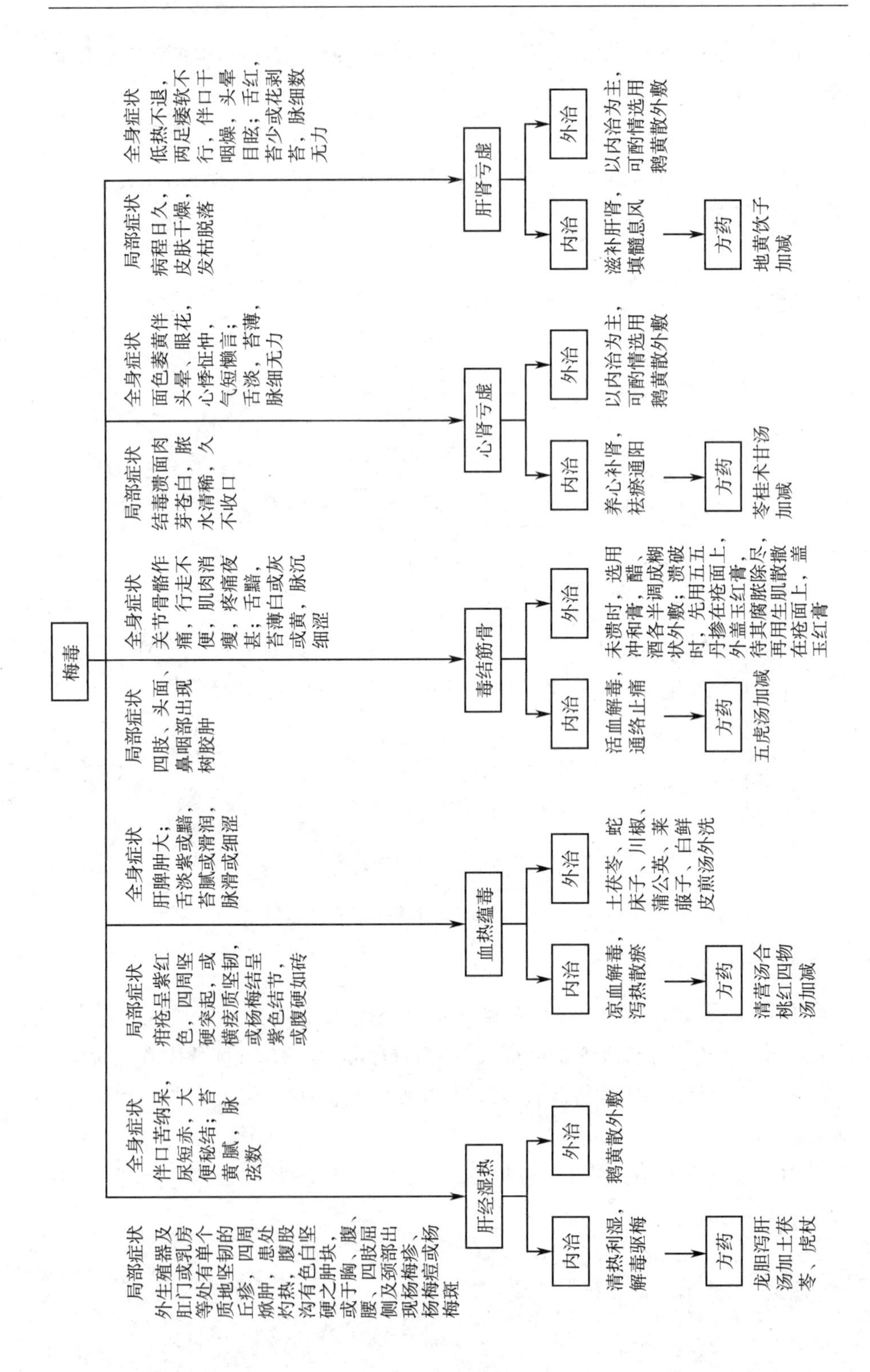
梅毒
肝经湿热
局部症状
外生殖器及肛门或乳房等处有单个质地坚韧的丘疹，四周焮肿，患处灼热，腹股沟有色白坚硬之肿块，或于胸、腹、腰、四肢屈侧及颈部出现杨梅疹、杨梅痘或杨梅斑
全身症状
伴口苦纳呆，尿短赤，大便秘结；苔黄腻，脉弦数
内治
清热利湿，解毒驱梅
方药
龙胆泻肝汤加土茯苓、虎杖
外治
鹅黄散外敷
血热蕴毒
局部症状
疳疮呈紫红色，四周坚硬突起，或横痃质坚韧，或杨梅结呈紫色结节，或腹硬如砖
全身症状
肝脾肿大；舌淡紫或黯，苔腻或滑润，脉滑或细涩
内治
凉血解毒，泻热散瘀
方药
清营汤合桃红四物汤加减
外治
土茯苓、蛇床子、川椒、蒲公英、莱菔子、白鲜皮煎汤外洗
毒结筋骨
局部症状
四肢、头面、鼻咽部出现树胶肿
全身症状
关节骨骼作痛，行走不便，肌肉消瘦，疼痛夜甚；舌黯，苔薄白或灰或黄，脉沉细涩
内治
活血解毒，通络止痛
方药
五虎汤加减
外治
未溃时，选用冲和膏，醋、酒各半调成糊状外敷；溃破时，先用五五丹掺在疮面上，外盖玉红膏，待其腐脓除尽，再用生肌散掺在疮面上，盖玉红膏
心肾亏虚
局部症状
结毒溃面肉芽苍白，脓水清稀，久不收口
全身症状
面色萎黄伴头晕、眼花，心悸怔忡，气短懒言；舌淡，苔薄，脉细无力
内治
养心补肾，祛瘀通阳
方药
苓桂术甘汤加减
外治
以内治为主，可酌情选用鹅黄散外敷
肝肾亏虚
局部症状
病程日久，皮肤干燥，发枯脱落
全身症状
低热不退，两足痿软不行，伴口干咽燥，头晕目眩；舌红，苔少或花剥苔，脉细数无力
内治
滋补肝肾，填髓息风
方药
地黄饮子加减
外治
以内治为主，可酌情选用鹅黄散外敷

五、注意事项

1. 辨证与辨病相结合，中西医结合治疗有助于病情恢复。

2. 个别患者可发生吉海反应，发生于用药后数小时到24小时内，表现为损害部位症状加重，可伴发热，经12~24小时症状及发热可逐渐减轻。

3. 早诊断、早治疗，规范用药，坚持疗程，并建立追踪随访制度。

4. 孕妇胎前检查，必要时避孕或中止妊娠。

5. 夫妇双方共同防治。

【病例思维程序示范】

张某，男，36岁。发现冠状沟部一硬结表面溃破1周。患者自述无明显自觉症状。

查体：硬结粟粒大小，浸润性，质坚硬，四周焮肿，色紫红，亮如水晶，表面溃破糜烂，但无脓水，边周坚硬凸起，中间凹陷成窝。小便黄赤或淋沥，舌红苔黄，脉弦数或滑数。

仔细追问病史在4周前有不洁性交史。

辨证思维程序：

第一步：明确诊断。根据患者4周前有不洁性交史，症状表现为冠状沟部一硬结表面溃破1周，硬结粟粒大小，浸润性，质坚硬，四周焮肿，色紫红，亮如水晶，表面溃破糜烂，但无脓水，边周坚硬凸起，中间凹陷成窝，小便黄赤或淋沥，可初步诊断为梅毒一期。

第二步：进行必要的检查。可行梅毒螺旋体检查和梅毒血清学检查（如RPR、TPHA）等。梅毒的血清学反应在梅毒的诊断方面具有十分重要的意义，无论在各期的显发性、活动性梅毒，抑或在各期的隐性梅毒都是确定梅毒诊断的一项重要依据，但也不能作为诊断的唯一依据。必须结合病史和体格检查全面地进行分析，方可确定诊断。在梅毒的病程中，其阳性反应并不一致。一般在感染后4周内（有时亦可达到5~6周），因血中反应素不足，故血清反应为阴性。4周后阳性率可逐渐增高，至6~8周后阳性率可达90%~100%。

第三步：进行辨证论治。根据患者病程1周，症状表现为硬结粟粒大小，浸润性，质坚硬，四周焮肿，色紫红，亮如水晶，表面溃破糜烂，但无脓水，结合全身症状和舌脉，小便黄赤或淋沥，舌红苔黄，脉弦数或滑数，辨证为肝经湿热证，治拟清血解毒、利水泻火。方用龙胆泻肝汤加减。

处方：龙胆草 6g，土茯苓 30g，金银花 15g，生地 15g，栀子 15g，黄芩 15g，赤芍 12g，滑石 20g，泽泻 15g，甘草 8g。

第四步：辨证选择外治法。鹅黄散（雄黄 3g、轻粉 3g、煅石膏 3g、黄柏 3g 共为细末）敷患处。

（自拟医案）

【医案及经验方】

一、医案（《皮肤科疾病古今效方》）

王某，女，22 岁。1986 年 4 月 19 日初诊。婚后 3 个月，经期外阴磨破。曾外用四环素软膏、金霉素软膏及口服抗生素治疗，症状好转。1 年后复发，1 周内破溃面积加大，外阴肿胀，疼痛难忍。

妇检所见：右侧小阴唇基本腐蚀干净，左侧见 2cm×2cm 大小的溃疡而，上覆脓苔。全身淋巴结肿大，腹股沟淋巴结大如鹅卵。发热，骨关节疼痛，眉发脱落。咽痛，口舌生疮，舌苔黄厚，脉弦数。

诊断：杨梅疮重症。内服杨梅汤，外用梅康散。方药如下。

杨梅汤：金银花 50g，柴胡 25g，青蒿 15g，穿山甲 15g，皂刺 15g，羌活 10g，蝉蜕 10g，白芷 10g，大黄 5g，麻黄 5g。水煎服，1 日 1 剂。

梅康散：皂刺 5g，石膏 25g，黄柏 10g，轻粉 3g。共为细末，凡士林调膏外涂。

服药 25 剂，诸症消失，为巩固疗效，继服 10 剂。随访 2 年，未见复发。

按语：中医治疗梅毒有着丰富的经验，中医辨证论治与西医抗生素治疗相结合，可以较好地治疗梅毒，并减少复发。

二、经验方

1. 土茯苓汤（《古今性疾病验方选萃》）

功能：清热解毒。

主治：梅毒已经足量西药驱梅治疗而梅毒抗原血清学试验仍阳性者。

组成：土茯苓 60g。

用法：水煎服，每日 1 次，连服 15 日为一个疗程。

2. 二苓化毒汤（《古今性疾病验方选萃》）

功能：清热活血，解毒驱梅。

主治：梅毒已经足量西药驱梅治疗而梅毒抗原血清学试验仍阳性者。

组成：白茯苓 30g，土茯苓 60g，金银花 60g，当归 40g，紫草 10g，甘草 6g。

用法：水酒各半煎服，连服 10 剂为一个疗程。

（李　斌）

第二十九节　尖锐湿疣

【概述】

尖锐湿疣是由人乳头瘤病毒引起的皮肤黏膜良性赘生物。其特点为湿性疣状增生性损害，属良性增生。本病按中医“臊瘊”论治。

【主要病因病机】

感受秽浊之毒，毒邪蕴聚，酿生湿热，湿热下注皮肤黏膜而发赘疣。

【辨证注意点】

1. 注意本病的潜伏期，以及易复发性。

2. 辨分期，以确定“扶正”与“祛邪”的关系。

【辨证思路】

一、诊断要点

1. 皮损特点　损害初起为柔软淡红色小丘疹，逐渐增大增多，表面凹凸不平，湿润柔软呈乳头状、菜花状或鸡冠状，低温干燥的部位皮损呈扁平疣状。

2. 好发部位　龟头、冠状沟、包皮内侧、包皮系带、尿道口及阴茎，肛周与直肠部，大小阴唇、宫颈、阴道、阴道口，以及会阴、阴阜、腹股沟等部位。

3. 潜伏期约 1~8 个月，平均 3 个月。常无明显自觉症状，可有轻微瘙痒、白带增多有臭味等表现。与生殖器癌发生的关系密切。

4. 醋酸白试验、组织病理学检查、细胞学检查或分子生物学检测可起到辅助诊断的作用。

二、鉴别诊断

应与生殖器癌、扁平湿疣、鲍恩样丘疹病、假性湿疣鉴别。

1. 生殖器癌　多见于年龄长者，皮损向下浸润，易发生溃破感染，组织病理学检查可见细胞变异。

2. 扁平湿疣　是二期梅毒一种特征性的损害，RPR、TPHA 试验为阳性。

3. 鲍恩样丘疹病　易发生于青年男女，表现为生殖器黏膜部位棕红色小丘疹，组织病理学可确诊。

4. 假性湿疣　见于女性双侧小阴唇或尿道口周围，多为多发性、颗粒状丘疹，是一种正常的生理变异，并非病态。

5. 阴茎珍珠状丘疹　是发生在男性冠状沟的针头大小的黄白色或淡红色的小丘疹，成行排列，醋酸白试验可鉴别。

三、辨证论治

本病辨证分为湿毒下注证和湿热蕴毒证，以清热解毒、燥湿除疣为主要治法。

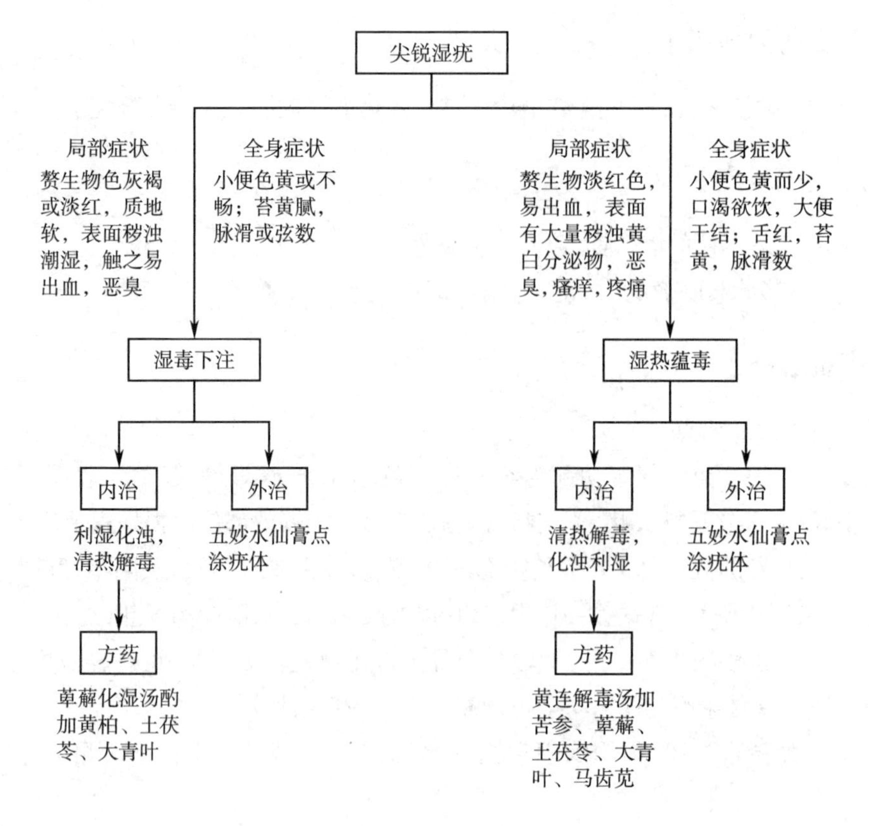

四、注意事项

1. 治疗期间应避免性生活，或使用安全套。

2. 早发现，早治疗，增强抵抗力。

【病例思维程序示范】

张某,女,32 岁。发现会阴部赘生物 3 个月,自觉瘙痒,小便色黄。

查体:大阴唇部散在多个大小不等的赘生物,基底部带蒂,体部湿润柔软呈乳头状,表面有灰色分泌物,色灰褐或淡红。苔黄腻,脉滑或弦数。

辨证思维程序:

第一步:明确诊断。根据患者皮损特点、发病部位、发病时间和详问病史,不难诊断为尖锐湿疣。

第二步:进行必要的检查。可通过醋酸白试验与其他生殖器赘生物鉴别;组织病理学检查有特异性。

第三步:进行辨证论治。根据患者阴部皮损表现,大阴唇部散在多个大小不等的赘生物,基底部带蒂,体部湿润柔软呈乳头状,表面有灰色分泌物,色灰褐或淡红,为湿毒下注之象,再结合小便和舌象脉象,辨证为湿毒下注证,治拟利湿化浊,清热解毒。

处方:萆薢 10g,当归尾 12g,丹皮 12g,牛膝 15g,防己 10g,木瓜 12g,薏苡仁 20g,秦艽 10g,黄柏 10g,苦参片 10g,土茯苓 30g,大青叶 15g。水煎服,每日 1 剂。

第四步:辨证选用外治法。局部治疗可选用 CO_2 激光、高频电刀电灼、液氮冷冻等。药物外用可选用五妙水仙膏点涂疣体,或 5% 5- 氟尿嘧啶软膏或 5-氟尿嘧啶注射液,3% 肽丁胺霜,50% 三氯醋酸溶液,10%~25% 足叶草酯酊或 0.5% 足叶草毒素。外用药物治疗不如物理治疗的治愈高。

(自拟病案)

【医案及经验方】

一、医案(《中国现代名中医医案精华》)

杨某,男,37 岁。

主诉:肛门周围潮湿及异物感 4 年。自诉肛门周围有异物突起,分泌物黏稠而臭,肛门瘙痒,轻微刺痛。嗜好烟酒。曾服中药一度好转。既往有精神忧郁史。

诊查:舌质淡红,苔黄厚腻,脉细缓。膝胸位:肛门周围满布灰白色米粒状物,其中3~6点有拇指大小菜花状突起物,分泌物多呈黄红色,恶臭。病理检查:良性乳头状瘤。

辨证:肝虚血燥,下焦湿热,肛门尖锐湿疣。

治法:滋养肝肾,活血化瘀佐以利湿。

处方:制首乌12g,熟地10g,杜仲12g,赤白芍各15g,桃仁9g,白术12g,牛蒡9g,穿山甲9g,黄柏10g,每日1剂。

外用燥湿解毒、散结收敛的中药。

处方:苦参9g、马齿苋30g、五倍子15g、乌梅20g、明矾15g煎汤,每日熏洗坐浴2次。

用上述药物,3天后异物感及肛门瘙痒明显减轻,分泌物减少。继用鸦胆子为末配凡士林外涂,7天后肛门周围检查:异物脱落,菜花状物缩小。为缩短疗程,将之切除,1周后痊愈.追踪3年无复发。

按语:肛门尖锐湿疣是发生在肛门周围表面或阴部皮肤的小赘生物,《薛氏医案·外科枢要》记载:"病属肝胆少阳经,风热血燥或怒动肝火或淫气所致。"此病发生多是忧郁过多伤肝,致血虚筋气不荣,痰湿郁结肛门周围肌肤而致。治以滋养肝血,活血化瘀,佐以软坚化痰;配合外治法及手术切除,可取得较好疗效。

二、经验方

1. 张志礼经验方(《中西医结合皮肤性病学》)

功能:解毒利湿化浊,活血软坚。

主治:尖锐湿疣。

组成:板蓝根、黄柏、紫草、薏苡仁、木贼草、桃仁、红花、川芎、牡蛎、枯矾各50g。

用法:煎水约3 000~4 000ml,趁热熏洗,每次10分钟,每日2次,15日为一个疗程。

2. 张志礼经验方(《中西医结合皮肤性病学》)

功能:利湿化浊,清热解毒。

主治:尖锐湿疣。

组成:木贼草、香附、板蓝根、山豆根、明矾、百部、苦参、蛇床子各30g。

用法:煎水约3 000~4 000ml,趁热熏洗,每次10分钟,每日2次,15日为一个疗程。

(李斌、肖秀丽)

第三十节　生殖器疱疹

【概述】

生殖器疱疹是主要由单纯疱疹病毒Ⅱ（HSV Ⅱ）经性交传染而引起的外生殖器急性疼痛性皮肤病，好发于皮肤与黏膜交界处。本病可参照中医学“阴部热疮”辨治。

【主要病因病机】

1. 不洁性交，感受湿热秽浊之邪。

2. 素体阴虚，或房劳过度，损伤阴精，导致正虚热盛而病情反复发作，经久难愈。

3. 部分病邪通过呼吸道、皮肤黏膜密切接触传染，引起生殖器感染。

【辨证注意点】

1. 注意病情的复发性，提高机体的抵抗力，预防本病的复发。

2. 掌握辨证以脏腑虚弱为本，湿热下注为标。

3. 在不同病期，治疗上应确定扶正为主还是祛邪为主。

【辨证思路】

一、诊断要点

1. 潜伏期　3~5 天。

2. 部位　龟头、冠状沟、尿道口、阴茎体、阴唇、阴蒂及子宫颈口等。

3. 皮疹　初起为红色丘疹，迅速变成小水疱，3~5 天后小水疱破溃发生糜烂或溃疡，1~2 周内即可干燥结痂，少数严重者可继发感染。

4. 症状　患部初起时瘙痒或灼热，发生溃疡时常伴有剧烈疼痛。

5. 复发性生殖器疱疹　首次感染后，1 年之内，可有一半以上的患者复发，第 1 年可复发 4~6 次，以后逐渐减少。

6. 在男性同性恋者，还可见到有严重肛门直肠疼痛，肛门有分泌物，并有便秘或里急后重感。

7. 孕妇的 HSV 感染　孕妇发生感染时，50% 胎儿可同时受累，发生流产或死胎。

二、鉴别诊断

应与软下疳、急性女阴溃疡和白塞病、固定型药疹、梅毒硬下疳等鉴别。

1. 梅毒硬下疳　有典型的临床特点，一般不痛，表面可检出梅毒螺旋体、梅毒血清反应阳性。

2. 软下疳　不洁性交史后潜伏2~3日，皮损呈圆形或椭圆形、边缘不整的穿凿样溃疡，基底有黄白色脂样苔，涂片有杜克雷嗜血杆菌，1~2周可出现腹股沟淋巴结肿大。

3. 急性女阴溃疡和白塞病　均与性交无直接关系，呈多发性小溃疡，后者可伴口腔溃疡、眼病变等表现。

4. 固定型药疹　生殖器部位的水疱、糜烂、溃疡，一般为单发，有用药史而无不洁性交史。

三、疾病分类

根据本病有反复发作的特点可分为原发性生殖器疱疹和复发性生殖器疱疹。

四、辨证论治

本病辨证分为肝胆湿热证和阴虚邪恋证。

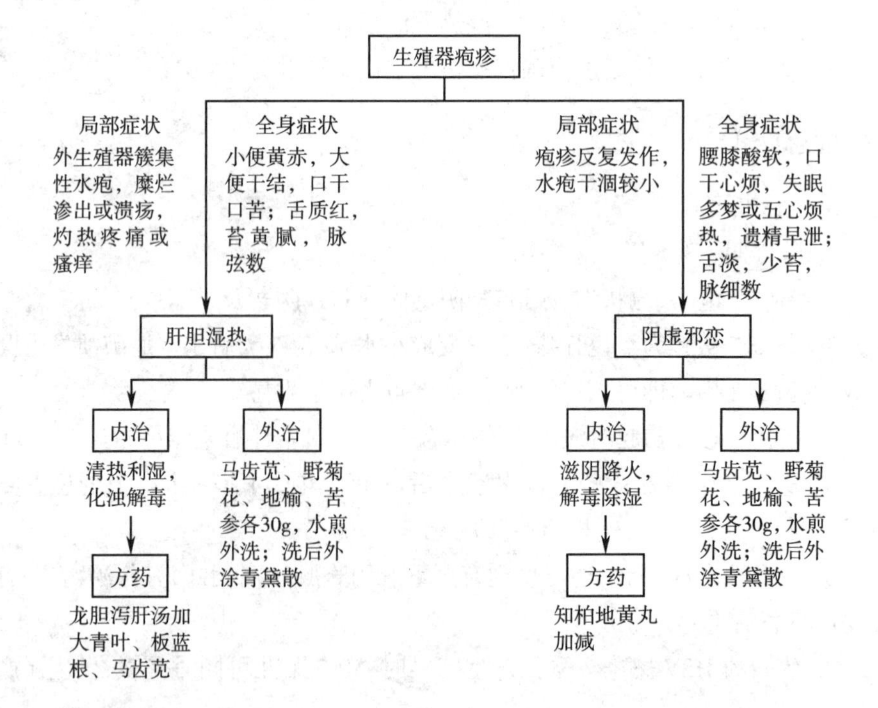

五、注意事项

1. 患者衣物等用品应消毒并与家人用品隔离，以防间接传染。

2. 对女性复发性生殖器疱疹应做妇科检查，排除早期宫颈癌。

3. 静止期性交使用避孕套，活动期禁止性交。

【病例思维程序示范】

一妇患阴疮，发热头疼，口干咽燥，外阴部小水疱密集成簇，痛痒交作，时愈时作，缠绵不尽，苔薄，脉细数。

辨证思维程序：

第一步：明确诊断。根据患者发病部位、症状特征和病情反复不愈，以及自觉症状，可初步诊断为生殖器疱疹。

第二步：进行必要的检查。必要时可进一步做细胞学检查和病毒培养。

第三步：进行辨证论治。疱疹发于外阴部，为肝经走行区，皮损表现为小水疱密集成簇，为湿邪所致，结合发热头疼，口干咽燥，苔薄，脉细数，辨证为肝经湿热证，治拟清化肝经湿热。

处方：龙胆草 6g，栀子 10g，黄芩 10g，柴胡 10g，生地黄 15g，车前子 15g，泽泻 10g，板蓝根 30g，马齿苋 30g，白花蛇舌草 20g，甘草 6g。

第四步：辨证选择外治法。局部外治的目的主要是防止继发感染，促进皮损尽快愈合。可选用以下方药。

（1）马齿苋、野菊花、地榆、苦参各 30g，水煎外洗，每天 2~3 次；洗后外涂青黛散。

（2）1/5 000 高锰酸钾溶液或 1/20 的聚维酮碘溶液外洗患处。

（3）阿昔洛韦软膏外搽，或 0.1% 碘苷溶液、酞丁胺溶液外搽。

（4）局部疼痛症状明显者可局部外用 1% 达克罗宁溶液或 5% 利多卡因软膏以缓解疼痛。

（《中西医结合皮肤性病学》）

【经验方及常用中成药】

一、经验方

1. 马齿苋解毒汤(《皮肤性病中医治疗全书》)

功能:清热利湿,化浊解毒。

主治:生殖器疱疹。

组成:马齿苋 30g,板蓝根 15g,紫草 12g,败酱草 12g。

用法:水煎服,每日 1 剂,日服 2 次。

2. 疱疹汤(《皮肤性病中医治疗全书》)

功能:滋阴降火,解毒除湿。

主治:生殖器疱疹。

组成:白鲜皮 12g,当归 6g,赤芍 10g,丹皮 10g,桑叶 10g,黄芪 10g,金银花 15g,连翘 12g,土茯苓 12g,苦参 6g,苍术 6g,生甘草 6g。

用法:水煎服,每日 1 剂,日服 2 次。

二、常用中成药

可选用参苓白术丸,六味地黄丸,蒲地蓝消炎口服液等。

(李　斌)

第三十一节　癌　　疮

【概述】

癌疮是一种发展缓慢的,以皮肤损害为主要表现的恶性肿瘤。其临床特点是皮肤肿块凹凸不平,边缘不齐,坚硬不移,形如岩石,溃破后疮口中间凹陷很深,形如岩穴,臭秽难闻,不宜收敛,严重者危及生命。本病包括西医学的鳞状细胞癌、基底细胞癌、原发性皮肤 T 细胞淋巴瘤等。本节仅叙述基底细胞癌。

【主要病因病机】

1. 总由内外因相和,致气滞、血瘀、痰凝而发。

2. 外因多责之湿、热、毒邪侵袭。

3. 内因多由情志不畅,喜怒忧思,肝脾两伤,痰凝湿聚,结滞肌肤。

【辨证注意点】

1. 注意癌疮的临床特征。

2. 注意本病的鉴别诊断，及时进行病理检查。

【辨证思路】

一、诊断要点

好发于老年人的曝光部位，特别是颜面部；皮损初为灰白色或蜡样小结节，隆起高突，质硬；同时结合病理改变以明确诊断。

二、鉴别诊断

本病需与鳞状细胞癌、盘状红斑狼疮、寻常性狼疮等鉴别。与以上疾病的鉴别诊断主要依靠病理组织学检查。

1. 鳞状细胞癌　深入破坏性强，易溃破，易转移，常侵犯邻近淋巴结。组织病理学检查可鉴别。

2. 盘状红斑狼疮　表面角质增殖毛囊口呲开，内含角栓，常在颜面呈蝴蝶状。组织病理学检查可鉴别。

3. 寻常性狼疮　呈深褐红色，有狼疮结节，组织病理为结核样结构。

4. 角化棘皮瘤　本病与基底细胞癌的结节型相似，但本病皮损多为红色半球状结节，中间有角质栓，在数日内生长迅速，并可自行消退。

三、疾病分型

1. 结节溃疡型　较常见，由针头或黄豆大小、质硬的蜡样或半透明小结节缓慢增大，中央凹陷形成溃疡，周围有珍珠样隆起的小结节样损害，向内卷曲，称为侵蚀性溃疡。有时中央愈合结疤，边缘继续扩大。

2. 色素型　损害基本同结节溃疡型，但皮损处有褐色色素沉着，边缘较深。

3. 局限性硬皮病样或硬化型　多发生于青年或儿童的局部皮肤硬化斑块，灰白色或淡黄色，边缘不清，形状不规则，类似局限性硬皮病，一般不易破溃。

4. 浅表型　为一片或数片淡红色斑，边界清楚，边缘可呈线状，表面有少量脱屑，轻度浸润，缓慢生长，部分破溃形成表浅溃疡，愈后结疤。

5. 纤维上皮瘤型　为一个或数个高出皮面的结节，中等硬度，可有短蒂，表面光滑，呈淡红色，似纤维瘤，好发于背部，偶有破溃。

四、辨证论治

本病一旦确诊，建议外科手术切除。中医药在改善症状、提高生存质量等方面有较好疗效,可遵循益气活血解毒软坚的治则。

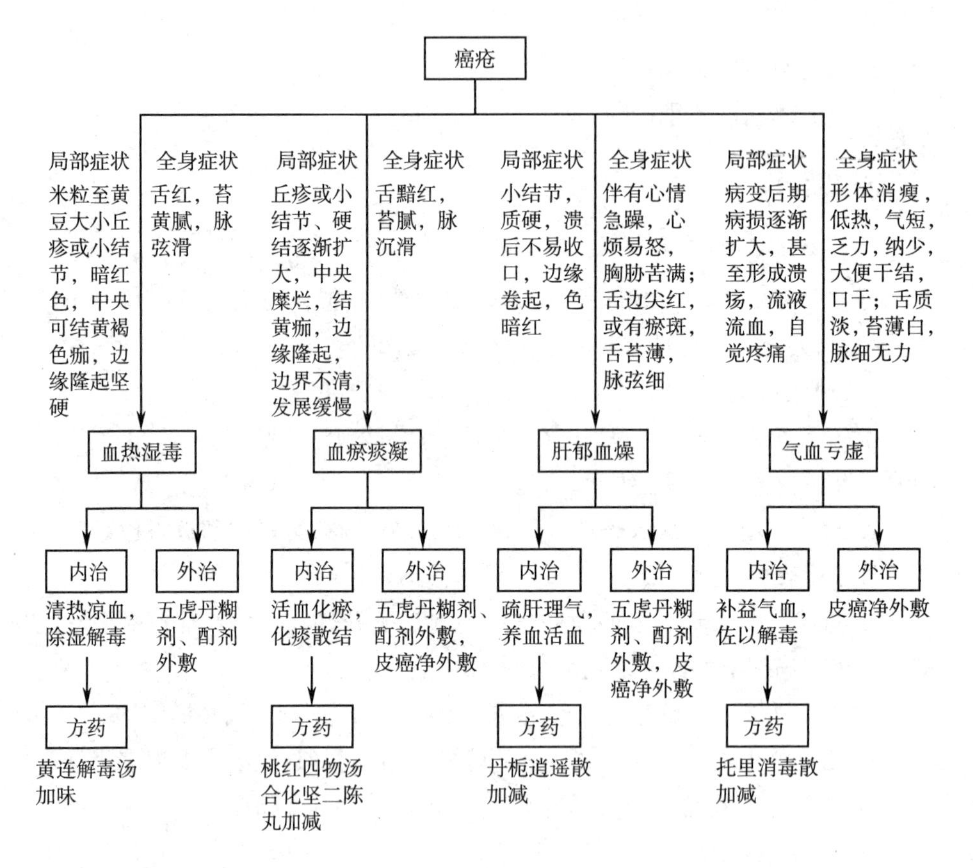

五、注意事项

1. 加强营养,提高机体免疫力。

2. 保持心情舒畅,避免精神刺激。

【病例思维程序示范】

李某,男,45岁。发现额头部一结节半年余,近来增长迅速,表面破溃,轻微疼痛。体重明显减轻,口干口渴,大便干燥。

查体:额头部见一花生大小结节,蜡黄色,表面溃疡,溃疡边缘呈珍珠状向内卷曲隆起,质硬,表面有少许浓稠分泌物,异臭味。舌红苔黄,脉弦数。

辨证思维程序:

第一步:明确诊断。根据患者肿块近来迅速增长,体重明显减轻,同时结合肿块表现,结节如花生大小,蜡黄色,表面溃疡,溃疡边缘呈珍珠状向内卷曲隆起,质硬,表面有少许浓稠分泌物,异臭味,可初步诊断为癌疮,但对于癌症的类型,还需做进一步检查。

第二步:进行必要的检查。组织病理学检查。

第三步:手术切除后进行辨证论治辅助治疗。患者病程半年余,体重明显减轻,口干口苦,大便干燥,舌红,苔黄腻,脉弦,辨证为火毒蕴结。治拟清热解毒、化瘀散结。方以解毒化瘀汤加减。

处方:白花蛇舌草 30g,半枝莲 20g,石上柏 20g,山慈菇 15g,连翘 15g,玄参 20g,赤芍 15g,三棱 15g,莪术 15g,丹参 20g,土茯苓 20g,甘草 5g。

第四步:辨证选择外治法。大黄 30g、苦参 30g、三棱 30g、莪术 30g、野菊花 30g、地榆 20g、荆芥 20g、枯矾 20g,水煎成 2 000ml 清洗或湿敷患处。

(自拟病案)

【医案、经验方及常用中成药】

一、医案(《肿瘤》)

金某,男,51岁,农民。1970年11月19日初诊。上唇上方生一肿物40余年,近1年因经常碰破出血,肿物逐渐增大,无痒痛。

查体:一般状态好,上唇右上方肿物 2.5cm×4.0cm 大小,高 2cm,触之坚硬,触痛,拨去痂皮,见有凹凸不平的粉红色糜烂面,有臭味,右侧下颌淋巴结肿大。

血、尿常规及肝功能检查均正常,胸透未见异常。临床及病理诊断为基底细胞癌。

局部常规消毒后插入白砒条,外敷一效膏,每日换药 1 次,3 天后复诊,肿瘤变黑坏死,坏死组织与健康组织分离,局部消毒剪除坏死组织,露出新鲜创面,外敷一效膏。

12 月 21 日复诊,疮面愈合平坦,肿大的下颌淋巴结消退,治愈。随访 10 年无复发。

二、经验方

1. 五虎丹糊剂(《肿瘤》)

功能:解毒祛腐。

主治:翻花疮。

组成:五虎丹结晶 1.2g,蟾酥 0.5g,斑蝥(去头足)0.5g,洋金花 1g。

用法:用浆糊 2g 将上药调成糊状,涂于溃疡面,以纱布覆盖之。

2. 红升丹(《肿瘤》)

功能:祛腐生肌。

主治:翻花疮。

组成:水银 30g,白矾 24g,火硝 21g。按升丹法炼制,研末待用。

用法:肿瘤组织上涂五虎丹部分坏死脱落后,改用此丹,每次以少许撒于疮面,外贴纱布保护,每 2 天换药 1 次,直至疮面愈合。

三、常用中成药

可选用西黄丸、小金丸、芪胶升白胶囊等。

(肖秀丽、李斌)

第五章　肛门直肠病

第一节　痔

【概述】

痔是直肠末端黏膜下和肛管皮下的静脉丛发生扩大曲张所形成的柔软的静脉团。本病好发于20岁以上的成年人，儿童很少发生。根据发病部位的不同，可分内痔、外痔和混合痔。

内　　痔

【概述】

内痔是指发生于肛门齿线以上，直肠末端黏膜下的静脉丛扩大曲张和充血所形成的柔软静脉团，是肛管直肠疾病中最常见者。本病好发于膀胱截石位3、7、11点处，通常又称其为母痔，发生于其他部位则称为子痔。病程可长可短，随着年龄增长，其发病率有所增高。本病的特点是便血，痔核脱出，肛门不适感。

【主要病因病机】

本病的发生多与风、湿、瘀及气虚有关，加之脏腑本虚，风燥湿热下迫，瘀阻魄门，瘀血浊气结滞不散，筋脉横解，导致脏腑功能失调而成痔。

1. 风伤肠络　外感六淫，风善行而数变，又多夹热，血不循经而下溢出血，色泽鲜红，下血暴急呈喷射状。

2. 湿热下注　饮食不节，过食辛辣醇酒厚味，损伤脾胃，湿热内生，湿与热结，致肛门部气血纵横，经络交错而生内痔。

3. 气滞血瘀　久坐久立，负重远行，便秘努责，气机阻滞，气滞则血瘀，气血纵横，经络交错，结滞不散而成。

4. 脾虚气陷　妇人生育过多，老人及小儿久泻久痢，脾胃功能失常，脾虚气陷，中气不足，无力摄纳，痔核脱出不得回纳。

【辨证注意点】

1. 首先应明确是否为内痔，特别要注意与肛管癌、直肠癌相鉴别。

2. 其次应明确疾病的分期。Ⅰ、Ⅱ期内痔以内治为主，Ⅲ、Ⅳ期内痔以手术治疗为主，各期内痔均可配合外治。

3. 着重询问患者便血及脱出症状，并结合全身症状及舌苔、脉象，辨别其虚实。

4. 重视内治与外治结合的辨证论治。

【辨证思路】

一、诊断要点

1. 内痔多发生于成年人，婴幼儿和青少年较为少见。

2. 有反复发作史，病程可长可短，短则几天，长则可达数十年。

3. 主要症状有便血、脱出、肛周潮湿、瘙痒、便秘、疼痛等，甚者可有贫血、嵌顿等。

4. 局部肛门视诊可见齿线以上的黏膜充血、水肿，伴有出血点等；肛门镜检查可进一步直观地了解痔核的部位、大小、数目、色泽、溃疡和出血点等。

二、鉴别诊断

1. 直肠癌　多见于中老年，粪便中混有脓血、黏液、腐臭的分泌物，伴有大便习惯改变，里急后重感，晚期患者大便变细。大多数患者指检时可触及菜花状肿物或凹凸不平的溃疡，质地坚硬，不能推动，触之易出血。

2. 直肠脱垂　脱出物呈环状或螺旋状，色淡红，质地中等，表面光滑，无静脉曲张，一般不出血，肛周黏液等分泌物较多。

3. 直肠息肉　多见于儿童。位置较低的直肠息肉便后常可脱出于肛门外，脱出的息肉一般为单个，有长蒂、头圆、表面光滑，质地较痔核硬，可活动，容易出血，但多无射血、滴血等现象。

4. 肛乳头肥大　呈锥形或鼓槌状，灰白色，表面为上皮，质地中等偏硬，一般无便血，常有疼痛或肛门坠胀，肛乳头过度肥大者，便后可脱出于肛门外。

5. 肛裂　以周期性疼痛为主，便血色鲜红、量少，局部检查可见 6 点或 12 点有梭形溃疡，病程较长者可见局部肛乳头肥大等病理性改变。

6. 下消化道出血　多见于溃疡性结肠炎、克罗恩病、直肠血管瘤、憩室病、家族性肠息肉病等，常伴有不同程度的便血，需做乙状结肠镜、纤维结肠镜检查，或X线钡剂灌肠造影等检查才能确诊鉴别。

三、疾病分期

根据病程长短及临床症状分为四期：

1. Ⅰ期内痔　便时带血、滴血或喷射状出血，无内痔脱出，便后出血可自行停止。

2. Ⅱ期内痔　便时带血、滴血或喷射状出血，伴内痔脱出，便后可自行回纳。

3. Ⅲ期内痔　便时带血、滴血，伴内痔脱出，或久站、咳嗽、劳累、负重时内痔脱出，须用手回纳。

4. Ⅳ期内痔　内痔脱出不能回纳，内痔可伴发绞窄、嵌顿。

四、辨证论治

内痔按临床症状分为四期，相应证型分为风热肠燥证、湿热下注证、脾虚气陷证、气滞血瘀证。

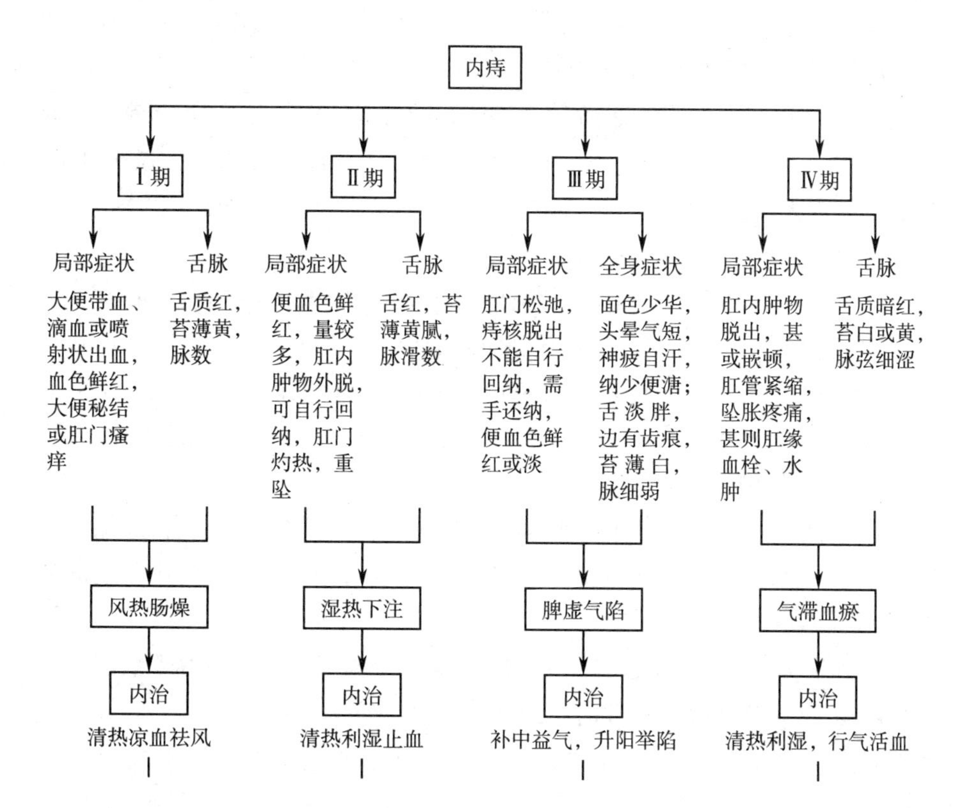

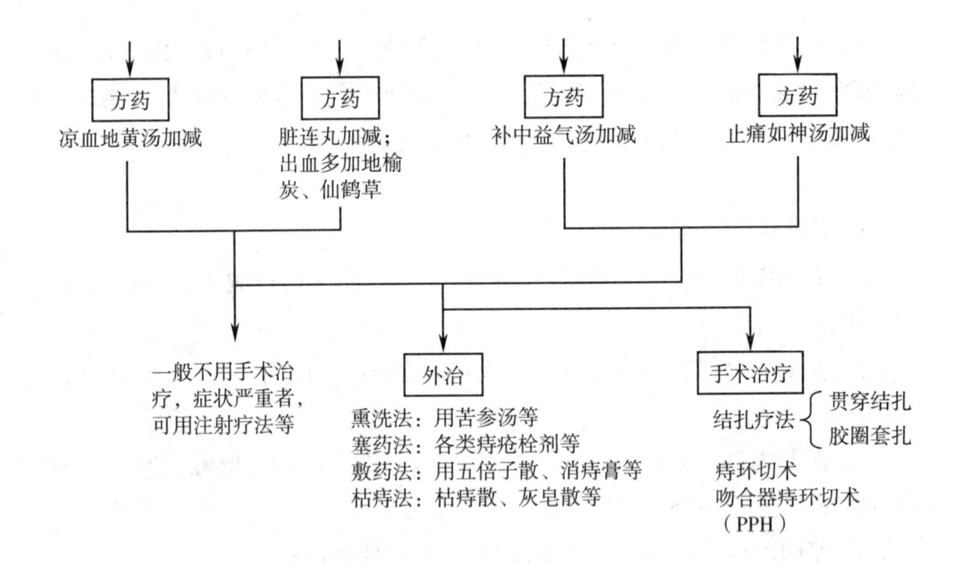

五、注意手术并发症的处理

1. 疼痛　对于轻度疼痛者，可给予口服非阿片类药物，主要是非甾体抗炎药，如对乙酰氨基酚、布洛芬等；中等以上疼痛者，可口服弱阿片类药物，如布桂嗪、曲马多等；必要时也可安置镇痛泵，能持续、有效地缓解术后疼痛。如影响睡眠时可口服阿普唑仑 0.4mg 或肌注苯巴比妥钠 0.1g 等。

2. 小便困难　应消除患者精神紧张；用车前子水煎代茶；下腹部热敷或针刺三阴交、关元、中极，留针 15~30 分钟；或用 1% 普鲁卡因 10ml 长强穴封闭。如手术创面无明显渗血，可松解或去除部分肛门内的敷料。如上述方法无效，应予以导尿。

3. 出血　内痔结扎不牢而脱落，或内痔枯萎脱落时，可出现创面渗血，甚至小动脉搏动性出血。对于创面渗血，可用凡士林纱条，加用桃花散等填塞压迫；对于搏动性出血，必须暴露出血点并进行缝扎，以彻底止血。如出血情况严重，出血点一时不易找到者，可在创面周围注射部分硬化剂、液氮冷冻，或用肛管、三腔管等局部压迫止血。

4. 发热　一般因组织坏死、吸收而引起的发热，不超过 38℃者，除加强观察外，无需特殊处理。如为局部感染引起的发热，可用清热解毒的中药或抗生素等治疗。

5. 水肿　以朴硝 30g 煎水熏洗，每天 1~2 次；或用 1∶5 000 高锰酸钾溶液等坐浴后，外敷消痔膏。必要时可配合局部理疗等。

【病例思维程序示范】

王某，男，42岁。2017年8月9日初诊。大便后无痛性出血反复2年，加剧2周。患者自2015年开始出现大便出血，时发时止，便时肛门无明显疼痛，未经正规治疗。近2周来自觉便血加剧，点滴而下，甚则有喷射状，出血量多，色鲜红。便后无明显肛内肿物脱出。平素大便偏干，2~3日一行。

专科体检：视诊肛门外观无明显异常。指诊未触及异常肿块，指套无染血。肛门镜检3、7点位齿线上黏膜充血，略隆起，3点位黏膜糜烂、有散在出血点。舌质红，苔薄黄，脉数。

辨证思维程序：

第一步：明确诊断。患者病程2年，主要症状为便血，无痔核脱出，肛门无明显疼痛，初步诊断为内痔。该患者临床表现主要为便血，需与肛裂、直肠脱垂、直肠息肉、肛管直肠癌、下消化道出血等相鉴别。

第二步：进行分期诊断。本病病程2年，以便血为主，点滴或喷射状，出血量多，色鲜红，无痔核脱出，故属Ⅰ期内痔。

第三步：进行辨证论治。便血点滴或喷射状，出血量多，色鲜红，大便干结，舌质红，苔薄黄，脉数。证属风热肠燥证，治拟清热凉血祛风，方用凉血地黄汤合润肠汤加减。

处方：生地黄30g，当归尾9g，槐角9g，地榆9g，黄芩9g，黄连3g，升麻6g，赤芍9g，枳壳9g，天花粉9g，生甘草6g。

第四步：辨证选择外治法。Ⅰ期内痔可选择熏洗法或塞药法。若症状严重，可选择注射疗法或结扎、套扎方法。

第五步：预防与调护。保持大便通畅，养成每天定时排便的习惯，尽可能缩短每次排便时间；注意劳逸结合，每天或排便后清洗肛门，保持肛门周围清洁、干燥；注意饮食调和，多饮水，多食蔬菜、水果，少食或不食辛辣食物；避免久坐，经常进行提肛锻炼。

（自拟医案）

【医案、经验方及常用中成药】

一、医案

1. 陈实功医案(《外科正宗》)

一男子好饮多欲,内痔虚坠下血。以四物汤加芩、连、升麻、葛根,数服虚坠乃止。又以当归郁李汤二剂,痔肿亦消;更服脏连丸月余,便血亦止;又月余,兼节酒色不发。大抵醉饱入房,经脉横解,或精气一泄,脉络必虚,酒食之毒,乘虚流结;或淫极强固精气,以致败精浊血遂传大肠;又或饮食厚味,燥湿流注俱成斯疾。所受病者燥气也,为病者湿气也。初宜泻火和血、润燥疏风,久宜养血滋阴、健脾渗湿,治之自愈。

2. 丁泽民医案(《中国当代名医验方大全》)

杨某,男,59岁。大便带血,痔核脱出已数月。检查后诊为Ⅱ期内痔,于次日上午行内痔注射术,取截石位在3、7、11点内痔处,共注射矾黄消痔液15ml,注射后,患者无任何不适,7天后用肛门镜复查,内痔已硬化萎缩。

矾黄消痔液药物组成:明矾15g,黄连20g,鞣酸0.7g,普鲁卡因5g,甘油100ml,注射用水适量。

按语:本方为注射剂,其中明矾有明显的收敛作用和止血作用;黄连清热燥湿,泻火解毒;鞣酸有收敛止血作用。本注射剂可使痔核硬化萎缩而消失,并有止血作用。因本方为硬化萎缩制剂,使用时需严格禁用于齿线以下部位。

二、经验方

1. 顾伯华复黄片(《中医外科学》)

功能:凉血止血,清热通便。

主治:以便血、大便秘结为主症的各类痔疮、肛裂等。

组成:蒲黄4.5g,地榆50g,槐角6g,生大黄12g。

用法:水煎服,日1剂,分2次服。或浓缩制成片剂,每次5片,一日2次。

2. 李润庭化痔片(《当代中国名医高效验方1 000首》)

功能:凉血行气,止血散瘀。

主治:各期内痔、血栓外痔。

组成:槐米50g,三七10g,三棱40g,茜草40g,枳实40g。

用法:水煎浓缩制成片剂,每次6片,每日3次。

三、常用中成药

可选用槐角丸、脏连丸、十灰丸、痔宁片、补中益气丸等。

（何春梅）

外　痔

【概述】

外痔是指发生于肛管齿线之下，由痔外静脉丛扩大曲张或痔外静脉破裂或反复炎症纤维增生而成的疾病。可发生于任何年龄，其特点是自觉肛门坠胀、疼痛、有异物感。由于临床症状和病理特点及过程不同，可分为结缔组织外痔、静脉曲张性外痔、血栓外痔和炎性外痔等。

【主要病因病机】

本病多与湿、热、瘀有关，局部气血运行不畅，筋脉阻滞，日久瘀结不散所致。

1. 气滞血瘀　局部气血瘀滞，肠道气机不畅，不通则痛。

2. 湿热下注　湿热蕴阻肛门，经络阻滞，瘀结不散而发本病。

3. 脾虚气陷　年高、体弱多病者，脾胃功能失常，中气不足，脾虚气陷，无力摄纳，而致肛门坠胀，肿物难以消退。

【辨证注意点】

1. 首先应明确是否为外痔，特别要注意与嵌顿性内痔相鉴别。

2. 其次应明确外痔的类型。

3. 重视内治与外治结合的辨证论治。

【辨证思路】

一、诊断要点

1. 肛门边缘赘生皮瓣，质地柔软，无触压痛；急性发作时可见皮瓣明显肿大，疼痛剧烈，甚至血栓形成，破损渗出，味臭等。

2. 以肛门部坠胀感、异物感为主，伴肛周潮湿、瘙痒；急性发作时肛门局部可见肿胀、疼痛，排便等刺激后症状加重。

二、鉴别诊断

1. 内痔嵌顿 齿线上内痔脱出、嵌顿，疼痛时间较长，脱出物为黏膜水肿，消退缓慢，黏膜表面常有糜烂、坏死，伴感染时有分泌物和臭味。

2. 肛门周围脓肿 肛门周围肿块，色红，疼痛剧烈，3~5天有波动感，伴有发热，自溃或切开排脓引流后肿退痛减，体温下降，易形成肛瘘。

3. 肛门周围皮脂腺囊肿 肛门周围局限性肿块，质地中等，按之有囊性感，边界清楚，表面光滑，与皮肤粘连，皮色如常，无疼痛；感染时红肿疼痛明显，并有豆渣样物。

4. 肛管癌 肿块质地坚硬，不能推动，且表面高低不平，溃烂时可有脓血、黏液、腐臭的分泌物，病至后期常见肛管狭窄，大便变细或排便困难，多见于中老年患者。

三、疾病分类

1. 结缔组织外痔 肛门边缘处赘生皮瓣，逐渐增大，质地柔软，一般无疼痛，不出血，仅觉肛门有异物感，偶有感染肿胀时，才觉疼痛，肿胀消失后，赘皮依然存在。

2. 静脉曲张性外痔 排便时或久蹲后，肛缘皮下有柔软青紫色团块隆起，可伴有坠胀感，团块物按压后可消失。

3. 血栓外痔 肛缘皮下突发青紫色的肿块，局部皮肤水肿，肿块初起尚软，疼痛剧烈，逐渐变硬，可活动，分界清晰，触痛明显，好发于肛门外截石位3、9点，以中年男性居多。

4. 炎性外痔 肛缘皮肤破损或感染，局部红肿、渗出或破溃，疼痛明显。

四、辨证论治

因结缔组织外痔临床症状通常不明显，因此，对于无症状的外痔，一般无需特别治疗。若反复发作，或染毒者，方需治疗。

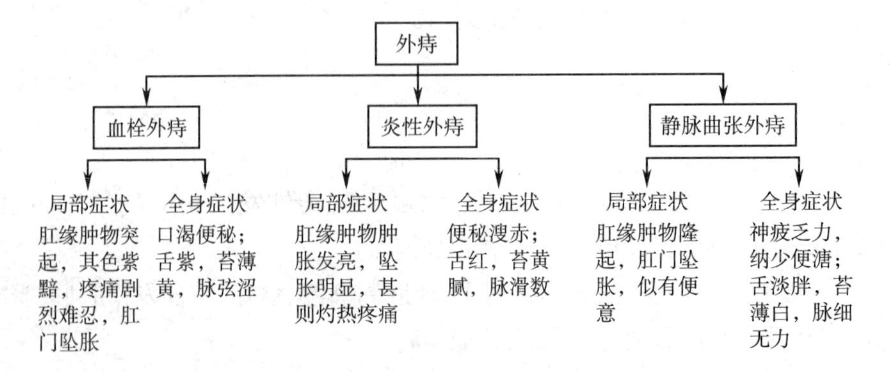

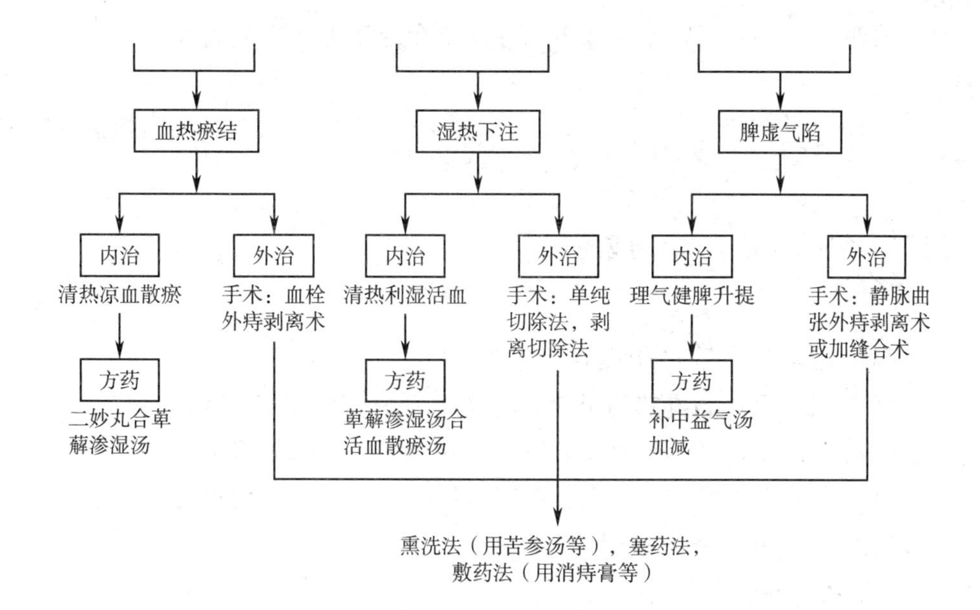

【病例思维程序示范】

李某，男，36岁。2016年5月12日初诊。突发肛门肿物疼痛3天。患者3天前因排便努责，便后即感肛门疼痛剧烈，未经正规治疗。3天来疼痛无明显缓解，自觉肛门坠胀疼痛不适，大便干结，3天未行。平素嗜酒。

查体：视诊截石位9点肛缘肿物隆起，大小约1.2cm×1.2cm，色紫黯，触之质硬，触痛明显，指诊因痛未检。舌紫，苔薄黄，脉弦。

辨证思维程序：

第一步：明确诊断。患者突然起病，主要症状为肛门肿物，疼痛剧烈，肛门坠胀疼痛，大便干结。视诊肛缘9点位肿物隆起，大小约1.2cm×1.2cm，色紫黯，触之质硬，触痛明显。初步诊断为血栓外痔。该患者临床表现主要为肛门肿物剧痛，需与肛裂、内痔嵌顿相鉴别。

第二步：进行辨证论治。肛门肿物，疼痛剧烈，肛门坠胀，大便干结，舌质红，舌紫，苔薄黄，脉弦。证属血热瘀结证，治拟清热凉血，散瘀消肿，方用凉血地黄汤合活血散瘀汤加减。

处方：生地黄30g，当归尾9g，槐角9g，地榆9g，黄芩9g，薏苡仁15g，赤芍9g，桃仁9g，川芎9g，枳壳9g，瓜蒌仁9g，生甘草6g。

第三步：辨证选择外治法。血栓外痔可选择熏洗法或敷药法。

第四步:若症状无明显缓解,选择手术治疗,行血栓外痔剥离术。

（自拟医案）

【医案、经验方及常用中成药】

一、医案

马培之医案(《孟河马培之医案论精要》)

何左,痔疮乃肠胃湿热逼至魄门而致,斯恙宜益气固阴,并清肠胃。西洋参、生地、柏子仁、佩兰、荆芥炭、川黄柏、淮山药、茯神、丹皮、荷蒂、红枣。另洗方:五倍子、瓦花、朴硝、槐米、臭梧桐叶、蔷薇根、椿根皮,煎汤熏洗。按:煎方以益气固阴,清热除湿;洗方以敛疮消肿为主。

二、经验方

柏连松加减凉血地黄汤(《当代中国名医高效验方 1 000 首》)

功能:清热凉血。

主治:血栓外痔。

组成:紫花地丁 12g,野菊花 6g,金银花 9g,赤芍 6g,半枝莲 15g,草河车 9g,蒲公英 30g,生甘草 3g。

用法:水煎服,日 1 剂,分 2 次服。

三、常用中成药

可选用槐角丸、脏连丸、十灰丸、痔宁片、补中益气丸等。

（何春梅）

混　合　痔

【概述】

混合痔是同一方位的内、外痔静脉丛曲张,相互沟通吻合,使内痔部分和外痔部分形成一个整体。多发生于肛门截石位 3、7、11 点位处,以 11 点处更为多见。兼有内痔、外痔的双重症状。

【主要病因病机】

多因内痔病情严重，反复脱出，或经产、负重努力、腹压增加，致筋脉横解，瘀结不散而成。

【辨证注意点】

1. 首先应明确是否为混合痔，尤应排除肛管直肠癌。

2. 其次应明确疾病的分期。主要根据内痔便血及脱出症状为主以分期诊断，Ⅰ、Ⅱ期以内治为主，Ⅲ、Ⅳ期以手术治疗为主，各期均可配合外治。

【辨证思路】

一、诊断要点

1. 本病患者病程往往较长，几年甚至几十年，常反复发作。

2. 同时兼有内痔、外痔的症状和体征。如：便血及肛门部肿物（皮赘、静脉团、血栓、水肿等），肛门坠胀，异物感或疼痛，伴有局部分泌物、瘙痒等。肛门内在齿线上下同一方位出现团块状肿物，内痔与外痔相连吻合为一体，无明显分界，括约肌间沟消失。

二、鉴别诊断

本病需与肛门周围脓肿、肛门周围囊肿、内痔嵌顿、肛管癌等相鉴别，详见“内痔”“外痔”鉴别诊断部分。

三、辨证论治

内治部分参见“内痔”，外治部分参见“静脉曲张性外痔”。

【病例思维程序示范】

黄某，男，45岁。2018年1月5日初诊。肛门内肿物反复脱出5年，不能回纳，疼痛1周。初始偶尔便燥时，肛门即有异物脱出，肛门坠胀，内裤不洁。曾进行保守治疗。1周前因劳累及饮酒过量，肛内肿物脱出、回纳困难，肛门疼痛剧烈。平素腰酸腰痛，腹胀明显，神清，消瘦，便软易解，纳食尚可。

查体：截石位2~3点位肛缘可见肿物，大小约1.5cm×1.5cm×1.0cm，7~9点位有大小约1.0cm×1.0cm×0.7cm脱出物，齿线下移，黏膜外翻，色暗红，触痛剧烈，指诊可扪及截石位3、7、11点位黏膜隆起较明显，肛门镜检未行。舌淡，苔薄白，脉细。

辨证思维程序：

第一步：明确诊断。患者素有痔疮，主要症状为肛门有异物脱出、不能回纳，疼痛，视诊2~3点位肛缘可见肿物，大小约1.5cm×1.5cm×1.0cm，7~9点位有大小约1.0cm×1.0cm×0.7cm脱出物，齿线下移，黏膜外翻，色暗红，触痛，初步诊断为混合痔。该患者临床表现主要为肛门肿物剧痛，需与肛裂、内痔嵌顿相鉴别。

第二步：进行辨证论治。患者有痔疮史5年，病久则虚，中气不足，固涩乏力，故排便时肛门常有异物脱出；劳累及饮酒过量，则湿热乘虚下注，致肛门局部气血不和，不通则痛。舌淡，苔薄白，脉细，亦说明证属气虚血瘀，湿热下注，治拟益气活血，清热利湿，方用补阳还五汤合萆薢胜湿汤加减。

处方：黄芪30g，当归尾9g，赤芍9g，地龙9g，川芎9g，桃仁9g，红花6g，萆薢9g，薏苡仁15g，黄柏9g，泽泻9g，生甘草6g。

第三步：辨证选择外治法。可选择熏洗法或敷药法。

第四步：若症状无明显缓解，选择手术治疗，行混合痔结扎剥离切除缝合术。

（自拟医案）

【医案、经验方及常用中成药】

一、医案（《中医外科学教学病案精选》）

丁某，女，49岁。1997年11月3日初诊。主诉肛门疼痛伴异物感5天。患者患肛门疾病10余年。初始在有便燥时，肛门疼痛伴滴血。5天后，便后肛门突然疼痛，呈刀割状，肛门有异物感，坠胀明显。神志清楚，体型偏瘦，痛苦面容。

查体：肛门外观收缩尚平整，1点位肛缘有一赘生物1.5cm×1.0cm。指检：发现齿线上7点位隆起。镜检：发现7点位有痔核，色紫青，无明显出血点。

拟治以清热利湿，活血化瘀中药口服，配以手术外治。

秦艽10g，桃仁10g，当归尾10g，苍术10g，泽泻12g，槟榔9g，皂角刺10g，制军9g，生甘草6g，水煎服。

外治：局麻下行混合痔结扎剥离切除缝合术。术毕白及四黄膏塞入肛门。

按语:本病由于湿热下注,瘀滞肛门,致瘀血阻滞,故用清热利湿、活血化瘀中药口服止痛,而起到解除局部疼痛、消除局部肿胀的目的。再运用“结扎、剥离、切除、缝合术”,将内外痔一次性手术治疗,彻底解除患者的痛苦,故治疗取得成功。

二、经验方

大黄牡丹皮汤加减(《实用专病专方临床大全》)

功能:清热解毒,活血化瘀,通里攻下。

主治:混合痔嵌顿伴里热燥实。

组成:大黄 10~15g,丹皮 10~15g,芒硝 5~15g,桃仁 10~15g,冬瓜仁 10~15g,赤芍 15~40g,金银花 10~15g,生甘草 10g。

用法:水煎服,日 1 剂,分 2 次服。

三、常用中成药

可选用槐角丸、脏连丸、十灰丸、痔宁片、补中益气丸等。

(何春梅)

第二节　息　肉　痔

【概述】

息肉痔是直肠内黏膜上的赘生物,是一种常见的直肠良性肿瘤。其临床特点为肿物蒂小质嫩,其色鲜红,便后出血。分为单发性和多发性两种,前者多见于儿童,后者多见于青壮年,息肉多数为腺瘤性。很多息肉积聚在一段或全段大肠称息肉痔。部分患者可发生癌变,尤以多发性息肉恶性变较多。

【主要病因病机】

中医学认为息肉的发生与饮食不节、劳倦内伤、情志失调及先天禀赋不足等因素有关。

1. 湿热下注　饮食不节,过食辛辣醇酒厚味,损伤脾胃,湿热内生,肠道气机不利,经络阻滞,瘀血浊气凝聚而成。

2. 脾虚气陷　先天禀赋不足,或思虑过度,郁结伤脾,脾气不行,水湿不化，津液聚而成痰，痰气郁结于大肠，则化生息肉。

【辨证注意点】

1. 根据便血特点、肿物脱出性状等，结合全身症状、舌苔脉象等，判断发病部位，明确疾病虚实。

2. 应结合大便潜血试验、直肠指诊、内窥镜检查、X线钡剂灌肠造影、病理学检查等明确诊断，尤其要排除恶性肿瘤。

大多数息肉无特殊体征，只有低位的直肠息肉通过直肠指诊时才能触及，指诊时若触及质韧、带蒂或无蒂光滑的肿物时，应考虑息肉可能。

【辨证思路】

一、诊断要点

1. 有大肠息肉的家族史。

2. 具有便血，或黏液血便、腹泻、里急后重感、肛门肿物脱出等症状。

3. 直肠指诊可触及柔软、光滑、活动、有蒂或无蒂的肿物。

4. 内窥镜检查可见有蒂或广基息肉状病变，表面为黏膜样组织，可单发或多发。

5. 病理学检查可明确病变组织的性质。

二、鉴别诊断

1. 结直肠癌　可有大便习惯改变、便血、便秘、腹泻、腹胀腹痛等症状。通过结肠镜检查、镜下活组织检查有助于明确诊断。

2. 肛乳头肥大　一般无明显便血，肥大肛乳头位于齿状线附近，脱出肛外多数有蒂，脱出物色苍白，质稍韧，可呈分叶状。

三、辨证论治

重点询问患者便血特点、肿物脱出性状、二便情况，结合全身症状、舌苔脉象，以区分虚实。

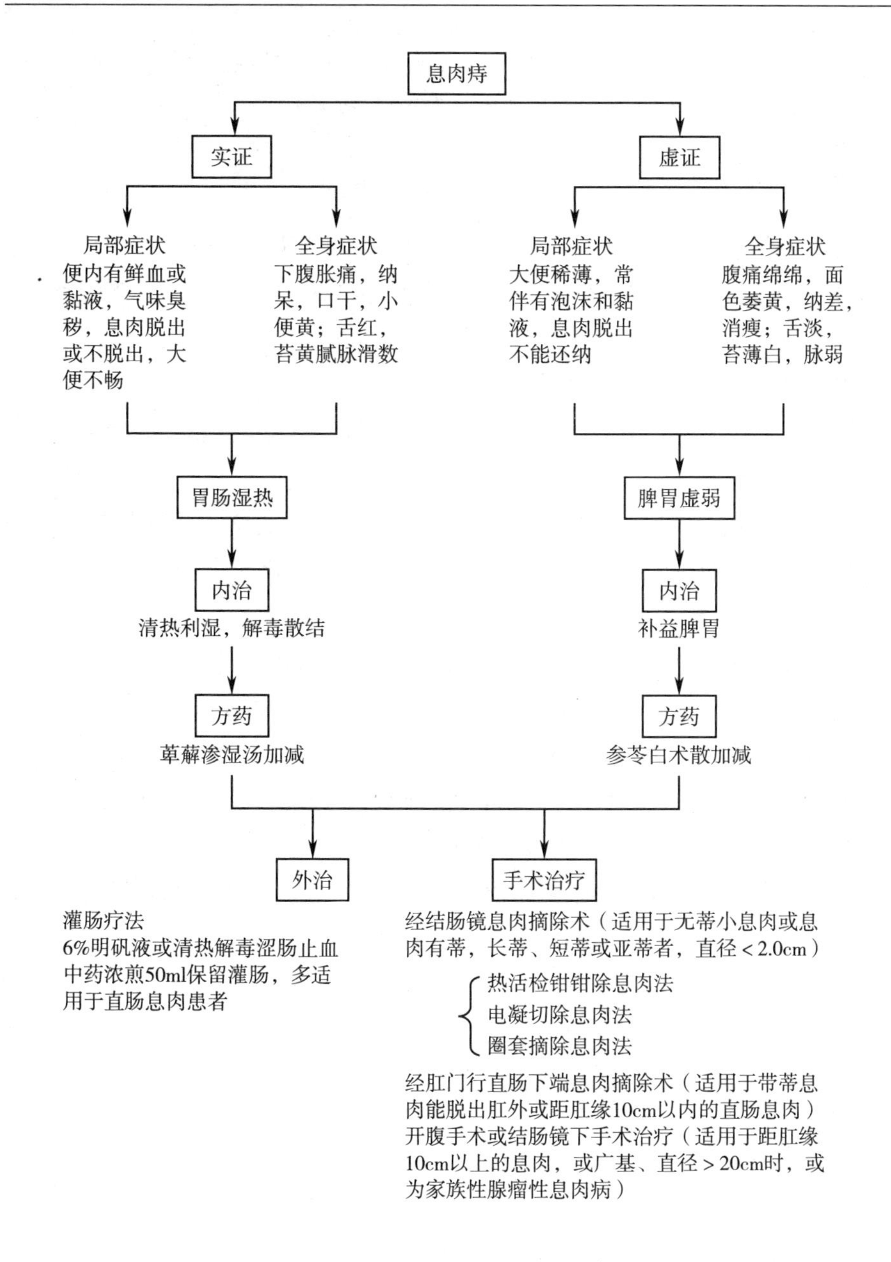

【病例思维程序示范】

戴某，女，56 岁。2004 年 4 月 28 日初诊。大便带血伴肛内肿物反复脱出 2 余年。患者自 2002 年开始出现大便出血，色鲜红，量少，便时肛门无明显疼痛，未经正规治疗。近 3 个月来便后肛内肿物脱出，需手回纳。平素大便偏干，2~3 日一行。

查体:视诊肛门外观无明显异常。直肠指诊距肛缘6cm可及柔软、光滑、活动有蒂肿物,直径约1.5cm。舌质红,苔薄黄,脉滑数。

辨证思维程序:

第一步:明确诊断。患者病程2年,主要症状为便血,色鲜红,量少,便后肛内肿物脱出,需手回纳,指诊距肛缘6cm可及柔软、光滑、活动有蒂肿物,大小约1cm,初步诊断为息肉痔。该患者临床表现主要为便血和肛内肿物脱出,需与内痔、肛乳头肥大、结直肠癌等相鉴别。

第二步:进行必要相关检查,排除恶性病变。通过结肠镜、气钡灌肠双重对比造影、病理活检等检查,明确诊断。

第三步:经查为管状腺瘤,排除恶性病变。拟手术治疗。因患者带蒂息肉能脱出肛门外,且距肛缘10cm以内,故采取经肛门入路行直肠下端息肉结扎摘除术。

第四步:进行辨证论治。便血,色鲜红,便后肛内肿物脱出,需手回纳。平素大便偏干,2~3日一行。舌质红,苔薄黄,脉滑数。证属胃肠湿热,治拟清热利湿,解毒散结,方用萆薢渗湿汤加减。

处方:萆薢12g,薏苡仁15g,黄柏9g,赤茯苓9g,牡丹皮9g,泽泻9g,滑石9g,通草6g。

第五步:预防与调护。保持大便通畅,养成每天定时排便的习惯;注意劳逸结合;注意饮食调和,多喝开水,多食蔬菜、水果。

(自拟医案)

【经验方及常用中成药】

一、经验方

顾伯康经验方(《中医外科学》)

功能:清热解毒,凉血活血。

主治:多发性息肉痔。

组成:紫花地丁15g,蒲公英15g,半枝莲30g,生地榆9g,白花蛇舌草30g,石见穿12g,桃仁9g,黄药子12g,苦参片12g,干蟾皮3g,炙甘草6g。

用法:水煎服,日1剂,早晚分服。

二、常用中成药

可选用化痔丸、槐角丸、地榆丸、脏连丸、十灰丸、痔宁片、痔康片、补中益气丸等。

（何春梅）

第三节 肛隐窝炎

【概述】

肛隐窝炎是肛隐窝、肛门瓣发生的急慢性炎症性疾病，又称肛窦炎。由于炎症的慢性刺激，常可并发肛乳头炎、肛乳头肥大。其特点是肛门部不适、潮湿、有分泌物、疼痛等。肛隐窝炎是肛周化脓性疾病的重要诱因，因此对本病的早期诊断、治疗有积极的意义。

【主要病因病机】

1. 湿热下注　饮食不节，醇酒厚味、辛辣炙煿之品，使脾胃损伤，湿热内生，下注肛部。

2. 虫积骚扰　肠燥便秘，破损染毒，局部受邪，郁滞不通，湿热蕴结。

【辨证注意点】

1. 注意询问病史、起病时间、病情进展。

2. 注意辨别是否并发肛乳头肥大或肛隐窝内已成脓。

【辨证思路】

一、诊断要点

1. 本病可以发生于任何年龄，以青壮年为主，女性多于男性。

2. 肛门内有异物感和下坠感，甚者有灼热、刺痛；伴有不同程度的肛门潮湿、瘙痒。

3. 直肠指检肛门口紧缩感，肛隐窝处有明显的压痛、硬结或凹陷，或可触及肿大、压痛的肛乳头。

4. 肛门镜检查可见病变肛隐窝及肛门瓣部位充血、水肿，肛乳头肥大，隐窝口有脓性分泌物或有红色肉芽组织。

5. 探针探查，探查时将球头银丝探针弯曲，从肛门内向外倒钩，常可探及病变肛隐窝变深，并有少量脓液排出。

6. 对于病情较为复杂、病变部位不清者，可采用直肠腔内超声波检查，能较为准确地显示病变部位、大小及与肛门和齿线的关系，有助于诊断和治疗。

二、鉴别诊断

1. 肛裂　疼痛剧烈，有特殊的疼痛周期和疼痛间歇期，伴有便血，肛管皮肤有纵行裂口、溃疡；病程较长者，可见局部呈病理性改变。

2. 肛漏　多有肛周脓肿病史，肛漏内口多在肛隐窝处，触诊时内口下可摸到条索状肿物。球头银丝探针探查时可见瘘管内外口相通，肛隐窝炎检查时则无上述所见。

3. 绒毛状腺瘤　在直肠黏膜部位可见有蒂肿块，肿物表面呈海绵状或毛绒状，易出血，常有大量黏液。

三、辨证论治

本病应以保守治疗为主，包括内服、外治，无效或肛隐窝内已成脓者，或伴有乳头肥大等，宜手术治疗。

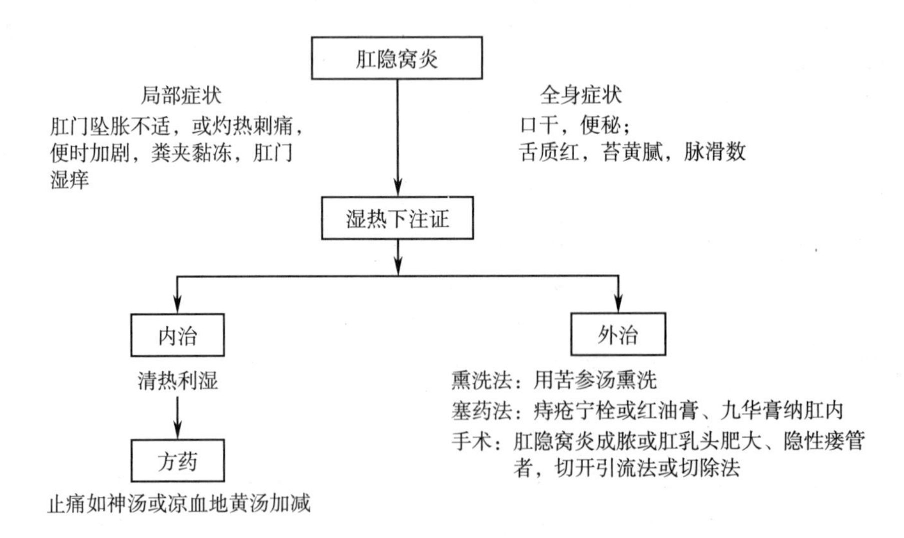

【病例思维程序示范】

王某，男，31 岁。2002 年 6 月 12 日初诊。主诉肛门灼热、刺痛 2 周。患者半个月前因饮食不洁出现腹泻，腹泻 1 天后即出现肛门灼热感，曾自行口服抗生素，药后症状无明显缓解。现自觉肛门部坠胀疼痛，排便时加剧，肛门潮湿、瘙痒，大便不畅，2~3天一行，小便正常。

查体：视诊肛周皮肤潮湿，指检6点位肛隐窝深大，压痛明显。肛门镜检查可见6点位肛隐窝充血，隐窝口有少量黄白色质稠脓性分泌物。球头银丝探针从肛门内向外倒钩，可探及病变肛隐窝变深，并有少量脓液排出。舌红，苔黄腻，脉弦滑。

辨证思维程序：

第一步：明确诊断。患者为青年男性，起病前有饮食不洁腹泻病史。自觉肛门灼热、刺痛，排便时加剧，肛门潮湿、瘙痒，大便不畅。视诊肛周皮肤潮湿，指检6点位肛隐窝深大，压痛明显。肛门镜检查可见6点位肛隐窝充血，隐窝口有少量黄白色质稠脓性分泌物。球头银丝探针从肛门内向外倒钩，可探及病变肛隐窝变深，并有少量脓液排出。可以初步诊断为肛隐窝炎。并需与肛裂、肛痈、肛漏等相鉴别。

第二步：进行必要的检查。为准确显示病变部位、大小及与肛门和齿线的关系，可行直肠腔内超声波检查，可发现肛内6点位低回声区。

第三步：进行辨证论治。本案患者自觉肛门灼热、刺痛，排便时加剧，肛门潮湿、瘙痒，伴大便不畅，2~3天一行，舌红，苔黄腻，脉弦滑。证属湿热下注，治拟清热利湿，方用止痛如神汤合凉血地黄汤加减。

处方：秦艽9g，桃仁9g，皂角刺9g，苍术9g，防风6g，黄柏9g，当归尾9g，泽泻9g，生地9g，赤芍9g，薏苡仁9g，生甘草6g。

第四步：本案患者肛隐窝内已成脓，需手术切开引流。

第五步：调摄与生活指导。忌辛辣肥腻、饮酒等刺激性食物，防止便秘和腹泻；注意肛门清洁卫生；如有肛门坠胀、疼痛不适、分泌物等症状，应及时检查。

（自拟医案）

【医案、经验方及常用中成药】

一、医案

许履和医案（《许履和外科医案医话集》）

王某，男，成年。原有肺结核，病灶早已稳定，惟十二指肠球部溃疡及慢性肠炎时发时止。近两月来经常腹痛便溏，一日二三次。一月前发现饭后肛门下坠。十天前肛门左侧皮肤湮碎、灼痛。

刻诊肛门截石位三点钟处表皮碎破，色微红，午饭后肛门有下坠及辣痛感，同时伴有小便黄浊，解时小便不爽，午后自觉潮热烦躁，饮食尚可，脉数右滑，舌质较红，苔微黄不腻，根部较厚，体温37.1℃，尿检有脓细胞、白细胞。姑拟补中益气汤升阳举陷为主，略参清化湿热之品，并配合外治之法。

炙黄芪10g，党参10g，炒白术6g，炙甘草2g，当归身6g，陈皮3g，炙升麻1.5g，盐水炒黄柏5g，车前子10g，薏苡仁12g，云茯苓10g。

外用：大便后先用1∶1 000 P.P.水清洁肛门，外用黄柏粉4g、奴佛卡因2g、凡士林20g，调和敷患处，一日两次。

按语：此案虚实夹杂，单用补益则湿热更甚，专事清化则中气宜伤。故用补中益气汤以升阳举陷，柏、苓、车前、米仁以清化湿热，并佐外用药以消炎止痛。

二、经验方

蒲鱼苦柏汤（《实用专病专方临床大全》）

功能：清热解毒，燥湿利尿。

主治：肛窦炎。

组成：蒲公英30g，鱼腥草30g，苦参30g，黄柏30g，大黄20g，赤芍20g，泽泻10g，木通10g。

用法：水煎成400~500ml，早晚2次灌肠，每次40~60ml，肛内保留20~30分钟。

三、常用中成药

可选用龙胆泻肝丸、三黄片、牛黄解毒片、新癀片等。

（何春梅）

第四节　肛　　痈

【概述】

肛痈是肛管直肠周围软组织或其周围间隙发生急慢性化脓性感染并形成的脓肿，属肛周脓肿。可发生于任何年龄，婴幼儿也有发生，但青壮年居多，尤以男性为多见，男女发生比例约为4∶1。其特点是发病急骤，疼痛剧烈，伴高热，自行破溃或手术切开引流后形成肛瘘。

【主要病因病机】

多因饮食不节，过食厚味辛辣，湿热内生，热毒结聚而致；或因肌肤损伤，感染毒邪，瘀血凝滞，经络阻塞，血败肉腐而成；或因肺脾肾亏损，湿热乘虚下注所致。

湿热结聚肛门，气血壅滞是本病形成的关键因素；过食醇酒厚味及辛辣炙煿之品是诱发本病的重要因素。

【辨证注意点】

1. 首先应明确患者肛周脓肿的发病部位（肛门旁皮下脓肿、坐骨直肠间隙脓肿、骨盆直肠间隙脓肿、直肠后间隙脓肿、直肠黏膜下脓肿、高位肌间脓肿），注意判断脓肿部位与肛提肌、括约肌的解剖关系。

2. 需明确发病所处的阶段（初期、成脓、溃后），证型的虚实。

3. 注意有无内口及内口至脓腔的通道。

4. 治疗上掌握脓肿切开引流的时机，以成脓为度。浅表脓肿可进行触诊或肛管直肠指诊，波动应指为脓熟；若脓肿部位较深，难以判断是否已成脓，可以进行脓腔穿刺抽吸，或 B 超、CT 检查，对脓腔定位，即可明确是否成脓。

【辨证思路】

一、诊断要点

1. 男女老少均可发病，以青壮年男性居多。

2. 具有肛门直肠处疼痛、沉坠感，肛门局部红肿热痛，或溃破流脓等局部症状。或伴发热、寒热交作，食欲欠佳，大便秘结，小便短赤等全身症状。

3. 在肛缘周围出现局限性红肿热痛的炎性病灶，但位置较高的肌间脓肿皮肤表面炎症不甚明显，常需直肠指检，或需要穿刺抽吸脓液。

4. 血常规白细胞计数及分类计数升高、B 超检查等必要的辅助检查可以帮助诊断。

二、鉴别诊断

1. 肛门周围毛囊炎和疖肿　皮肤感染范围局限，顶端有脓栓，容易识别，较大的皮下脓肿局部疼痛虽然很明显，但与肛门直肠无关，与肛窦无病理联系，所以没有直肠或肛管坠胀感，排便影响不大。

2. 肛旁皮脂腺囊肿感染　可见肛旁红肿热痛，但追问病史一般在感染前局部即有肿物，呈圆形，表面光滑，肿块中央有堵塞的粗大毛孔形成的小黑点，肛内无原发内口，故肛内无压痛点，溃后也不形成肛瘘。

3. 骶前囊肿和囊性畸胎瘤感染　成年人骶前囊肿和隐匿性骶前畸胎瘤感染也常被误诊为肛门后部脓肿。详细询问病史一般能发现某些骶前肿物的迹象。指诊直肠后有肿块，光滑，分叶，无明显压痛，有囊性感。X线检查，将直肠推向前方或一侧，可见骶骨与直肠之间的组织增厚和肿瘤，内有不定型的散布不均钙化阴影和尾骨移位。

4. 流注性结核性脓肿　少数骶髂关节结核、耻骨坐骨支流注性结核性脓肿可以出现在肛周。该脓肿初显时没有明显的炎症，病程长，病史清楚，有全身症状，骨质有变化，炎症与肛门和直肠无病理联系。

5. 肛门会阴部急性坏死性筋膜炎　肛门或会阴部、阴囊部由于细菌感染而使肛门部周围大面积组织坏死，有的形成漏管，此病病变范围广，发病急，常蔓延至皮下组织及筋膜，向前侵及阴囊部，但肛管内无内口。

6. 化脓性汗腺脓肿　多在肛门与臀部皮下，脓肿较浅而病变范围广，病变区皮肤变硬，急性炎症与慢性瘘管并存，脓液黏稠，呈白粉粥样，有臭味。全身有慢性消耗症状，但肛管内无内口。

7. 克罗恩病　克罗恩病发生在肛门脓肿占20%左右，肛门常有不典型的肛裂与瘘道。局部红肿、发红、多自溃，但无明显疼痛及全身症状。

三、辨证论治

区分肛痈之实证或虚证，证型分为热毒蕴结证、火毒炽盛证、阴虚毒恋证。

1. 肛痈实证

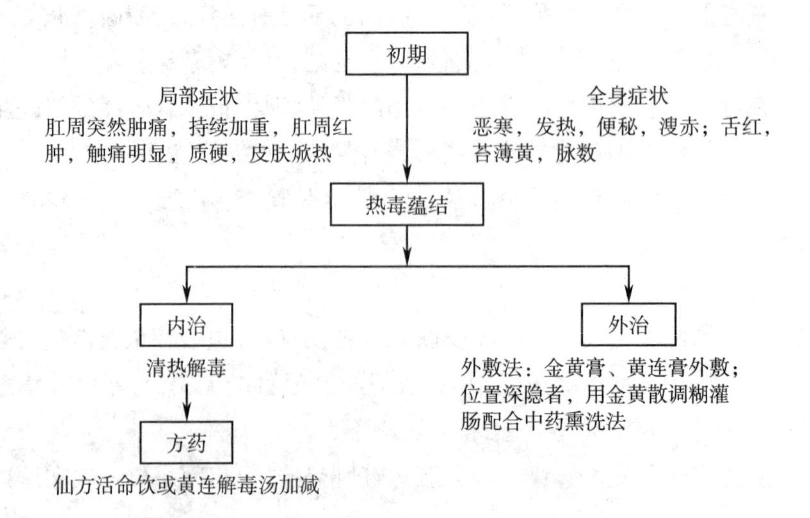

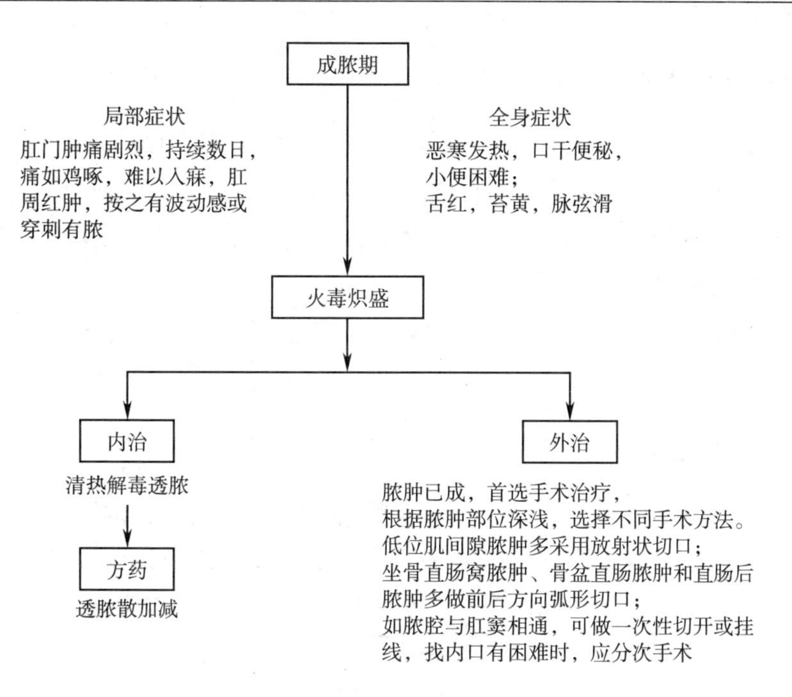

2. 肛痈虚证

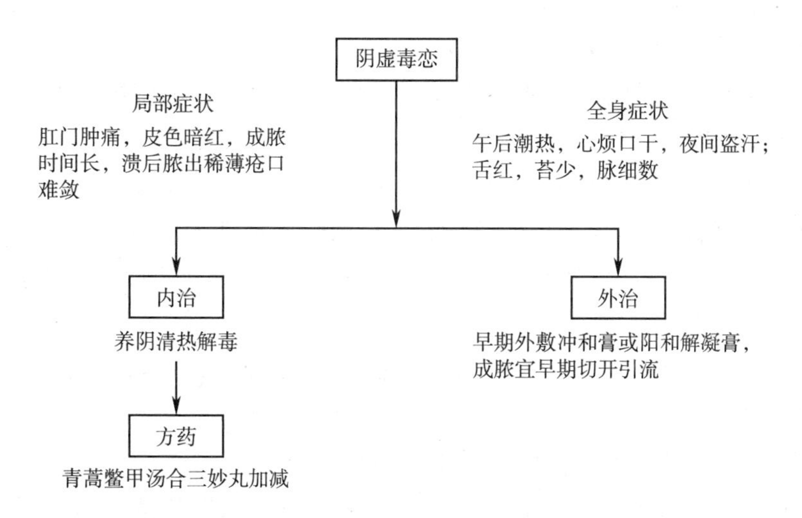

四、以肛提肌为标志，区分肛痈的部位深浅

	肛提肌以下间隙的脓肿	肛提肌以上间隙的脓肿
局部症状	红肿热痛明显	轻或不明显
全身症状	轻或不明显	明显

【病例思维程序示范】

张某，男，36岁。2003年4月12日初诊。主诉肛门右侧肿块伴疼痛2周。患者2周前无明显诱因突然出现肛门右侧结块，自觉肛门部坠胀疼痛，曾自行口服抗生素，药后症状无明显缓解，持续加剧。现自觉局部结块肿痛，排便时加剧，伴发热、食欲不振、小便不畅。

查体：视诊截石位7~8点距肛缘2cm见结块红肿，大小约3cm×4cm，触诊结块根部偏硬，中央质软，按之有波动感。舌红，苔黄腻，脉弦滑。

辨证思维程序：

第一步：明确诊断。患者为中年男性，突然起病，肛门局部结块肿痛，持续加剧，伴发热、食欲不振、小便不畅等全身症状，可以初步诊断为肛痈。需与肛门周围皮肤感染、骶前囊肿和囊性畸胎瘤感染、流注性结核性脓肿、肛门会阴部急性坏死性筋膜炎、化脓性汗腺脓肿等相鉴别。

第二步：进行必要的检查。为明确感染程度，需做血常规检查，一般可见白细胞计数升高。为明确脓腔部位及与肛门括约肌、肛提肌的关系可做B超检查，可发现肛旁低回声或液性暗区。

第三步：进行分期。本案患者发病2周左右，局部结块红肿，按之有波动感，故属成脓期。

第四步：进行辨证论治。首先区分实证或虚证，本例起病突然，肛周结块红肿，化脓迅速，应为实证。局部结块红肿，按之有波动感，伴发热、食欲不振、小便不畅等全身症状，舌红，苔黄腻，脉弦滑，证属火毒炽盛证，治拟清热解毒透脓，方用透脓散加减。

处方：生黄芪15g，穿山甲9g，川芎9g，当归9g，皂角刺15g，生地12g，牡丹皮9g，生甘草6g。

第五步：考虑患者已成脓，需早期切开引流。

第六步：调摄与生活指导。忌辛辣肥腻、酒等刺激性食物，防止便秘和腹泻；注意肛门清洁卫生；如有肛门坠胀、疼痛不适、分泌物等症状，应及时检查。

（自拟医案）

【医案、经验方及常用中成药】

一、医案

许履和医案（《许履和外科医案医话集》）

张某，男，40岁。一年前肛门左侧曾患疖肿，经本院外科治愈。9天前该处又发现黄豆大肿块，微痛发麻，未做治疗。以后肿痛与日俱增，并伴恶寒发热。经中西医结合，内外并治，未见好转，而且肿块由硬变软，跳痛不已。入院时症状：肛门左侧肿块大如鸡卵，色红发热，按之稍有应指感，全身伴恶寒发热（体温39.7℃），头晕纳减，口干不欲饮，溲少色黄，大便干结。此湿热下注，气血壅滞而成，为日已久，势将化脓。此处藏垢纳污，一经破溃，易成瘘管。姑拟清热利湿，配以外治，以观动静。

炒黄芩6g，槐米10g，金银花30g，紫花地丁30g，连翘10g，黄柏6g，炙甲片5g，生甘草2g。

外敷青黛药。

经内外并治3天，热退，局部肿痛大减，应指已经不明显。再治11天，肿消痛止，痊愈出院。

按语：本案热毒炽盛，已有化脓趋势，故内服药以清热解毒为主，和营通络为辅；外治上，用青黛膏以清热消肿。

二、经验方

1. 王氏验方消减汤（《中国当代名中医秘验方临证备要》）

功能：清热解毒，消肿止痛。

主治：肛痈初起。

组成：生地15g，玄参15g，蒲公英15g，金银花12g，当归9g，穿山甲6g，白芍9g，黄连6g，皂角刺6g，玉片6g，生黄芪15g，甘草5g。

用法：水煎服，每日1剂，早晚各1次分服。

2. 陈氏银花甘草三豆汤（《中国当代名中医秘验方临证备要》）

功能：清火解毒利湿，凉血消肿止痛。

主治：小儿肛痈。

组成：金银花30g，生甘草3g，赤小豆30g，黑豆15g，绿豆15g。

用法：水煎饭前服，每日1剂，早晚各1次分服。

三、常用中成药

可选用西黄丸、新癀片、一清胶囊等。

（何春梅）

第五节　肛　　瘘

【概述】

肛瘘是肛管或直肠与肛门周围皮肤相通所形成的异常管道，多是肛痈的后遗症。一般由原发内口、瘘管和继发外口三部分组成，也有仅具内口和外口者。本病可发生于不同性别、年龄，以20~40岁多见，婴幼儿发病者亦不少见，男性多于女性。以肛门硬结、局部反复破溃流脓、疼痛、潮湿、瘙痒为主要症状，并可触及或探及瘘管通到直肠。西医学称为肛管直肠瘘，简称肛瘘。

【主要病因病机】

1. 湿热蕴阻　肛痈溃后，湿热未清，蕴结不散，留连肉腠，而为漏患。

2. 正虚邪恋　病久正虚，不能托毒外出，湿热留恋，久不收口，形成漏患。

3. 阴液亏虚　肺脾肾三阴亏损，邪乘下位，郁久肉腐化脓，溃破成漏。

【辨证注意点】

1. 辨部位　根据病史、病程，结合指诊、探针等专科检查，初步判断肛漏的发病部位。结合X线窦道造影、腔内B超、螺旋CT等检查以明确显示瘘管走行、深浅，管道有无弯曲、分支，内口位置，瘘管与直肠、括约肌的关系，括约肌损伤程度等。

2. 辨虚实　注意辨别流脓、疼痛等临床症状，结合全身症状、舌苔脉象等，明确疾病属性。

（1）辨脓：脓出黄稠带粪臭，多为湿热蕴阻肛门，为实证；脓出稀薄不臭，或略带粪臭，淋漓不尽，疮口凹陷，周围有空腔，不易敛合者，多为气阴两虚兼湿热下注，为正虚邪恋，虚中夹实。

（2）辨疼痛：若瘘管引流通畅，一般不感疼痛，仅感觉肛门坠胀不适，行走时加重；若外口暂时闭合，或引流不畅，脓液积聚，可出现局部灼热、胀痛或跳痛。微肿微痛者，多属阴液亏虚。

【辨证思路】

一、诊断要点

1. 有肛周脓肿病史，病灶有外口、管道、内口。

2. 病情常反复发作，病程较长，最长者可达几十年。

3. 主要症状有流脓、肛周潮湿、瘙痒、疼痛、排便不畅等。

4. 局部肛门视诊可见肛周硬结或溃口，时有分泌物自溃口流出；肛外指检可触及自外口向肛内走行的条索状物，肛内指检可触及齿线上内口处硬结或凹陷；肛门镜检查可见内口处黏膜充血，或有分泌物自内口溢出。

二、鉴别诊断

本病应与肛门部化脓性汗腺炎、肛门周围毛囊炎和皮肤疖肿、骶前畸胎瘤、肛门会阴部急性坏死性筋膜炎、克罗恩病等相鉴别，详见本章第四节“肛痈”。

三、疾病分类

根据病史、病程、临床症状，结合专科检查，初步判断肛漏走行部位、病变范围，明确疾病的分类。

根据国家中医药管理局行业诊疗标准及中华中医药学会肛肠分会诊断标准，本病分为：

1. 低位单纯性肛漏　只有一条管道，且位于肛管直肠环以下。

2. 低位复杂性肛漏　具有两条以上管道，位于肛管直肠环以下，且有两个以上外口或内口。

3. 高位单纯性肛漏　只有一条管道，穿越肛管直肠环或位于其上。

4. 高位复杂性肛漏　管道有两条以上，位于肛管直肠环以上，且有两个以上外口或内口。

此外，瘘管主管在肛提肌以下，呈环形或半环形的称低位马蹄形肛瘘；瘘管主管在肛提肌以上，呈环形或半环形的称高位马蹄形肛瘘；且内口多在截石位 6 点（称后马蹄形）或 12 点（称前马蹄形）。

四、重视手术治疗

本病应以手术治疗为主。手术治疗的目的是清除感染的肛腺，将瘘管内感染异物清除，这是治疗的关键。手术成败的关键，在于正确寻找内口，并将内口切开或切除。一般手术时将支管全部切开使之引流通畅，创口逐渐愈合。目前常用的手术方法有切开疗法、挂线疗法、瘘管切除术、多切口引流术、切缝挂线内口引流术、瘘管切缝内口封闭术、脱管疗法、隧道式对口拖线引流术等。

五、手术注意事项

大多数肛瘘经过手术治疗能一次治愈。对于一些高位肛瘘、复杂性肛瘘、术中内口不明确者，有复发或不愈合的可能。对于结核性肛瘘等特殊感染所致的患者应配合对因治疗，方能获得满意的疗效。

1. 正确寻找并处理内口　内口的正确处理是手术成功的关键，在准确寻找内口的基础上彻底处理感染的肛窦，包括肛腺、内括约肌之间的炎症部分。单纯切开内口是不彻底的。

2. 关于肛尾韧带的处理　肛尾韧带是固定肛管的重要组织，如果损伤可导致肛管移位，改变肛管直肠角角度，影响肛门功能。当瘘管通过肛尾韧带时，可以采取桥式引流等保证韧带不受损伤，如需横断，则应横断后全层缝合。

3. 关于肛管直肠环的处理　肛管直肠环切断的原则是：肛管直肠环已纤维化者可以切断，未纤维化者应给予挂线让肌肉断端与其他组织粘连，避免愈合不良。同时需切断肛管直肠环两处以上者，应考虑分期切断或挂线。

4. 强调无菌操作　术中应彻底清除脓腔、支管。尽量避免肠内液体渗入创口，需在缝合创口前应用双氧水清创后反复盐水冲洗，避免形成感染灶扩散，影响疗效。

5. 彻底止血　肛管血管丰富，特别是黏膜，如果术中处理不当，可造成术后大出血，处理内口时黏膜应做结扎或烧灼止血。缝合创面时应全层缝合，不留死腔。如切口过大缝合结扎不紧可于创面内置入橡皮条引流，避免血肿形成造成感染。

6. 注重术后换药　正确的换药方法对肛瘘的预后是很重要的，特别是对于单纯切开创面未闭合者，应去除坏死组织，保持引流通畅，促使创面从基底部开始愈合，防止创面假性愈合。

六、辨证论治

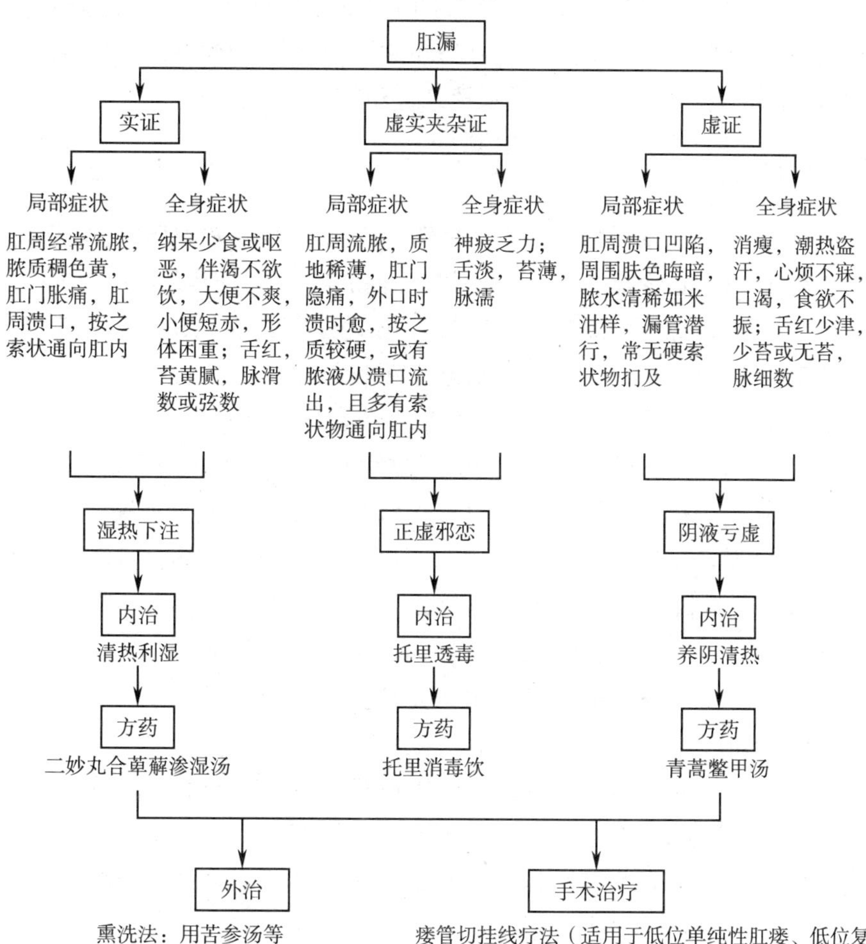

【病例思维程序示范】

陈某，男，39 岁。2001 年 9 月 2 日初诊。主诉肛门左侧结块伴溢脓反复发作半年余。患者半年前肛门左侧出现红肿结块，疼痛，无发热，经用抗生素，肿痛仍作，数日后肿块自行溃破，脓液外出，约半个月后愈合。近 1 个月来局部结块又作，数日后溃脓。现溃口时有脓性分泌物，伴肛周隐痛不适，肛周潮湿、瘙痒,大便无血及脓液,质软。

查体:视诊截石位2点及3点位距肛门3cm左右分别有2个炎性溃口,高出皮肤,有少量脓性分泌物,色黄质稠。触诊隐约可及条索状物通向肛内2点齿线部,可及凹陷内口及压痛。舌质淡红,苔薄黄,脉弦数。

辨证思维程序:

第一步:明确诊断。患者为中年男性,半年前有肛周脓肿病史,现病灶处有2个炎性溃口,触诊隐约可及条索状物通向肛内,相对应齿线部可及凹陷内口及压痛。可以初步诊断为肛瘘。应与肛门部化脓性汗腺炎、肛门周围毛囊炎和皮肤疖肿、骶前畸胎瘤、肛门会阴部急性坏死性筋膜炎、克罗恩病等相鉴别。

第二步:进行必要的检查。本案患者局部有2处外口,隐约可及条索状物通向肛内,相对应齿线部可及内口,初步判断为复杂性肛瘘。为明确管道走行及病变范围,需进行必要的检查,可选择X线造影、腔内B超检查等。

第三步:辨证论治。本案肛周溃口,高出皮肤,脓性分泌物,色黄质稠。触诊隐约可及条索状物通向肛内。舌质淡红,苔薄黄,脉弦数。辨证应为实证,证属湿热下注,治拟清热利湿,方用二妙丸合萆薢渗湿汤加减。

处方:黄柏9g,苍术12g,萆薢12g,薏苡仁12g,丹皮12g,茯苓15g,泽泻15g,通草9g,滑石15g。

第四步:本案最终需手术治疗。术中探查发现2点位外口为主管道,并有支管通向3点位方向,自2点位管道向肛内探查,发现部分管道越过肛直环,肛直环以上部位挂线,肛直环以下部分切开引流,术后常规换药熏洗换药,经治26天,痊愈出院。

第五步:调摄与生活指导。忌辛辣肥腻、酒等刺激性食物;防止便秘和腹泻;如有肛门坠胀、疼痛不适、分泌物等症状,应及时检查。

(自拟医案)

【医案、经验方及常用中成药】

一、医案

许履和医案(《许履和外科医案医话集》)

许某,男,成年。肛漏经久不愈,滋水淋漓。肾阴从之下泄,阴亏则阳亢,身中之内热，所由来也。肾水既亏，则心火自旺，心惕失寐，从此作矣。故属痨科损症，收功不易。兹拟壮水制阳法，从凉八味加减。

大生地15g，生牡蛎（先煎）24g，炙龟甲（先煎）12g，黄柏5g，知母6g，朱茯神各12g，酸枣仁10g，炒丹皮5g，泽泻10g，白芍6g，怀山药10g，炒当归身10g。5帖。

转方：内热较退，诸症平。加远志2g，10帖。

注：药后内热告退，诸恙皆减。惟肛漏未愈，后用割治法治好。

按语：凉八味即知柏地黄汤。此凉八味合大补阴丸法也，又加牡蛎以退虚热，归、芍以补营血，枣、神以养心神。此方虽不能治疗漏管，但可以改善全身状况，为以后手术治疗创造条件。

二、经验方

痔疮脱管丸（《当代中国名医高效验方1 000首》）

功能：脱管化痔，消肿止痛。

主治：肛瘘，痔疮。

组成：炒刺猬皮60g，泽泻15g，火麻仁15g，猪苓15g，郁李仁15g，白芷15g，生地15g，赤芍15g，炒胡连30g，炒穿山甲30g，煅决明30g，炒槐花30g，防风9g，制军9g，甘草9g，麝香3g。

用法：共为细末，水泛为丸，每次9g，每日服2次。

三、常用中成药

可选用万应胶囊、黄柏胶囊、补中益气丸、龙胆泻肝丸、三黄片、牛黄解毒片、新癀片等治疗。

（何春梅）

第六节　肛　　裂

【概述】

肛管皮肤全层纵行裂开并形成感染性溃疡者称为肛裂。本病好发于青壮年，女性多于男性。肛裂的部位一般在肛门前后正中位，尤以后位多见。临床上以肛门周期性疼痛、出血、便秘为主要特点。古代中医经典文献中并无“肛裂”的记载，古代医家多将肛裂纳于痔的范畴，常称为“钩肠痔”“裂痔”等。

【主要病因病机】

1. 血热肠燥　常因饮食不节，恣饮醇酒，过食辛辣厚味，以致燥热内结，耗伤津液，无以下润大肠，则大便干结；临厕努责，使肛门裂伤而致便血等。

2. 阴虚津亏　素有血虚，血虚津乏、生燥，肠道失于濡润，可致大便燥结，损伤肛门而致肛裂；阴血亏虚，则生肌迟缓，疮口不易愈合。

3. 气滞血瘀　气为血之帅，气行则血行，气滞则血瘀。热结肠燥，气机阻滞而运行不畅，气滞则血瘀阻于肛门，使肛门紧缩，便后肛门刺痛明显。

其中大便秘结，排便努挣，是肛裂形成的关键因素。

【辨证注意点】

1. 重视局部视诊，注意观察肛裂溃疡色泽、边缘、有无哨兵痔、肛乳头肥大、肛窦炎或皮下瘘等病理改变，并结合病程长短，明确属于肛裂的哪一期（早期肛裂、陈旧性肛裂）。

2. 其次应区分实证与虚证。

3. 着重询问患者肛门疼痛诱因、持续时间、疼痛性质，有无肛裂典型的周期性局部疼痛。

【辨证思路】

一、诊断要点

1. 本病好发于青壮年，20~40 岁多见，女性多于男性。

2. 多有大便秘结、排便努挣病史。

3. 临床常见肛门周期性疼痛、出血、便秘症状。

4. 结合局部视诊，肛管局部可见有一纵行梭形裂口或椭圆形溃疡。初期溃疡颜色鲜红、底浅，边缘无明显增厚，无哨兵痔形成；后期溃疡创面颜色紫黯或灰白，底深，边缘增厚明显，可形成哨兵痔。

二、明确分期

	早期肛裂	陈旧性肛裂
发病时间	较短	较长
创面深浅及色泽	浅而色鲜红	较深较大，色紫黯或灰白

续表

	早期肛裂	陈旧性肛裂
溃疡边缘	整齐而有弹性	变硬变厚
哨兵痔、皮下瘘等病理改变	有	无
治疗方法	非手术治疗为主	多需要手术治疗

三、鉴别诊断

	肛管结核性溃疡	肛门皲裂	肛管皮肤癌	克罗恩病肛管溃疡
溃疡特点	溃疡的形状不规则,边缘不整齐,有潜行,底部呈暗灰色并可见干酪样坏死组织,有脓性分泌物	裂口表浅,限于皮下,常见多个裂口,偶有少量出血,瘙痒明显,无溃疡、裂痔和肛乳头肥大等	溃疡形状不规则,边缘隆起,坚硬,溃疡底部凹凸不平,表面有坏死组织,有特殊气味	溃疡形状不规则,底深,边缘潜行,常并存肛瘘
发生部位	肛管任何部位	肛管任何部位	肛管任何部位	肛管任何部位
疼痛	疼痛不明显	疼痛轻	持续性疼痛	无
病史	多有结核病史	多因肛周湿疹、皮炎等皮肤病引起	癌细胞侵至括约肌,可并发肛门松弛或失禁	伴有全身克罗恩病的特征

四、辨证论治

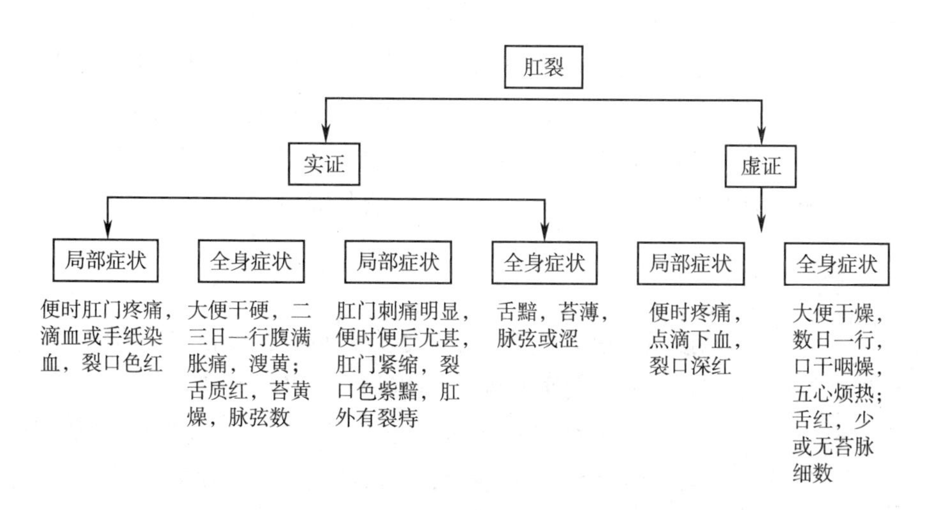

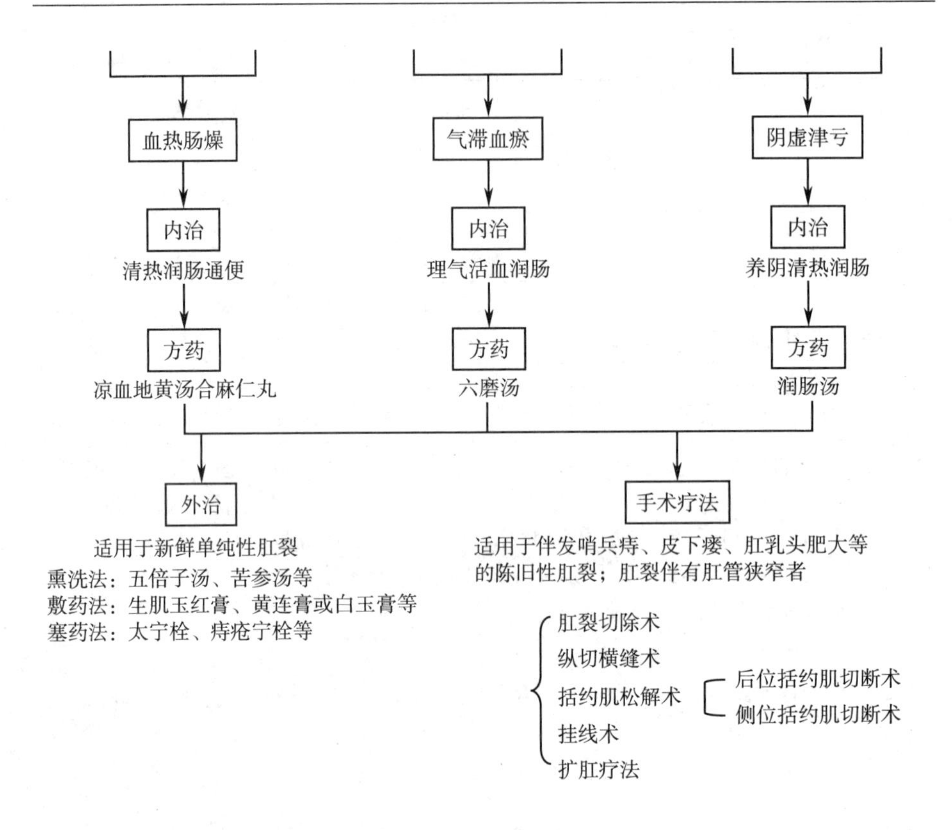

【病例思维程序示范】

李某,女,32岁。2002年2月4日初诊。主诉便时肛门疼痛、出血10天。患者素有大便秘结及大便出血史4年余,每遇大便干燥时,肛门疼痛,出血量多,色鲜红。曾在口服药物治疗,但时有反复。近10天来便时肛门疼痛剧烈,呈刀割样疼痛,便后疼痛稍缓解,但随即疼痛又作,持续数小时;出血量少,色鲜红,呈点滴状,大便干,2~3天一行,口干咽燥。平时喜食辛辣食物。

查体:截石位6点位肛管有一纵行裂口,裂口较深,基底紫红,边缘增厚,相应肛缘结缔组织增生伴有水肿。舌红,苔少,脉细数。

辨证思维程序:

第一步:明确诊断。根据患者素有便秘及便血病史,本次发病有典型的肛门周期性疼痛,伴有便血及大便干结等,可以初步诊断为肛裂。

第二步:进行必要的专科检查,以进行疾病的分期。反复发作,肛管局部裂口较深,基底紫红,边缘增厚,有哨兵痔形成,故属陈旧性肛裂。

第三步:进行鉴别诊断。应该与肛管结核性溃疡、肛门皲裂、肛管皮肤癌、梅毒性溃疡等相鉴别。

第四步:治疗。陈旧性肛裂多需手术治疗,采用陈旧性肛裂切开疗法。

第五步:配合辨证论治。患者大便干结,2~3 天一行,便时疼痛,裂口紫红不鲜,口干咽燥,舌红,苔少,脉细数。证属阴虚津亏,治拟养阴清热润肠,方用润肠汤加减。

处方:当归 12g,甘草 9g,生地 30g,麦冬 12g,麻仁 15g,桃仁 15g,郁李仁 15g。

第六步:调摄与生活指导。忌食辛辣,忌排便努挣,保持大便通畅。

(自拟医案)

【医案、经验方及常用中成药】

一、医案

丁泽民医案(《中国当代名医验方大全》)

戴某,男,31 岁。1986 年 10 月 4 日初诊。主诉肛门阵发性疼痛数年,伴大便干燥,局部检查可见肛门有裂口,辨证属热盛肠燥,给服清燥合剂,每日 2 次,每次 30ml,服药 5 日后,肛门疼痛缓解,大便自调,以后每遇大便干燥,即服清燥合剂,未觉肛门疼痛。

处方:忍冬藤 9g,连翘 12g,天麦冬各 9g,大生地 9g,黄连 1.5g,灯心草 3g,莲心 1.5g,绿豆 30g,玄参 9g,生山栀 9g,生甘草 1.5g。

制法:先泡后煎,每剂煎 2 次,取 2 次药液混合,再浓缩成 100ml,备用。

用法:每日服 2~3 次,每次服 30ml。

按语:因饮食不节,燥热内生,下迫大肠,热结肠燥所致大便秘结,以及由此而致肛门皮肤裂伤者,均可服用本方。另外,枯痔术后因心经有热而烦躁口苦、小便淋涩不利者亦可应用。方中大生地、银花藤、连翘清热凉血解毒;天麦冬、玄参滋阴补液;黄连、灯草、莲心、生甘草、绿豆清心除烦,清热利尿;生山栀清热利尿。全方可使大便自调,小便通利。若肛门疼痛较甚,可加防风 9g、白芍 9g;若大便干燥较甚,加瓜蒌仁 10g、生首乌 10g;伴有便血,加槐花 10g、地榆炭 10g。脾虚便溏者慎用本方。

二、经验方

消肿止痛汤(《实用专病专方临床大全》)

功能:清热解毒,滋阴润燥,杀虫。

主治:肛门干裂疼痛如刀割,兼或便秘、便血。

组成:黄柏 30g,防风 30g,地榆 30g,金银花 30g,甘草 30g,川椒 30g,芒硝 30g。

用法:水煎外洗后阴,坐浴 30 分钟,水温以能耐受为度。每日 2 剂,早晚各 1 次,1 周为一个疗程。

三、常用中成药

可选用槐角丸、化痔丸、润肠片、麻仁丸等。

(何春梅)

第七节　脱　　肛

【概述】

脱肛是肛管、直肠黏膜、直肠全层和部分乙状结肠向下移位而脱出肛门外的一种疾病。其特点是直肠黏膜及直肠全层甚或部分乙状结肠反复脱出肛门外伴肛门松弛。相当于西医学的直肠脱垂。

【主要病因病机】

1. 脾虚气陷　小儿先天不足,气血未旺,或老年气血衰退,或因劳倦,久病体虚,妇人生产用力努责,以致气血不足,中气下陷,不能固摄而成。

2. 湿热下注　素本气虚,摄纳失司,复染湿热而脱。

【辨证注意点】

1. 首辨虚实。本病以虚证为主,虚多实少。故治疗需辨明虚实的主次,以明确攻补的侧重。

2. 脱肛实证主要因湿热引起,一般湿热为主者肛内脱出物色紫黯或深红,甚则表面溃破、糜烂,指检有灼热感。

3. 脱肛虚证主要责之于气虚,脾胃虚弱,中气下陷,固摄失司。

4. 判断脱肛分度。

5. 注意鉴别内痔脱出或同时伴有内痔脱出的症状。

【辨证思路】

一、诊断要点

1. 有长期便秘或腹泻的病史，特别是老人或中年经产妇易发病。

2. 具有直肠黏膜、直肠全层或部分乙状结肠脱出、便血、肛门周围皮肤潮湿、瘙痒、肛门部坠胀感等症状。如果肛门直肠黏膜脱出，未能及时复位，导致脱出部分嵌顿，随嵌顿时间延长，或脱垂段因肛门括约肌收缩而绞窄坏死，患者症状由局部发展为全身，出现体温升高，小便困难，疼痛坠胀加重，甚至发生肠梗阻症状。

3. 视诊可见肛门呈散开状，指诊常发现肛门括约肌松弛。肛门镜可见直肠内黏膜折叠。

二、鉴别诊断

1. 肛管外翻　均为大便后肛门部有物脱出，肛管外翻时肛门部突起一圈，突起物表面是皮肤，而直肠脱出时表面为鲜红的黏膜，此为主要鉴别点，两者脱出的长度亦不同，肛管外翻一般突起约 1cm 左右，而直肠脱垂常 3cm 以上。

2. 直肠息肉　肛外脱出物多为一圆形小瘤，常有蒂，发炎时表面呈鲜红色草莓状，易出血，直肠脱垂脱出物粗大，二者较易区别。

3. 内痔脱出　内痔脱出常伴间断性便血，脱出部位为隆起充血的齿线附近的痔核，而直肠脱垂脱出物粗大，易于鉴别。

三、疾病分度

据脱垂程度分为三度。Ⅰ度：为直肠壶腹内的肠套叠，即隐性直肠脱垂。Ⅱ度：为直肠全层脱垂于肛门外，肛管位置正常，肛门括约肌功能正常，不伴有肛门失禁。Ⅲ度：为直肠和部分乙状结肠及肛管脱出于肛门外，肛门括约肌功能受损，伴有肛门不全性或完全性失禁。

四、辨证论治

首辨虚实

	实证	虚证
病因	过食醇酒厚味及辛辣炙煿之品，湿热下注大肠	脾胃虚弱，中气下陷，固摄失司
病程	较短	较长

续表

	实证	虚证
局部症状	肛内肿物脱出,色紫黯或深红,甚则表面溃破、糜烂	肛内肿物脱出伴有肛门坠胀
全身症状	口苦,食欲不振,小便短赤	神疲乏力,食欲不振,头晕耳鸣

本病早期可采用中药辨证论治,可一定程度缓解症状,Ⅱ度或Ⅲ度以上的患者,往往选用手术治疗作为根治的手段。临床一般分脾虚气陷型和湿热下注型。

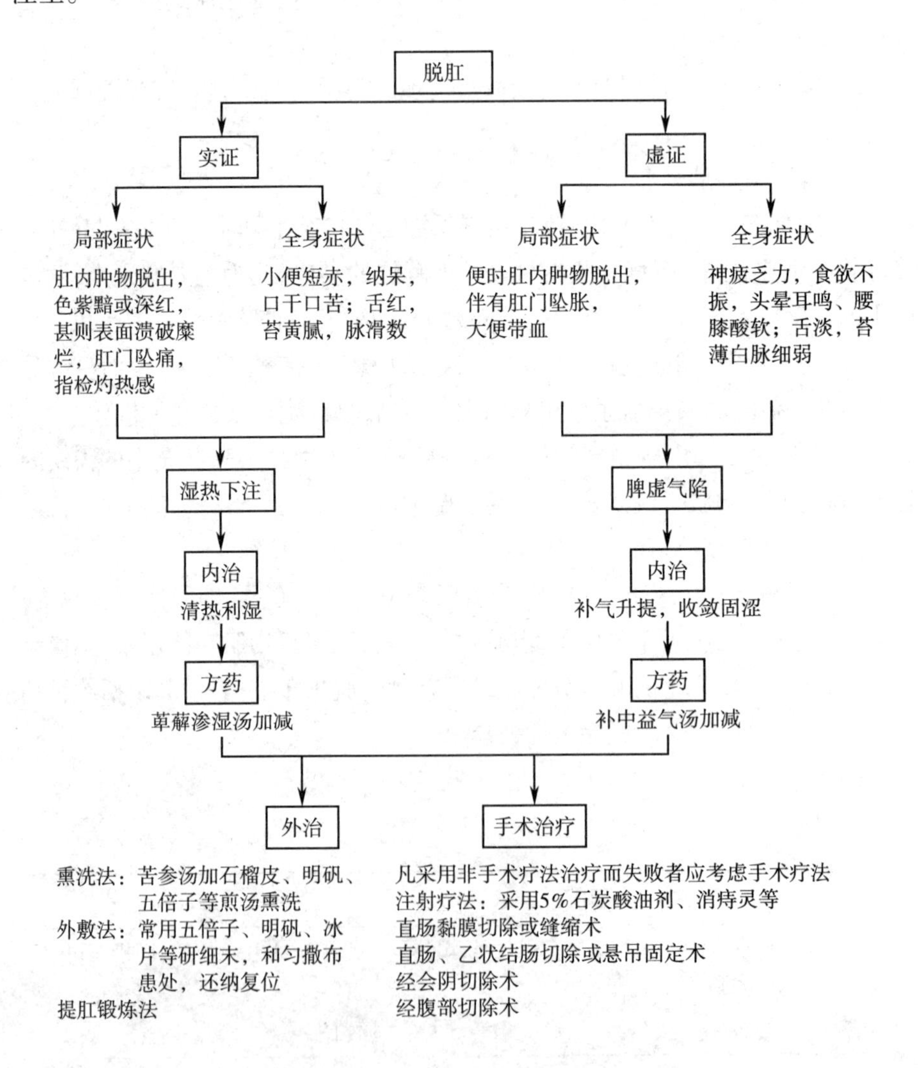

【病例思维程序示范】

尚某，男，27岁。1998年3月4日初诊。肛门坠胀6年。患者自1992年开始出现肛门坠胀，平时便意频频，无论坐卧、站立均无减轻之感，大便日行3~4次，有便不尽感。曾在当地某专科医院诊治，行“直肠黏膜结扎术”，术后肛门坠胀加剧，大便困难，排便时间延长，依赖大黄、芦荟等保持稀便方能解出，无黏液分泌物排出。

查体：肛缘外观平整。指检：进肛约8cm可触及环状肌性组织，经反复推揉后，肌性组织样物消失，肠腔扩大，直肠上段可触及松弛黏膜，未触及异常肿块。舌质淡，苔薄白，脉弦细。

辨证思维程序：

第一步：明确诊断。患者病程6年，主要症状为肛门坠胀，无肿块脱出，无出血，无明显疼痛。指检未触及异常肿块，可触及环状肌性组织，经反复推揉后，肌性组织样物消失，肠腔扩大，初步诊断为脱肛。

第二步：进行分度。患者虽病程6年，但无直肠全层脱垂于肛门外，肛管位置正常，主要表现为直肠上段黏膜松弛，故属Ⅰ度脱肛。

第三步：进行辨证论治。本案病程长，患者久病体虚，中气不足，不能固摄肛门，故有坠胀。尤其采取手术治疗后，使气血运行受阻，气血郁滞，肠陷腔狭，大便难出。舌质淡，苔薄白，脉弦细亦属气虚下陷之候。证属脾虚气陷，治拟补中益气，升提固涩，方用补中益气汤加减。

处方：黄芪30g，人参9g，炙甘草9g，当归身9g，橘皮9g，升麻9g，柴胡9g，白术12g。

第四步：辨证选择外治法。Ⅰ度脱肛，可选择直肠黏膜下高位注射治疗。

第五步：预防与调护。避风寒，忌生冷；保持大便通畅，有规律，忌努挣；积极治疗慢性疾病，如慢性咳嗽、肠炎、直结肠息肉等，减少诱发因素；锻炼身体，增强体质，避免久站、久坐，避免长期持续性增加腹压的活动，经常做提肛运动。

（自拟医案）

【医案、经验方及常用中成药】

一、医案

夏本经医案(《中国当代名医验方大全》)

熊某,女,44岁。患者7年前生第6胎,自3年前曾于一次大便努挣后,肛门脱出寸余,至今每解大便后须慢慢托入后,躺卧或稍坐片刻始能步行。平日头昏神倦,气不上承,舌淡苔薄,脉象缓软。予脱肛散,并配合内服补中益气汤。经治10天,不再脱肛。

脱肛散药物组成:鳖头(干透)30g,冰片4g。将鳖头烧灰存性,再与冰片合研成细末,外用适量。

按语:《日华子诸家本草》记载鳖头“烧灰疗脱肛”,冰片辛凉,有清凉消肿之效。两药合用,外治脱肛,有消肿回纳之功。配以内服补中益气汤,升提固涩,内外兼修,相得益彰,故有疗效。

二、经验方

1. 胡伯虎之小儿脱肛方(《中医外科学》第6版)

功能:补中升提。

主治:小儿气虚脱肛。

组成:生黄芪30g,党参10g,升麻6g,枳壳15g,益母草15g。

用法:水煎服,日1剂,分2次服。

2. 张梦侬之益气升阳汤(《当代中国名医高效验方1 000首》)

功能:益气升阳。

主治:脱肛。

组成:黄芪15g,当归10g,党参15g,白术10g,柴胡10g,升麻10g,陈皮10g,罂粟壳10g,炙甘草10g。

用法:每日1剂,水煎3次分服。

3. 柏连松之收肛散(《当代中国名医高效验方1 000首》)

功能:收涩固脱。

主治:肛门直肠黏膜脱垂Ⅰ、Ⅱ度。

组成:五倍子9g,炒浮萍草9g,龙骨9g,木贼草9g。

用法:共研细末,干擦或麻油调敷。

三、常用中成药

可选用补中益气丸、麻仁润肠丸、十全大补丸、金匮肾气丸。

（何春梅）

第八节　锁　肛　痔

【概述】

锁肛痔以肛门疼痛、肛门肿物、出血及肛门异物感等为主要表现，是来源于肛管及肛门周围上皮的恶性肿瘤，临床上相对少见，约占大肠癌的1%~4%。发生在齿线上方及下方，至以肛门为中心直径6cm的圆形区域内。相当于西医学的肛管癌及肛门周围癌（肛周癌），肛管癌多于肛周癌，约7∶1。前者以女性多见，后者以男性多见。发病年龄以60岁以上的老年人多见，中青年少见。

【主要病因病机】

1. 湿热蕴结　饮食不洁，或久痢久泻，或息肉虫积，损伤脾胃，运化失司，湿热内生，热毒蕴结，日久化毒，乘虚下注，流注大肠，蕴毒积聚，结而为肿。

2. 气滞血瘀　忧思抑郁，或邪毒蕴聚经络、脏腑，导致气滞血瘀，瘀滞日久，结聚不散，结成肿块。

3. 气阴两虚　素体虚弱，脾肾不足，复因饮食不洁、忧思抑郁、久痢久泻或息肉虫积，损伤脾胃，脾胃受伐，运化无力，生化无权，气血津液俱虚，正气不足，邪气踞之而成积。

【辨证注意点】

1. 首先应明确诊断。如无明确诊断，应结合肛肠指诊、钡剂灌肠、内窥镜检查、B超、病理诊断等明确病变性质；如已明确诊断，则需询问发病时间、部位、诊疗方法、病理类型等。

2. 注意询问便血、排便习惯改变、大便变形等主症，结合中医“十问”询问兼症。

3. 术前辨证着重询问主症，以标实为主，当辨气滞、血瘀、湿热的偏盛；术后辨证重视全身症状及转移征象，一般肿瘤后期或术后虚损较甚，以正虚为主，应辨明阴阳、气血虚损之不同。

4. 本病总属虚实错杂，本虚标实，辨证应根据病变不同时期的病理变化特点进行，辨明虚实、标本之主次。

【辨证思路】

一、诊断要点

1. 有肛门疼痛、肛门肿物或溃疡、肛门异物感、肛门出血、肛门瘙痒等病史。

2. 局部检查可见肿物或溃疡，皮肤变硬，肛门指诊可明确病变范围，有无固定，直肠或周围组织有无受累。有时可见腹股沟淋巴结肿大，病理活检可明确诊断。

3. 结肠镜检查或肛门镜检查可见肛管及肛门周围有硬节或溃疡状改变。

4. 病理组织学证实为肛门部肿瘤。

二、鉴别诊断

1. 内痔　多为无痛性出血，色鲜红，不与大便相混，表现为大便表面带血、滴血、射血或一线如箭，指检触诊为柔软包块，肛门镜检查可见齿线附近暗红色痔核，易与直肠癌鉴别。

2. 慢性细菌性痢疾和阿米巴肠炎　患者多有腹痛、腹泻，大便带脓血，阿米巴肠炎则为“果酱样”黏液血便，多有里急后重感，大便培养可找到病原菌和阿米巴原虫。

3. 直肠息肉　可见便血或大便潜血阳性，可伴有腹部不适、腹泻、脓血黏液便、里急后重等，息肉较大可脱出于肠外。指诊肠腔内可扪及柔软的肿物，活动，有蒂或无蒂。多发性息肉病肠腔内可触及多个大小不等的肿物。指套染血，需行直肠镜检查，取活组织病理检查以明确肿物有无癌变。

4. 肛门湿疣　环绕肛门可出现多处肿块，大小不一，表面有细颗粒，病变之间有正常皮肤分隔，质软，病变处皮肤无溃疡，临床症状与病理检查均可予以鉴别。

三、辨证论治

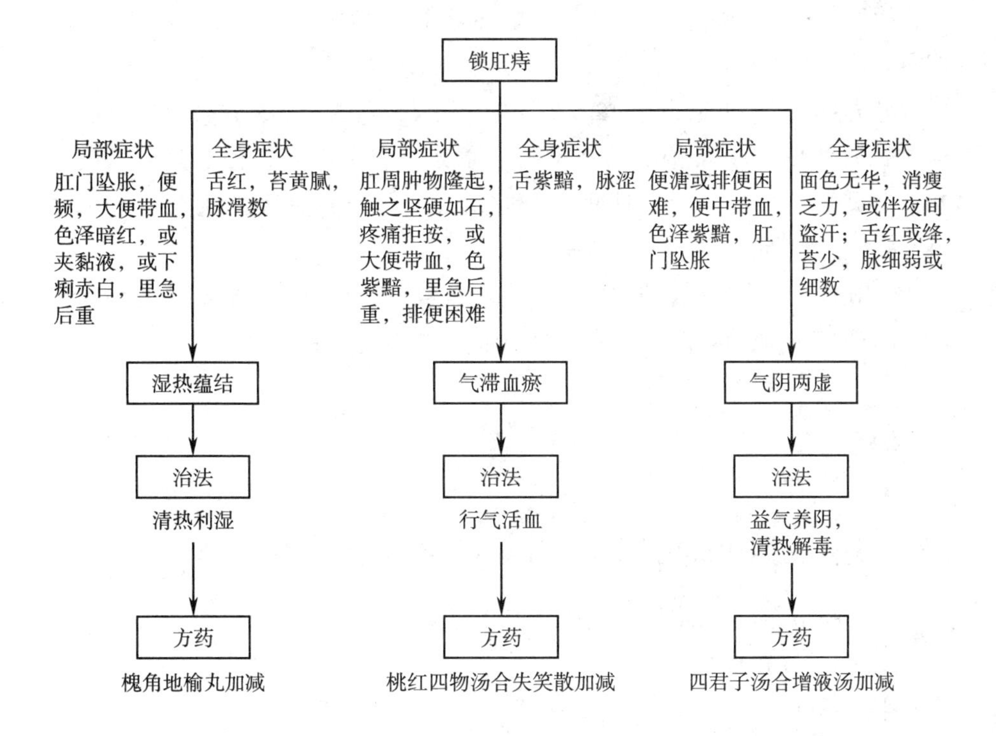

【病例思维程序示范】

张某，男，56岁。2018年5月16日初诊。主诉便血半年。患者近半年来时有便血、色偏黯，并有大便欠畅、里急后重之感，自觉乏力、纳谷不香，渐感消瘦。

专科检查：视诊肛缘少量结缔组织外痔皮赘，指检肛内直肠右侧壁约距肛缘5cm处可扪及一肿块，直径约3cm，质硬，移动性差，表面不光滑呈菜花样，指套有染血、色暗红。舌淡，苔薄白腻，脉弦滑。

辨证思维程序：

第一步：明确诊断。根据主诉、现病史、指诊及镜检病理结果，可以初步诊断为锁肛痔。术后病理示：绒毛状腺瘤癌变，已侵入黏膜下层。

第二步：分清正虚和邪实。根据患者渐进性消瘦半年、便血、乏力、纳谷不香等症状结合舌苔、脉象，诊断为气阴两虚，气不摄血。局部肿瘤因脾气虚，湿热内蕴化毒，湿毒瘀结而成局部肿块，为虚中夹实之证。

第三步:手术治疗。硬膜外麻醉下行直肠癌根治术,术后配合化疗。

第四步:中医治疗。证属气阴两虚夹毒证,治拟益气养阴,解毒消瘤,方用四君子汤合增液汤加减。

处方:太子参20g,白术12g,茯苓15g,土茯苓15g,麦冬15g,元参15g,生地15g,怀牛膝30g,黄柏12g,苍术12g,薏苡仁30g,白花蛇舌草20g,半枝莲20g,浙贝15g,生牡蛎15g,仙鹤草15g,景天三七15g,白蔻仁(后下)6g,炙甘草9g。

第五步:调摄与生活指导。忌辛辣肥腻、酒等刺激性食物,防止便秘和腹泻;如有肛门坠胀、疼痛不适、分泌物等症状,应及时复查。

（自拟医案）

【经验方及常用中成药】

一、经验方(《中医外科学》第6版)

功能:益气解毒。

主治:锁肛痔。

组成:半枝莲30g,山豆根30g,诃子15g,木鳖子15g,薏苡仁15g,白花蛇舌草15g,黄芪30g,白术15g。

用法:水煎服,每日2次。

二、常用中成药

可选用康赛迪胶囊、西黄丸。

（何春梅）

第六章　男性前阴部病

第一节　阴茎头包皮炎

【概述】

阴茎头包皮炎是指阴茎头和包皮的感染,多发生于包皮过长或包茎者。临床表现为阴茎头包皮充血水肿,严重时可发生糜烂溃疡,可融合形成广泛的溃烂面。属于中医学“疳疮”范畴。

【主要病因病机】

1. 外感热毒　着衣不净,或房事不洁,或久居湿地,湿毒之气侵犯阴茎,酿成本病。

2. 湿热下注　嗜食辛辣肥甘,湿热内生;或所欲未随,肝气郁结,气郁化火,湿热下注遂生本病。

3. 阴虚火热　房事过度,相火妄动,火热内犯肝经,下注阴茎,遂生本病。

【辨证注意点】

1. 本病基本病机为湿热、火毒下注阴茎。

2. 本病根据病因又有虚实之分,实证多为热毒、湿热下侵,虚证为虚火内扰。

【辨证思路】

一、明确诊断

1. 多见于包皮过长或包茎者。

2. 初期表现为阴茎头包皮充血水肿,严重时可发生糜烂溃疡,可融合形成广泛的溃烂面,局部灼热感、痛、痒,糜烂面有脓性分泌物。一般无全身症状,严重者可伴有畏寒、发热。

3. 血常规检查白细胞计数可升高。

二、鉴别诊断

本病需与过敏性包皮炎、阴茎结核、阴茎癌相鉴别。

1. 过敏性包皮炎　是因某些药物过敏，以龟头局限性小疱、糜烂为主。

2. 阴茎结核　表现为阴茎头部慢性溃疡，溃疡经久不愈，有结核病史，分泌物可发现结核杆菌。

3. 阴茎癌　表现为阴茎头部溃疡、硬结，不愈合，活组织检查见癌细胞。

三、辨证论治

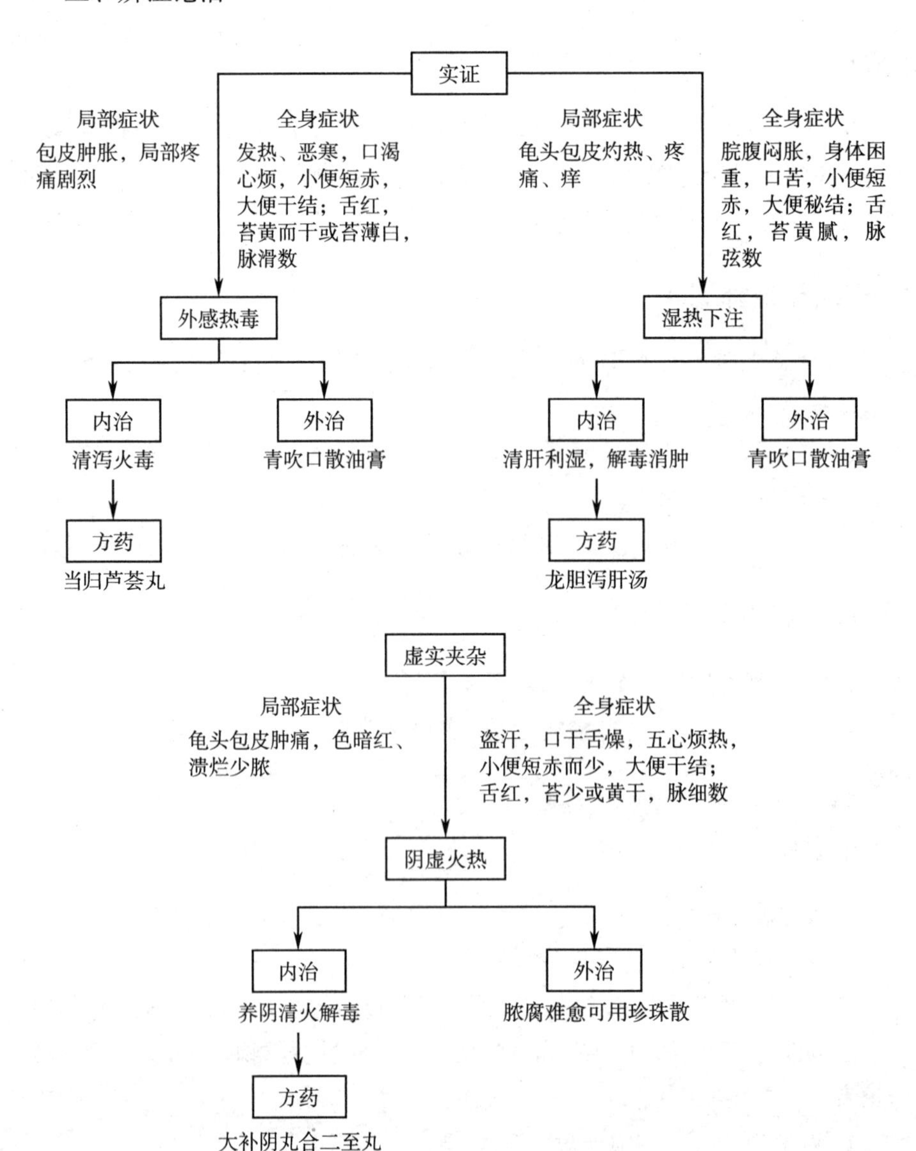

四、注意事项

1. 阴茎头包皮炎伴有包茎，如引起包皮嵌顿水肿，或包茎不能上翻，需在包皮背侧行包皮切开。对包茎和包皮过长者，控制炎症后，宜行包皮环切术。

2. 禁用腐蚀性强的外用药物。

【病例思维程序示范】

高某，男，39岁。2004年4月20日就诊。患者有包皮过长史，4月19日同房后包皮上翻，进而包皮出现水肿，继而出现疼痛，包皮肿大，无法下翻，龟头红肿。现疼痛加剧，遂来诊。伴口渴烦躁，小便短赤，排尿疼痛发热。

查体：体温37.8℃，龟头红肿，包皮水肿，无法下翻，触痛。舌红，苔黄腻，脉滑数。

辨证思维程序：

第一步：明确诊断。根据患者的症状和查体，龟头红肿，包皮水肿，无法下翻，触痛，可初步诊断为龟头包皮炎。本病注意与过敏性包皮炎、疱疹性溃疡、阴茎结核、阴茎癌相鉴别。

第二步：进行必要检查。血常规检查可见白细胞计数明显升高；尿常规检查可见白细胞。

第三步：辨证论治。患者体温37.8℃，龟头红肿，包皮水肿，无法下翻，触痛，伴口渴烦躁，小便短赤，排尿疼痛发热，舌红，苔黄腻，脉滑数。为外感热毒，治拟清泻火毒，方用当归龙荟丸加减。

处方：当归12g，龙胆草12g，栀子9g，黄连6g，黄芩12g，黄柏12g，芦荟12g，大黄9g，木香9g。

第四步：其他疗法。①抗炎治疗：如局部脓性渗出物较多、发热，宜选用合适的抗生素。②外敷：青吹口散油膏。③手法复位：使嵌顿的包皮下翻复位。如嵌顿的包皮无法下翻复位，可在阴茎背部嵌顿处将包皮切开，下翻包皮。④必要时可给予镇静药缓解疼痛。

第五步：调摄与护理。①注意保持外生殖器卫生，勤换内裤。②包皮过长有炎症病史、包茎患者，控制炎症后，宜早行包皮环切术。③忌烟酒、辛辣刺激性食品。

（自拟医案）

【医案、经验方及常用中成药】

一、医案

1. 汪机医案(《中医外科伤科名著集成》)

一人玉茎肿痛,小便如淋,自汗甚苦,时或尿血少许,尺脉洪滑,按之则涩,先用清心莲子饮加牛膝、山栀、黄柏、知母数剂少愈,更以滋肾丸一剂而痊。

一人茎肿不消;一人溃而肿痛,发热,小便秘涩,日晡或热;一小儿肿痛,诸药不应,各以小柴胡吞芦荟丸数剂,并愈。

2. 周五峰医案(《中医外科伤科名著集成》)

龟头肿痛,有因肝经湿热下注者,其肿红胀,宜内服加减泻肝汤,外用鳖甲煅存性,取末二钱,合上冰片二分,乳匀,香油调刷。

二、经验方

复方知柏三花汤(《现代中医男科学》)

功能:清热解毒化湿。

主治:龟头包皮炎急性期。

组成:知母6g,黄柏6g,生甘草6g,玄参15g,蜡梅花15g,龙胆草5g,白芷5g,苏花45g,七叶一枝花10g,蝉衣3g,薏苡仁15g,丹皮9g,赤芍12g。

用法:水煎服,每日2次,早晚分服。

三、常用中成药

可选用知柏地黄丸、大补阴丸、龙胆泻肝丸。

(陈　磊)

第二节　子　痈

【概述】

子痈是由于湿热下注厥阴之络,致气血凝滞而成,以阴囊胀痛下垂,睾丸肿胀为特征。临床上分为急性子痈和慢性子痈,其中以急性子痈多见。相当于西医学的非特异性睾丸炎、附睾炎,是指由于各种致病因素引起的睾丸、附睾炎症性病变。

【主要病因病机】

肝经循会阴，绕阴器，子痈与肝肾关系较为密切。

1. 湿热下注　外感六淫、饮食不洁或忧思愤怒，均可郁化湿热，湿热积聚肝肾之络，下注肾子，肾子受损，腐化酿脓，遂生本病。

2. 寒湿外感　寒湿之邪侵袭肌表，或久居湿地，寒湿下犯，寒湿收引，肾子经脉瘀阻，血流不畅，郁滞脉络，酿热成脓而成本病。

3. 肝气郁结　情志未遂，肝气郁结，疏泄失司，气化郁滞，血脉瘀阻，血瘀湿凝，发于肾子而成本病。

4. 跌仆损伤　由于跌仆损伤，肾子络伤血瘀，瘀久化热，或损伤处直接感染湿毒，蕴热酿脓，而成本病。

【辨证注意点】

1. 区分急性子痈和慢性子痈。急性子痈主要表现为高热恶寒、附睾红肿热痛；慢性子痈以阴囊坠胀、隐痛为主。

2. 急性子痈以湿热蕴结、热毒壅盛、脓毒郁结为基本特点；慢性子痈以痰瘀互结为基本特点。

3. 急性子痈发病前常有急性尿道炎、膀胱炎、前列腺炎、精囊炎、前列腺手术等病史。

【辨证思路】

一、明确诊断

1. 分清急性子痈和慢性子痈。急性子痈发病急骤，伴有全身症状，有高热、恶寒、头痛、口渴等症，局部坠胀疼痛，肿大；慢性子痈疼痛不剧烈，自觉隐痛或不适。

2. 急性子痈血常规检查可见白细胞计数升高。

3. 脓肿形成者，可触及波动感。

4. B 超检查有助于疾病诊断，以及脓肿形成的诊断。

二、鉴别诊断

本病应与睾丸肿瘤、附睾结节、附睾结核相鉴别。

	子痈	睾丸肿瘤	附睾结核
病程	较短	发展较慢	病程迁延
病因	病原体感染	病因尚不清楚	结核杆菌
症状	红肿热痛	质地坚硬、沉重感	附睾硬结
检查	血白细胞升高	B 超有助诊断	精液、前列腺液见结核杆菌

三、辨证论治

子痈临床分为急性和慢性，治疗要注意内治和外治相结合。

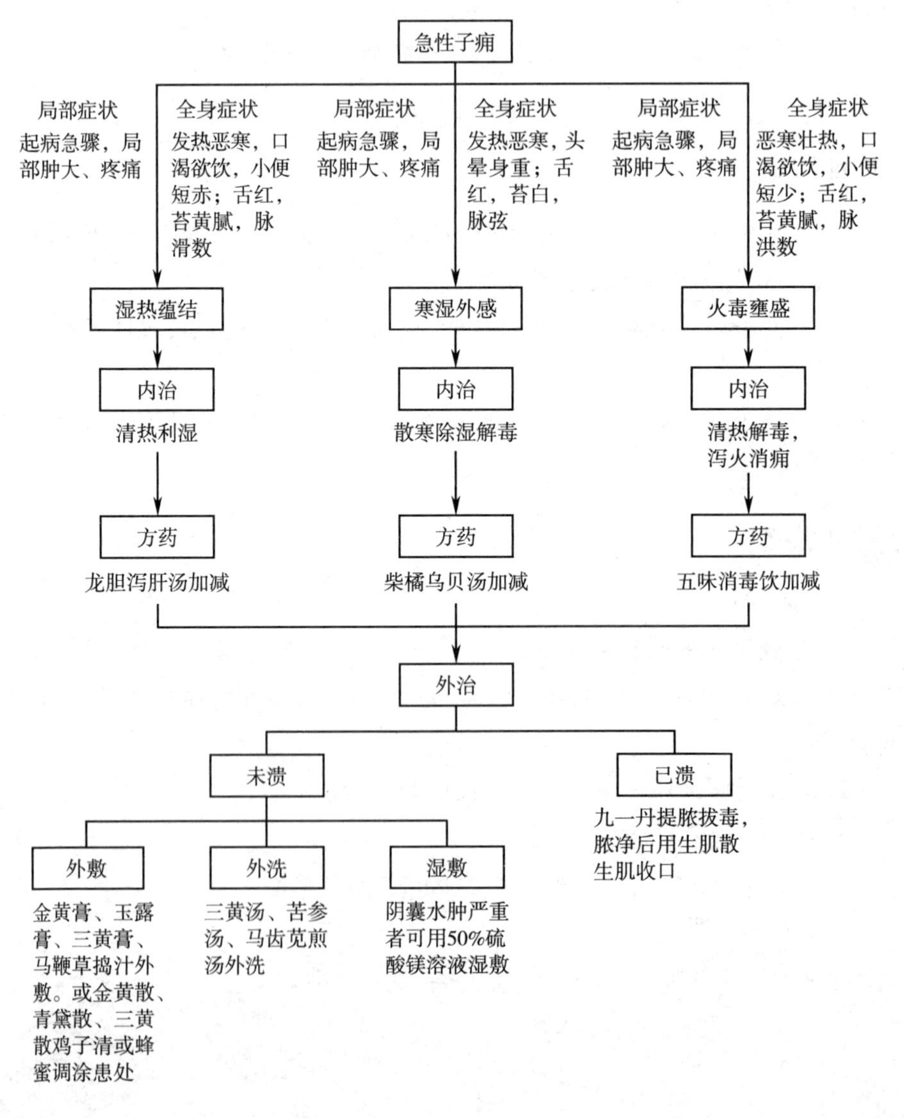

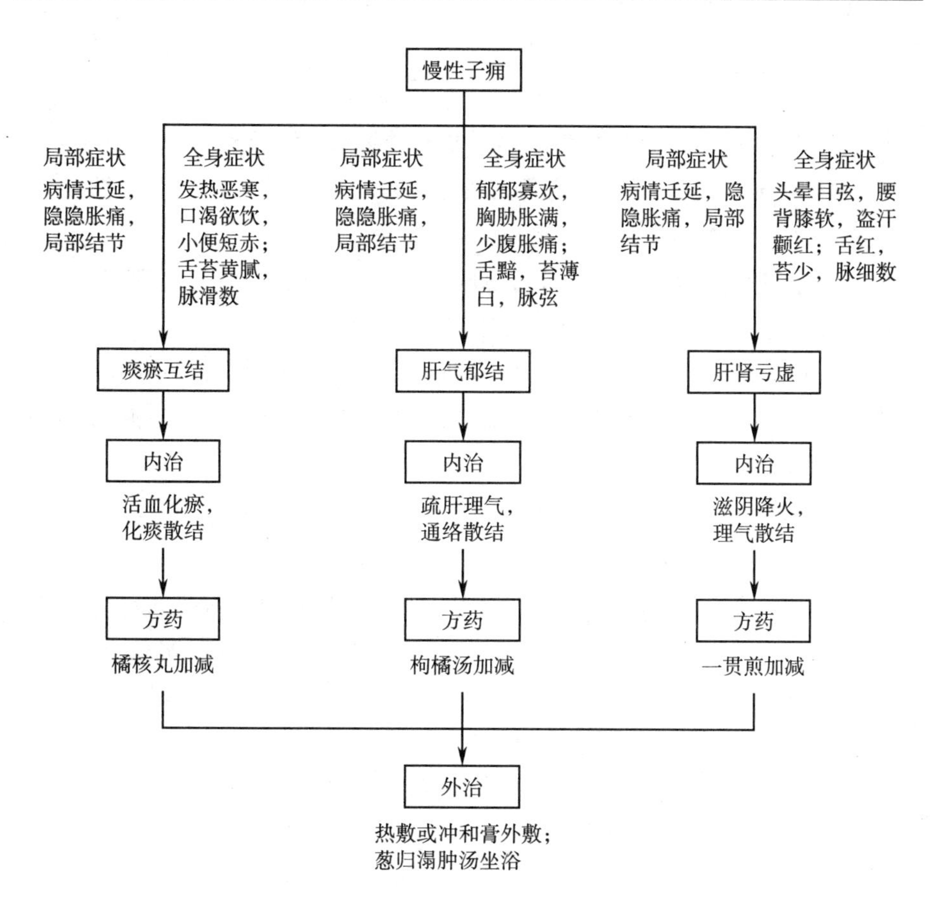

四、调摄与生活指导。急性子痈注重中西医结合治疗，急性期卧床休息，选用合适的抗生素。

五、注意事项

1. 局部可采用按触法或穿刺确诊是否成脓。脓成时切开引流，注意切开引流的时机，切开引流后，保持引流通畅。

2. 急性期应卧床休息，忌热敷，宜冷敷。

【病例思维程序示范】

王某，男，52岁。2002年7月8日就诊。自7月6日左侧阴囊出现坠胀疼痛，继而出现左侧睾丸肿大疼痛，现疼痛加剧，左侧睾丸肿大如乒乓球，逐来诊。自诉口渴欲饮，小便短赤。

查体：体温37.3℃，左侧附睾肿大，直径约4.0cm，触痛，睾丸正常。右侧附睾、睾丸正常。舌红，苔黄腻，脉滑数。

辨证思维程序：

第一步：明确诊断。根据患者的症状和体征，起病突然，阴囊部附睾肿块明显，触痛明显，可初步诊断为左侧急性附睾炎。应与附睾结节、附睾结核、睾丸炎相鉴别，并与慢性附睾炎相鉴别。

第二步：进行必要检查。①血常规检查可见白细胞计数明显升高。②尿常规检查可见白细胞。③超声检查有助诊断。

第三步：辨证论治。患者左侧附睾坠胀、疼痛、肿大疼痛，触痛明显，伴口渴欲饮，小便短赤，舌红，苔黄腻，脉滑数，为湿热蕴结，治拟清热利湿，方用龙胆泻肝汤加减。

处方：龙胆草 12g，黄芩 12g，柴胡 9g，生山栀 9g，生地 12g，泽泻 9g，车前子 15g，全当归 12g，川牛膝 12g。

第四步：根据患者情况对上述方剂进行加减。大便秘结，加生大黄 9g；疼痛明显，加延胡索 12g、川楝子 12g；发热，加银花 12g、紫花地丁 15g、蒲公英 12g。

第五步：其他疗法。

1. 外治法

（1）外敷：金黄膏、玉露膏、三黄膏、马鞭草捣汁外敷。或金黄散、青黛散、三黄散鸡子清和蜂蜜调涂患处。

（2）外洗：三黄汤、苦参汤、马齿苋煎汤外洗。

（3）阴囊水肿严重时可用 50% 硫酸镁溶液湿敷。

2. 手术治疗　脓肿形成应及时切开引流。溃破后，用九一丹提脓拔毒，脓净后用生肌散生肌收口。

3. 针灸　取关元、气海、太冲、三阴交、大敦、归来、行间等，用泻法，适用于急性期。

第六步：注重中西医结合治疗。及时使用合适的抗生素，必要时可给予镇静药缓解疼痛。

第七步：调摄与护理。①急性期卧床休息，抬高阴囊以减轻坠胀症状。急性期疼痛剧烈，宜冷敷，后期或慢性期宜热敷。②针对诱发因素治疗，如急性尿道炎、膀胱炎、前列腺炎、精囊炎等。③忌烟酒、辛辣刺激性食品，保持心情舒畅。

（自拟医案）

【医案、经验方及常用中成药】

一、医案

1. 徐克昌医案(《外科证治全书》)

肾子作痛,下坠不能升上,外现红色者,子痈也。或左或右,故俗名偏坠,迟则溃烂莫治。当其未成脓时,用枸橘汤一服可愈。

枸橘汤

枸橘全个,川楝子、秦艽、陈皮、赤芍、生甘草、防风、泽泻各3钱。

上水煎,食前顿服。

按语:此方当加柴胡1钱5分为妥。热痛者,更加栀仁1钱或黄芩1钱。

2. 章次公医案(《外科医案》)

毛某,男。

附睾炎由湿热所酿成。

黄柏5g,粉丹皮9g,冬葵子9g,土牛膝12g,泽泻9g,大小蓟各9g,荔枝核12g,生侧柏叶30g。煎汤代水。

另银花12g、生山栀9g,代茶。

二诊:睾丸炎除局部疗法外,清凉解毒、通利二便。

银花12g,大小蓟各9g,丹皮9g,蚤休5g,土牛膝9g,桃仁12g,夏枯草9g,菊花9g,蒲公英9g,粉萆薢9g,车前子叶各9g,甘草梢5g,生熟锦纹各6g,元明粉(分2次冲入)12g。

三诊:睾丸炎虽未消尽,但已不如前之焮红肿大。

土茯苓24g,凤尾草12g,生山栀9g,马鞭草12g,黄柏6g,银花12g,蒲公英9g,小蓟9g,蚤休5g,山慈菇(切片)3g。

四诊:治睾丸炎不外通利两便,消炎尚属次要。

郁李仁(打)9g,小蓟12g,桃仁泥12g,苦参片5g,黄柏3g,生甘草3g。

二、经验方

1. 神圣代针散(《中国方剂精华辞典》)

功能:活血消瘀,疏表散结,消肿止痛。

主治:急性子痈。

组成:当归12g,川芎10g,白芷10g,红花10g,连翘10g,防风6g,细辛3g,没药6g,生甘草6g。

用法:水煎服,每日2次,早晚分服。

2. 鲜土茯苓根茎[韦礼贵.急性睾丸炎.广西中医药,1989,(5):25.]

功能:清热解毒,消肿止痛。

主治:急性睾丸炎。

组成:鲜土茯苓根茎 120g。

用法:鲜土茯苓根茎去须洗净,切片,加水 500g 煎沸后,文火再煎 20 分钟。每日 1 剂。3~7 天为一个疗程。

三、常用中成药

可选用小金丹。

（陈　磊）

第三节　囊　　痈

【概述】

囊痈又称"阴囊风""肾囊风",即阴囊部脓肿,是阴囊部常见的非特异性感染性疾病。其特点是阴囊红肿疼痛,皮紧光亮,寒热交作,形如瓢状。包括西医学的阴囊蜂窝织炎、阴囊脓肿、阴囊坏疽等。

【主要病因病机】

1. 湿热下注　嗜食辛辣肥甘,久而湿热内酿,流注肝经,肝经湿热下注,蕴结阴囊,腐化酿脓,遂生本病。

2. 肝肾阴虚　体虚多病,耗伤阴血,或肝经湿热久羁,化燥伤阴;致肝肾阴虚,阴器失荣而成本病。

3. 湿毒内侵　居住环境潮湿,或久居湿地,湿热毒邪侵入机体,蕴遏阴囊局部,血流不畅,郁滞脉络,酿热成脓亦成本病。

4. 瘀毒化热　外伤溃破,瘀血阻络化热,复感火毒,阻遏阴囊局部,腐败血肉而成本病。

【辨证注意点】

1. 囊痈病位之标在阴囊,其本在肝;病因外感湿热火毒,内伤饮食,劳伤体虚;基本病机为湿热火毒流注肝经,肝经湿热下注阴囊而成。

2. 认识疾病的分期，包括初期、成脓期、溃破期。注意辨脓，局部可采用按触法，或穿刺确诊。

3. 注意辨别阴囊坏疽，表现为起病急骤，阴囊迅速增大红肿，触之可闻及捻发音，迅速坏死，甚者阴囊内容物外露。

【辨证思路】

一、诊断要点

1. 起病急骤，阴囊剧烈疼痛，阴囊皮肤红肿热痛，局部压痛明显。

2. 常伴有全身症状，高热、恶寒、恶心、呕吐、全身乏力。严重者可出现中毒性休克症状。

3. 血常规检查白细胞和中性粒细胞计数明显升高。

4. 局部创面细菌培养阳性。

二、鉴别诊断

本病应与子痈、水疝相鉴别。

1. 子痈　发病急，主要表现为患侧阴囊肿块肿胀疼痛，沿精索向下腹部及同侧大腿根部放射，伴恶寒发热等全身症状。

2. 水疝　阴囊肿块表面光滑，无触痛，透光试验阳性。

三、辨证论治

按本病的进程，临床分为初期、成脓期、溃脓期。

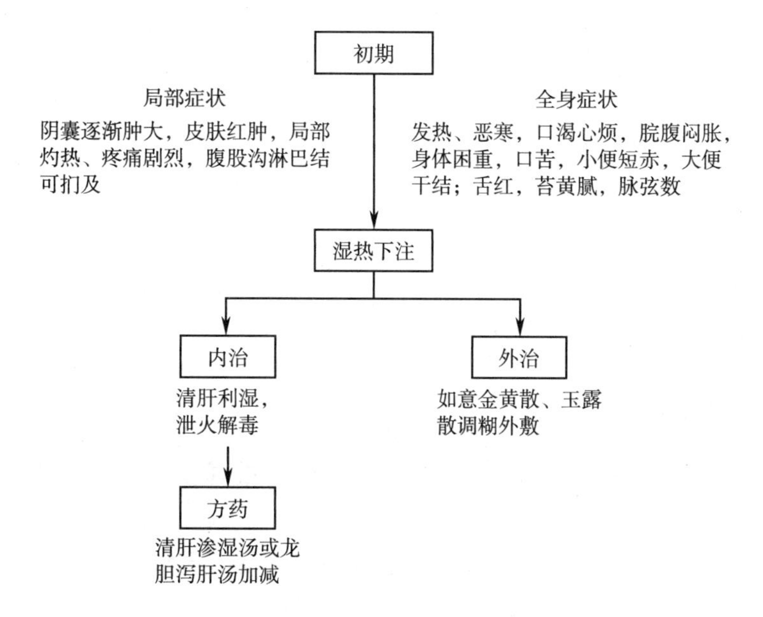

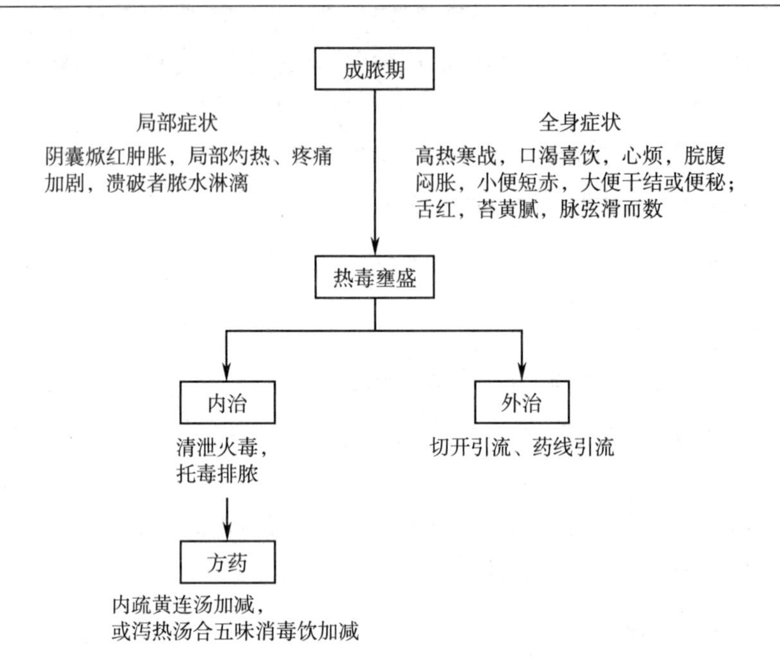

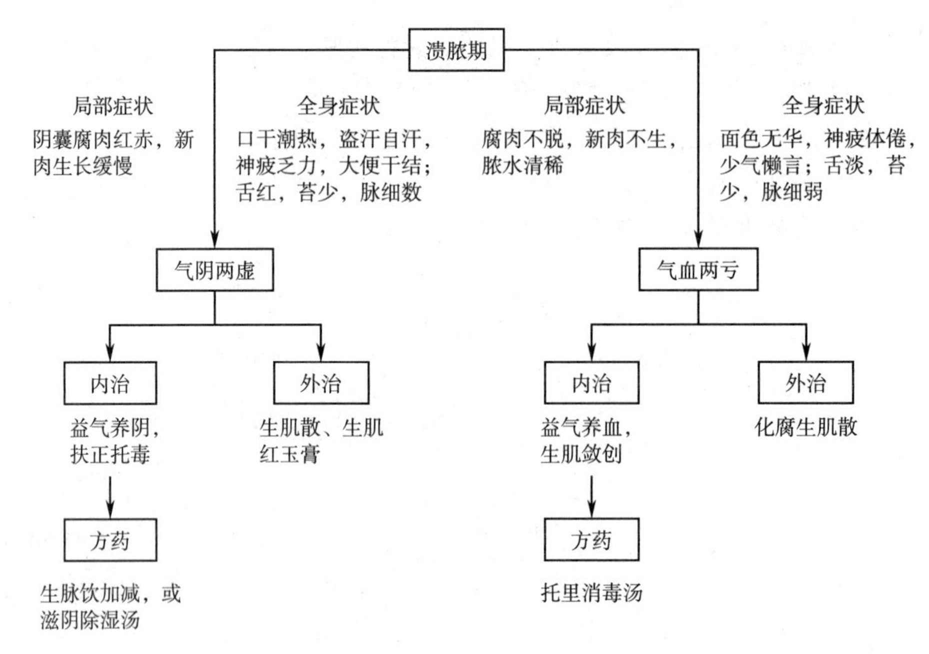

四、注意事项

1. 辨疾病分期。初期清热利湿解毒，成脓期宜托毒排脓，溃破期益气养血生肌。

2. 辨脓。脓成时切开引流，注意切开引流的时机，局部可采用按触法或穿刺确诊。

3. 治疗上掌握切开时机，厌氧性、腐败性细菌感染，应早期广泛切开引流。阴囊坏疽，水肿严重，虽无组织坏死，应广泛切开，切开引流后，保持引流通畅。

4. 患者抬高阴囊，卧床休息。

【病例思维程序示范】

曹某，男，56岁。2000年11月8日就诊。左侧阴囊皮肤焮红肿胀3天，局部灼热疼痛，继而肿胀加重，疼痛加剧。伴发热，口渴喜饮，心烦，小便短赤，大便干结。

查体：腹股沟扪及肿大淋巴结，阴囊皮肤红肿光亮，结块压痛。舌红，苔黄腻，脉弦滑而数。

辨证思维程序：

第一步：明确诊断。根据患者的症状和体征，可初步诊断为阴囊蜂窝织炎，中医诊断为囊痈。应与子痈、疝气、水疝相鉴别。

第二步：进行必要的检查。①血常规检查可见白细胞和中性粒细胞计数明显升高。②创面细菌培养阳性。

第三步：辨证论治。结合患者症状和体征，辨证为湿热下注，治拟清肝利湿，泻火解毒，方用清肝渗湿汤加减。

处方：川芎9g，当归15g，白芍9g，生地15g，柴胡9g，龙胆草12g，山栀9g，天花粉9g，黄芩9g，泽泻9g，生甘草9g。

第四步：根据患者情况对上述方剂进行加减。大便秘结，加生大黄9g；疼痛明显，加延胡索12g、川楝子12g；发热，加银花12g、连翘9g、蒲公英12g。

第五步：给予外治法。

（1）早期未溃：如意金黄散、玉露散调糊外敷。

（2）成脓期：围箍法，脓成切开排脓，药线引流。

（3）溃后：化腐生肌散、生肌散、生肌红玉膏外掺或外敷。

第六步：注重中西医结合治疗，及时使用合适的抗生素，给予支持疗法。

第七步：预防与护理。①注意个人卫生，勤洗勤换内裤，减少阴囊皮肤病的发生。②急性期卧床休息，抬高阴囊以减轻坠胀症状；勤换敷料，保持创面干燥。③忌食辛辣刺激性食品，忌烟酒，保持心情舒畅。④注意全身情况变化，及时予以相应治疗，防止中毒性休克的发生。

（自拟医案）

【医案、经验方及常用中成药】

一、医案

1. 薛己医案（《名医类案》）

薛己治给事陆贞山，肿赤胀痛，小便涩滞，寒热作渴。法当清肝火，除湿毒，遂用柴胡、炒黑龙胆、吴茱、炒连、当归、银花、角刺、赤芍、防风、木通、生草节，一剂，肿痛顿退三四。少加防风、木通、川芎、茯苓作饮下滋肾丸，热肿亦退。但内见筋一条不消，此当滋肾水，养肝血，用山茱、山药、熟地、丹皮、泽泻五味二剂，其筋消矣。复用补中益气加茯苓，送滋肾丸而愈。

2. 薛己医案（《名医类案》）

一儒者，考试不利，一夕，饮烧酒而入房不遂，至夜半，寒热烦渴，小便不利。翌早，囊肿胀焮痛，与除湿热清肝火之剂。城暮闭不得归服，翌早报云：夜来囊悉腐，玉茎下面贴囊者亦腐，如半边笔帽，仍以前药，加参、芪、归、术四剂，腐肉尽脱，睾丸悬挂，用大补气血并涂当归膏，囊茎悉复而愈。

3. 魏之琇医案（《续名医类案》）

一弱人患囊痈，脓熟胀痛，大小便秘结，针之脓出三碗许，即鼾睡觉，而神思少健，但针后虽敷解毒药，亦溃尽矣，故用托里药三十余剂始痊。大抵此症属阴道亏，湿热不利所致，故滋阴除湿为要。常治肿痛小便秘涩者，用除湿为主，滋阴佐之，肿痛退便利和者，除湿滋阴相兼治之，欲其成脓，用托里为主，滋阴佐之。脓成即针之，仍用托里滋阴，湿毒已尽，专用托里，如脓清，或多或敛迟者，用大补之剂，及豆豉饼或附子饼灸之。如卢武选封君，年逾五十患此，疮口年余不敛，诊之微有湿热，以龙胆泻肝汤治之，湿热悉退，乃以托里药，及豆豉饼灸之而愈。次年复患，湿热颇盛，仍用前汤四剂而退，又以滋阴药而消。若溃后虚而不补，少壮者成漏，老弱者不治，脓清作渴，脉大者亦不治。

二、经验方

加味圣愈汤（《现代中医男科学》）

功能：益气养阴。

主治：囊痈。

组成:生地 9g,熟地 9g,当归 15g,黄芪 15g,玄参 6g,天花粉 6g,金银花 6g。

用法:水煎服,每日 2 次,早晚分服。

三、常用中成药

可选用龙胆泻肝丸、八珍冲剂。

（陈　磊）

第四节　子　痰

【概述】

子痰是发于肾子的疮痨性疾病,其特点是附睾有慢性硬结,逐渐增大,形成脓肿,溃破后脓液稀薄如痰,并夹有败絮样物质,易形成窦道,经久不愈,称为“穿囊漏”。相当于西医学的睾丸、附睾、精索结核。

【主要病因病机】

1. 寒痰凝结　外感湿邪,或脾虚阳虚,阳虚失温,寒痰凝聚。

2. 痰热互结　痰湿郁久,郁而化热,痰热互结,下注肾子,腐败血肉而成本病。

3. 肝肾亏虚　肝肾亏虚,浊痰内生凝结下注而生。

4. 气血两虚　痰热久羁,耗伤气血,气血两虚,邪气留恋,溃久不敛而成本病。

【辨证注意点】

1. 本病多发于青壮年,既往有结核病史。发病缓慢,一般无自觉症状。

2. 本病多属正虚标实之证,病位在肝胆二经。

【辨证思路】

一、诊断要点

1. 起病缓慢,阴囊内触及大小不等、高低不平的结节,精索增粗,可触及串珠样结节。轻度胀痛或隐痛。成脓溃破后,脓液清稀,伴干酪样坏死组织,疮口久不愈合。

2. 一般无全身症状，严重者有低热、盗汗、全身乏力。少数患者有急性过程，发热，阴囊红肿疼痛，以后脓肿溃破，转入慢性期。

3. 结核菌素试验阳性。

二、鉴别诊断

本病应与子痈、附睾肿瘤等相鉴别。详见本章第二节“子痈”。

三、辨证论治

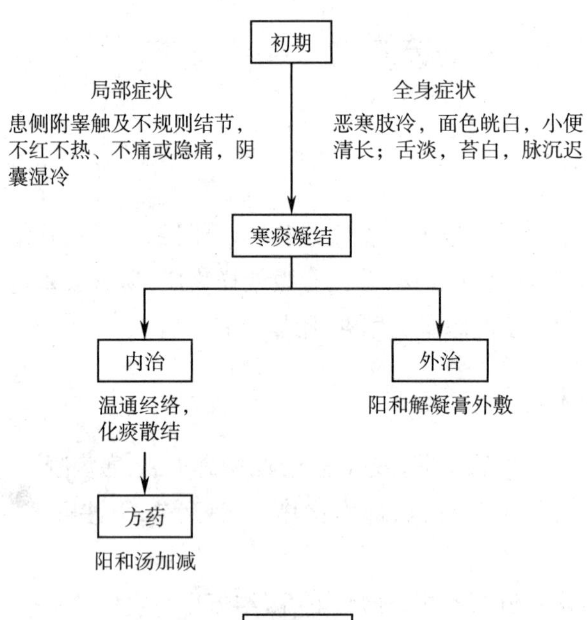

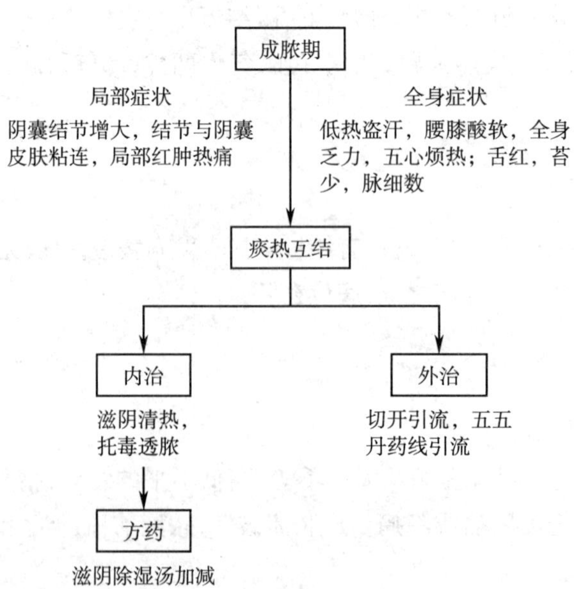

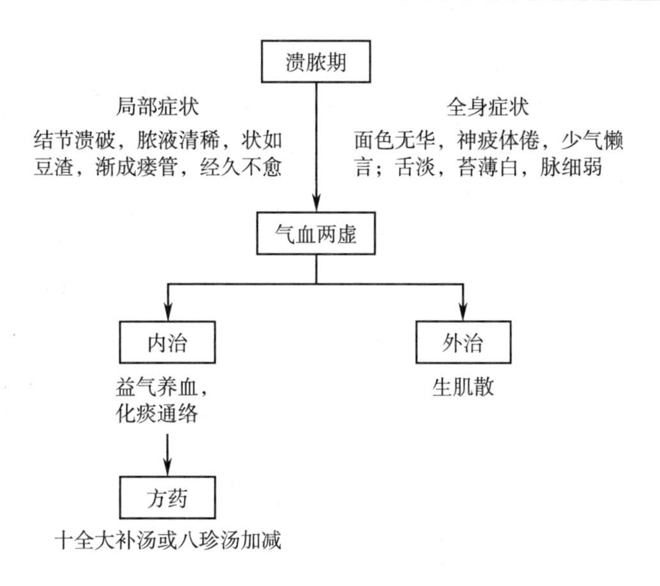
溃脓期
局部症状
结节溃破，脓液清稀，状如豆渣，渐成瘘管，经久不愈
全身症状
面色无华，神疲体倦，少气懒言；舌淡，苔薄白，脉细弱
气血两虚
内治
益气养血，化痰通络
方药
十全大补汤或八珍汤加减
外治
生肌散

四、注意事项

1. 本病是虚劳性疾病，应注意休息，加强营养。

2. 有原发病灶者，应针对原发病灶积极治疗。

3. 如果口服药物治疗无效，需手术治疗，行单纯睾丸切除术，手术前，至少抗结核治疗 2 周。

【病例思维程序示范】

夏某，男，34 岁。2000 年 4 月 3 日就诊。右侧睾丸后部出现硬结 5 个月，无明显疼痛，初如黄豆大小，逐渐增大至直径 1.0cm 左右，近 1 周肿块出现隐痛，阴囊发凉，无明显全身症状。

查体：右侧附睾肿大，头部有直径 1.0cm 硬结，触痛不明显。舌淡红，苔薄白，脉弦。

辨证思维程序：

第一步：明确诊断。根据患者的症状和体征，起病缓慢，附睾肿块明显，无明显触痛，可初步诊断为子痰。应与慢性附睾炎、睾丸炎相鉴别。

第二步：进行必要检查。①结核菌素试验阳性，尿找抗酸杆菌可呈阳性。②血沉加快。③ B 超检查明确有无病理性肾结核，了解附睾形态、脓成情况。

第三步：辨证论治。患者右侧附睾硬结，逐渐增大，近 1 周肿块出现隐痛，阴囊发凉，无明显全身症状。为寒湿痰浊，治拟温通经络，化痰散结，方用阳和汤加减。

处方：鹿角胶 12g，熟地 12g，肉桂 3g，麻黄 6g，白芥子 9g，夏枯草 9g，半夏 9g，浙贝 12g，茯苓 12g，荔枝核 15g，陈皮 9g。

第四步：其他疗法。外敷紫金锭膏或冲和膏，每日换药 1 次。

第五步：注重中西医结合治疗。口服三联抗结核药物异烟肼、链霉素、利福平，或其他抗结核药物，如吡嗪酰胺、乙胺丁醇等，至少维持用药 1~2 年。

第六步：调摄与护理。①注意休息，避免疲劳，保持心情舒畅。②加强营养，宜清淡饮食，忌辛辣油腻食品。③如有肺结核、肾结核等原发病灶，应同时积极治疗。

（自拟医案）

【医案、经验方及常用中成药】

一、医案

于己白医案（《中医医论医案医方选》）

郭某某，男，28 岁，已婚，干部。1971 年 3 月 18 日初诊。

患者于 1969 年秋季感冒之后，发现小便后段尿血，3 天后，双侧睾丸逐渐肿大如鸡蛋，伴有疼痛、坠胀和便意，西医诊断为"结核性附睾炎"。经多种抗生素治疗无效，遂来求治。

症见两侧睾丸肿如核桃大，较硬，时痛，阴囊和少腹坠胀，腰酸，精神抑郁，胸闷不舒，舌红，苔薄黄，脉弦小数。此乃湿热滞下焦成疝。治当清热除湿，行气活血，软坚散结。

处方：黄柏 9g，苍术 12g，牛膝 15g，橘核 9g，川楝子 9g，海藻 9g，昆布 9g，红花 9g，小茴香 9g，桃仁 9g，赤芍 9g，柴胡 9g，白头翁 30g，夏枯草 15g，生牡蛎 15g。水煎服。

上药连服 18 剂，睾丸肿大逐渐消退，疼痛亦消失。唯在天气变化时，尚有坠胀感，遂以丸药两料调理。

处方：牛膝 30g，黄柏 45g，苍术 45g，柴胡 30g，木香 30g，橘核 30g，海藻 45g，昆布 45g，生牡蛎 90g，川楝子 60g，白头翁 500g，夏枯草 250g，麝香 4.5g，乳香 30g，没药 30g。

制法：将白头翁、夏枯草熬膏，余药共研细末，以煮和药末为丸如黄豆大，每服 6g，一日 3 次。

服丸药两料后，诸症悉愈。近十年无不适之感。至 1980 年 4 月 10 日突然发烧（体温 39℃），旧病又作，双侧睾丸肿大，疼痛尤甚，不能直腰行走。仍服前方 3 剂，热退痛止。又进 6 剂后，睾丸肿胀基本消退，遂以丸药一料调理。

按语：本案患者系邪热与痰湿凝滞于下焦而致病。用三妙丸之苦寒以除湿清热；海藻、昆布、夏枯草，针对痰气结聚，睾丸肿硬而设，取化痰软坚散结之功；柴胡、川楝子、橘核，调理厥阴气机也；大凡肿硬之症，必有血瘀，故入红花、桃仁、乳香、没药、赤芍等以活血祛瘀止痛；白头翁能清厥阴之热。上述以三妙丸合橘核丸加减治附睾结核之法，每每获效，医者不妨试之。

二、经验方

五味龙虎散（《现代中医男科学》）

功能：化痰毒，散瘀血。

主治：子痰。

组成：炙全蝎、炙蜈蚣、炙地鳖虫、参三七、血蝎。

用法：共研粉装入空胶囊，每次 1.5g，每日 2 次。不论何期，均可服用。

三、常用中成药

可选用小金丹。

（陈　磊）

第五节　尿路结石

【概述】

尿路结石，是临床常见的疾患之一，可发于任何年龄段，属于中医学“石淋”“砂淋”范畴，是五淋之一。因湿热之邪蕴结下焦，煎熬尿浊杂质，结为沙石，停阻于肾系。以腰背疼痛、血尿，或尿出沙石，或经检查发现尿路结石为特征。

【主要病因病机】

1. 湿热下注　膀胱湿热，气化失司，湿热蕴结，久而煎尿成石而成本病。

2. 肾气虚弱　肾处下焦，为气化之本，与膀胱相为表里。肾虚气化无力，水液代谢失调，水湿停聚，日久化热，尿液受煎，形成结石。

3. 气滞血瘀　湿聚成石，阻遏气机，结石闭阻脉络而产生瘀血，结石瘀血阻塞水道不通，膀胱气化不利而成本病。多见于急性发作期。

4. 气阴两虚　饮食不节，素体阴虚，或久病体弱，或久用通利之品而伤阴，阴虚火旺，水湿不化而成本病。

【辨证注意点】

1. 本病病机是肾虚膀胱湿热。肾虚是本，膀胱湿热是标。

2. 临床上分为疼痛发作期和相对静止期。

3. 本病根据病因又有虚实之分，实证为湿热下注、气滞血瘀，虚证为肾气虚弱、气阴两虚。

【辨证思路】

一、明确诊断

1. 可发生于任何年龄段。

2. 临床上分为疼痛发作期和相对静止期。疼痛发作时以疼痛为主，可见腰腹疼痛，血尿；相对静止期可见腰背酸痛，或无任何症状。

3. 尿常规检查可见红细胞。

4. X线检查　肾-输尿管-膀胱摄影（KUB）或肾盂静脉造影（IVP）确诊尿路结石的位置、大小、数目、形态。

5. B超用于诊断透光的阴性结石，辅助诊断尿路结石的位置、大小。

二、鉴别诊断

许多疾病可在肾、输尿管和膀胱区域出现致密影，诊断时应注意排除腹部或盆腔钙化灶、肾结核、淋巴结钙化、静脉石、肿瘤钙化、肾动脉和动脉瘤钙化等疾病。

三、常见并发症

尿路结石的常见并发症有尿路感染、肾积水、肾衰竭。

四、辨证论治

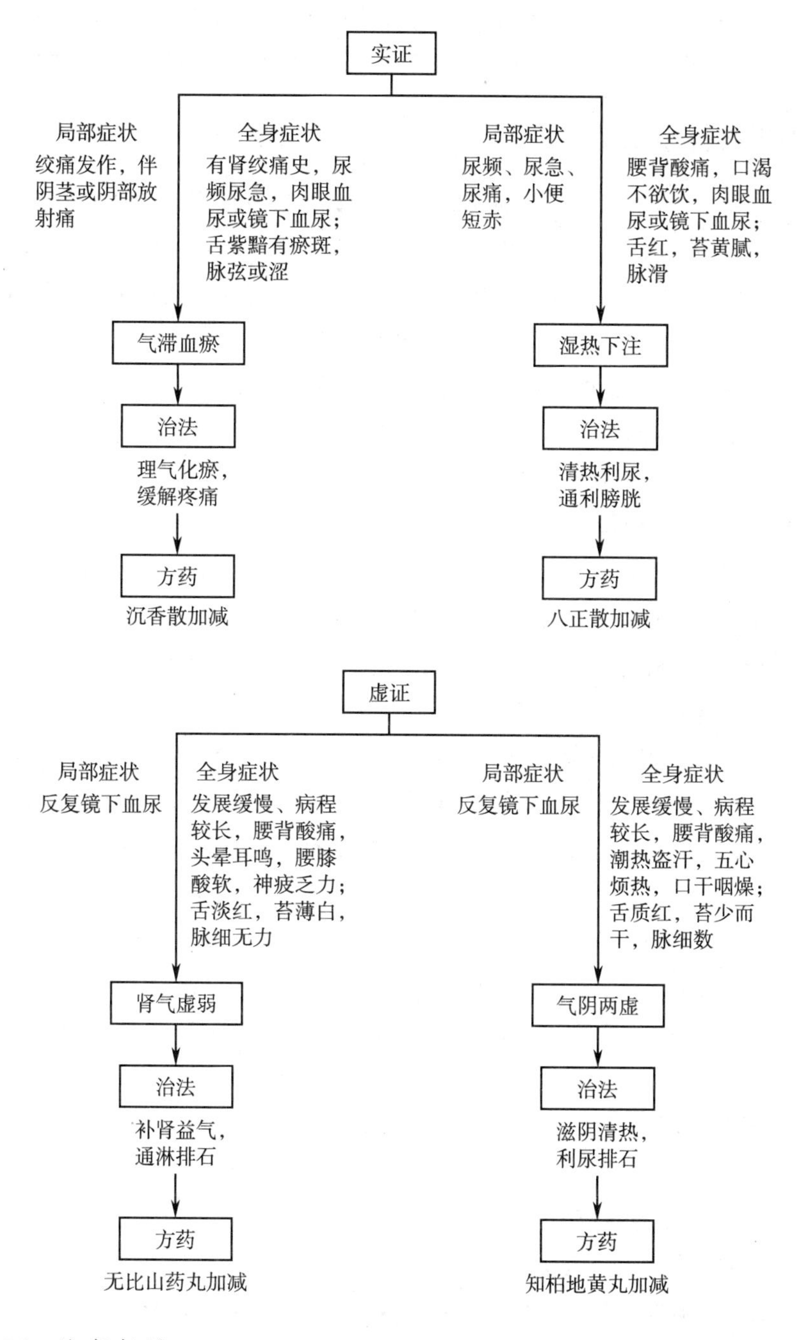

五、注意事项

1. 不能以结石大小作为选择治疗方案的唯一标准，结石形成后自始至终都有引起尿路梗阻、损害肾功能的危险。结石长期存在还可诱发鳞状上皮癌。

2. 尿路结石可合并感染，加重肾脏损害，治疗中应预防和控制感染。

3. 疼痛期“急则治其标”，以缓解疼痛为主。静止期针对结石，以排石为主。

【病例思维程序示范】

黄某某，男，48岁。2012年7月25日就诊。右侧腰部反复疼痛2天，疼痛呈阵发性，伴尿频，恶心呕吐，肉眼血尿。B超检查示“右侧输尿管结石7mm×10mm，右侧肾盂分离18mm”。全尿路CT示“右侧输尿管上段结石6mm×8mm，右侧肾盂轻度积水”。精神尚可，小便短赤。

查体：右侧腰部轻度叩击痛。舌质红，苔黄微腻，脉弦滑。

第一步：明确诊断。本案患者有典型突然发作的肾或输尿管绞痛，伴肉眼血尿，肾区有叩痛，可初步诊断为右输尿管结石。

第二步：进行相关检查。KUB可以显示结石大小、形态、数目、位置。IVU可以显示肾盂、肾盏、输尿管解剖形态，肾脏有无积水及其程度，肾实质厚薄等。CT检查可以显示包括阴性结石在内的结石形态、大小、数目和位置。通过CT值初步判断结石成分，可以显示肾盂、肾盏、输尿管解剖形态，肾积水程度，肾实质厚薄，评估肾脏炎症情况等。B超可辅助诊断结石的存在及其大小位置、肾积水的程度，了解透光结石和肾实质厚度，发现某些成石病因及肾囊肿、肾畸形等疾病。尿液检查可发现不同程度的红细胞，尤其是在肾绞痛发作后或运动后，有时可出现盐类晶体，并能根据有无白细胞、脓细胞而确定有无继发感染。

第三步：辨别虚实、缓急，决定治疗原则。

1. 急症处理　肾绞痛和感染是急症处理的问题。感染需及时运用抗生素，严重者应住院综合给药。解痉可运用非甾体抗炎药、阿片类镇痛药或解痉药等。积水严重继发感染时，可行肾穿刺引流解除梗阻，控制感染。

2. 择期处理　以解除梗阻为主，完全梗阻应及时处理。可选择药物治疗、超声波碎石、激光和手术。

3. 中药治疗的适应证

（1）结石横径 <0.8cm。

（2）肾、输尿管结石经体外超声碎石术、经输尿管镜激光碎石或经皮肾镜碎石术后，促进排石。

（3）肾功能良好，尤其患侧肾功能良好，若患者有肾积水，肾积水程度应在中度以下。

(4) 结石在某一部位滞留时间不能太长，一般要求在2个月之内。

第四步：辨证论治。患者为湿热下注，治拟清热化湿，利尿排石，方用八正散加减。

处方：白茯苓15g，炒白芍15g，香附12g，车前子15g，金钱草30g，石韦12g，海金沙15g，鸡内金12g，瞿麦15g，新会皮9g，粉葛根30g，泽兰12g，台乌药9g，甘草9g。

第五步：根据患者情况对上述方剂进行加减。患者伴血尿，加白茅根15g、大小蓟12g。

第六步：预防与护理。①多饮水，每日2 000ml以上。②少食菠菜、甜菜、动物内脏、肉制品，少食糖。③忌食辛辣刺激性食物。④安排适当的体育活动。

（自拟医案）

【医案、经验方及常用中成药】

一、医案

尤传玺医案(《中国当代名医类案》)

张某，男，38岁，工人。初诊：1990年9月20日。

主诉：2年前右肾结石手术后，腰部时有酸痛，下肢酸软无力，10天前突感右肾区疼痛如绞，牵引少腹，小便余沥不尽带血，经B型超声波检查提示：右肾内可见1.6cm×1.0cm强光团结石影，有声影，伴积水，诊断为右肾结石伴积水。令其外地体外震波碎石，由于经济困难未能去外地治疗，主动要求中医治疗。于1990年9月20日来我院门诊。

查体：痛苦面容，心肺正常，腹部平软，肝脾未扪及，右腹肾区有固定压痛，背部右肾区叩击痛(+)，脉弦细涩，舌苔薄黄。尿常规化验：蛋白(+)，红细胞(+++)。

西医诊断：右肾结石伴积水。

中医诊断：热淋、石淋。治宜活血化瘀溶石，清热利水排石。予以溶石排石汤治之。

处方：黄芪4g，金钱草30g，车前子10g，石韦12g，牛膝10g，景天三七15g，元胡10g，细辛5g，葵花根15g，白茅根15g，生甘草10g，海金沙10g。

水煎，每日1剂，3煎3服当茶饮。再以鸡内金12g、炮山甲10g，分别研细分3次白开水送服。

患者服药共8剂，于9月28日晚6时许突感尿道及少腹刺痛逐渐似刀绞痛，小便淋沥不尽，全身汗如水泼，四肢无力，服止痛药罔效，约2小时突然尿出结石一枚，体积为1.3cm×0.8cm×0.5cm，诸症尽消。而后调摄饮食20余天，身体康复。于1990年10月10日X线摄片复查，两肾及输尿管无异常发现。B超报告：右肾无积水。

按语：肾结石属中医“石淋”范畴。古今医者对石淋的病因病机和症状早有论述：平素多食肥甘酒热之品，或情志抑郁，气滞不宣，或肾虚气化不行，使湿热蕴结下焦，日久尿液受湿热煎熬，使尿中浊质凝结而成，小者为砂，大者为石。笔者在临床自拟溶石排石汤，方中重用黄芪大补元气，使气足诸窍通，尿下石出；金钱草、海金沙、石韦、车前子清热利尿，通淋排石；鸡内金、炮山甲消积化石，葵花根、白茅根溶石化石，景天三七活血止血，元胡、细辛、海金沙清热利尿止痛，牛膝引药下行助结石排出，甘草调和药性，缓热淋尿痛，诸药配伍共奏清热利水、活血化瘀、溶石排石之功，标本兼顾，功效专著。

二、经验方

1. 排石汤（上海中医药大学附属龙华医院周智恒经验方）

功能：温补肾阳，通利膀胱。

主治：尿路结石。

组成：黄芪12g，金钱草15g，海金沙15g，车前草15g，泽泻12g，瞿麦12g，牛膝9g，石韦12g，补骨脂12g，琥珀粉（冲服）3g。

用法：水煎服，每日2次，早晚分服。

2. 琥金通淋排石汤（《当代名医证治汇粹》）

功能：利水通淋，清热消石。

主治：尿路结石。

组成：琥珀6g，金钱草30g，海金沙9g，滑石18g，瞿麦9g，木通9g，泽泻12g，车前子15g，萹蓄12g，猪苓12g，川牛膝9g，甘草梢3g。

用法：水煎服，每日2次，早晚分服。

三、常用中成药

可选用金钱草冲剂、排石冲剂。

（陈　磊）

第六节　精索静脉曲张

【概述】

精索静脉曲张是指精索静脉蔓状静脉丛,因各种原因引起静脉血回流不畅或因静脉瓣损坏引起血液倒流,而形成局部静脉扩张、迂回曲张、伸长的病理现象。精索静脉曲张被认为是男性不育最常见的原因之一,常伴有睾丸缩小、变软和组织学改变,以及精液检查异常。在中医文献中,没有精索静脉曲张病名记载,结合其症状,可归属于中医学"筋瘤""筋疝"范畴。

【主要病因病机】

1. 气滞血瘀　七情内伤,情志未遂,肝气郁结,疏泄失司,气化郁滞,血脉瘀阻,日久则络脉暴露,而成本病。

2. 寒滞厥阴　肾囊、睾丸者阴器也,肝经之所循,寒滞厥阴,凝聚肝经,经脉瘀阻,血流不畅,郁滞脉络而成本病。

3. 气虚下陷　饮食不节,饮食伤脾,脾虚气陷,则气血运行无力,停滞为瘀,而为本病。

4. 湿热瘀阻　外感湿热,或嗜食肥甘,湿热内生,湿热蕴结精室,与瘀血阻遏经脉,气血不能畅达,宗筋失养而成本病。

5. 肝肾亏虚　肝肾两亏,筋脉失养,筋脉弛缓不收,络血瘀阻,而成本病。

6. 肾虚络阻　劳力过度,恣情纵欲,耗伤精血,使筋脉失养或劳力过度,损伤筋脉,筋脉弛缓不收,而成本病。

【辨证注意点】

1. 本病病机以瘀血凝滞,络脉受阻为基本特点。瘀血积滞,经脉失养,造成气血运行无力,旧血不去,新血不布。日久则瘀血停滞,阻于络道,以致脉络怒张,弯曲状如蚯蚓,盘曲成团。

2. 本病有虚实之分。实证或为寒滞厥阴、或为气滞血瘀、或为湿热瘀阻;虚证或为肝肾亏虚、或为肾虚络阻、或为气虚下陷。日久可伴有性功能障碍、睾丸萎缩、男性不育。

【辨证思路】

一、明确诊断

1. 多见于18~30岁的青壮年，多无明显不适，常于体检时发现。

2. 精索静脉曲张78%~93%发生在左侧，1%~7%发生在右侧，2%~20%发生在双侧。

3. 查体阴囊触及弯曲状如蚯蚓盘曲成团的精索静脉，精索粗肿。

4. 超声检查有助明确诊断。

二、鉴别诊断

本病应与丝虫性精索炎、输精管附睾结核相鉴别。

1. 丝虫性精索炎　有丝虫病感染史，精索触及索团状肿块。

2. 输精管附睾结核　有结核病史，输精管见串珠样改变，附睾尾部见不规则结节，溃破后形成窦道，经久不愈。

三、辨证论治

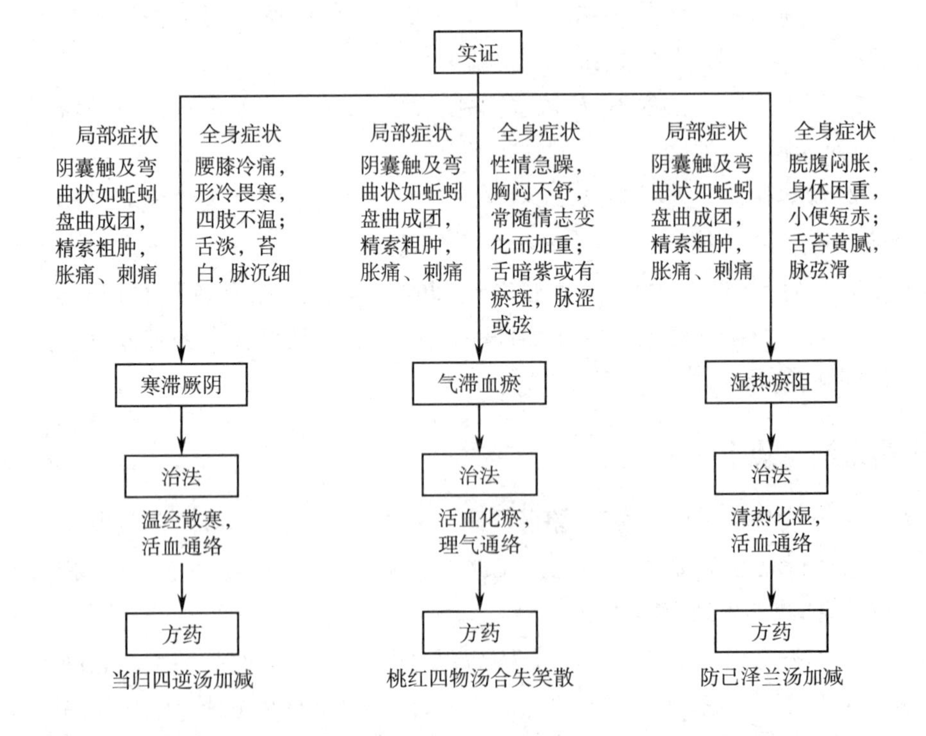

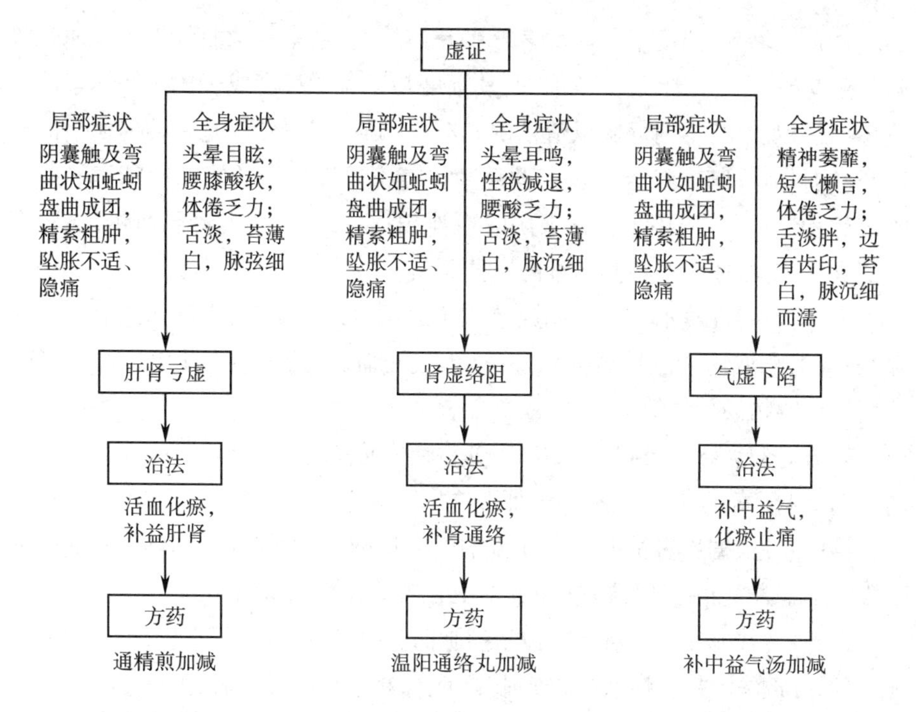

四、注意事项

1. 精索静脉曲张亦可能受乙状结肠压迫，影响血液回流，治疗时，应保持大便通畅，以防大便壅滞乙状结肠，压迫和影响精索静脉回流。

2. 后腹膜肿瘤可压迫精索静脉，妨碍血液回流。肾脏肿瘤除本身压迫外，癌栓的栓塞亦可引起精索静脉曲张。在治疗精索静脉曲张时，不可忽视致命性疾病的存在。

【病例思维程序示范】

赵某，男，50岁。2001年6月18日就诊。左侧阴囊坠胀不适反复发作2年，平卧休息后症状显著减轻，劳累或情绪激动时症状加重。

查体：左侧阴囊触及弯曲状如蚯蚓盘曲成团的精索静脉，精索粗肿，左侧睾丸偏软。舌暗红，苔薄白，脉涩或弦。

辨证思维程序：

第一步：明确诊断。根据患者的症状和体征，可初步诊断为精索静脉曲张。应与附睾结节、附睾结核、鞘膜积液相鉴别。

第二步：进行必要检查。①红外线热像仪：精液分析发现参数异常，阴囊温度分布不均匀，温度增高。②多普勒超声检查：精索静脉曲张患者有曲张静脉血液逆流，在基线上显示波浪型，其幅度与逆流的程度成正比。③精索静脉造影：可以观察精索内静脉反流情况和精索静脉曲张程度，是一种损伤性的检查，一般只有在临床检查和多普勒超声检查都难以确定的隐匿性精索静脉曲张的患者，才适宜应用。④核素阴囊血池扫描：可了解睾丸动脉血供，显示左右阴囊对称性，适用于单侧精索静脉曲张者。

第三步：辨证论治。患者阴囊坠胀不适反复发作2年，平卧休息后症状显著减轻，劳累或情绪激动时症状加重，为气滞血瘀，治拟活血化瘀，理气通络，方用桃红四物汤合失笑散。

处方：熟地15g，当归15g，川芎9g，桃仁9g，红花6g，白芍9g，五灵脂9g，蒲黄9g，延胡索12g，川牛膝15g，郁金9g，乌药6g。

第四步：根据患者情况对上述方剂进行加减。患者肝郁气滞疼痛，加川楝子12g、荔枝核12g；兼见湿热，加黄柏12g、知母12g、车前子12g。

第五步：其他疗法。对轻度精索静脉曲张，临床症状不严重者，可采用阴囊托，局部冷敷法治疗。症状严重或影响生育，精液分析异常者，可行手术治疗。

精索静脉曲张手术方法：经腹股沟精索内静脉高位结扎；经腹膜后精索内静脉高位结扎；精索内静脉高位结扎加静脉分流术；精索筋膜肌管折叠术。近年来开展腹腔镜精索静脉曲张结扎术，手术痛苦少，恢复快，并发症少。

第六步：预防与护理。①可运用阴囊托将阴囊托起和固定，也可穿弹力三角裤，有助静脉回流，减轻症状。但长期运用，因影响阴囊散热，局部温度升高，影响精液质量。②平时应避免激烈运动、强体力劳动和过分劳累，避免腹压升高，加重病情。③忌食辛辣刺激性食品，保持心情舒畅。④保持大便通畅。⑤忌热水坐浴，洗澡时不宜热水浸泡过久。⑥性生活要有规律，切勿纵欲。

（自拟医案）

【医案、经验方及常用中成药】

一、医案

1. 柳谷孙医案（《外科医案》）

左少腹掣及睾丸。寒湿中于厥阴于络，此筋疝证也。防其上冲而厥。

处方：川楝子（酒炒），延胡索（醋炒），橘络核，青皮，小茴香（盐水炒），桂枝，白芍（土炒），长牛膝（吴茱萸汁拌炒），当归（酒炒），赤茯苓，木瓜（酒炒），荔枝核（炒）。

2. 林珮琴医案（《外科医案》）

王腹左偏坠，睾丸肿痛。寝息略定。乃举重劳累所致。盖肝络阴器，络虚努挣，气穿入囊，延久则成筋疝。古人治疝，必用辛香流动之品。以肝得疏泄，其痛乃缓，服药兼宜节劳。

处方：香附（盐制）、升麻、小茴香、橘核、延胡（酒焙）、丝瓜筋、薏米、长流水煎，二服愈。

二、经验方

功能：活血化瘀通络。

主治：精索静脉曲张。

组成：七厘散 3g，金枸橘 6g。

用法：煎汤服用，每日 2 次。

三、常用中成药

可选用丹参片。

（陈　磊）

第七节　男性不育症

【概述】

夫妇婚后同居 1 年以上，未用任何避孕措施，由于男性方面的原因造成女方不孕者，称为男性不育症。中医称为“无子”“断嗣”“断绪”。男性不育症不是一种独立的疾病，男性生殖环节很多，任何疾病或因素影响精子的发生、成熟、获能、排出、受精等，均可造成男性不育症，是由一种或多种疾病与因素造成的。

【主要病因病机】

1. 肾精亏虚　肾精亏虚，不能充养“肾子”，生精无力而致精子数量减少而不育。

2. 肾阳不足　寒邪久羁，耗损肾阳，或肾阳虚衰，命门火衰，致温煦作用减弱，精室虚寒，生精无力而致不育。

3. 肾阴亏损 先天不足，或久病耗损，致肾阴亏损，生化之源匮乏而致不育。

4. 脾肾两虚 饮食不调，或营养不良，脾失健运，肾精化源不足而导致不育。

5. 肝气郁结 情志不畅，或所欲未遂，或盛怒伤肝，肝失疏泄条达，肝气郁结，气机运行不畅，气化失司而致本病。

6. 精室蕴热 嗜食烟酒及肥甘厚味，或感受湿热之邪，或忍精不泄，致湿热蕴结，湿热下注，侵淫精室而影响生育。

7. 痰湿过盛 素体脾虚，水津不布，凝聚酿痰；或外湿外伤，致脾阳虚弱，扰动精室而致不育。

8. 气血两虚 思虑过度，劳伤心脾，或久病、大病未复，或饮食不节，损伤脾胃，致气血化源不足，则精失生化滋养之源，无以充养故不育。

9. 瘀血阻滞 跌仆损伤，精道瘀阻，或因湿热之邪久恋化瘀，蕴阻精道，或因忍精不泄，败精，或因情志不畅，气滞血瘀，阻滞精道而致不育。

【辨证注意点】

1. 男性不育症病因繁多，临床症状千差万别，临床诊断应明确属于哪一种不育症。

2. 本病的病位主要在肝、肾、脾和精室，病因为先天不足、后天失养、瘀血、湿热。病机为精源亏乏、精道受阻、精关开阖失司。

3. 中医辨证论治应与现代检查方法相结合，判明男性不育症的严重程度。

4. 辨明是原发性不育还是继发性不育。

【辨证思路】

一、明确病因

1. 查体 检查睾丸、附睾发育情况，有无隐睾，精索静脉是否曲张，输精管粗细，第二性征发育情况等。

2. 精液分析 是男性不育症诊治中的一项重要检查，是男性生育力评估的重要依据。可了解精液异常（液化时间、免疫因素导致不育）和精子异常（无精子症、少精子症、畸形精子过多症、死精子症），对异常指标应反复检测数次。

3. 内分泌激素水平检查 与下丘脑 - 垂体 - 性腺轴关系密切。

4. 睾丸活检　观察睾丸有无生精功能，鉴别梗阻性无精症和生精功能障碍。

5. 其他　根据查体、精液分析情况和内分泌激素水平检查结果，可进一步检查前列腺常规、输精管造影、血清抗体等。

二、辨证论治

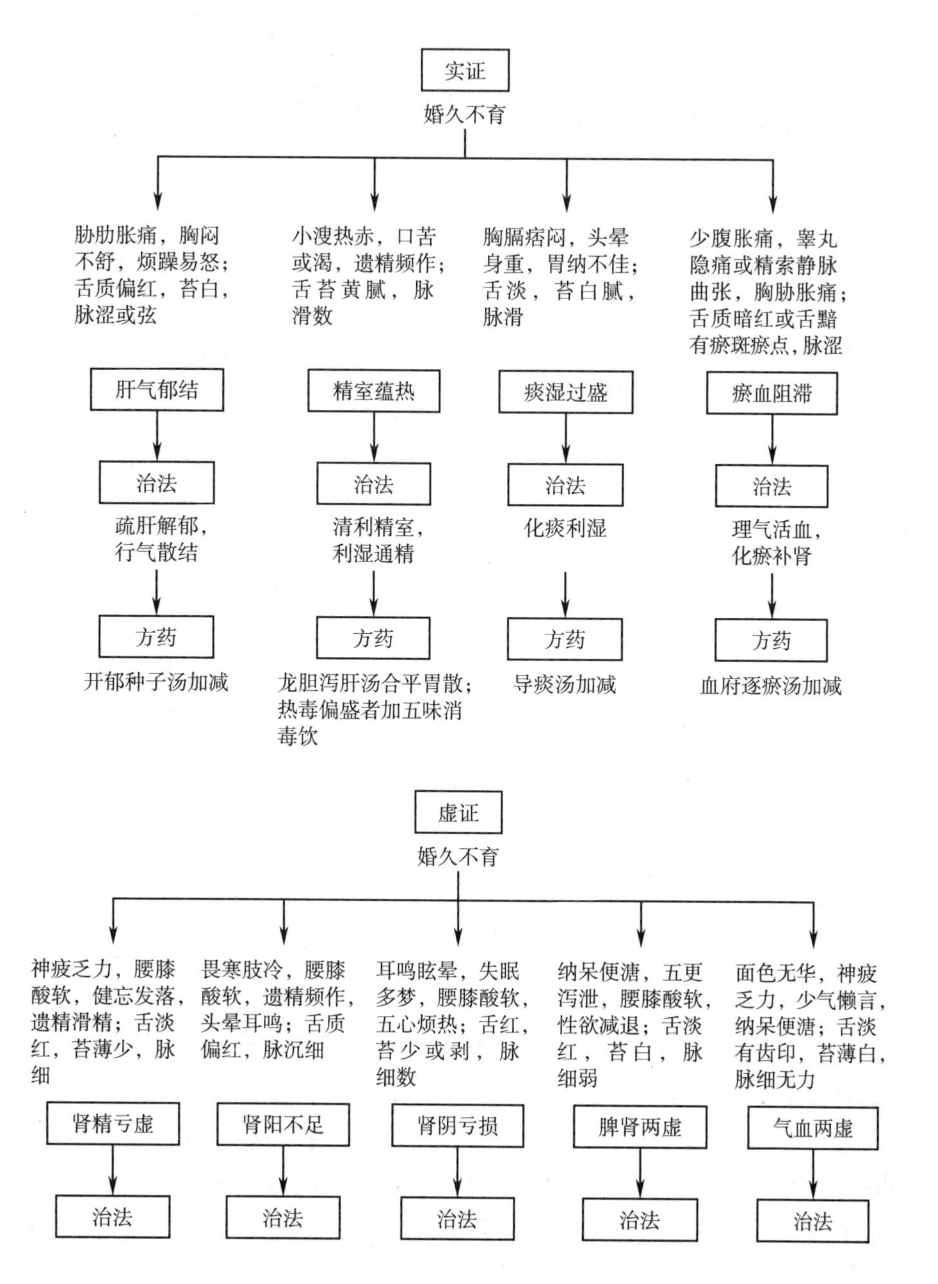

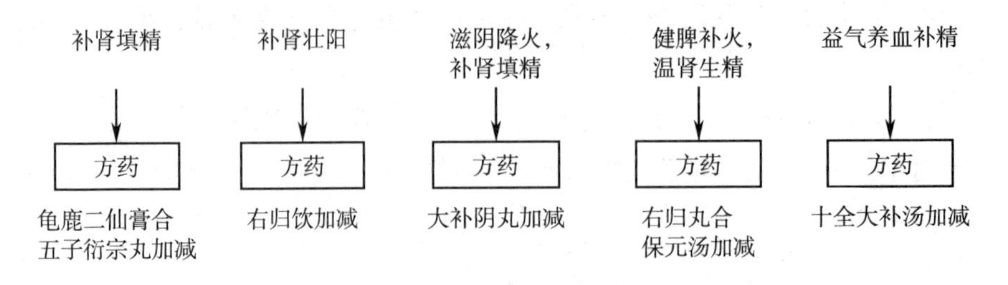

三、注意事项

1. 辨明不育的原因，是精液异常、性功能异常还是生殖器官异常。

2. 注意内分泌因素和精神因素导致的不育。

3. 夫妻双方同时检查治疗。

【病例思维程序示范】

胡某，男，34岁。2001年10月22日就诊。婚后3年未避孕不育，爱人检查正常，性生活正常。患者诉腰酸乏力，口干烦热，午后尤甚，大便干结，睡眠欠佳，盗汗。

查体：双侧睾丸约16ml，质软，双侧精索静脉无曲张。舌红，苔薄，脉弦细稍数。

辨证思维程序：

第一步：明确诊断。根据患者的主诉，可初步诊断为不育症。

第二步：明确不育症的病因，主要包括精液异常、精子异常、性功能异常。

第三步：进行相关检查。精液分析以了解精液异常情况。了解内分泌激素状况。睾丸活检了解睾丸病变性质和程度，鉴别梗阻性无精症和生精功能障碍。结合精液分析情况和内分泌激素水平检查结果，可进一步检查前列腺常规、输精管造影、血清抗体等。

第四步：辨证论治。患者为阴虚火旺证，治拟滋阴降火，补肾填精，方用大补阴丸加减。

处方：熟地15g，枸杞子15g，菟丝子15g，怀山药12g，龟甲胶9g，车前子15g，覆盆子15g，知母12g，黄柏15g，丹皮9g，山萸肉9g。

第五步：综合指导。①积极治疗原发病灶，在遵从医嘱、坚持治疗用药的同时，应对男女双方的生育力进行综合评价。②忌烟酒，注意营养，讲究卫生，禁止在43℃以上的热水中坐浴，不穿紧身裤，防止睾丸损伤。③生活有规律，避免劳累,保持心情舒畅,避免禁欲和纵欲。④避免放射性物质对睾丸的损伤。

（自拟医案）

【医案及常用中成药】

一、医案

张世善医案(《中国当代名医类案》)

黄某,男,36岁,已婚,本地建筑工人。结婚6载未育,经多方治疗,服用补肾药未效。于1991年7月18日经人介绍前来求医。自诉婚后6年无子,阳兴而持久,但从未射出精液,时而有梦遗现象。曾在本市某医院检查,生殖系皆正常。诊见患者体瘦,面色暗红,咽干口燥,干渴欲饮,腹部饱胀、饮而无味,烦热腰酸,手足心热,小便短赤,大便秘结,2日一行,嗜好烟酒,心情抑忧,睡眠欠佳,舌红,苔黄腻,舌根厚而干,脉浮大尺部略数。辨证属阴虚火旺,湿蕴络道,痹阻精窍之"精瘀症"。治宜,先予滋阴降火,方用知柏地黄丸加减。

处方:生地20g,熟地15g,知母10g,黄柏10g,丹皮15g,白茅根30g,龟甲(先煎)15g,柴胡10g,连翘10g,茯苓15g,生甘草5g。水煎服,1日1剂。连进6剂。并嘱其戒除烟酒,服药期间勿入房事。

二诊,7月24日:药后咽干口燥显减,烦热好转,舌红,苔黄腻,脉浮数,治拟通利三焦,祛湿化浊,方用四妙散加味。

处方:黄柏15g,苍术15g,片七10g,苡仁30g,白术15g,砂仁壳10g,大黄10g,鸡血藤30g,莱菔子10g,生甘草5g。水煎服,每日1剂,5剂。

三诊,7月29日:服上方5剂后,泻下大量腥臭燥屎,小便通利,腹胀消失,饮食有馨,惟交合仍不能射出精液,劳动后觉腰酸膝软,舌质红,苔薄腻,脉浮尺部尤甚,治拟滋阴益肾,化湿通痹利窍。方用六味地黄丸加减。

处方:熟地20g,山药15g,山萸肉10g,丹皮15g,茯苓15g,鸡血藤30g,穿山甲(研末冲服)5g,王不留行20g,合欢皮15g,丹参20g,生甘草5g。水煎服,每日1剂。

调治半月,患者欢喜前来告知,药后诸症消失,交合已能射出大量精液。继而次月其妻受孕,足月分娩1男婴,母子健康。随访至今健如常人。

按语:本案患者久婚不育,心情抑忧、烟酒为伴,损伤脾胃,以致湿热内生、痹阻精窍。又常作业于野外,春来多涉水湿,冬日多受寒风,因而易感风寒水湿之邪，盛夏炎热，易至津亏阴耗，脏腑功能失调，气机不畅，三焦失司，湿邪着留，日久致肾精耗损，阴虚火旺，热蒸于湿，湿邪蕴络精道，气机壅塞，痹阻精窍而成“精瘀症”。湿邪久留，肾阴更耗，阴虚而阳亢，故在治疗上首当滋阴降火治其标，选用知柏地黄丸加减以缓其急。阴虚阳亢解除后，再以调理三焦，运化湿邪，方选四妙散加味调治，湿退继而滋肾益精、化湿通痹利窍治其本，方选六味地黄丸加减调治半月病愈，精窍通而得子。

二、常用中成药

可选用菟丝子丸、金匮肾气丸、右归丸、左归丸、大补阴丸、滋阴种子丹、知柏地黄丸、十全大补膏、补中益气丸。

（陈　磊）

第八节　前列腺炎

【概述】

前列腺炎是以少腹、会阴或茎中胀满隐痛、排尿不畅，尿后滴白，但尿液不混浊为主要表现的泌尿系统疾病。本病多因湿热下注，阴虚火旺，精室瘀阻等所致。慢性前列腺炎属于中医学“精浊”“淋浊”范畴，急性前列腺炎属于中医学“淋证”范畴。

【主要病因病机】

1. 湿热下注　嗜食醇酒辛辣，导致湿热内蕴，湿热下扰，精道精室气血瘀滞而成本病。

2. 热毒流注　外感热毒，客于营血，流注前阴；或子痈、淋证等湿热之邪，流注前阴，致使热毒、湿邪蕴结膀胱，膀胱气化不利而成本病。

3. 气滞血瘀　久坐、长距离骑车等压迫会阴，会阴气血运行不畅，腺管瘀阻，久而形成本病。

4. 肾气不固　房劳过度，肾精损耗，精关失司，精室不能封藏而成本病。

【辨证注意点】

1. 前列腺炎主要与肝、脾、膀胱联系紧密，在经脉上属于少阴，与任、督、冲、厥阴四脉关联极多。

2. 前列腺炎病因多为外感湿热病邪，内伤酒食房事，湿热、瘀阻、肾虚相互夹杂为其病机特点。

3. 明确是何类前列腺炎。

【辨证思路】

一、明确诊断

1. 多见于青壮年男性。

2. 临床症状多种多样。

（1）炎性症状：尿道灼热、疼痛。

（2）生殖区域不适：如耻骨、会阴部胀痛。

（3）排尿失调：尿频、尿急，夜尿频繁。

（4）性功能障碍：性欲减退，勃起功能障碍。

（5）肛周不适、灼热、胀痛。

（6）全身症状：乏力、头痛等。

3. 直肠指检前列腺体积较正常增大或略小，可有两叶不对称，前列腺硬度增加，表面不规则，可触及局限性结节或局限性柔韧区，并有压痛。

4. 前列腺分泌物涂片检查可见白细胞成堆聚集。

5. 前列腺液培养常用于区分细菌性前列腺炎和非细菌性前列腺炎。临床上 85% 以上的病例为非细菌性前列腺炎，只有不足 15% 的病例为细菌性前列腺炎。

二、鉴别诊断

本病应与前列腺增生症、尿路感染相鉴别。

	前列腺炎	良性前列腺增生症	尿路感染
病因	不明确	不明确	病原体感染
病程	多见于青壮年	45 岁以上	可发于各年龄段
传变	易复发、迁延不愈	进行性发展	较易控制
症状	多样性	排尿困难	尿路刺激症状为主
肛指	肿大、质软、触痛	增大、质软	正常
尿常规	正常	正常	可见白细胞

三、辨证论治

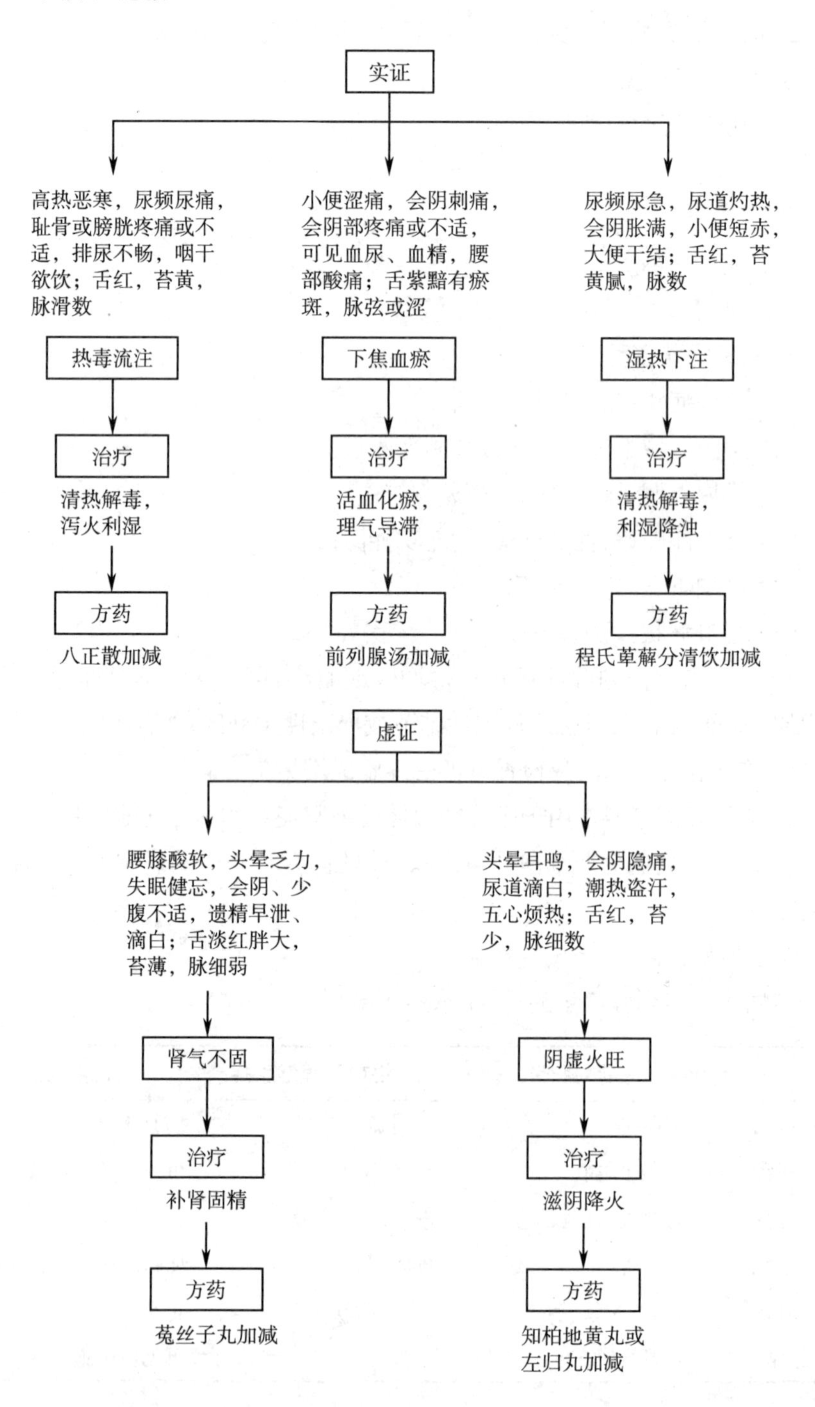
实证
高热恶寒，尿频尿痛，耻骨或膀胱疼痛或不适，排尿不畅，咽干欲饮；舌红，苔黄，脉滑数
热毒流注
治疗
清热解毒，泻火利湿
方药
八正散加减
小便涩痛，会阴刺痛，会阴部疼痛或不适，可见血尿、血精，腰部酸痛；舌紫黯有瘀斑，脉弦或涩
下焦血瘀
治疗
活血化瘀，理气导滞
方药
前列腺汤加减
尿频尿急，尿道灼热，会阴胀满，小便短赤，大便干结；舌红，苔黄腻，脉数
湿热下注
治疗
清热解毒，利湿降浊
方药
程氏萆薢分清饮加减
虚证
腰膝酸软，头晕乏力，失眠健忘，会阴、少腹不适，遗精早泄、滴白；舌淡红胖大，苔薄，脉细弱
肾气不固
治疗
补肾固精
方药
菟丝子丸加减
头晕耳鸣，会阴隐痛，尿道滴白，潮热盗汗，五心烦热；舌红，苔少，脉细数
阴虚火旺
治疗
滋阴降火
方药
知柏地黄丸或左归丸加减

四、注意事项

1. 前列腺液培养和尿液、前列腺液分段培养，有助于前列腺炎的分类诊断。

2. 注重多种给药途径和方法。由于前列腺紧靠直肠，直肠静脉与膀胱前列腺静脉丛之间有2~6条小的痔生殖静脉，这些交通支将直肠静脉的血液单向输送到泌尿生殖静脉丛，药物从直肠吸收，不受肝脏首过作用破坏，故吸收快而有规律，甚至更能达到药峰浓度。

3. 前列腺炎迁延难愈，容易复发，应坚持治疗，同时，养成良好的饮食生活习惯。

【病例思维程序示范】

江某，男，36岁。2001年10月21日就诊。患者诉会阴、少腹时感刺痛，反复发作4个月，射精后尿道刺痛，时有滴白。前列腺常规：白细胞3+/HP，卵磷脂1+/HP。

直肠指检：前列腺饱满，轻触痛。舌紫黯有瘀斑，脉弦或涩。

辨证思维程序：

第一步：明确诊断。从患者症状结合检查，可以初步诊断为慢性前列腺炎。应与前列腺增生症、尿路感染相鉴别。

第二步：进行必要检查。为明确为何型前列腺炎，需做前列腺液培养，复查前列腺常规。B超检查、直肠指检了解前列腺形态变化。尿常规检查排除尿路感染。

第三步：注意前列腺炎的分类。目前临床将前列腺炎分为4型：

Ⅰ型：急性细菌性前列腺炎。

Ⅱ型：慢性细菌性前列腺炎。

Ⅲ型：慢性前列腺炎 / 慢性盆腔疼痛综合征。又分为两型：

Ⅲa：炎症性。

Ⅲb：非炎症性。

Ⅳ型：无症状炎症性前列腺炎。

第四步：辨证论治。患者会阴、少腹时感刺痛，反复发作4个月，射精后尿道刺痛，偶有血精，时有滴白，为气滞血瘀，治拟活血化瘀，理气导滞，方用前列腺汤加减。

处方：紫丹参15g，泽兰12g，赤芍9g，桃仁9g，红花3g，王不留行12g，青皮

9g，川楝12g，乌药6g，川牛膝12g，蒲公英12g。

第五步：根据患者情况对上述方剂进行加减。患者有血精，加白茅根15g、田七粉3g；会阴疼痛，加延胡索12g；阴虚，加枸杞15g、女贞子15g；勃起功能障碍，加巴戟天15g、仙灵脾15g。

第六步：其他疗法。①根据培养结果，选用合适的抗生素。②热水坐浴可改善局部血液循环，促使炎症消退，对会阴部疼痛等局部症状的改善有明显效果。③定期前列腺按摩。④中药保留灌肠。

第七步：调摄与生活指导。①做好心理卫生宣教工作，向患者讲解前列腺的基本知识和慢性前列腺炎的发病特点，避免不必要的恐惧和猜疑，实事求是地给予解释。②忌食辛辣刺激食物，戒烟、酒和咖啡类饮料。③避免前列腺持续受压，如长时间骑车、憋尿、久坐、久站等。④生活规律，使自己的“生物钟”不紊乱。⑤已婚者保持正常的性生活。⑥如有焦虑、抑郁等心理障碍，宜采取相应的心理辅导，必要时给予精神类药物。

（自拟医案）

【医案、经验方及常用中成药】

一、医案

彭培初医案（《历代名医医案精选》）

黄某，男，42岁。

便后滴白，会阴部疼痛年余。常伴有小便淋漓，少腹拘急，腰酸乏力诸症。脸色萎黄、肢凉，舌淡胖，脉沉细。前列腺液（EPS）检查卵磷脂小体减少，白细胞少许，细菌培养（-）。表现为肾阳亏虚，寒滞肝脉。痰浊结痹于下焦。治当以温肾暖肝、蠲痹通利。并嘱忌饮酒、辛辣与骑车。

处方：熟附块30g，上肉桂10g，肥知母15g，川黄柏15g，熟地黄15g，败龟板12g，阳起石15g，胡芦巴15g，补骨脂15g，赤猪苓各15g，苍术12g，生麻黄10g，鹿角片15g，白芥子10g。

一旬后，诸症除。其间，尿道痛痒加徐长卿、七叶一枝花、竹叶、木通；腰楚口干加仙茅、仙灵脾、女贞子、旱莲草；胃脘胀加水线草、半枝莲、佛手。

按语：此病发生发展是内外因共同作用的结果。其中肝肾阳虚是其根本，湿热邪毒为重要外因。临床常表现为本虚标实，或上实下虚，而表现为肝肾阳虚居多。具体表现一为肾与膀胱虚冷；二为下元亏虚，肝经湿热；三为心火亢盛，肾水不济。《金匮要略·血痹虚劳病脉证并治第六》中“虚劳腰痛，少腹拘急，小便不利者，八味肾气丸主之”与本案相应。腰为肾府，肾虚故腰酸。肾与膀胱相表里，肾虚膀胱失约，故小便淋沥不已。肾藏精，便后滴白属肾失固藏。下元虚冷，精从寒化，法当温补肾阳；肝脉循阴器抵小腹，肝寒则会阴小腹拘急。宜暖肝蠲痹。故用附、桂、麻黄、鹿角等温肾暖肝之品投之，则效如桴鼓。然在此并非一味猛投温阳药物，伍入滋阴药物知柏、龟板、生熟地等取治阳用阴、阴中求阳之意。

二、经验方

1. 赞育丹加减（《现代中医药应用与研究大系》）

功能：温补肾阳。

主治：慢性前列腺炎。

组成：黄柏 9g，鹿衔草 15g，当归 9g，怀山药 15g，山萸肉 9g，杜仲 9g，仙茅 15g，仙灵脾 15g，肉苁蓉 9g，巴戟天 9g，肉桂 3g，韭菜子 9g，阳起石 30g。

用法：水煎服，每日 2 次，早晚分服。

2. 清化散结汤（《现代中医男科学》）

功能：清热散结。

主治：慢性前列腺炎。

组成：黄柏 15g，连翘 20g，野菊花 15g，鱼腥草 15g，白花蛇舌草 30g，紫草 15g，丹参 15g，赤芍 15g，黄芪 20g，仙灵脾 15g。

用法：水煎服，每日 2 次，早晚分服。

三、常用中成药

可选用野菊花栓、宁泌泰。

（陈　磊）

第九节　血　　精

【概述】

血精是指排出的精液中混有血液，或精液中发现红细胞，是精囊腺的非特异性感染性疾病。可发于各个年龄段，以中青年多见。

【主要病因病机】

1. 阴虚火旺　素体阴虚，虚火内扰；或房劳过度，肾阴耗损，阴虚火旺，精室受扰；或嗜食辛辣酗酒，耗伤阴液，虚火内生，灼伤精室，导致本病。

2. 湿热下注　湿热邪毒，侵袭下焦，湿热蕴结，精室脉络受损，导致血精。

3. 脾虚不摄　饮食失节，或劳思过度，或久病大病，损伤脾胃，中气虚损，气血俱损，气不摄血而为本病。

4. 外伤瘀阻　阴部外伤，络伤血溢，血不归经，而成本病。

【辨证注意点】

1. 本病病位在精室，与肝肾关系密切，注意虚实之分。实证以湿热下注、瘀阻为特点，虚证以阴虚火旺、脾虚不摄为特点。

2. 与前列腺炎病因和感染途径相同，且受前列腺炎影响，临床症状、体征亦多相似，临证注意鉴别。

【辨证思路】

一、明确诊断

1. 性交、遗精及手淫排出的精液呈现红色或淡红色。

2. 常伴会阴、少腹或睾丸不适隐痛，射精疼痛等。

3. 直肠指检可触及肿大精囊，伴触痛。

4. 精液检查可见大量红细胞。

5. 常与前列腺炎并存，常为前列腺炎进一步发展而成。

二、与前列腺炎、精囊结核相鉴别

	精囊炎	前列腺炎	精囊结核
病因	病原体感染	病因尚不清楚	结核杆菌
症状	血精、射精疼痛	无血精	血精
检查	精液细菌培养阳性	前列腺液可见白细胞	精液、前列腺液见结核杆菌直肠指检
	精囊肿大触痛	前列腺肿大	不规则硬结

三、辨证论治

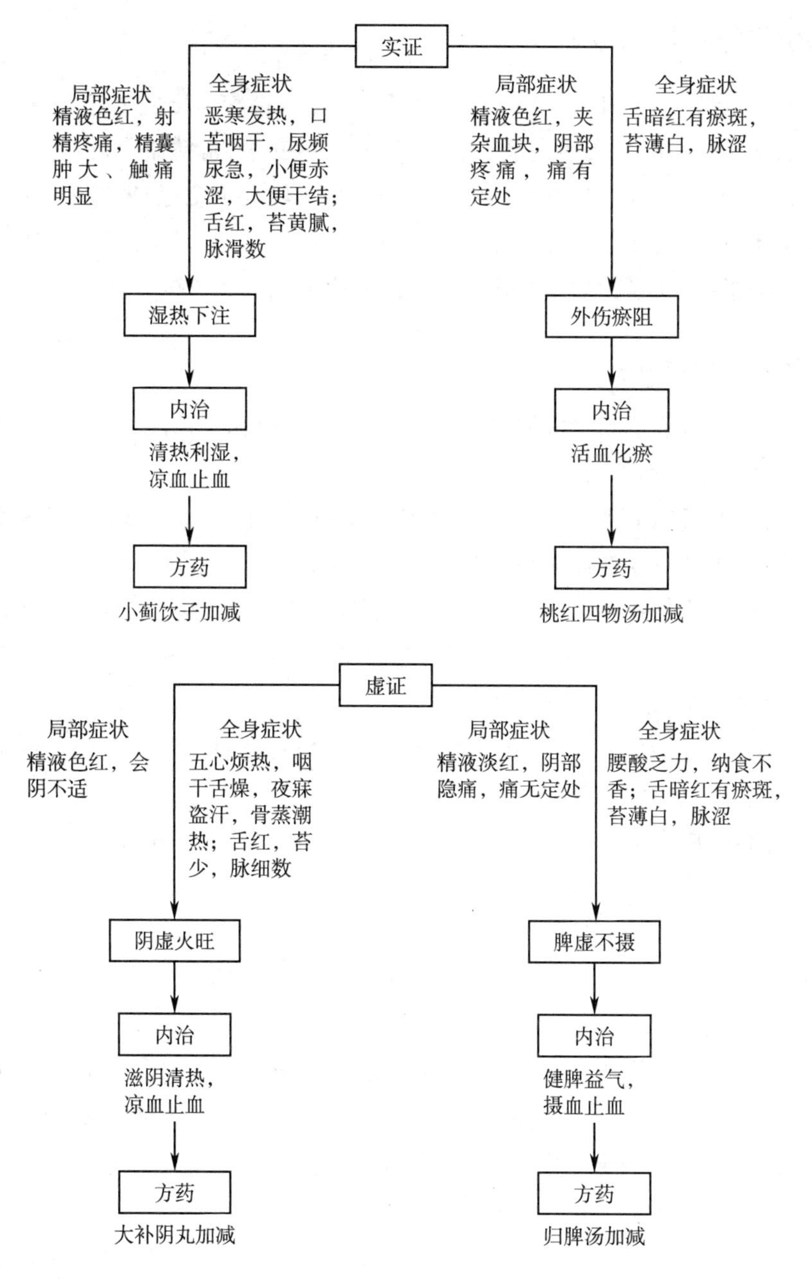

四、注意事项

1. 若精囊腺脓肿形成，可在B超引导下经直肠穿刺或切开引流。

2. 精囊腺脓肿应根据培养结果，静脉给予合适抗生素。

3. 急性期应卧床休息,忌性生活,禁止前列腺按摩。

【病例思维程序示范】

韩某,男,32岁。1999年2月21初诊。患者诉性交后出血2年,有手淫史,常于性交后排精时见褐色精液,未经治疗。婚后交媾,常精血混杂。曾于某院诊断为前列腺炎,经治疗好转,后上症反复发作,经久不愈,故来门诊求治。伴见尿频尿急,小便赤涩,大便干结,口苦咽干。

直肠指检:精囊肿大、触痛明显。舌红,苔黄腻,脉滑数。

辨证思维程序:

第一步:明确诊断。根据患者的症状和体征,可初步诊断为血精。应与慢性前列腺炎相鉴别。

第二步:进行必要检查。①前列腺液检查常见白细胞。②直肠指检精囊肿大、触痛明显。③B超见精囊肿大。

第三步:辨证论治。患者常于性交后排精时见褐色精液,伴见尿频尿急,小便赤涩,大便干结、口苦咽干,舌红,苔黄腻,脉滑数。为湿热下注,治拟清热利湿,凉血止血,方用小蓟饮子加减。

处方:生地20g,小蓟15g,滑石15g,通草15g,炒蒲黄9g,淡竹叶9g,黄柏12g,当归12g,山栀9g,藕节15g,炙甘草12g。

第四步:其他疗法。①外治法:金黄散20g调糊,保留灌肠,每日1次。②每周前列腺按摩1次。

第五步:注重中西医结合治疗。根据精液培养结果,选用合适的抗生素。出血甚者,予止血治疗,常用药物有酚磺乙胺、巴曲酶、肾上腺色腙、维生素K_1等。

第六步:调摄与护理。①急性期注意休息,避免疲劳,避免性生活,禁止前列腺按摩。②慢性期可适当进行前列腺按摩,以利精囊液排泄。③加强营养,宜清淡饮食,忌酒、辛辣食品。④保持心情舒畅。

(自拟医案)

【医案、经验方及常用中成药】

一、医案

1. 王侃医案(《中国当代名医类案》)

向某某,男,24岁,工人。1981年7月15初诊。

主诉:排血精5年余,性交后出血半月余。患者婚前手淫频繁,常于手淫排精时见精后血少量,未经治疗。婚后交媾,常精血混杂,甚则血液从尿道口泌出。曾于某院诊断为前列腺炎、精神神经功能失调等,经治疗(用药不详)好转,后上症反复发作,经久不愈。昨晚交媾后约出血15ml之多,故急来我院门诊求治。体查该患者除上症外,伴有精神不振,体倦无力,阳强易举,心烦多梦,头晕耳鸣,腰膝酸困,手足心发热,小便短黄有灼热感等症。舌质红,少苔,脉细数有力。

辨证:此乃肾阴亏损,心火亢盛,水火不济所致之血精证。以滋阴降火,引血归经,安神固精。拟黄连阿胶汤治之。

处方:黄连20g,黄芩10g,阿胶(烊)30g,鸡子黄(冲)2枚,白芍15g,生栀20g,金樱子20g。每剂水煎分2次服。

服上药5剂后,精神转佳,阳事似平,手足心发热等症明显好转。20剂后上症全部消失,遂以知柏地黄丸善后。迄今4年未见复发,并生1健儿。

按语:此案乃婚前恣情纵欲,斫伤过早,婚后房劳过度,耗其肾精,以致肾水下亏,心火旺盛,由于阴亏火旺,灼伤血络,导致血精之证。当务之急应远房帏、静情欲,再以黄连阿胶汤滋阴以壮水,清心以伏火,水升火降,血归其经,其病当愈,故选是方合拍。方中加生栀、金樱子凉其心肾,止其血精,增强其方之功。

2. 李辉医案(《中国当代名医类案》)

张某某,男,24岁,农民。1989年1月19日初诊。

自述:结婚1年,婚后身体健康,3个月前发现精液中带血,色鲜红,性功能减弱。经尿常规化验、膀胱镜检查、结核卡介苗接种试验、B超及泌尿系造影等多项检查,泌尿系统无结石及感染,亦无结核,尿道无损伤及畸形,唯精液化验单报告:精液量2ml,精子数400万,直线运动,红细胞满视野。经多方治疗而未效。

中医见症:面容憔悴,眼睑微肿,耳轮焦干,头晕耳鸣,腰痛酸困,膝软无力,小腹疼痛,每次房事后精血混杂但无痛感,饮食正常但肌肉消瘦,夜尿频多而有时自遗，失眠，舌淡苔薄白，脉虚芤。询其性生活得知房事过于频繁，诊为肾阴亏竭，火旺动血。治宜填精补肾，滋阴凉血。

处方：熟地 20g，山萸 15g，山药 15g，丹皮、补骨脂、知母、黄柏、旱莲草、阿胶、龟甲各 9g，泽泻、茯苓各 7.5g。水煎 2 次服，日 1 剂。予 10 剂，并嘱分居忌房事 1 个月。

2 月 2 日二诊：容色转润，夜尿显著减少并能自控，头晕耳鸣及失眠均好转，肢体有力，脉虚大尺浮。原方复予 5 剂后，腰酸胫酥诸症明显好转，改用固冲汤合大补阴丸加减。

处方：熟地、山萸、黄芪各 18g，龟甲、龙骨、牡蛎各 15g，海螵蛸、白术、知母、女贞子、阿胶各 10g，黄柏、棕炭各 7.5g，生甘草 3g。用法同上，予 15 剂。

3 月 4 日三诊：各症皆除，精液清亮透明，精子数逾亿，无畸形，活动好；红细胞（-）。原方复予 15 剂，至今 5 年，再未复发。

按语：精由血所化且精血同源。房事过度频繁则肾精亏损，精亏则阴亏，阴亏则火旺，火旺则动血。今房事不节故化精不及，因而精血俱下。经多种检查无阳性体征发现，故推知其为阴亏火旺而成血精证。嘱其慎缓房事以益精液化生，治以填精益肾，滋阴凉血，使肾精渐充，脾肾气旺。固冲汤本为妇人肝脾两虚冲任不固所致之崩漏，或经水过多而设，今虽不同科而病机相同，故堪可用，又合大补阴丸滋阴凉血、坚阴益肾，肝脾肾三脏同治，气旺精充则血固。

二、经验方

1. 鲜茅根甘草汤（《现代中医药应用与研究大系》）

功能：凉血止血。

主治：精囊炎。

组成：鲜茅根 100g，鲜青皮 200g，鲜甘草 200g。

用法：水煎服，每日 2 次，早晚分服。

2. 血精汤（《现代中医药应用与研究大系》）

功能：滋阴清热，凉血止血。

主治：精囊炎。

组成：枸杞子 15g，菟丝子 15g，金缨子 15g，女贞子 15g，五味子 6g，生地 15g，山栀 9g，侧柏叶 15g，生艾叶 15g，生荷叶 15g，车前子 15g，野荆芥穗 15g。

用法：水煎服，每日 2 次，早晚分服。

三、常用中成药

可选用野菊花栓。

（陈　磊）

第十节　良性前列腺增生症

【概述】

良性前列腺增生症的主要临床表现为小便不畅、频数量少，甚或小便不通。本病多发生于老年人，一般45岁左右便可出现，随着年龄的增长其发病率明显增加。就其症状属于中医学“癃闭”范畴。“癃闭”一词，最早出现于《内经》，《素问·宣明五气》曰：“膀胱不利为癃，不约为遗溺。”

【主要病因病机】

1. 肺失治节　肺居上焦而主治节，邪热壅肺，肺失宣降，水道通调不利，所谓“上窍闭则下窍亦塞”而成本病。

2. 下焦血瘀　湿浊病邪闭阻脉络而产生瘀血，或瘀血败精阻塞，水道不通，膀胱气化不利而成本病。

3. 肾气虚弱　肾处下焦，为气化之本，与膀胱相为表里。年老体弱，命门火衰，或久病损伤肾阴，不能蒸化水液，致膀胱气化无权而发生尿闭。

4. 中气下陷　饮食不节，损伤脾胃；或久病体弱，或年老阳明气衰等导致脾虚。脾主运化水湿，主升清降浊，脾虚则清气不升，浊气不降，水湿不化而成本病。

5. 湿热下注　膀胱湿热，州都之官失司，膀胱不得清利，气化失调，亦成本病。

6. 肝气郁结　情志未遂，肝气郁结，三焦气化失权，而成本病。

【辨证注意点】

1. 正常人的小便，有赖于三焦气化功能的正常，而三焦气化功能又有赖于肺、脾、肾三脏功能正常。故良性前列腺增生症与肺、脾、肾三脏关系密切。

2. 本病的基本病机为肾虚、血瘀、湿热、膀胱气化不利。

3. 本病根据病因又有虚实之分，实证或为肺热壅盛，或为下焦血瘀，或为膀胱湿热；虚证或为肝肾亏虚，或为中气下陷。

4. 前列腺增生症引起的癃闭多见于老年人，临床上往往表现出虚实夹杂。

5. 症状具有进行性加重的特点。

【辨证思路】

一、明确诊断

1. 年龄 多见于50岁以上者。

2. 排尿困难史 排尿踌躇，费时费力，尿线细，排尿无力有不尽感，夜尿频数，甚至尿失禁。

3. 肛诊检查 前列腺两侧叶增大，中央沟变浅或消失。

4. B超检查 前列腺增大，常有光点不均匀或残余尿。前列腺体积>20ml。

5. 尿流率测定 尿量>150ml，最大尿流率<15ml/s。

二、鉴别诊断

良性前列腺增生症应与前列腺炎、前列腺癌相鉴别。

	良性前列腺增生症	前列腺炎	前列腺癌
年龄	多见50岁以上	多见于青壮年	老年人
传变	不转移	不转移	远处转移
症状	进行性排尿困难	无明显排尿困难	进行性排尿困难
直肠指检	增大、质软	肿大、质软	增大、坚硬如石
PSA	正常	正常	显著升高

三、常见并发症

常见并发症有急性尿潴留、尿路感染、膀胱憩室、结石、肾积水、血尿、肾衰竭、痔疮、疝气。

四、辨证论治

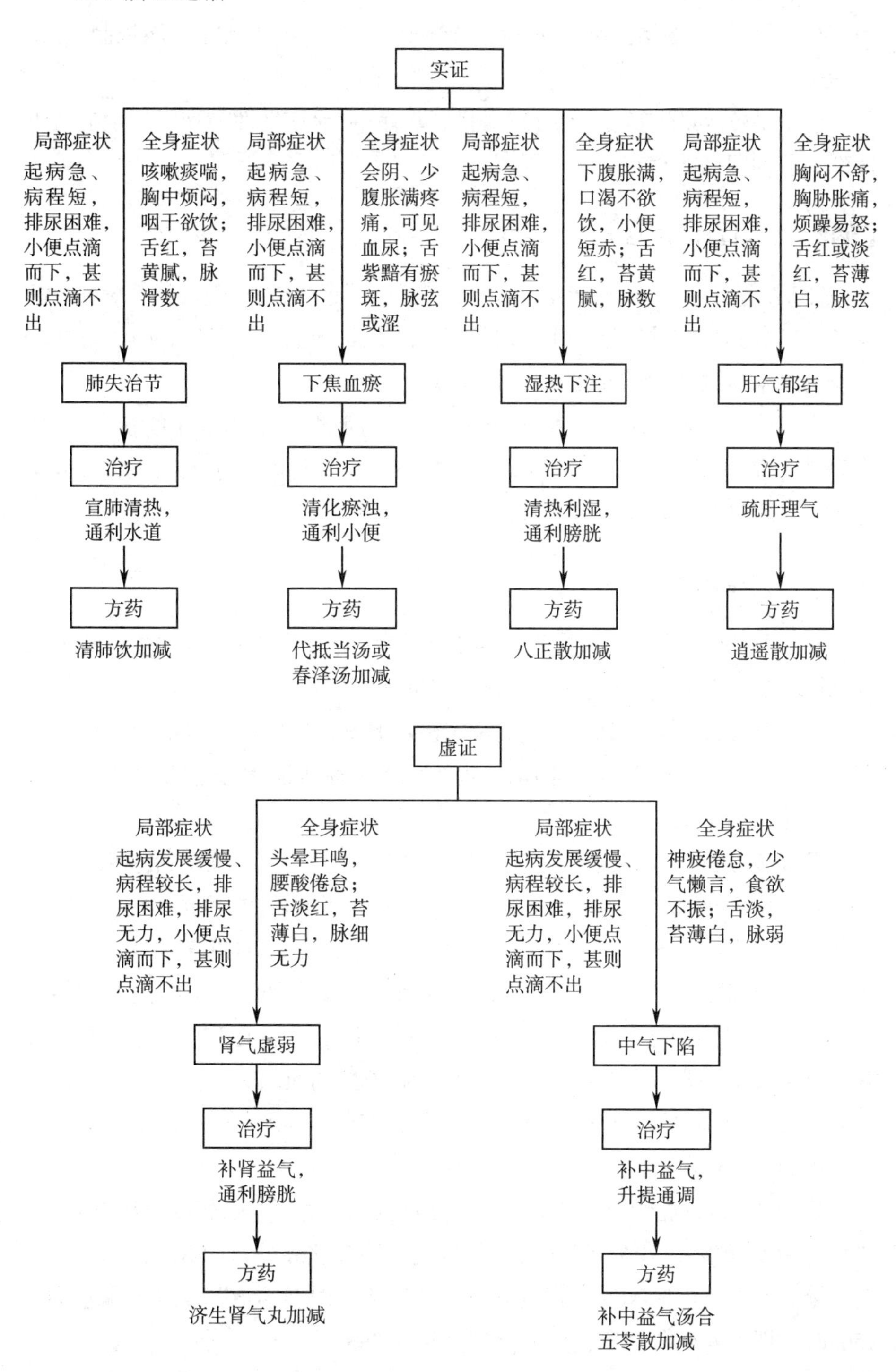

实证
局部症状
起病急、病程短，排尿困难，小便点滴而下，甚则点滴不出
全身症状
咳嗽痰喘，胸中烦闷，咽干欲饮；舌红，苔黄腻，脉滑数
局部症状
起病急、病程短，排尿困难，小便点滴而下，甚则点滴不出
全身症状
会阴、少腹胀满疼痛，可见血尿；舌紫黯有瘀斑，脉弦或涩
局部症状
起病急、病程短，排尿困难，小便点滴而下，甚则点滴不出
全身症状
下腹胀满，口渴不欲饮，小便短赤；舌红，苔黄腻，脉数
局部症状
起病急、病程短，排尿困难，小便点滴而下，甚则点滴不出
全身症状
胸闷不舒，胸胁胀痛，烦躁易怒；舌红或淡红，苔薄白，脉弦
肺失治节
下焦血瘀
湿热下注
肝气郁结
治疗
宣肺清热，通利水道
治疗
清化瘀浊，通利小便
治疗
清热利湿，通利膀胱
治疗
疏肝理气
方药
清肺饮加减
方药
代抵当汤或春泽汤加减
方药
八正散加减
方药
逍遥散加减
虚证
局部症状
起病发展缓慢、病程较长，排尿困难，排尿无力，小便点滴而下，甚则点滴不出
全身症状
头晕耳鸣，腰酸倦怠；舌淡红，苔薄白，脉细无力
局部症状
起病发展缓慢、病程较长，排尿困难，排尿无力，小便点滴而下，甚则点滴不出
全身症状
神疲倦怠，少气懒言，食欲不振；舌淡，苔薄白，脉弱
肾气虚弱
中气下陷
治疗
补肾益气，通利膀胱
治疗
补中益气，升提通调
方药
济生肾气丸加减
方药
补中益气汤合五苓散加减

五、注意事项

1. 良性前列腺增生症是一种进行性疾病，如果药物治疗不能控制，应手术治疗。

2. 良性前列腺增生症可与前列腺癌并存，在治疗良性前列腺增生症时不能忽视前列腺癌的存在。

【病例思维程序示范】

汪某，男，64岁。2000年12月11日就诊。诉近3年，出现排尿不畅，尿频、尿急，夜尿增多，症状逐渐加重，伴排尿等待，尿细无力，常感尿末刺痛，近2个月兼见终末血尿，时感少腹胀痛。现夜尿3~4次。

直肠指检：前列腺鸭蛋大小，质软，中央沟消失。左侧睾丸偏软，左侧精索静脉曲张Ⅰ度。舌暗红，苔薄白，脉弦。B超：前列腺大小46mm×47mm×38mm，残余尿量50ml。PSA：3.36ng/ml

辨证思维程序：

第一步：明确诊断。根据患者的临床症状、体征和检查，可初步诊断为前列腺增生症。应与前列腺炎、前列腺癌相鉴别。

第二步：辨别虚实、分型、分期，决定治疗原则。患者临床症状进行性加重，伴尿末刺痛，终末血尿，少腹胀痛，为前列腺增生症实证，瘀血阻塞，水道不通，膀胱气化不利所致。

第三步：进行相关检查。①直肠指检注意前列腺大小、硬度、有无结节、粘连、精囊可否触及，直肠内有无异常肿块。以前大家共识的前列腺增生分度，即鸡蛋大小为Ⅰ度增生，鸭蛋大小为Ⅱ度增生，鹅蛋大小为Ⅲ度增生，可供参考。②血清前列腺特异性抗原（PSA）有助于诊断或排除前列腺癌，选择适当的治疗方案。③经腹或经直肠前列腺B超，可判断前列腺体积的大小。④尿道动力学检查可确定梗阻程度，前列腺部尿道及内、外括约肌阻力，逼尿肌功能状态。⑤尿常规、残余尿测定、超声或IVU的上尿路显像、下尿路的内腔镜检。

第四步：认识良性前列腺增生症分期。

第一期（刺激症状期）：膀胱、尿道、会阴轻度不适，尿频，轻度排尿困难，主要表现为夜尿频数，残余尿 <50ml。国际前列腺症状评分（I-PSS）≤7分。

第二期（残余尿期）：进行性排尿困难，排尿时自觉用力，残余尿量50~150ml，此期可发生急性尿潴留、尿路感染。I-PSS评分8~19分。

第三期(膀胱失代偿期):残余尿量 >150ml,膀胱扩大,肾功能开始受损,出现充盈性尿失禁症状。I-PSS 评分 20~35 分。

第五步:判断治疗适应证。

1. 药物治疗适应证

(1) 符合良性前列腺增生症第一、二期诊断标准的前列腺增生症患者,肾功能正常,无膀胱憩室等合并症,无反复感染,无肉眼血尿反复发作。

(2) 不能承受麻醉和手术打击的前列腺增生症患者,如体弱多病、高龄、合并心脑疾病或肺功能差。

2. 手术适应证

(1) 对一部分 BPH 患者来说,手术治疗仍是最佳选择。手术绝对指征:急性尿潴留和继发于梗阻的慢性肾衰竭,伴随排尿后大量剩余尿的尿路反复感染或梗阻膀胱内结石形成是手术的进一步指征。

(2) 术前术后调理

①配合手术,减少手术打击,提高手术效果。

②减少术后出血、术后感染、尿失禁等。

第六步:辨证论治。患者为下焦瘀阻,治拟活血化瘀,理气通络,方用代抵当汤或春泽汤加减。

处方:当归 15g,丹参 15g,穿山甲 9g,桃仁 9g,红花 6g,茯苓 12g,车前子 15g,泽泻 9g,川牛膝 15g,肉桂 6g,乌药 6g。

第七步:根据患者情况对上述方剂进行加减。伴血尿,加白茅根 15g、大小蓟各 12g;兼见湿热,加黄柏 12g、知母 12g。

第八步:预防与护理。①遵从医嘱,坚持用药。②定期检查。③平时不憋尿,不喝酒、咖啡及浓茶。④忌食辛辣刺激性食物。⑤少骑自行车。⑥安排适当的体育活动。

(自拟医案)

【医案、经验方及常用中成药】

一、医案

1. 张寿颐医案(《历代名医医案精选》)

童叟,74 岁。

3月20日：小水不摄，时且若癃。脉极沉，却弦劲有力，舌中光，两旁黄腻。明知年高中气已馁，然此脉此舌，湿郁下焦何疑？专与补中，反为助虐，议扶中清导。

处方：党参1钱5分，升麻4分，紫菀3钱，茯苓3钱，砂仁带壳1粒，白术1钱5分，川柏1钱5分，桑白皮3钱，益智1钱，黄芪1钱5分，牛膝1钱5分，车前子3钱，乌药1钱5分。

按语：癃闭一证有虚有实，本案患者虽年高中气已馁，但小水不摄，时且若癃，乃湿郁下焦所致，故以补中气、利尿而取效。

2. 颜亦鲁医案（《历代名医医案精选》）

唐某，男，70岁。

近半月来，胸闷痰多，下肢清冷不和，小溲淋沥不净。今日猝然小水点滴不通，少腹急胀，神识有时蒙昧。脉象沉细，舌苔腐腻，边有紫气。形体肥胖，痰湿体重，年高脾肾真阳暗亏，痰浊困于中焦，上蒙清窍，湿热瘀阻下焦，膀胱气化失司，正虚邪实，法当温运脾肾、化气利水。

处方：熟附片5g，上肉桂3g，炒白术9g，猪苓9g，茯苓9g，福泽泻9g，车前子（包）12g，姜半夏9g，陈橘皮5g，黄郁金9g，九节蒲9g，上血珀（研粉冲服）3g，蟋蟀（研冲）2只。另：豆豉12g，黑山栀9g，研末，用青葱一握，食盐一匙，共捣成饼，贴于脐下关元穴。

二诊：昨用桂附温肾、五苓利水、内服外敷，小水已通，仍淋沥不爽，少腹急胀减退，今晨吐出黏痰如饴约半碗许。胸闷较畅，神识较清。下肢清冷未和，大腑未通，脉沉未起，右手濡滑，舌苔腐腻带灰。脾肾功能渐复，中焦痰浊初化，下焦湿瘀有下行之机，肠腑夹有积滞。守原方加入祛瘀通腑之品。

处方：熟附片5g，川桂枝3g，贡沉香（人乳磨冲）3g，炒白术9g，猪苓9g，茯苓9g，福泽泻9g，车前子（包）12g，陈橘皮5g，熟军9g，桃仁泥12g，滋肾丸（包）12g。

三诊：药后大腑通润，小溲畅行，小腹急胀已退，舌苔腐腻亦化，下肢清冷渐和，脉象濡细小滑。脾肾真阳来复，膀胱气化有权，湿热瘀滞得以下行，症势已入坦途。再为脾肾同调，以善其后。

处方：熟附片3g，川桂枝3g，贡沉香（人乳磨冲）3g，炒白术9g，茯苓9g，福泽泻9g，甘草梢3g，陈橘皮5g，炒党参12g，滋肾丸（包）12g。

按语：癃闭乃临床急症之一，其气机闭塞，胀满不食，气逆喘急，若不加控制则有关格之变，历来属难治病症之一。颜亦鲁先生治此常标本同取、内服外治兼施。内服重在治本,要在恢复三焦气化;标急则必用外治之法,以期收窍开尿通于顷刻之效。本案患者年高肾气虚衰,阳不足则阴无以化,又复脾不健运,生湿生痰,困于中焦则胸闷痰多,上蒙清窍则神识蒙昧。故用附桂温运脾肾,五苓化气利水,配合陈皮、半夏理气燥湿,郁金、菖蒲豁痰醒神,琥珀、蟋蟀活血通窍。药后小水能通,神识清了,是药已中病。但苔腻未化,便秘未行,故加大黄、桃仁使湿热瘀滞有下行之机。三诊时,二便通畅,诸症即退,可见辨证用药,恰到好处。外治以豆豉、山栀之清泄郁热,青葱之辛透、配合食盐直达肾经,而收相得益彰之功。内服、外治二法后学皆可效法。

二、经验方

1. 二仙汤(《现代中医药应用与研究大系》)

功能:温补肾阳,通利膀胱。

主治:前列腺增生症。

组成:仙茅 12g,仙灵脾 30g,肉桂 4g,黄芪 30g,当归 12g,桃仁 12g,赤芍 15g,三棱 12g,蒲黄炭 12g,炮山甲 10g,连翘 15g。

用法:水煎服,每日 2 次,早晚分服。

2. 利尿升提汤(《现代中医药应用与研究大系》)

功能:疏肝活血利尿。

主治:前列腺增生症。

组成:车前子 30g,瞿麦 9g,生川军 3g,丹参 9g,柴胡 3g。

用法:水煎服,每日 2 次,早晚分服。

三、常用中成药

可选用翁沥通、前列康片。

(陈 磊)

第十一节 鞘膜积液

【概述】

鞘膜积液是由于鞘膜本身及周围器官或组织发生病变,使鞘膜分泌与吸收功能失去平衡,鞘膜囊内浆液积聚所致。属中医学“偏坠”“癫疝”“水疝”范畴。

【主要病因病机】

1. 湿聚热结　湿邪外侵，日久化热，或肝失疏泄，湿热蕴结，逐生本病。

2. 寒湿外感　寒湿之邪侵袭，寒湿下犯，水湿不行，逐成本病。

3. 肾虚水积　先天禀赋不足，肾气虚损，气机不畅，气化不利，水液积聚而成本病。

4. 气滞水聚　肝气郁结，气机不畅，脾失健运，水湿不行，气滞水停，积聚阴囊。

5. 瘀血阻络　跌仆外伤，脉络阻隔，水湿停滞，积聚阴囊。

6. 脾虚湿阻　脾虚失于健运，水湿输布失司，下注阴囊而成本病。

本病病因病机有两大论述，一是先天禀赋不足，肾气不充；二是后天脾胃虚弱，脾失健运。

【辨证注意点】

1. 肝经循会阴，绕阴器，本病与肝肾关系较为密切。

2. 本病病位在肾、肝、脾。基本病机为寒湿下注，肾虚气化失司、肝失疏泄、脾失健运，水湿停聚而成。

3. 本病有虚实之分，实证以气滞、湿热、寒湿、瘀血为主，虚证以肾虚、脾虚为主。

【辨证思路】

一、明确诊断

1. 起病缓慢，阴囊逐渐增大，肿块较大时，有坠胀感。

2. 阴囊皮肤正常，肿块表面光滑，无触痛。

3. 一般无明显全身症状，可发于各个年龄段男性。

4. 阴囊肿块透光试验阳性。

二、与子痈、疝气相鉴别

1. 子痈　以阴囊肿块，红肿热痛为特点。透光试验阴性。

2. 疝气　以阴囊可回纳肿块，无红肿热。透光试验阴性。

三、辨证论治

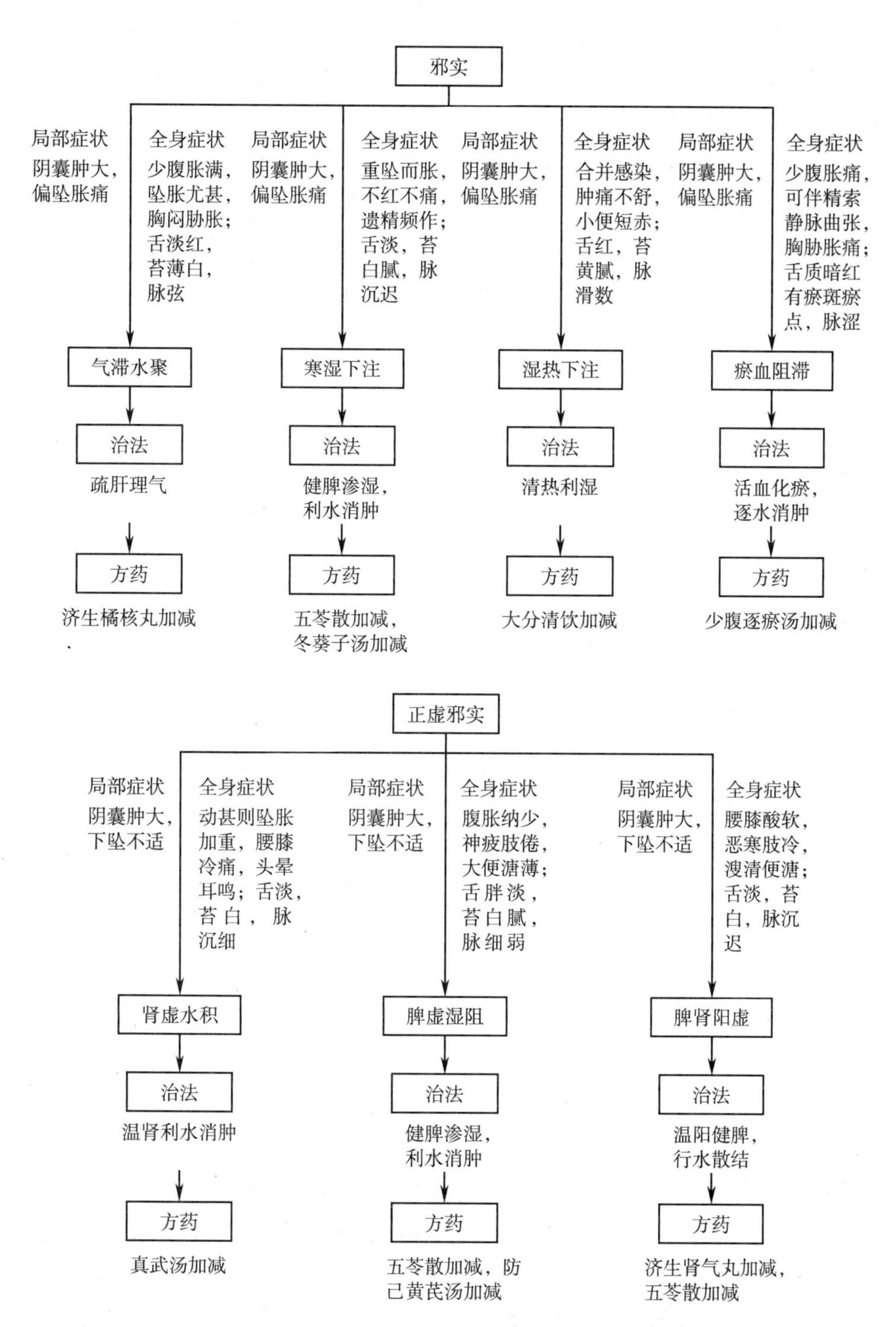

邪实
局部症状
阴囊肿大，偏坠胀痛
全身症状
少腹胀满，坠胀尤甚，胸闷胁胀；舌淡红，苔薄白，脉弦
局部症状
阴囊肿大，偏坠胀痛
全身症状
重坠而胀，不红不痛，遗精频作；舌淡，苔白腻，脉沉迟
局部症状
阴囊肿大，偏坠胀痛
全身症状
合并感染，肿痛不舒，小便短赤；舌红，苔黄腻，脉滑数
局部症状
阴囊肿大，偏坠胀痛
全身症状
少腹胀痛，可伴精索静脉曲张，胸胁胀痛；舌质暗红有瘀斑瘀点，脉涩
气滞水聚
寒湿下注
湿热下注
瘀血阻滞
治法
疏肝理气
治法
健脾渗湿，利水消肿
治法
清热利湿
治法
活血化瘀，逐水消肿
方药
济生橘核丸加减
方药
五苓散加减，冬葵子汤加减
方药
大分清饮加减
方药
少腹逐瘀汤加减
正虚邪实
局部症状
阴囊肿大，下坠不适
全身症状
动甚则坠胀加重，腰膝冷痛，头晕耳鸣；舌淡，苔白，脉沉细
局部症状
阴囊肿大，下坠不适
全身症状
腹胀纳少，神疲肢倦，大便溏薄；舌胖淡，苔白腻，脉细弱
局部症状
阴囊肿大，下坠不适
全身症状
腰膝酸软，恶寒肢冷，溲清便溏；舌淡，苔白，脉沉迟
肾虚水积
脾虚湿阻
脾肾阳虚
治法
温肾利水消肿
治法
健脾渗湿，利水消肿
治法
温阳健脾，行水散结
方药
真武汤加减
方药
五苓散加减，防己黄芪汤加减
方药
济生肾气丸加减，五苓散加减

四、注重中西医结合治疗

鞘膜积液目前治疗方法主要为中药治疗、注射治疗、手术治疗三类，注射治疗有时需多次进行。对于较大的鞘膜积液，手术治疗是有效方法。

五、注意事项

1. 婴幼儿的鞘膜积液通常不必治疗，可自行吸收。鞘膜积液病程短，积液量少，无明显临床症状，可注意观察，不需治疗。

2. 由外伤引起的鞘膜积液，应该针对原发病灶治疗，局部运用理疗、热敷。

3. 肿瘤、结核引起的鞘膜积液禁止运用穿刺注射疗法。

【病例思维程序示范】

戚某，男，54岁。2002年12月10日就诊。诉近1年左侧睾丸逐渐增大，阴囊坠胀不适，腰部酸冷，小便清长。

查体：阴囊左侧触及肿块，触之光滑，不热不痛，透光试验阳性。舌淡，苔薄白，脉沉。

辨证思维程序：

第一步：明确诊断。根据患者的症状和体征，可初步诊断为左鞘膜积液。应与附睾结节、附睾结核、疝气相鉴别。

第二步：进行必要检查。B超检查阴囊内肿块呈囊性。透光试验阳性。鞘膜穿刺可抽出液体。

第三步：辨证论治。患者左侧睾丸逐渐增大，阴囊坠胀不适1年，伴腰部酸冷，小便清长，为肾虚水积，治拟温肾利水消肿，方用真武汤加减。

处方：茯苓9g，芍药9g，白术9g，附子5g，山萸肉12g，仙茅12g，生姜9g，怀山药12g，车前子15g，泽泻9g，川牛膝15g。

第四步：根据患者情况对上述方剂进行加减。阴囊水肿者，加猪苓12g；腰酸痛者，加巴戟天15g、仙灵脾15g。

第五步：其他疗法。①敷贴法：母丁香为末，2g纳脐，胶布固定，两日一换，20天为一个疗程。②药熨法：橘核、小茴香各100g，食盐10g，微火炒热，纳入布袋，熨敷患处。③穿刺注射疗法。④手术治疗：鞘膜翻转术。

第六步：预防与护理。①调摄情志，保持心情舒畅。②平时应避免激烈运动，防止加重病情。③忌食辛辣刺激性食品，忌酒。④可运用阴囊托将阴囊托起和固定，有助积液吸收，减轻症状。⑤如有导致鞘膜积液的原发病灶，应针对原发病灶进行治疗。

（自拟医案）

【医案、经验方及常用中成药】

一、医案

1. 陈莲舫医案（《外科医案》）

水疝肿大出水，脉见濡细。治以疏和。

生白术，淡吴萸，制香附，鹿角霜，焙杞子，制半夏，焦建曲，紫官桂，煨木香，酒白芍，新会皮，青荷叶。

2. 汪机（《中医外科伤科名著集成》）

一人囊肿，状如水晶，时痛时痒，出水，小腹按之作水声，小便频数，脉迟缓，此醉后饮水入房，汗出遇风寒，湿毒乘聚于囊，名水疝也。先以导水丸二服，腹水已去，小便如常；再以胃苓散倍白术、茯苓，更用气针引去聚水而瘥。

3. 邢锡波医案（《邢锡波医案集》）

王某，男，27岁，教员。

病史：睾丸疼痛，某医院诊断为左侧精囊鞘膜水肿，拟做手术，本人拒之，前来就诊。病已1月之久，睾丸疼痛，工作繁忙疼痛加剧。胸闷，大便每日4~5行，小便短少，睾丸卧则入腹，立则入囊，形体消瘦，睾丸形大如茄，坚硬如石。脉弦，舌苔薄白。

证属：肝气不舒，寒邪凝聚。

治宜：疏肝理气，温经散寒。

处方：昆布12g，海藻12g，吴茱萸12g，小茴香10g，附子10g，木通10g，车前子10g，川楝10g，橘核10g，乌药10g，柴胡6g，黄芩6g，升麻6g，木香6g。

嘱患者多休息，避风寒，精神愉快。并以药渣煎汤熏洗，助其药力。后随症稍有加减，共服10剂，病已痊愈，并恢复工作，至今未发。

按语：疝气多发于气分，气虚则下陷，下坠而痛，实则气结，不通则痛。所以景岳提出“治疝必治气”，气虚责在脾肾，多发于劳累之后，治宜益气升举。气结责在肝郁，治宜理气祛邪，坚硬者可兼软坚。患者素常体虚，治疗宜以升麻升阳益气，尤能开脾胃肺之气，合柴胡升陷更彰，为助药力，用药渣熏洗局部，取效更快。

二、经验方

1. 加味五苓散[张清旺,梁李宏.中医治疗鞘膜积液的进展.中医药信息,1991,(5):25-26.]

功能:温阳散寒,行气利水。

主治:鞘膜积液。

组成:茯苓 10g,泽泻 10g,猪苓 10g,白术 10g,桂枝 10g,车前子 10g,青皮 10g,小茴香 10g,槟榔 10g,木香 10g,乌药 10g,荔枝核 10g,橘核 30g。

用法:水煎服,每日 2 次,早晚分服。

2. 蝉蜕汤(《现代中医药应用与研究大系》)

功能:祛风胜湿。

主治:鞘膜积液。

组成:蝉蜕 6g。

用法:水煎 2 次,1/2 内服,1/2 外洗。

三、常用中成药

可选用逍遥丸。

(陈　磊)

第十二节　前列腺癌

【概述】

前列腺癌是男性生殖系统常见的恶性肿瘤,过去我国发病率较低,近 20 年来,发病率明显上升,已接近欧美国家发病率。属于中医学“癃闭”范畴。

【主要病因病机】

1. 肝气郁结　情志不畅,或所欲未遂,或盛怒伤肝,肝失疏泄条达,肝气郁结,气机运行不畅,气化失司而致本病。

2. 痰瘀互结　素体肥胖或脾不健运,或痰浊内生,忍精不射,败精瘀阻,郁而化痰,或久病入络,或阴部外伤,损及血络,痰瘀交阻,阻滞下窍,形成本病。

3. 阴虚火旺　素体阴血不足或房劳过甚,或嗜食温燥劫阴之品,或久病及肾，耗伤肾阴，肾阴不足则阴虚火旺，煎熬下焦而成本病。

4. 湿热内蕴　过食膏粱厚味、烟酒辛辣之品，内生湿热，或因湿热之邪外袭，留滞下焦。湿热蕴结，久而化毒成本病。

【辨证注意点】

1. 明确诊断，仔细询问病史和治疗史。

2. 前列腺癌的病位在下焦，与肾、肝、脾关系密切。本病的发生与自身的体质、外感毒邪因素有关，主要病机为肝气郁结、痰瘀互结、阴虚火旺、湿热内蕴。

3. 由于前列腺癌早期症状与良性前列腺增生症相似，中医辨证必须与现代检查方法相结合。

【辨证思路】

一、明确诊断

1. 多见于50岁以上老年人。

2. 临床表现为下尿路梗阻症状，与前列腺增生症症状相似，伴见血尿。

3. 肛诊检查前列腺腺体增大，可触及大小不一的坚硬结节，高低不平，中央沟消失。

4. 经直肠B超有助明确癌肿侵及范围。

5. 前列腺穿刺活检。

6. 血清前列腺特异性抗原、酸性磷酸酶升高。

7. 其他检查如CT、MRI等。

二、鉴别诊断

应与前列腺炎、前列腺增生症相鉴别。详见本章第十节“良性前列腺增生症”。

三、辨证论治

对于局限性前列腺癌，建议给予根治性前列腺切除术。已有周围浸润或转移性前列腺癌，可进行内分泌治疗，方法有去势和雄激素阻断。在术后和内分泌治疗同时，应积极运用中医辨证论治，提高患者生存率。

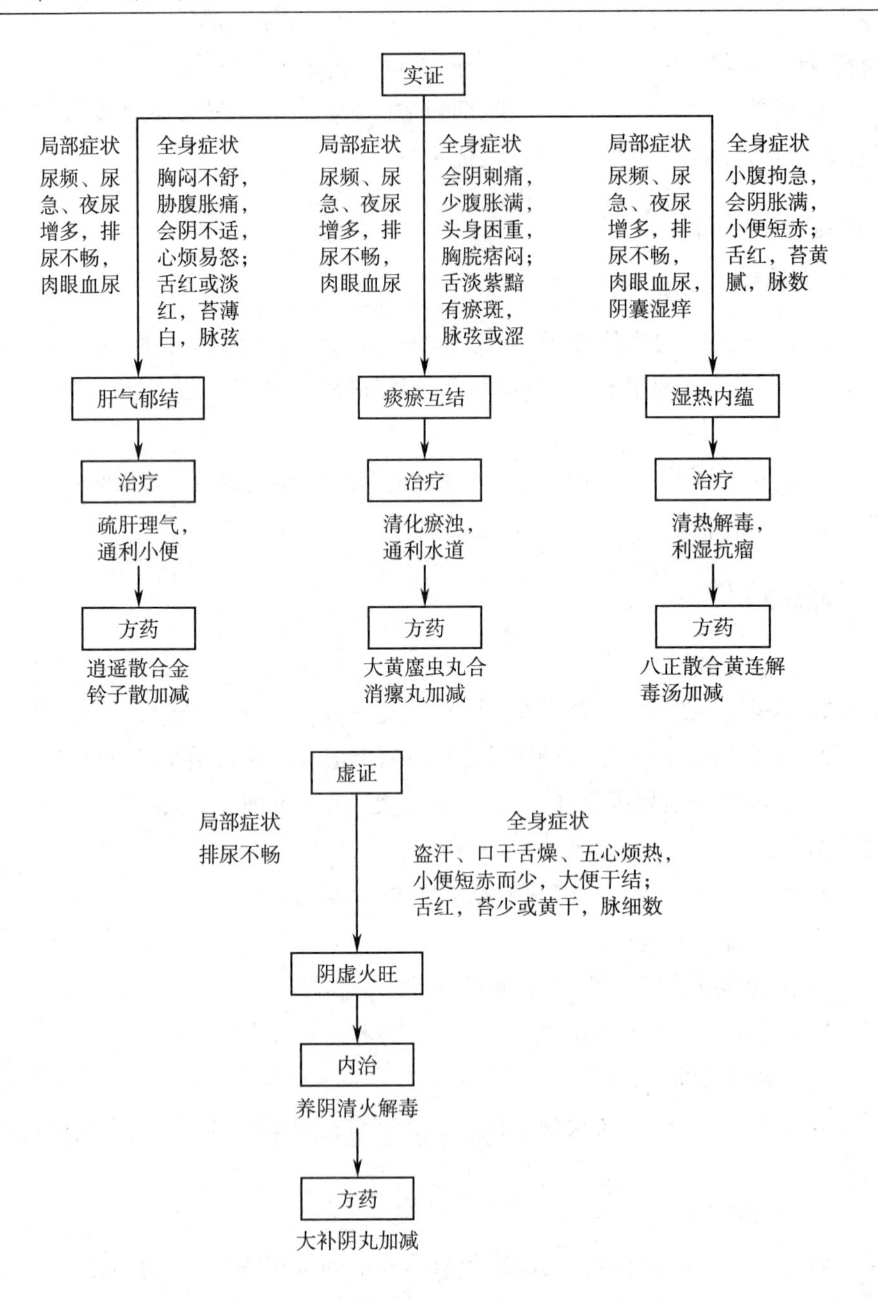
实证
局部症状
尿频、尿急、夜尿增多，排尿不畅，肉眼血尿
全身症状
胸闷不舒，胁腹胀痛，会阴不适，心烦易怒；舌红或淡红，苔薄白，脉弦
局部症状
尿频、尿急、夜尿增多，排尿不畅，肉眼血尿
全身症状
会阴刺痛，少腹胀满，头身困重，胸脘痞闷；舌淡紫黯有瘀斑，脉弦或涩
局部症状
尿频、尿急、夜尿增多，排尿不畅，肉眼血尿，阴囊湿痒
全身症状
小腹拘急，会阴胀满，小便短赤；舌红，苔黄腻，脉数
肝气郁结
治疗
疏肝理气，通利小便
方药
逍遥散合金铃子散加减
痰瘀互结
治疗
清化瘀浊，通利水道
方药
大黄䗪虫丸合消瘰丸加减
湿热内蕴
治疗
清热解毒，利湿抗瘤
方药
八正散合黄连解毒汤加减
虚证
局部症状
排尿不畅
全身症状
盗汗、口干舌燥、五心烦热，小便短赤而少，大便干结；舌红，苔少或黄干，脉细数
阴虚火旺
内治
养阴清火解毒
方药
大补阴丸加减

【病例思维程序示范】

龚某某，男，72岁。2013年6月3日就诊。尿频尿急，夜尿增多，夜尿2~3次，排尿不畅进行性加重2年，伴神疲乏力、纳呆便溏，来院诊治。

直肠指检：前列腺鸭蛋大小，左侧叶触及质地坚硬的结节，高低不平，中央沟消失。舌淡红，苔薄白，脉细无力。

第一步：明确诊断。根据患者的临床症状、体征和检查，高度疑似前列腺癌。应与前列腺炎、前列腺增生症相鉴别。

第二步：相关检查。直肠指检可判断前列腺大小、质地、结节硬度、粘连情况，精囊可否触及，直肠内有无异常肿块。血清前列腺特异性抗原（PSA）升高。经腹或经直肠前列腺B超可判断前列腺体积的大小、质地、有无异常声影。前列腺组织活检。CT、MRI、ECT有助明确肿瘤的临床分期。

第三步：制定治疗方案。根据肿瘤的临床分期和前列腺癌危险因素等级决定治疗方案。治疗包括手术、新辅助内分泌治疗、辅助内分泌治疗、内分泌治疗等。本案患者采用内分泌治疗。

第四步：辨证论治。患者为脾胃两虚，治拟补益脾胃，益气通络，方用补中益气汤加减。

处方：生黄芪18g，潞党参15g，冬凌草30g，大青叶15g，射干9g，野菊花12g，蜀羊泉15g，白茯苓15g，橘络9g，白茯苓12g，香橼15g，大枣15g，粉葛根30g，枳椇子12g，炙甘草9g。

第五步：根据患者情况对上述方剂进行加减。患者肾阳亏虚，加杜仲15g；血虚不足，加全当归15g、炒白芍15g。

第六步：预防与护理。①遵从医嘱，定期检查，坚持用药。②调摄情志，保持心情舒畅。③节制房事。④忌烟酒，忌食辛辣刺激性食物。⑤安排适当的体育活动。⑥对某些无法确诊的病例，应定期随访。

（自拟医案）

【医案、经验方及常用中成药】

一、医案（上海中医药大学附属龙华医院周智恒医案）

吉某某，男，74岁，上海人，退休。

诉尿频、尿急、排尿困难6年，症状进行性加重，夜尿3~4次。经B超检查示前列腺增大，质地不均，左侧叶见低回声结节，前列腺大小52mm×42mm×41mm，经前列腺穿刺证实为前列腺癌，Gleason：8分，PSA>100ng/ml。行内分泌治疗。患者自觉潮热多汗，神疲乏力，排尿不畅，夜寐不安，食欲不振，纳食不馨。舌淡边有齿印，苔薄白、根稍腻，脉细沉。

症属癃闭，系气血两虚。治拟健脾和胃、补益气血、养心安神，方拟芪凌汤加减。

处方：生黄芪 30g，冬凌草 30g，潞党参 15g，白茯苓 15g，蜀羊泉 15g，野菊花 12g，冬葵子 15g，枸杞子 15g，射干 9g，佛手 12g，大枣 15g，炒六曲 15g，川芎 15g，全当归 12g，炒白芍 12g。

经加减治疗 3 个月，患者精神面貌改善，诸症消失。继续坚持服中药 5 年，疾病无进展。

按语：随着我国人民生活条件的改善，前列腺癌的发病率趋向上升。虽病因不清楚，就症状表现属癃闭范畴、血尿范畴。多为老年人发病。实为本虚，气血虚弱，脾肾亏虚，标实为尿频、尿急、排尿不畅，宜培本为主，泻实为辅，扶正祛邪为治疗大法，从而提高患者生活质量和生存率。

二、经验方

1. 归芪慈棱汤[林飞．前列腺癌的中医药治疗近况．中国中西医结合外科杂志，2004，10(2)：120-122.]

功能：扶正培元，活血化瘀，软坚散结。

主治：前列腺癌。

组成：生黄芪 20g，当归 10g，丹参 10g，炒党参 15g，鳖甲(先煎)10g，金荞麦 15g，野葡萄藤 30g，山慈菇 15g，三棱 15g，莪术 15g，白花蛇舌草 30g，女贞子 15g，大生地 15g，蜂房 10g，天龙 3 条。

用法：水煎服，每日 2 次，早晚分服。

2. 前列腺癌方[朱白冰．方伯英治疗前列腺癌一则．上海中医药杂志，1988，(1)：4.]

功能：扶正祛邪，软坚散结。

主治：前列腺癌。

组成：生黄芪 15g，仙灵脾 12g，肉苁蓉 6g，党参 12g，巴戟天 6g，枸杞子 12g，制首乌 12g，穿山甲 15g，牛膝 12g，制大黄 6g，白花蛇舌草 15g，黄柏 10g，知母 6g，土茯苓 15g，七叶一枝花 12g。

用法：水煎服，每日 2 次，早晚分服。

三、常用中成药

可选用复方斑蝥胶囊。

（陈　磊）

第七章 周围血管病及外科其他病

第一节 股 肿

【概述】

股肿是指血液在深静脉血管内发生异常凝固而引起静脉阻塞、血液回流障碍的疾病。临床以肢体肿胀、疼痛及深静脉走行区压痛、肤温升高、浅静脉怒张为主要特点。多发于单侧下肢髂股静脉及小腿肌肉静脉丛，以小腿深静脉、股静脉、髂股静脉为最常见，可引起肺栓塞而危及生命。相当于西医学的下肢深静脉血栓形成或血栓性深静脉炎。

【主要病因病机】

1. 久坐不动，产后及其他长期卧床等因素伤气，气伤则气行不畅，气为血帅，气滞则血瘀。

2. 外来损伤、手术等致使血脉损伤，气血瘀滞。

3. 年老、肥胖、肿瘤等慢性疾病导致气虚，气虚则血滞。

以上因素均可导致瘀血阻络，脉络痹阻不通，营血回流受阻，水津外溢，聚而为湿，流注肌肤，瘀滞、湿邪郁久化热，而发本病。其中络脉血瘀湿阻为病机的关键。

【辨证注意点】

1. 根据肢体肿胀、疼痛的特点，起病之缓急、病程的长短，体质、病史等详辨病情所处的阶段。初起，肿胀疼痛，肤温升高，皮色暗红者，多为湿热瘀阻；中期，患肢肿痛，痛有定处，肤色暗红者，多为湿阻血瘀；后期，肿胀沉重，朝轻暮重者，多为脾虚湿阻；若肿胀按之硬实者，多夹痰瘀互结。

2. 把握病机的“湿、热、瘀、虚”四个特点，结合舌、脉、症，辨清标本缓急，分湿、热、瘀邪之轻重，分证论治。早期（急性发作期）多因湿热之邪所致，当分湿、热之轻重；中期（慢性迁延期）多湿瘀互阻，当分湿、瘀的轻重，此二期均以邪实为主；后期（缓解期）多呈虚证或虚实夹杂之证，以正虚（脾气虚）为主，湿阻、瘀血为次，或夹痰瘀凝结。

3. 辨瘀血之因。血瘀贯穿于疾病始终，但初起乃湿热阻于脉络而致瘀血，湿热为因，血瘀乃果；后期则因气虚而致瘀。

4. 注意询问发病诱因。最常见的诱因有慢性病长期卧床、大手术（盆腔手术、人工髋膝关节置换术）、高脂血症、高血压、脑血栓形成、恶性肿瘤、结缔组织病、血液病（白血病、红细胞增多症）、肾炎性肾病、产后、口服避孕药、心脏病、外伤、骨折、股静脉穿刺、感染、肥胖、药物、家系因素、高龄等。

【辨证思路】

一、明确诊断

1. 多发于单侧下肢。

2. 多有外伤、手术、分娩、肿瘤及长期卧床史。

3. 主症为肿胀，为凹陷性，疼痛，皮肤温度升高或正常，皮肤暗红、发白或青紫，浅静脉扩张。

4. 超声多普勒、静脉造影等辅助检查有助于明确诊断。

二、鉴别诊断

	下肢深静脉血栓形成	下肢淋巴水肿	原发性下肢深静脉瓣膜功能不全	全身性水肿
病史	多有外伤、手术、分娩、肿瘤及长期卧床史	有数年反复发作病史	多见于持久站立工作者	多有营养不良、肾病、心衰、肝病及黏液性水肿等
起病	起病较急，多见于单侧下肢	起病缓慢，多见于单侧下肢	起病缓慢，多双侧下肢同时发病	多双侧下肢同时发病
肿胀特点	整个患肢出现肿胀，呈凹陷性，抬高患肢或休息后多减轻	肿胀多自足背开始，逐渐向近心端蔓延，早期常因体位不同而有变化，皮肤光滑、柔软，后期皮肤增厚、粗糙明显，质硬韧，呈非凹陷性，抬高患肢后水肿无明显消退	踝部、小腿肿胀，呈凹陷性，久站或活动后明显，抬高患肢或休息后减轻或消失，后期可出现浅静脉曲张	肢体远端肿胀明显，多呈凹陷性（黏液性水肿为非凹陷性），抬高患肢多显著减轻，皮肤光亮
伴随症状	肢体疼痛及深静脉走行区压痛，肤温升高，浅静脉怒张	肢体无疼痛或轻微疼痛，肤色或皮温多无变化，浅静脉不扩张	肢体沉重、疲劳感，少有胀痛	肢体无疼痛

三、辨证论治

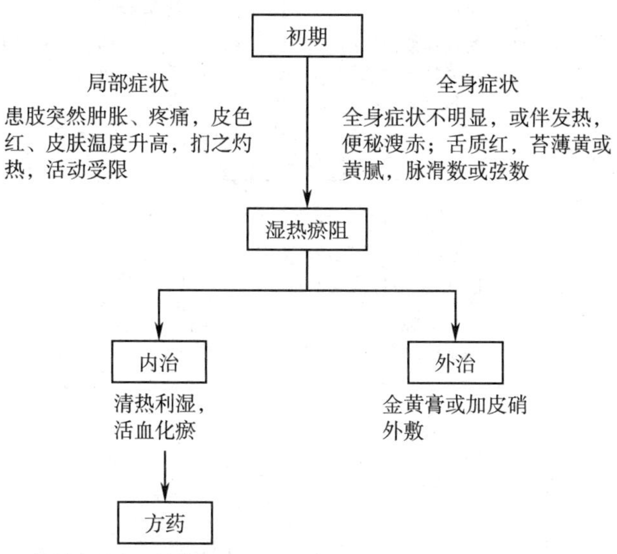
初期
局部症状
患肢突然肿胀、疼痛，皮色红、皮肤温度升高，扪之灼热，活动受限
全身症状
全身症状不明显，或伴发热，便秘溲赤；舌质红，苔薄黄或黄腻，脉滑数或弦数
湿热瘀阻
内治
清热利湿，活血化瘀
外治
金黄膏或加皮硝外敷
方药
四妙勇安汤合四妙散加减。湿重，肿胀明显，皮肤光亮，加土茯苓、萆薢、车前子、泽泻；热重，皮肤红热明显，加生地、赤芍、蒲公英、地丁草、金银花

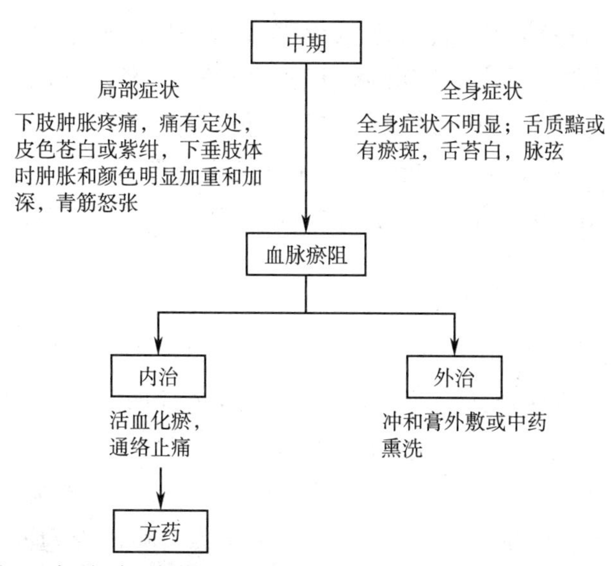
中期
局部症状
下肢肿胀疼痛，痛有定处，皮色苍白或紫绀，下垂肢体时肿胀和颜色明显加重和加深，青筋怒张
全身症状
全身症状不明显；舌质黯或有瘀斑，舌苔白，脉弦
血脉瘀阻
内治
活血化瘀，通络止痛
外治
冲和膏外敷或中药熏洗
方药
活血通脉汤加减。疼痛拒按，加三棱、莪术、水蛭；肿胀质硬，扪及条索状物，加生牡蛎、海藻、白芥子；皮色不变，疼痛轻微，加土茯苓、萆薢、车前子

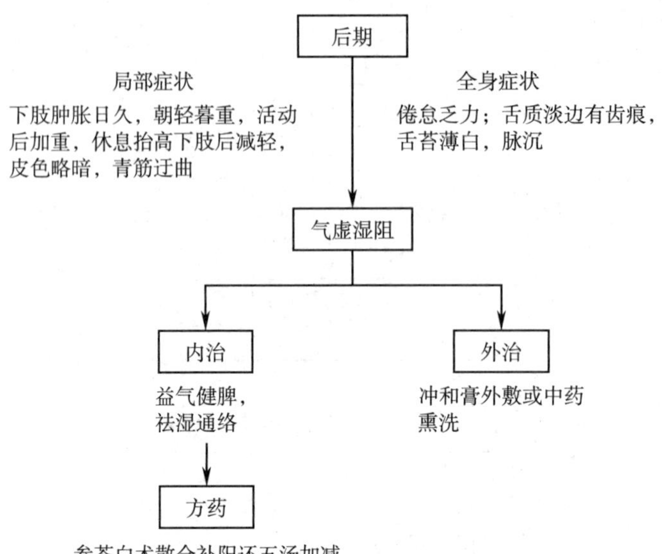

四、注意事项

1. 本病早期可出现急性股动脉痉挛（股青肿）及肺栓塞两种危险性的并发症及后期出现的肢体肿胀、浅静脉曲张、色素沉着、溃疡形成等后遗症。

2. 本病早期诊断、早期积极治疗可减少其并发症和后遗症发生。早期可予手术疗法（静脉取栓术）、抗凝、溶栓、祛聚、降黏、扩血管等疗法。对于急性肺栓塞和股青肿应采取中西医结合方法积极抢救。预防肺栓塞可采用置入下腔静脉滤器等疗法。此外，积极治疗可引起血液高黏、高凝状态的原发疾病，如恶性肿瘤、糖尿病、肾病、结缔组织病、血液疾病等。

3. 注意抬高患肢，使用弹力袜或用弹力绷带，以促进下肢静脉回流。

【病例思维程序示范】

徐某，女，47岁。1999年1月20日就诊。患者于1998年8月28日因“多发性子宫平滑肌瘤（壁间）”行“全子宫切除 + 双输卵管切除 + 左卵巢囊肿剥离术”，术后3周患者在无明显诱因下出现左下肢肿胀，疼痛，行走后加剧，皮肤光亮，朝消暮肿。外院予低分子右旋糖酐 + 丹参注射液静脉滴注，迈之灵口服，症状有所缓解。但近1周来因过度劳累受寒后肿胀又复加剧，患肢沉重麻木，倦怠乏力。

查体：左下肢自臀部以下均明显增粗、肿胀，比右下肢粗2~4cm，肤色苍白光亮，皮肤温度正常，触之质硬，小腿腓肠肌部及大腿内侧股管处有压痛，右下肢外侧瘀滞、浅静脉扩张。舌质淡，舌苔薄白，脉细。

辨证思维程序：

第一步：明确诊断。根据患者腹部手术史，左下肢肿胀、疼痛，腓肠肌及股管处有压痛，肤色苍白，右下肢外侧瘀滞、浅静脉扩张，当属股肿（下肢深静脉血栓形成）。并与下肢淋巴水肿、原发性下肢深静脉瓣膜功能不全、全身疾病性水肿等相鉴别。

第二步：进行相关检查。①为了解静脉血栓的部位、大小及血栓栓塞的程度，可行超声多普勒、静脉造影等检查。②为明确感染的程度，需做血常规检查。③为了解血液的高凝、高黏、高聚状态，可行血脂、血液流变学等检查。④为进一步排除盆腔或腹膜后疾病，可做盆腔B超、钡剂灌肠、CT等检查。

第三步：进行分期。本案患者病程已近4个月，左下肢增粗、肿胀，肤色苍白光亮，皮肤温度正常，触之质硬，属后期。

第四步：辨证论治。病变日久，耗伤气血，气为血帅，气虚无力而不运，则血行不畅，脉道受阻，水津外溢，聚而为湿，流注肌肤，故见患肢肿胀久不消退，沉重麻木；瘀血固着则疼痛，固定不移；气虚不摄，脉络瘀血，甚则浅表络脉显露；气虚则倦怠乏力。舌质淡而有齿痕，舌苔薄白腻，脉沉细而涩，为气虚血瘀湿阻的明证。证属久病正虚，湿阻络瘀。治拟益气健脾，祛湿通络。方用参苓白术散合补阳还五汤加减。

处方：生黄芪30g，太子参15g，苍白术各15g，茯苓30g，黄柏12g，薏苡仁15g，忍冬藤30g，当归9g，赤芍药15g，泽兰15g，水蛭6g，刘寄奴15g，野赤豆（打）12g，牛膝15g，生甘草6g。

第五步：随症加减。患者小腿腓肠肌部及大腿内侧股管处有压痛，右下肢外侧瘀滞、浅静脉扩张，血瘀较甚，可适当加用三棱18g、莪术18g或蜈蚣2g、地龙9g；皮肤触之质硬，可加白芥子15g、海藻15g等化痰软坚之品；热重，加虎杖15g、金银花20g、蒲公英30g等；湿重，加泽泻15g、车前子12g；腰膝酸软，加菟丝子15g、续断15g、杜仲15g。

第六步：外治。病在后期，外敷冲和膏，或中药熏洗。

第七步：调摄与生活指导。注意抬高患肢，使用弹力袜或用弹力绷带，以促进下肢静脉回流。

（自拟医案）

【医案、经验方及常用中成药】

一、医案

1. 唐汉钧医案(《唐汉钧谈外科病》)

徐某,女性,47岁。于2003年8月28日在外院行“子宫及双输卵管切除术加左卵巢剥离术”。2周后出现左下肢发凉,随后肿胀,自觉皮色光亮,行走后肿胀更甚,朝轻暮重。在门诊静滴丹参、口服迈之灵后肿胀略有减轻,行走仍不便。局部症见左下肢自腹股沟至足背均肿胀,较健侧下肢周径增粗3~6cm,以小腿、足踝、足背尤甚,皮色苍白光亮,按之凹陷不起,扪之灼热感,腓肠肌有挤压痛,足背动脉搏动正常。舌质淡红,苔薄白,脉细。治拟清热利湿、活血化瘀。

处方:萆薢12g,泽兰12g,防己10g,木瓜10g,忍冬藤15g,生米仁12g,地龙10g,桃仁10g,红花10g,赤芍药12g,生黄芪30g,当归15g,鹿含草30g,蛇舌草30g,丝瓜络12g,生甘草6g。

静脉滴注丹参、脉络宁,外敷冲和膏、玄明粉。

治疗10天,左下肢肿胀减轻,板滞感消失,肤温正常,舌淡红,苔薄,脉细。改拟益气活血、利水消肿。

处方:生黄芪30g,党参15g,红花9g,当归12g,水蛭9g,川牛膝12g,苏梗12g,陈皮12g,姜半夏12g,泽兰9g,木瓜9g,防己15g,泽泻12g,茯苓12g,生草3g。

继续服用1周肿胀明显消退,较健侧周径增粗2~3cm,行走已无影响。B超检查示左下肢静脉血栓形成处已有部分再通。出院门诊随访。

按语:本案患者首诊时下肢通肿,紧张板滞,肤温增高,又值手术之后,气血尚未恢复,经脉未通,湿热邪浊为标,气滞血瘀为本。当拟清热利湿、和营通络为治。方中萆薢、泽兰、防己、木瓜、忍冬藤、鹿含草、蛇舌草、丝瓜络清热利湿退肿;黄芪、当归、地龙、桃仁、红花、赤芍药活血通络化瘀。二诊时肿胀减轻,肤温正常,提示湿热邪浊十去七八,参合舌脉,调整为益气活血、利水消肿。生黄芪、党参为君,当归、红花、水蛭为臣,可益气养血活血;苏梗、陈皮、半夏、木瓜、防己、泽兰、泽泻、茯苓互为佐使可健脾除湿,利水退肿。又治疗1周,肿胀明显消退,病情转入恢复期,续用前方巩固。并嘱适当锻炼以助气血运行。

2. 许履和医案(《许履和外科医案医话集》)

林某,女,成年。初产20余天,左下肢出现肿胀疼痛,恶寒发热,在南京市某医院诊断为“血栓性静脉炎”,用抗生素治疗,寒热已退,肿胀未消,小腿疼痛,每当疼痛之时,患肢发热,而且口渴溲黄。虑为湿热下注,血脉瘀滞,而成恶脉。治拟清热利湿,化瘀通络。

防己 10g,萆薢 10g,牡丹皮 6g,银花藤 15g,泽兰 10g,泽泻 10g,牛膝 10g,苍术 5g,黄柏 5g,当归尾 10g,连翘 10g,猪苓 10g,薏苡仁 12g。

上方服 1 剂,左下肢感觉舒适。但连服 2 剂,疼痛又甚,改用膈下逐瘀汤 3 剂,小腿疼痛不减,而且大腿亦感疼痛,仍用初诊方连服 11 剂,症状略有好转,但两手十指关节又感疼痛。原方再加蚕沙、伸筋草,连服 7 剂指痛解除。后因走路较多,左下肢肿胀明显,改用四苓散加泽泻、萆薢、当归尾、牡丹皮、牛膝、防己、薏苡仁、冬瓜皮、车前子、五加皮。服 5 剂,左下肢肿胀渐消,但又感胀痛,青筋绽露,小便黄,食少,遂用下方:

苍术 4.5g,黄柏 4.5g,牛膝 9g,薏苡仁 30g,赤芍药 9g,赤茯苓 9g,萆薢 9g,防己 9g,当归尾 9g,牡丹皮 6g,泽泻 9g,泽兰 9g,秦艽 6g。(甲方)

此方服后有恶心食少感,并且有时便溏,改用:

苍术 4.5g,白术 4.5g,薏苡仁 12g,川黄柏 4.5g,泽泻 9g,泽兰 9g,防己 9g,萆薢 9g,银花藤 15g,猪苓 9g,陈皮 4.5g,当归尾 9g,焦山楂 9g,焦神曲 9g。(乙方)

药后泛恶便溏皆愈,但大小腿及腹部仍胀,仍以甲方进服,药后肠鸣便泄又作,恐与秦艽质润有关,遂去秦艽。再服 15 剂,左下肢之肿胀已基本消退,腹泻未作,纳食正常,面容丰润,青筋已不绽露,只于左胫下段有一处稍感疼痛,此血络未和之象。仍以原方踵进,后遂痊愈。

注:病重时嘱患者卧床休息,抬高患肢。

按语:中医认为,“人身左半属血,右半属气”,故血脉最易瘀滞于左侧,许氏认为本病发病与湿热下注密切相关,湿性趋下,湿性黏腻,与瘀血相搏,故肿胀难消。治疗予清热化湿、活血化瘀之法,清热化湿如萆薢、薏苡仁、赤茯苓、防己、泽泻、苍术、黄柏等味,活血化瘀如当归、桃仁、泽兰、丹参、牛膝、红花、赤芍药、落得打、苏木之类,因气为血帅,血随气行,故又佐以香附、枳壳、乌药、延胡等理气之品。

3. 许履和医案(《许履和外科医案医话集》)

陈某,男,43 岁。患者于 4 年前因得肋膜炎,注射青霉素而引起坐骨神经痛,左大腿红肿,腹股沟淋巴结肿痛;最近半年下腹静脉曲张,腹部发胀,曾于南京、上海、北京、天津等地医院就诊,均诊断为“深部静脉栓塞”,进行电疗、封闭、组织疗法、热疗、针灸、推拿等治疗,未见效果,最近又在南京市某医院服中药亦无动静。刻诊腹部自脐以下静脉曲张,盘曲如蚯蚓状,整个左下肢肿胀色白，自觉有胀感，口中干，小便黄，脉弦带数，舌苔黄腻。此由湿热留于经络，营血流行有阻，病属痼疾，非易治者。姑拟化湿泄热，活血通络之法。

丹参9g，泽兰9g，泽泻9g，红花3g，苏木3g，赤芍药9g，赤茯苓9g，当归须9g，川牛膝9g，黄柏4.5g，木瓜9g，丝瓜络9g，炙乳香4.5g，炙没药4.5g。

每日1剂，治疗2个月，少腹作胀略松，口干已减，但行走过久，左下肢仍感发胀发热，皮色红紫，脉仍弦数，舌苔黄腻，改用膈下逐瘀汤，药如：

五灵脂6g，当归9g，川芎8g，桃仁9g，牡丹皮9g，赤芍药9g，乌药6g，延胡索6g，香附4.5g，红花6g，炒枳壳4.5g，生甘草3g。

上药服10剂，下腹部之发胀上午已基本消除，午后尚感不适，尤以左少腹与左腰部为甚，两手指节及右足大趾亦感酸痛。此系气滞血瘀、脉络失和。原方加川断、牛膝、木香、酒炒桑枝、桂枝。此方连服5个月，腹部青筋已不明显，胀满之感亦基本消失，惟行走后左下肢仍肿胀酸楚。湿邪阻络、气血失和，仍以化湿泄邪、和营通络之法调治。

苍术4.5g，川牛膝9g，薏苡仁15g，黄柏4.5g，防己9g，萆薢9g，当归9g，泽兰9g，泽泻9g，红花3g，木瓜3g，丝瓜络9g，炙乳香4.5g，炙没药4.5g。

上方又服7个月，局部症状基本消失，全身亦无不适，一如常人，基本痊愈出院，出院后带"通络方"一料，以资巩固。

16年后追访，患者出院后恢复正常上班工作至今，情况良好。

按语：许履和认为本病总以清热利湿、活血化瘀为治疗大法，发病急骤者，湿热为甚，清热利湿为主；发病缓慢者，瘀血为主，化瘀通络为主。本案血瘀与湿阻并存，当活血化瘀与利湿通络并重。

4. 医案［王云飞，阙华发．阙华发治疗下肢深静脉血栓形成经验．上海中医药杂志，2010，44（12）：7-8.］

宋某某，女性，65岁，于2009年3月1日就诊。主诉：右小腿肿胀疼痛半月余。

患者诉2009年2月11日无明显诱因下出现右小腿肿胀疼痛，至外院就诊查双下肢静脉B超示：右侧腘静脉以下血栓形成。予其内服华法林、草木犀流浸液及活血通络中成药，并予皮下注射低分子肝素钙。经治右小腿疼痛减轻，肿胀未有明显消退，故至我科门诊求治。患者此次起病以来，否认恶寒发热，否认胸闷胸痛，否认咳嗽咳痰等症状。刻下：右小腿肿胀疼痛，身热平，口干喜热饮，胃纳馨，夜寐尚可，二便调。

专科检查：右小腿较对侧明显肿胀。右踝上10cm处周径为28cm，左踝上10cm处周径为23cm;右膝下10cm处周径为40cm,左膝下10cm处周径为36cm;右膝下15cm处周径为38cm,左膝下15cm处周径为34cm。右小腿肤色略红,肤温略高,见青筋显露,右侧腓肠肌挤压痛不明显。舌质暗红,舌苔薄腻,脉弦。

四诊合参,属中医股肿之气滞血瘀证。治拟理气活血、清热利湿为主,予四妙丸合通络活血方加减,日1剂。

处方:苍白术各9g,黄柏15g,薏苡仁15g,川牛膝15g,地龙9g,赤芍药15g,生蒲黄18g,虎杖15g,桃仁12g,泽兰12g,泽泻15g,车前子(包)30g,路路通30g,忍冬藤30g,香附12g,延胡索9g,玉米须15g,茯苓30g,生甘草9g。

外用清热利湿消肿中药熏洗,处方:玄明粉60g,土茯苓30g,透骨草30g,伸筋草30g,海桐皮30g,当归15g,桂枝15g。并配合金黄膏、玄明粉、三七粉外用贴敷治疗,以清热利湿、活血消肿。

服用药物1周后,患者右小腿肿胀减轻,疼痛不明显,身热平,口干喜热饮,胃纳馨,夜寐尚可,二便调。

专科检查:右小腿较对侧肿胀。右踝上10cm处周径为25.5cm,左踝上10cm处周径为23cm;右膝下10cm处周径为37cm,左膝下10cm处周径为36cm;右膝下15cm处周径为36cm,左膝下15cm处周径为34cm。右小腿肤色略暗,肤温不高,见青筋显露,右侧腓肠肌挤压痛不明显。舌质暗红,舌苔薄腻,脉弦。

四诊合参,属气虚血瘀证。治拟益气活血、和营通络,予内服中药补阳还五汤合五苓散、真武汤加减,日1剂。

处方:生黄芪30g,苍白术各9g,茯苓30g,薏苡仁15g,当归12g,赤芍药15g,丹参15g,益母草15g,地龙9g,泽兰12g,泽泻15g,玉米须15g,猪苓15g,仙灵脾15g,熟附子9g,桂枝9g,牛膝15g,生甘草9g。

外用利湿消肿中药熏洗,处方:玄明粉60g,赤小豆30g,土茯苓30g,透骨草30g,伸筋草30g,苏木30g,红花15g,桂枝15g。并配合冲和膏、玄明粉、三七粉外用贴敷治疗,以活血消肿。

续服1周后,患者右小腿肿胀减轻,疼痛不明显,身热平,胃纳馨,夜寐尚可,二便调。

专科检查:右小腿较对侧肿胀。右踝上10cm处周径为24cm,左踝上10cm处周径为23cm;右膝下10cm处周径为37cm,左膝下10cm处周径为36cm;右膝下15cm处周径为35cm,左膝下15cm处周径为34cm。右小腿肤色肤温无明显异常,右侧腓肠肌挤压痛不明显。前方踵进,加党参15g,姜半夏9g。随访

12个月无复发。

按语：本案属股肿。患者初期局部肿胀疼痛，肤色红，肤温高，四诊合参，证属气滞血瘀，“急则治其标”，“祛邪为先以制病”，故治拟理气活血、清热利湿，予四妙丸合通络活血方加减。重用苍术、黄柏、薏苡仁、牛膝、忍冬藤、赤芍药、虎杖、泽泻、车前子等清热利湿凉血通络之品。后局部肿胀疼痛减轻，肤色肤温无明显异常，方药中祛邪之品递减，扶正活血之品酌加，“扶正以善后”。治拟益气活血、和营通络，予内服中药补阳还五汤合五苓散、真武汤加减。重用黄芪、白术、茯苓、丹参、益母草、泽兰、泽泻、熟附子、桂枝等益气养血利水消肿之品。

二、经验方

1. 奚九一清营解郁汤（《实用专病专方临床大全》）

功能：清营解郁，泻热消肿。

主治：急性血栓性深静脉炎。

组成：益母草60~100g，紫草15g，紫花地丁30g，赤芍药15g，牡丹皮15g，生甘草30g。

加减：舌质红，脉滑数，热偏重者，加水牛角片15~30g，生石膏60~100g，柴胡10~15g；舌苔黄腻，湿热偏重者，加生（或制）大黄5~10g，黄芩15g，黄柏15g。重症患者加服清络散（广角粉3g、牛黄1.5g、三七3g，研成细末，分2次1天内冲服）。

用法：水煎服，每日1剂，分2次服。

2. 常宝忠水蛭通脉汤（《实用专病专方临床大全》）

功能：活血化瘀，清热除湿。

主治：各期血栓性静脉炎。

组成：水蛭30g，苍术30g，黄柏30g，牛膝30g，薏苡仁30g，三棱20g，莪术20g，当归20g，地龙15g。

加减：病之初起，加银花、连翘、土茯苓；病之后期或手术后气血亏虚者，加党参、黄芪等。

用法：水煎服，每日1剂，分2次服。

3. 叶光华通里攻下汤（《实用专病专方临床大全》）

功能：通里攻下，清热解毒，利湿化瘀。

主治：髂股静脉血栓。

组成：大黄（后下）12g，芒硝（冲）9g，生石膏（先煎）30g，白茅根30g，丹参30g，黄柏15g，苍术15g，牛膝15g，草河车15g，生甘草9g。

用法：水煎服，每日1剂，分2次服。

三、常用中成药

可选用大黄䗪虫丸、活血通脉胶囊、通塞脉片。

（阙华发）

第二节　血栓性浅静脉炎

【概述】

血栓性浅静脉炎是发生于肢体浅静脉的血栓性、炎性病变。以肢体浅静脉走行部位红、肿、热、痛，有条索状物或硬结，触痛明显为特征。多见于青壮年人，多发于四肢和胸腹壁，少数呈游走性发作。相当于中医学的青蛇毒。

【主要病因病机】

1. 湿热蕴结，饮食不节，脾失健运，湿浊内生，湿郁化热，湿热下注，或寒湿凝滞，蕴久生热，血脉瘀滞。

2. 七情不畅，肝气郁滞，气病及血，脉络不畅，瘀血停积。

3. 外伤筋脉，长期站立、跌仆损伤、输血、输液、外科手术等使脉络受损，恶血内停，积滞不散，郁久化热。

本病外由湿邪为患，与热而蕴结，与寒而凝滞，与内湿相合，因脾而生痰，是病之标；经脉受损，气血不畅，瘀阻脉络，为病之本。

【辨证注意点】

1. 根据肢体肿胀、疼痛的特点，起病之缓急、病程的长短，病史等详辨病情所处的阶段。初起，肿胀疼痛，皮肤发红，扪之发热者，多为湿热瘀阻；后期遗留条索状物，经久不消者，多痰瘀互结；发于胸腹壁者，多兼肝气郁滞，或因寒凝血滞。

2. 辨瘀血之因，血瘀贯穿于疾病始终。初起乃湿热阻于脉络或外伤而致瘀血；后期则因气虚而致瘀；发于胸腹壁者，多兼肝郁气滞。

3. 辨新久虚实。初为湿热瘀阻，以邪实为主；久病气血亏损，多为虚实夹杂之证，以正虚（脾气虚）为主，瘀血为次，或夹痰瘀凝结。

【辨证思路】

一、明确诊断

1. 多有局部静脉损伤史(包括穿刺、输液、插管)、静脉曲张、恶性肿瘤及血栓闭塞性脉管炎病史。

2. 好发于四肢、胸腹壁浅静脉。沿静脉走行出现肿胀、焮红、疼痛,有灼热感,检查时可扪及条索状物,有明显触痛。

3. 超声多普勒检查及病理切片可明确诊断。

二、鉴别诊断

	血栓性浅静脉炎	急性淋巴管炎	结节性红斑	结节性动脉周围炎
病史	多有局部静脉损伤、静脉曲张、恶性肿瘤及血栓闭塞性脉管炎病史	病变附近有感染病灶或皮肤破损史	多见于青年女性,与结核或风湿病有关,发病前有上呼吸道感染表现	多见于中年男性
好发部位	多见于四肢及胸腹壁	多见于四肢	好发于小腿伸侧	好发于小腿部
临床表现	沿静脉走行出现肿胀、焮红、疼痛,有灼热感,可扪及条索状物,有明显触痛	患肢的条索状物红热、疼痛更为明显,可伴高热,一般消退较快,不会转成慢性	结节呈对称性分布,皮肤发红,疼痛,多不发生溃破,消退后不留痕迹,易反复发作	以沿小动脉分布的皮下结节多见,皮损多形性,皮肤发红、疼痛,可发生溃破,易反复发作。

三、辨证论治

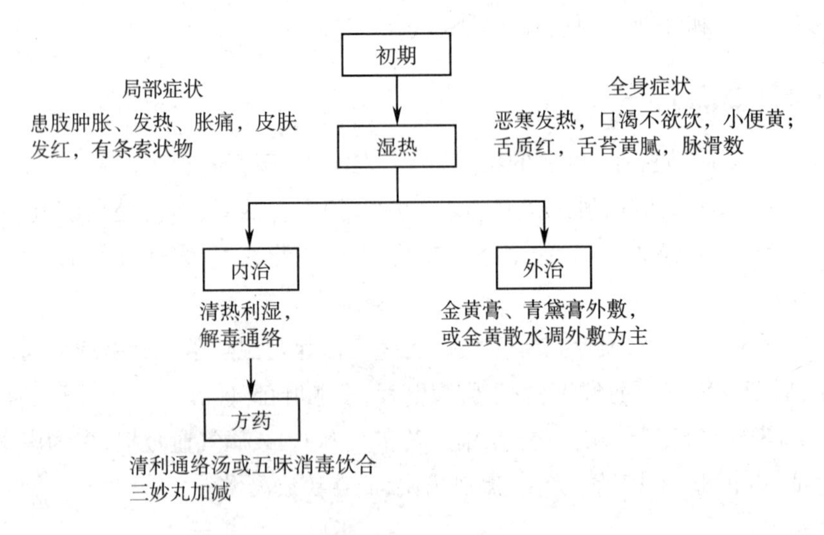

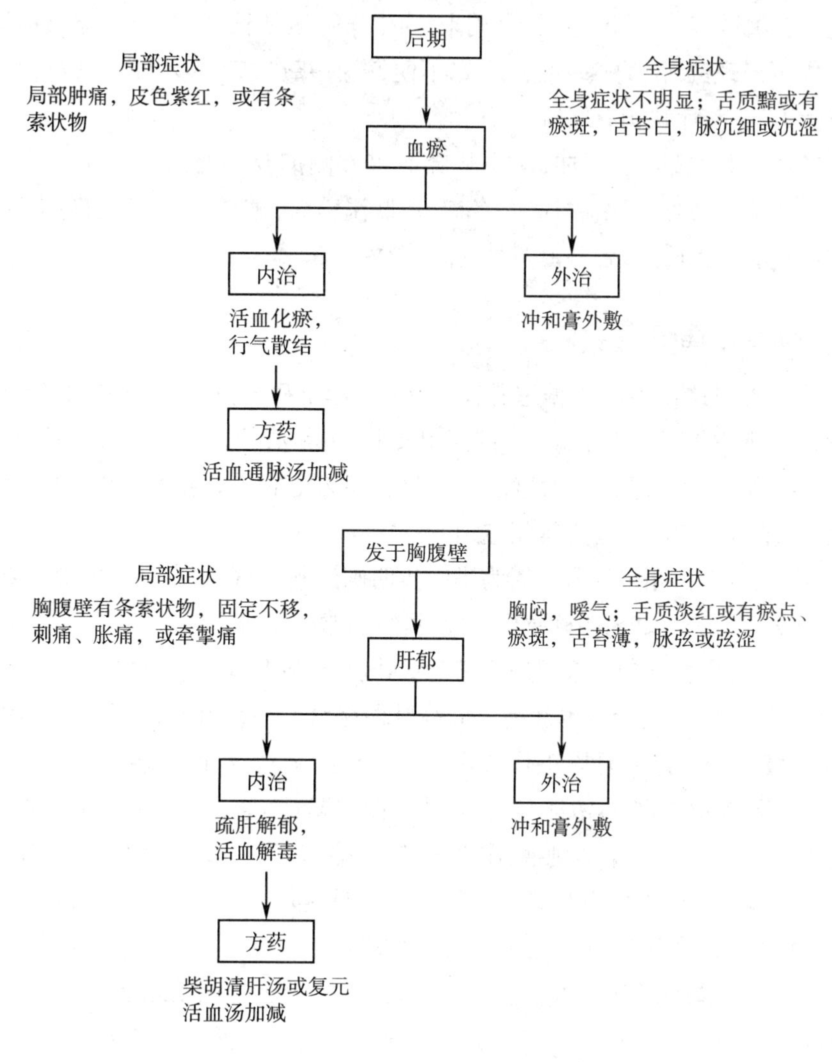

四、注意事项

1. 避免久站久坐，鼓励穿弹力袜，休息时宜抬高患肢。

2. 注意了解有无持续性输液或静脉内注射刺激性药物或高渗注射液、静脉曲张、血栓闭塞性脉管炎、肝硬化、潜在性内脏癌（尤其是胰腺体、尾癌）。

【病例思维程序示范】

黄某，男，46岁。2002年10月12日就诊。患者8年前因腹部手术，输液后引起左下肢浅静脉炎，经治痊愈。5年前在无明显诱因下出现双下肢静脉曲张，无不适，未予诊治。半年前左小腿出现长3~5cm的皮下条索状肿物3处，行走时有沉重感，未予治疗。近2周来，因工作劳累，经常行走，导致条索加长，条索周围出现红肿、灼热、疼痛，行走不便，微有寒热，口干，小便黄，曾自行内服抗生素治疗，症状稍有缓解。

查体：双下肢青筋迂曲，左小腿胫前内外侧扪及3处条索状肿块，长6~8cm，局部高出皮肤，边界清楚，皮色暗红，肤温稍高，触痛(+)，表面有色素沉着及皮肤脱屑。舌质红，舌苔薄黄腻，脉来滑数。

辨证思维程序：

第一步：明确诊断。根据患者有输液后引起本病史，双下肢静脉曲张5年，左小腿出现皮下条索状肿块，局部高出皮肤，边界清楚，皮色暗红，肤温稍高，触痛(+)，符合青蛇毒（血栓性浅静脉炎）的诊断，并应与急性淋巴管炎、结节性红斑、结节性动脉周围炎等相鉴别。

第二步：进行相关检查。①为进一步明确诊断，可行超声多普勒检查或活体组织病理检查。②为明确感染程度，可行血常规检查。

第三步：进行分期。根据局部条索状肿块，红肿热痛，当属早期。

第四步：辨证论治。本案为下肢静脉曲张合并血栓性浅静脉炎。病因为素有筋瘤，气虚血瘀，复因工作劳累，经常行走，劳伤气血，络脉受损，气血瘀滞，瘀久化热生湿，湿热留滞脉络，经络瘀阻，痹塞不通，故见筋脉红肿、灼痛、条索状物；瘀血内停，不通则痛；湿热内蕴，故微有寒热；口干，小便黄，舌质红，舌苔薄黄腻，脉来滑数均乃湿热之象。证属湿热阻络，气血瘀滞，治拟清热利湿，解毒通络，方用四妙丸合五味消毒饮加减。

处方：苍术9g，黄柏12g，生薏苡仁12g，虎杖15g，当归12g，赤芍药15g，丹参30g，泽兰9g，忍冬藤15g，蒲公英15g，金银花15g，牛膝12g，生甘草6g。

第五步：随症加减。患者局部疼痛，可加延胡索12g、失笑散（包煎）18g、炙乳香4.5g、炙没药4.5g等；热重，加生地黄20g、牡丹皮9g、蛇舌草30g；条索状肿块难消，加皂角刺15g、白芥子15g、海藻15g、牡蛎（先煎）30g等。

第六步：外治。病在早期，可外敷金黄膏，或金黄散水调外敷。

第七步：调摄与生活指导。避免久站、久坐，鼓励患者穿弹力袜行走，休息时宜抬高患肢。

（自拟医案）

【医案、经验方及常用中成药】

一、医案

1. 唐汉钧医案(《唐汉钧学术经验撷英》)

江某某,女,28岁。初诊:2001年8月8日。患者觉左乳根部至胁肋部有一条索状肿物伴疼痛1周。查见上述部位一条索状物,色微红,有触痛。患者3个月前曾做甲状腺手术。诊断:胸壁浅静脉炎伴血栓。辨证为术后肝经蕴热,络脉瘀阻,治拟疏肝清热、化瘀清络。

处方:柴胡9g,郁金9g,蒲公英15g,连翘12g,当归12g,川芎9g,地龙9g,忍冬藤15g,甘草6g。

外用金黄膏。

二诊:服药1周,索状物变软,红肿疼痛明显减轻,原方加广木香12g,仍外用金黄膏。

三诊:又1周,浅静脉炎痊愈,前方续服。

按语:静脉炎分浅静脉炎和深静脉炎,浅静脉炎多与外伤或静脉穿刺有关,多发生于四肢浅静脉,发生于胸壁者较少,本案患者曾有手术史,考虑与静脉损伤有关。静脉炎急性期多热毒内盛,瘀血内阻。唐师用柴胡、郁金疏肝解郁,用蒲公英、连翘清热解毒,用当归、川芎、地龙、忍冬藤化瘀通络,甘草调和诸药。外用金黄膏清热消肿。本病重在明确诊断,由于所患部位在胸乳,容易误诊为乳癖、乳痈等,应细加鉴别。

2. 许履和医案(《许履和外科医案医话集》)

王某某,男,25岁。1个月前因工作劳累,经常奔走,引起左腹股沟淋巴结肿痛,数日自消。4天前,左大腿内侧起一硬索疼痛,来求诊,诊断为“伤筋流注”(左大隐静脉炎)。入院时整个左大腿内侧有一如筷子样粗之硬索,皮色微红,行走不便,微有寒热(体温37.5℃),小便微黄,舌苔薄白,脉滑数。血象:白细胞计数8.6×10^9/L,中性粒细胞百分比71%、淋巴细胞百分比27%、嗜酸性粒细胞百分比1%。此为奔走劳累,脉络损伤,气血瘀滞,湿热下注,而成伤筋流注。治拟清热利湿、活血通络,同时配合外治。

处方:银花藤30g,白芷4.5g,防风4.5g,防己10g,当归10g,赤芍药10g,赤苓10g,六一散15g,天花粉10g,陈皮6g,制乳香4.5g,制没药4.5g,炙甲片4.5g,皂角针10g,大贝母10g。另万消化坚丸每服14粒,每日1次。

外治:金黄膏,敷左大腿硬索,每日换药1次。

治疗经过：次日身热即退，肿痛得减。至第4天，症状基本痊愈；惟左膝内侧以下3寸处硬索一条未消，压之稍有痛感。原方服至第6天，膝下之硬结亦消，一如常人，痊愈出院。

按语：本案许氏用仙方活命饮取效。方中甲片、皂角针破结散坚，直达病所，乳、没、归、陈理气行瘀，通达营卫，银、草、花粉解毒，大贝母化痰，防、芷疏解，因下部病多湿，故又加六一、防己以利湿。又用万消化坚丸以攻消，如意金黄散以散肿，加速硬索之吸收。

3. 朱仁康医案（《朱仁康临床经验集》）

胡某某，男，34岁。1970年2月15日就诊。左颈部发现条索状肿物疼痛已年余。1年来左颈部内侧出现一条状硬肿、疼痛，曾诊断为静脉炎。要求中医治疗。检查：左颈内侧可见一条索状肿物如指头大，压痛明显，碰触亦痛。脉弦，舌质紫，苔薄白。诊断为颈部静脉炎。证属瘀阻脉络，不通则痛。

丸处方：当归60g，丹参60g，川芎15g，桃仁30g，红花30g，地龙30g。

研末，炼蜜为丸，每丸9g，每日服2丸。

二诊（3月1日）：服完一料，硬肿渐消，疼痛减轻，嘱继配二料，服完后条索状肿物消失而愈。

按语：本病以瘀结为主，朱氏以活血化瘀、通络散结为治疗大法，用丸药缓图而收功。

二、经验方

1. 陈淑长静脉炎一号方（《实用专病专方临床大全》）

功能：活血化瘀，软坚通络。

主治：血栓性浅静脉炎。

组成：当归230g，赤芍药230g，川芎150g，制乳香90g，红花90g，苏木150g，地龙150g，郁金150g，炙黄芪230g，络石藤450g。

用法：上药制成片剂，每片重0.3g（含生药1.3g），日服2次，每次10片。

2. 黄向东清热散瘀汤（《实用专病专方临床大全》）

功能：清热解毒，活血化瘀，通络止痛。

主治：血栓性浅静脉炎。

组成：益母草50g，地丁草15g，赤芍药20g，牡丹皮10g，地龙10g，当归10g，川芎10g，木通10g，大黄10g。

用法：水煎服，每日1剂，分2次服。

三、常用中成药

可选用新癀片、大黄䗪虫丸。

（阙华发）

第三节　淋 巴 水 肿

【概述】

淋巴水肿是指因淋巴液回流障碍所引起的组织肿胀，多发于四肢，以下肢多见，俗称象皮肿、象皮腿。临床以肢体肿胀、皮肤增厚、粗糙、变硬，状如象皮为特征。属于中医学“大脚风”范畴。

【主要病因病机】

1. 湿热壅阻，流注肌肤。

2. 脾虚湿阻，脾阳不足，运化无权，湿浊之邪，客于经络，留于脉中。

以上因素均可导致经络气血阻塞不通，水津外溢，聚而为湿，流注肢体，久则正气益伤，气虚血瘀，或湿郁为痰，痰瘀互结，肌肤失养而成。

【辨证注意点】

1. 根据肢体肿胀的特点，发病之缓急、病程的长短等详辨病情标本虚实。初期多为湿热瘀滞之实证，当分湿、热之轻重；后期属湿阻血瘀证之虚实夹杂证，血瘀多为气虚血瘀或气滞血瘀，皮肤粗糙，多为湿郁为痰，痰瘀互结所致。

2. 辨肿胀。初起，肢体肿胀，肤温升高，皮色发红者，多为湿热瘀阻；后期，肿胀较甚，增粗，皮肤粗糙、坚硬，多夹痰瘀互结。

3. 详查广泛切除、放射治疗、炎症、肾病、肝病、心衰、营养不良等病史，注意区分原发性淋巴水肿和继发性淋巴水肿。

【辨证思路】

一、明确诊断

1. 肢体肿胀，反复发作。

2. 肿胀常因体位不同而有变化。

3. 后期出现肢体肿胀、增粗，皮肤增厚坚硬。

4. 淋巴管造影等辅助检查可明确淋巴水肿的原因。

二、鉴别诊断

本病应与全身性水肿（营养不良、肾病、心衰、肝病及黏液性水肿）、静脉回流障碍性水肿等相鉴别。详见本章第一节“股肿”。

三、辨证论治

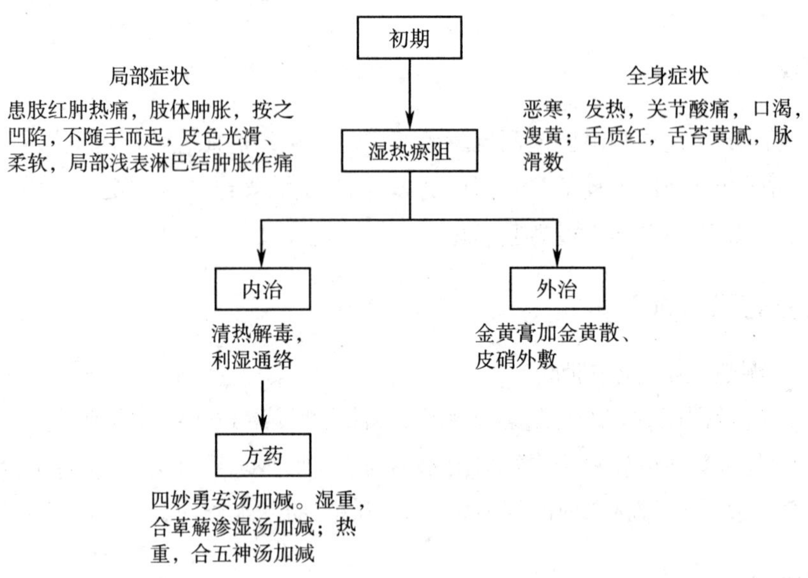
初期
局部症状
患肢红肿热痛，肢体肿胀，按之凹陷，不随手而起，皮色光滑、柔软，局部浅表淋巴结肿胀作痛
全身症状
恶寒，发热，关节酸痛，口渴，溲黄；舌质红，舌苔黄腻，脉滑数
湿热瘀阻
内治
清热解毒，利湿通络
外治
金黄膏加金黄散、皮硝外敷
方药
四妙勇安汤加减。湿重，合萆薢渗湿汤加减；热重，合五神汤加减

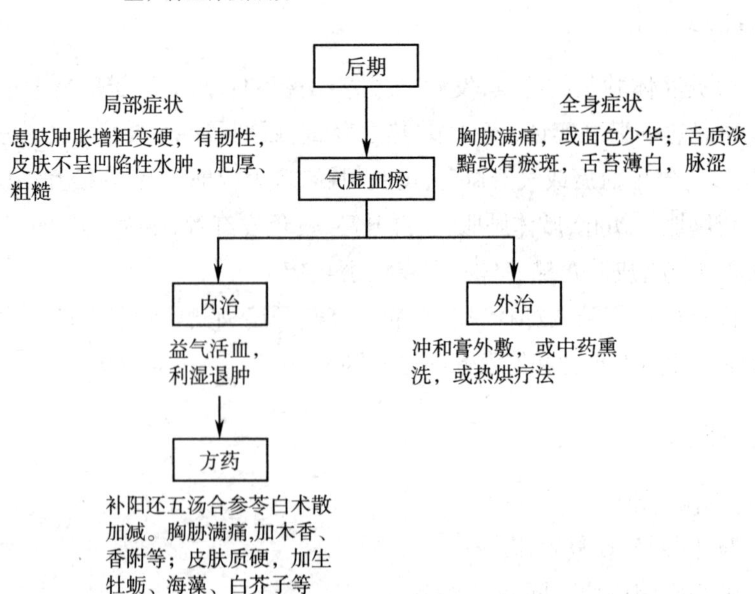
后期
局部症状
患肢肿胀增粗变硬，有韧性，皮肤不呈凹陷性水肿，肥厚、粗糙
全身症状
胸胁满痛，或面色少华；舌质淡黯或有瘀斑，舌苔薄白，脉涩
气虚血瘀
内治
益气活血，利湿退肿
外治
冲和膏外敷，或中药熏洗，或热烘疗法
方药
补阳还五汤合参苓白术散加减。胸胁满痛,加木香、香附等；皮肤质硬，加生牡蛎、海藻、白芥子等

四、注意事项

1. 对因感染(如丹毒、丝虫病等)、损伤(手术后、放疗后)、恶性肿瘤等引起继发性淋巴水肿者,必须积极针对病因治疗。

2. 注意抬高患肢,鼓励患者穿弹力袜行走;预防患肢感染的发作;积极治疗足癣;注意劳逸结合。

【病例思维程序示范】

孙某某,男,65岁。1999年7月12日就诊。患者素有足癣史,近15年来左下肢丹毒反复发作,近5年来丹毒发作更趋频繁,每次发作后肢体肿胀消退不明显,初为凹陷性水肿,2年来左下肢皮肤粗糙、发硬,精神不振,食欲较差,夜寐梦多,二便尚调。

查体:左下肢明显较右侧肿胀增粗,触之皮肤增厚硬韧。舌质暗红,边有瘀斑,舌苔薄白腻,脉弦细。

辨证思维程序:

第一步:明确诊断。根据患者有丹毒反复发作史,左下肢肿胀增粗,皮肤增厚硬韧,诊断为下肢淋巴水肿,并应与全身性水肿(营养不良、肾病、心衰、肝病及黏液性水肿)、静脉回流障碍性水肿等相鉴别。

第二步:进行相关检查。①为进一步鉴别淋巴系统有无肿瘤等,可行X线淋巴管造影,或放射性核素淋巴造影。②为明确感染程度,可行血液常规检查。

第三步:进行分期。根据左下肢肿胀增粗,皮肤增厚硬韧,当属后期。

第四步:辨证论治。湿浊之邪,客于经络,留于脉中,致使经络气血阻塞不通,水津外溢,聚而为湿,流注下肢,则皮肤水肿;压之凹陷,久则湿郁为痰,痰瘀互结,皮部失养以致皮肤粗糙,坚硬如象皮;精神不振,食欲较差,为病久气血耗伤之象;舌质暗红,边有瘀斑,舌苔薄白腻,脉弦细为气虚血瘀湿阻之象。证属瘀血内停,湿邪阻络,治拟益气活血,利湿退肿,方用补阳还五汤合参苓白术散加减。

处方:生黄芪30g,党参30g,苍白术各15g,茯苓30g,薏苡仁15g,萆薢15g,当归15g,赤芍药15g,桃仁12g,川芎12g,地龙12g,忍冬藤15g,益母草30g,泽兰12g,牛膝15g,生甘草15g。

第五步:随症加减。皮肤粗糙质硬严重者,加白芥子15g、生牡蛎(先煎)30g、海藻15g、皂角刺12g等;兼有丹毒,加生地黄30g、赤芍药15g、牡丹皮9g、金银花 15g 等；偏于寒湿者，加附子 6g、桂枝 6g、吴茱萸 3g 等。

第六步：外治。病在后期，可用冲和膏外敷、热烘疗法、中药熏洗。

第七步：调摄与生活指导。注意抬高患肢，鼓励患者穿弹力袜行走；预防患肢感染的发作；积极治疗足癣；注意劳逸结合。

（自拟医案）

【医案、经验方及常用中成药】

一、医案

1. 唐汉钧医案（《唐汉钧学术经验撷英》）

王某，男，16 岁。初诊：2001 年 10 月 27 日。双下肢瘀肿，以小腿及足踝部为主，伴双侧腹股沟淋巴结肿大 5 年余，1998 年于上海市第六人民医院行放射性同位素扫描示：双下肢淋巴回流受阻，左侧完全阻塞，右侧部分阻塞。后经多家医院诊治，疗效欠佳。查见双下肢增粗，尤以左侧为甚，苔腻，脉濡。证属湿浊下注、经脉瘀阻，治拟利湿化浊、祛瘀通络为先，方以萆薢渗湿汤加减为主。

处方：萆薢 12g，泽泻 12g，薏苡仁 15g，防己 12g，牛膝 10g，黄芪 30g，丝瓜络 12g，忍冬藤 15g，地龙 12g，伸筋草 15g，泽兰 12g，生甘草 6g。

二诊：服药 2 周，下肢瘀肿减轻，腹股沟淋巴结稍缩小，前方加化浊消肿之莪术 30g、夏枯草 15g、猫爪草 30g。

三诊：服药 4 周，下肢瘀肿又见减轻，腹股沟淋巴结亦见缩小，遇学习疲劳或久坐课桌椅时，下肢瘀肿加重，苔薄，舌边有齿痕，脉濡，证属气滞血瘀，经络瘀阻，治拟益气活血、祛瘀通络，并以利湿消肿为佐。

处方：黄芪 30g，茯苓 15g，白术 15g，当归 12g，莪术 30g，鸡血藤 15g，桃仁 9g，红花 9g，地龙 12g，萆薢 12g，薏苡仁 12g，野赤豆 12g，伸筋草 15g，牛膝 9g，丝瓜络 12g，泽兰 12g，生甘草 6g。

上方加减治疗年余，双下肢瘀肿消退，乍看几如常人。嘱避免劳累，避免久坐久立，夜间适度抬高下肢，以助气血通畅，络脉回流。

按语：肢体淋巴水肿俗称象皮肿，是由于肢体浅表淋巴管发育不良、闭锁、中断，或数目增加、扩张、变形，并伴管壁和淋巴结的病理性改变，而致淋巴回流障碍，毛细淋巴管扩张，管内压力增加，初始段流速加快，使得大量小口径的旁路淋巴管开放，压力波动幅度增加，并在受阻段出现节律性反流的病理生理过程，导致继发性炎症，使得筋膜及皮肤增厚、粗糙，下肢臃肿，行走不便。

淋巴水肿分为原发性和继发性两大类。原发性又根据淋巴管发育程度分为淋巴管发育不全、淋巴管发育不良和淋巴管扩张扭曲三种类型。继发性淋巴水肿常由丝虫病感染、局部感染、复发性丹毒、外伤、肿瘤切除、放疗等引起。西医治疗本病，包括手术与非手术治疗。患肢按摩和加压包扎可以预防和治疗轻度的淋巴水肿，烘绑和微波疗法同样用于治疗轻度的淋巴水肿，但非手术治疗需要长期坚持不懈，不能根治，大部分患者经过反复多次治疗，最终仍肢体肿胀，严重纤维化，不得不借助手术治疗，而手术治疗的效果并不满意。唐师认为，“脾为后天之本”，患者脾失健运，湿浊内生，气滞血瘀，络脉受阻，湿浊下注，腿胫肿胀，当拟利湿消肿、祛瘀通络为先，继则改拟益气活血、祛瘀通络为治，若有腹股沟淋巴结肿大可加用化浊散结之品。

2. 许履和医案（《许履和外科医案医话集》）

杨某某，男，25岁。2个月前右小腿出现红肿疼痛，同侧腹股沟淋巴结亦肿痛，同时伴有形寒发热（体温40.3℃），经上海某医院治疗后，发热虽退，但局部肿胀不消，该院诊断为“下肢丹毒”“早期象皮腿”，服中药健脾化湿剂，尚未见效。既往无脚湿气，未找到血丝虫。现在右小腿下段及足背皆肿，皮肤增厚，皮色不变，温度稍高，与健侧对比，内踝上粗3cm，足背粗1cm，腹股沟淋巴结不肿大，口渴喜饮，小溲常黄，舌质红，苔白腻，脉带弦。此湿热未净，留于经络所致。兹拟化湿热，通经络，缓缓图治。

方药：萆薢15g，刘寄奴30g，炒穿山甲片6g，牛膝10g，忍冬藤15g，马鞭草15g。

上药服20帖后来信称：右小腿与足背之肿胀已退；惟足踝下面尚肿，余无不适，现已能做轻工作。原方加生薏苡仁30g、茯苓皮9g。

再服1个月来信称病已痊愈，恢复原工作，情况良好。

按语：本病多由湿热下注，络脉痹阻而成，许氏予利湿消肿、化瘀通络之剂治疗，选用萆薢祛风胜湿，能宣能泄；刘寄奴破血行瘀、逐水退肿，配合穿山甲通络，牛膝以达下，合而用之，对早期象皮肿常有较好疗效。

3. 医案［李淑娟，阙华发．阙华发治疗乳腺癌术后上肢淋巴水肿经验撷菁．上海中医药杂志，2016，50（8）：24-26.］

鲍某，女，54岁。初诊日期：2014年11月8日。患者右侧乳腺癌术后4年伴右上肢反复肿胀1年，加重2个月。2010年10月于外院行右侧乳腺癌改良根治术，术后病理示浸润性导管癌，腋窝淋巴结3/19（+），ER（雌激素受体）（-），PR（孕激素受体）（-），EGFR（上皮生长因子受体）（-），Her 2/Neu（原癌基因Cerb B-2）（+++），CK5/6（细胞角蛋白5/6）（-），Ki-67（细胞增殖标记物的一种，是霍奇金细胞系L428细胞株培养67天后从该细胞核中提取的一种核抗原成分）（+）40%，E-Cad（E-钙黏蛋白）（+），MDR（多耐药性）（-）。化疗3次，化疗时自觉全身不适。既往生育2胎，自行哺乳。否认乳腺癌家族史。1年前开始出现右上肢反复肿胀，偶有疼痛，未予重视和治疗。2个月前开始右上肢肿胀加重，右手背尤甚，活动不利。

刻下：右上肢肿胀，无发热；精神可，胃纳可，胃脘舒，夜寐可，夜尿频，大便可；舌质淡红边有齿痕，苔少中裂，脉濡细。

专科检查：右上肢较健侧粗肿，肤色肤温如常，压之无凹陷；右乳阙如，见一陈旧性瘢痕，左乳未及明显肿块；双腋下、锁骨上、颈部未及明显肿大淋巴结。左、右侧肘关节下10cm处前臂周径分别为22cm、26cm，左、右侧肘关节上10cm处上臂周径分别为27cm、29cm。

辨证：湿瘀互结。

治法：活血化瘀，利水消肿。方以补阳还五汤加减化裁。

处方：当归6g，泽兰15g，三棱15g，路路通15g，桑枝12g，僵蚕6g，生黄芪15g，白术9g，薏苡仁15g，茯苓9g，香附9g，鹿角片6g，蛇六谷15g，半枝莲15g，藤梨根30g，白花蛇舌草15g，熟地黄12g，山茱萸9g，淫羊藿9g，金樱子15g，炙甘草9g。每日1剂，水煎服。

外治以冲和膏、三七粉、玄明粉外敷患肢以活血软坚、利水消肿。配合缠缚，嘱患者多抬高患肢。

二诊（11月22日）：右上肢肿胀稍减轻，右手背肿胀较前减轻，左、右侧肘关节下10cm处前臂周径分别为22cm、25cm，左、右侧肘关节上10cm处上臂周径分别为27cm、28cm。加用破血化痰软坚温阳法。

处方：当归6g，三棱15g，莪术15g，桃仁6g，路路通15g，桑枝12g，土鳖虫9g，生黄芪15g，白术9g，薏苡仁15g，茯苓9g，白芥子30g，牡蛎30g，鹿角片6g，熟附子9g，肉桂3g，蛇六谷15g，半枝莲15g，藤梨根30g，白花蛇舌草15g，熟地黄12g，山茱萸9g，淫羊藿9g，金樱子15g，炙甘草9g。服法、外治同前。

三诊（12月6日）：右上肢肿胀较前明显减轻，左、右侧肘关节下10cm处前臂周径分别为22cm、24cm，左、右侧肘关节上10cm处上臂周径分别为27cm、28cm。诸症改善，服药获效。嘱继以上方加减服用3个月以巩固疗效。

后期门诊随访，患者诸症改善，病情未见反复或加重。

按语："诸湿肿满，皆属于脾"，"肾主水"，"肾者胃之关也，关闭不利，故聚水而从其类也。上下溢于皮肤，故为胕（通'肤'）肿"，结合乳腺癌术后上肢淋巴水肿的发病机制，认为本病的发生与冲任失调及脏腑功能尤脾肾功能失调有密切关系。

"水肿以精血皆为水，多属衰败，治宜温脾补肾，此正法也。"对于本病的治疗，在活血利水法的基础上，亦应重视对冲任及脏腑功能尤脾肾功能的调治。临证常用健脾利湿、补肾调冲任药物（如黄芪、白术、茯苓、薏苡仁、淫羊藿、熟地黄、山茱萸、鹿角片、龟甲、鳖甲等）以培补先后天之本，扶正以祛邪。此外，本病合并丹毒急性发作者，加用清热凉血、和营解毒药物（如生地黄、赤芍药、牡丹皮、虎杖等）以积极治疗。

二、经验方

1. 万年县人民医院鸡鸣散（《实用中医外科学》）

功能：通络行瘀，软坚利湿。

主治：丝虫病象皮肿。

组成：槟榔 60g，木瓜 30g，干姜 30g，广皮 30g，桔梗 30g，苏叶 30g，吴茱萸 30g，茯苓 30g，羌活 30g。

用法：上药共研细末，分为 50 包，每包 6g。每天晚上 19:30 开始服药，每隔 1 小时服一次，在该夜服完 5 包，共服 10 天为一个疗程，每次服药时，拌和红糖 15g 兑服。

2. 许履和萆薢消肿汤（《许履和外科医案医话集》）

功能：利湿消肿，化瘀通络。

主治：早期淋巴水肿。

组成：萆薢 15g，刘寄奴 30g，马鞭草 15g，炒穿山甲片 9g，牛膝 10g。

加减：热重，加忍冬藤、黄柏；湿重，加薏苡仁、防己、赤茯苓。

用法：水煎服，每日 1 剂，分 2 次服。

三、常用中成药

可选用血府逐瘀口服液、大黄䗪虫丸。

（阙华发）

第四节　臁　疮

【概述】

臁疮是发生在小腿下1/3臁骨内外部位的慢性溃疡,俗称“老烂脚”。其临床特点是溃疡经久难以收口,或收口后每因损伤而复发。多见于久立、久行者,常为筋瘤的后期并发症之一。相当于西医学的下肢慢性溃疡。

【主要病因病机】

1. 长期站立负重,劳倦伤气,或禀赋不足,脾胃素虚,中气下陷而致下肢气血运行无力;或素患筋瘤,下肢血流瘀滞,郁久化热,肌肤失养及血流瘀滞,湿盛于下。

2. 皮肤破损染毒,毒邪化热,湿热下迫。

【辨证注意点】

1. 辨溃疡色泽　溃疡创面苍白无华或淡红,为气血虚弱;溃疡创面紫黯,为血瘀;溃疡灰白或黑,为阳虚有寒;溃疡色泽红活鲜润者,为气血充足。

2. 辨肿胀　一般以湿为主,早宽暮肿者,为气虚下陷;若皮肤红者,多夹热邪;痒者,多夹风邪。

3. 辨脓的形质、色泽、气味　脓液黄白稠厚,色鲜不臭者气血充盛,稀薄者气血虚弱;先出黄色稠厚脓液,后出黄稠滋水为收敛佳象;脓由稀薄转稠厚,为正气渐复,收敛有望;脓由稠厚转稀薄,为正气渐衰,一时难敛;脓色绿黑稀薄,为毒滞难化,有损筋伤骨的可能。

【辨证思路】

一、明确诊断

1. 多有长期站立工作或负重史,多有下肢静脉曲张,溃疡好发于小腿下1/3。

2. 溃疡大小不等,多表浅,疮口凹陷,边缘形如缸口,疮面肉色灰白、淡红或紫黯,表面附有脓苔,溃疡周围可伴有湿疮、筋瘤、色素沉着。

3. 溃疡难愈,愈后易溃,反复发作。

4. 超声多普勒、静脉造影等检查有助于了解深静脉及交通支瓣膜功能状况，进一步明确诊断。

二、鉴别诊断

	静脉性溃疡	动脉缺血性溃疡	放射性溃疡	结核性溃疡	神经营养性溃疡	癌性溃疡
病史	多有下肢静脉曲张	多有糖尿病、高血压、动脉硬化等病史，发病较急，病程较短	有明显的放射线灼伤史	有结核病病史	多有脊髓或周围神经病变史	多有肿瘤病史
溃疡形态	溃疡好发于小腿下1/3，多表浅，疮口凹陷，边缘形如缸口，溃疡周围可伴有湿疮、筋瘤、色素沉着	溃疡好发于受压部位，溃疡较深，常可深达肌层以至骨骼。无静脉曲张，皮肤色素沉着较轻	溃疡局限于放射部位，深浅不一，常由多个小溃疡融合成片，溃疡边缘整齐、锐利，底部深凹不平，周围皮肤僵硬，色素沉着或夹有小白点	溃疡常多发，大小不等，较深，呈潜行性，边缘呈锯齿状，有败絮样脓水	溃疡好发于骨隆起部位或肢端，常多发，呈圆形，周围硬如胼胝	多为单发，状如火山，边缘不规则，或外翻如菜花状，触之坚硬，基底表面易出血

三、辨证论治

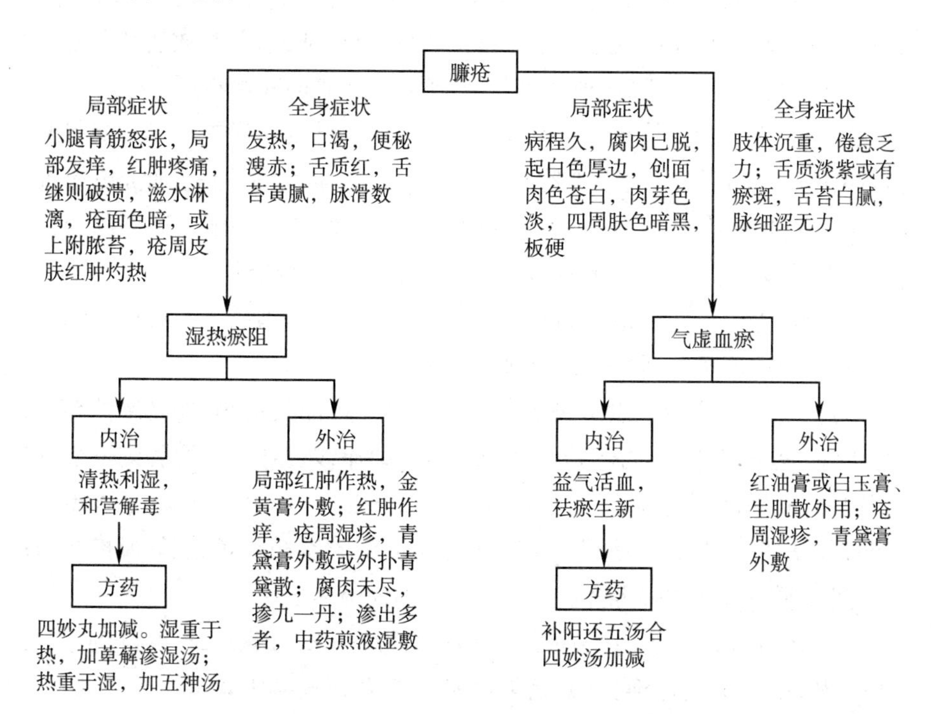

四、注意事项

1. 本病严重者可深达骨膜;病程长者,可出现溃疡癌变。

2. 积极治疗下肢静脉曲张。

3. 及时治疗皮肤破损和感染;避免局部皮肤搔抓或外伤。

4. 抬高患肢,忌长时间站立和行走。

5. 疮面愈合后,宜常用绷带缠缚或穿弹力袜保护。

【病例思维程序示范】

栾某某,男,55岁。1997年7月21日就诊。素有双下肢静脉曲张史20年,5年前因局部瘙痒,自行抓破皮肤后疮口未敛,经静脉结扎及植皮手术3次,未见好转,局部痒痛兼作,面色少华,口渴,溲黄便秘。

查体:双下肢青筋迂曲,部分隆起成团,小腿内侧见色素沉着,左小腿内臁部见一5cm×4cm大小疮面,疮口凹陷,边缘形如缸口,肉芽色泽紫黯,上有腐肉组织,脓水稀薄,疮周皮色暗红,肿胀,触痛,肤温稍高。舌质红,舌苔黄腻,脉滑数。

辨证思维程序:

第一步:明确诊断。根据患者有双下肢静脉曲张史20年,左小腿内臁部疮面一直未敛,已有5年,臁疮(下肢慢性溃疡)诊断明确,并与放射性溃疡、动脉缺血性溃疡、结核性溃疡、神经营养性溃疡、癌性溃疡等相鉴别。

第二步:进行相关检查。①为进一步了解深静脉及交通支瓣膜功能状况,可行超声多普勒、静脉造影等检查。②为明确感染程度,可行血常规检查。③为明确疮面细菌种类,可行脓液细菌培养。④为进一步排除溃疡癌变,可行局部组织病理学活检。⑤为排除溃疡损骨,可行X线摄片。

第三步:进行分期。根据局部疮面,疮口肉芽色泽紫黯,上有腐肉组织,脓水稀薄,疮周皮色暗红,肿胀,触痛,肤温稍高,当属早期。

第四步:辨证论治。素患筋瘤,下肢血流瘀滞,郁久化热,加之湿性趋下,湿热下注,经络阻滞,则局部暗红,肿胀,热微则痒,热甚则痛;湿胜则皮烂,热盛则肉腐,故局部腐烂溃疡;脾主肌肉四肢,脾虚则气血生化乏源,正气不充,滋养力薄,故疮口下陷,边缘形如缸口;正虚毒滞难化,故皮色紫黯,腐肉黏滞;口渴,溲黄便秘,舌质红,舌苔黄腻,脉滑数,均为湿热之象。

处方:苍术12g,黄柏12g,薏苡仁15g,土茯苓30g,萆薢12g,当归9g,赤芍药15g,忍冬藤30g,蒲公英30g,皂角刺12g,牛膝15g,生甘草6g。

第五步：随症加减。肿胀，加泽泻15g、野赤豆（打）12g；皮肤作痒，加苦参12g、徐长卿15g等；面色少华，可加生黄芪30g、太子参15g。

第六步：外治。病在早期，疮周皮肤红肿热痛，作痒，当选青黛膏、九一丹外用。

第七步：调摄与生活指导。积极治疗下肢静脉曲张；及时治疗皮肤破损和感染；避免局部皮肤搔抓或外伤；抬高患肢，忌长时间站立和行走；疮面愈合后，宜常用绷带缠缚或穿弹力袜保护。

（自拟医案）

【医案、经验方及常用中成药】

一、医案

1. 唐汉钧医案（《历代名医医案精选》）

张某，男，57岁。1999年6月12日就诊。因“左下肢溃疡不愈3年”入院。患者3年前左下肢不慎碰破，遂致疮面迁延不愈。前医迭进温补之品，未获良效，反见纳谷不香，胃脘饱闷。查体：左小腿外侧溃疡5 cm× 4 cm，疮周暗黑僵硬，疮面脓腐如苔，疮底色淡不活。苔腻，脉濡。证属正气虚弱，瘀滞不化。治拟健脾益气，祛瘀利湿。

生黄芪30g，太子参15g，白术15g，姜半夏15g，苏梗15g，陈皮9g，当归15g，川芎9g，桃仁15g，牛膝15g，泽兰15g，泽泻15g，薏苡仁30g，防己15g，水蛭9g，生甘草6g。

外用九一丹、红油膏盖贴。药后疮周暗黑稍减，僵硬趋软，疮面腐肉几尽，脓水渐稠色明。守方数剂，外用复黄生肌愈创油膏，经治数月，疮面愈合，嘱宜清淡之食物，注意调护，避免损伤。

按语：臁疮发病，有湿热、血热、湿毒、瘀血、肾虚、脾虚等说。“虚”与“瘀”同时存在，是臁疮之根本原因，为本；湿热、血热、火毒等为常见诱因，为标。临证之时，标本并重，法用扶正与祛邪并施，方选补阳还五汤加味，药用黄芪、太子参、川芎、桃仁、地龙、牛膝、薏苡仁、泽兰等，注重益气通络祛瘀，随症加入祛风、清热、利湿、解毒之品，使得标本兼顾，正气旺盛，从根本上进行治疗。臁疮病在体表，外治甚为重要，《理瀹骈文》云：“外治之理即内治之理，外治之药即内治之药，所异者，法耳。”故臁疮的外治也甚为重要，古之“祛腐生肌”的治疗观点，对于一般溃疡，确有良效；然臁疮，腐去肌不生或难生，主要是因为“虚”与“瘀”同时存在，故治疗时宜“祛腐、祛瘀、补虚、生肌”，使得祛瘀有利生肌，祛瘀不致于化腐，祛瘀不致成瘢。

2. 奚九一医案（《历代名医医案精选》）

竺某某，女，65岁。患者双下肢溃疡反复不愈2年。左踝部溃疡约10cm×5cm，深及筋膜，右小腿部溃疡5cm×4cm大小，双下肢皮炎、湿疹反复发作。双侧足背动脉搏动（++），两踝部皮肤粗厚、鳞屑。静脉曲张病史多年，无糖尿病史。诊断：静脉曲张炎变综合征。慢性溃疡虽为久病，邪气仍盛，证属瘀热夹湿。治以凉血解毒利湿。

茵陈20g，苦参15g，马齿苋30g，白头翁15g，浮萍10g，土茯苓30g，六一散（包）15g。

疮面用3%双氧水清洗，外敷捞底膏，复方咪康唑软膏外涂。

二诊：疮面腐坏脱落，肉芽生长，疮面缩小。腐去湿留，拟益气利湿，清热解毒法。

生黄芪30g，苍白术各15g，泽兰叶15g，茵陈20g，苦参15g，马齿苋30g，白头翁15g，浮萍10g，土茯苓30g，六一散（包）15g。

拔湿长皮膏外敷。

三诊：经上述治疗，患者双下肢溃疡渐愈合。邪去正虚，益气利湿治之。

生黄芪30g，苍白术各15g，土茯苓30g，怀牛膝15g，石斛15g，黄精30g，茵陈15g，泽兰叶15g，益母草30g，六一散（包）15g。

患者经治半年，症已痊愈，继用益气利湿方药善后。

按语：对静脉曲张炎变综合征所致溃疡久病邪盛者，毒邪不去，溃疡难愈，治疗应以祛邪为先，不可单纯运用补正药物；辨证又当分辨湿与热的轻重，对热重者当以清热凉血为主，湿重者则当以祛湿解毒为先。

3. 医案［徐杰男，刘安民，阙华发．阙华发辨治慢性下肢溃疡经验．新中医，2012，44（12）：168-171.］

方某，女，79岁。2011年6月17日入院。因“双下肢青筋迂曲20余年伴左小腿皮肤溃烂2月余”就诊。患者有下肢静脉曲张病史20余年，2个月前因皮肤瘙痒搔抓后出现左小腿皮肤溃破不敛，未予重视，疮面迅速扩大，范围约7cm×6cm，伴疼痛明显，先后至多家医院诊治，予静脉滴注抗生素，疮面仍迅速扩大。2周前患者出现发热，体温最高39℃，外院静脉滴注抗生素后身热退，但疮面扩大至整个小腿，疮面疼痛日夜不能缓解。患者否认糖尿病史。就诊时患者左小腿皮肤溃烂不敛，疮面疼痛较剧，影响夜寐，乏力，懒言，身热平，纳欠佳，二便调。

诊见：患者形体消瘦，面色萎黄，精神萎糜，左小腿见一巨大疮面，自膝下至踝部上方绕小腿一周，疮内见黄白色腐肉附着牢固难脱，脓水稀薄较少，疮面痛不可触，疮周皮肤肿胀瘀暗稍红，肤温偏高；双下肢浅静脉显露迂曲，可扪及结节，部分皮肤瘀暗。舌质淡黯，苔黄腻，脉弦细。

辨为溃疡之湿热瘀阻证，治以清热利湿，和营托毒。方用四妙丸合萆薢渗湿汤加减。

处方：苍术、桃仁、皂角刺各12g，黄柏、薏苡仁、萆薢、土茯苓、赤芍药、车前草、忍冬藤各15g，川牛膝、泽泻各9g，生黄芪30g，生甘草6g。

疮面外用九一丹、脉血康胶囊、清凉油乳剂、红油膏厚敷（疮面换药最里层用九一丹、脉血康胶囊混合外掺，中间用清凉油纱布湿敷，最外层用红油膏厚敷）。每天1次，同时配合蚕食清创。

10天后，患者诉疮面疼痛明显减轻，夜寐改善，精神好转，纳仍欠佳。查见左小腿疮内腐肉明显减少，疮底露出淡红色肉芽，部分疮中见白色皮岛生长，疮周肤红消退，肿胀减轻，黄腻舌苔渐化，前方去赤芍药、土茯苓、车前草，加白术9g，茯苓、炒麦芽各15g，丹参30g。疮面外治基本同前。

1周后，患者诸症改善，疮面腐肉基本已尽，部分见少量黄白色脓点，疮面肉色转红，分泌物色泽明净，疮中白色皮岛增多扩大，部分皮岛融合成片。舌质淡黯，苔薄白，脉弦细。辨为气虚血瘀证，治以益气化瘀，健脾升阳，补肾填精。方用补阳还五汤合补中益气汤、六味地黄丸加减。

处方：生黄芪、鸡血藤、葛根、丹参各30g，党参、茯苓、淫羊藿、熟地黄、薏苡仁各15g，当归、桃仁各12g，白术、红花、地龙、川牛膝、炙甘草各9g。外用药有生肌散、脉血康胶囊、复黄生肌愈创油乳剂、白玉膏，每天1次，外用方法同上。

1周后，患者出院后门诊随访，查见疮面已愈合，续服前方以巩固治疗，同时嘱患者用弹力绷带绑缚下肢以促进静脉回流，保护疮面，减少复发。

按语：本案患者年近八旬，有筋瘤病史，小腿经搔抓后染毒溃烂久不收口，其病机为脏腑虚衰，气血亏虚，脾虚中气下陷，气虚血瘀为本，湿热邪蕴为标，“急则治其标”，治以清热利湿祛邪，佐以和营托毒，方用四妙丸合萆薢渗湿汤加减。外治考虑到疮面巨大，腐肉附着牢固难脱，脓水稀薄较少，故用脉血康胶囊、清凉油乳剂、红油膏厚敷煨脓祛腐，祛瘀化腐，待腐肉松动后配合蚕食清创以加速腐脱过程。经治疮面腐肉渐脱，疮周肤红消退，肿胀减轻，故方中清热利湿之品递减，酌加健脾化湿药物。后疮面腐肉基本已尽，湿热之邪十去八九，虚瘀之象渐显，“缓则治其本”，治以补虚活血，佐以清解余邪，方用补阳还五汤合补中益气汤、六味地黄丸加减。方中重用生黄芪大补元气，使气旺而血行，葛根升阳举陷，淫羊藿、熟地黄补肾填精。外治用脉血康胶囊活血生肌，复黄生肌愈创油乳剂煨脓长肉以加速疮面愈合。如此，分期辨证论治为主，标本兼治，内治与外治相结合，局部与全身治疗相结合，注重祛瘀化腐、活血生肌、煨脓祛腐、煨脓长肉的灵活应用。

二、经验方

1. 文琢之加减黄芪丸（《当代中国名医高效验方100首》）

功能：清利湿热，调和营卫。

主治：臁疮。

组成：生黄芪30g，当归15g，银花藤30g，干地龙10g，红花9g，乌药15g，丹参15g，土茯苓15g，苍术9g，黄柏9g，牛膝9g，生甘草3g。

用法：水煎服，每日1剂，分2次服。

2. 张梦侬臁疮方（《当代中国名医高效验方100首》）

功能：清热燥湿，和营通络。

主治：臁疮。

组成：黄柏10g，归尾10g，赤芍药10g，红花10g，桃仁10g，防己10g，独活10g，白芷10g，槟榔10g，苍术6g，蒲公英30g，地丁草30g，银花15g，忍冬藤15g。

用法：水煎服，每日1剂，分2次服。

3. 阮有昌之祛瘀生肌汤（《实用专病专方临床大全》）

功能：补气活血，祛瘀生肌。

主治：难治性皮肤溃疡。

组成：黄芪30g，党参15~20g，丹参10g，桃仁10g，红花10g，三棱10g，莪术10g，水蛭10g，大青叶10g，蒲公英15g，地丁草12g，土茯苓12g，泽泻12g。

加减：溃疡在下肢加牛膝；脾胃虚弱加白术。

用法：水煎服，每日1剂，分2次服。

三、常用中成药

可选用四妙丸、补中益气丸、血府逐瘀口服液。

（阙华发）

第五节　脱　疽

脱疽是发于四肢末端，严重时趾（指）节坏疽脱落的一种慢性周围血管疾病。其临床特点是好发于青壮年男子、老年人或糖尿病患者，多发于四肢末端，以下肢多见，初起患肢末端发凉、怕冷、苍白、麻木，可伴间歇性跛行，继则疼痛剧烈，日久患肢趾（指）坏死变黑，甚至趾（指）节脱落。包括西医学的血栓闭塞性脉管炎、动脉硬化闭塞症和糖尿病足等周围血管疾病。

血栓闭塞性脉管炎

【概述】

血栓闭塞性脉管炎是一种以侵犯四肢中小动静脉为主的慢性、持续进展性全身非化脓性血管炎性和闭塞性病变。具有慢性、节段性、周期性发作的特征。其临床特征是多见于青壮年男性，好发于四肢末端，以下肢多见，患指（趾）发凉怕冷、麻木，疼痛，间歇性跛行，游走性浅静脉炎，继则出现静息痛，日久指（趾）发生坏疽或溃疡。

【主要病因病机】

1. 脾气不健，化生不足，内不能生气血壮脏腑，外不能充养四肢，复加感受寒湿之邪（寒湿侵袭，严寒涉水），阻塞经络。
2. 先天不足、房室损伤，肾气不足，不能温煦四末，气血不通。
3. 寒邪郁久而化热，或瘀久化热，热盛肉腐，患趾（指）红肿溃脓。
4. 热邪伤阴，阴虚火旺，或病久阴血亏虚，或气血两虚，肢节失养。
5. 长期吸烟及外伤等与发病有关。

总之本病病位主要在血脉，脾肾不足，寒湿侵袭、血脉瘀阻是病机关键。

【辨证注意点】

1. 辨疼痛　疼痛是本病最显著的症状。疼痛遇寒加重，得热减轻，为寒湿阻络；遇热痛甚，得冷痛缓，为瘀血化热，热灼致瘀；间歇性跛行，为血脉瘀滞；静息痛，既是脉道完全阻塞，又是热毒炽盛的表现。

2. 辨肤温　患肢发凉，怕冷，为阳气不足或寒凝血瘀；皮肤灼热，喜凉，恶热，为瘀久化热；若感汤泼火燎，提示热毒炽盛。

3. 辨肤色　肤色苍白，抬高时尤为明显，多为寒凝血瘀或气血两虚；肤色青紫，多属气血瘀滞；肤色转红，多属热毒或瘀久化热；肤色紫黯或发黑，多为瘀甚或热毒炽盛。

4. 辨坏疽溃疡　疮面溃破腐烂，肉色不鲜，脓水恶臭，灼痛剧烈，多属湿热毒盛；肢端坏疽，肉色不鲜，与健康组织分界清楚，分泌物少，多属热毒伤阴；疮面污浊不清，脓液常伴臭味，并易出血，上方青筋怒张，疮周紫暗，多为湿热瘀滞；疮面肉芽灰白色或如镜面，脓液少而清稀，多为气血两虚。

5. 注意整体与局部辨证相结合　详问发病年龄、病史（吸烟、受寒、外伤、精神刺激等）、诱因、持续时间、伴随症状等。

【辨证思路】

一、明确诊断

1. 多以20-40岁的青壮年男性多见；常一侧下肢发病，继而累及对侧。患者可有受凉、潮湿、长期多量吸烟、外伤等病史。根据疾病发展过程，临床可分为感觉异常期、局部缺血期、营养障碍期、坏疽溃疡期四期。

2. 患肢末端常见发凉、怕冷、酸胀、麻木、针刺感、烧灼等感觉异常。

3. 肢体缺血表现为间歇性跛行、静息痛。

4. 营养不良性改变包括皮肤变薄、汗毛脱落、肌肉萎缩、趾（指）甲增厚等。

5. 根据坏疽性质，可分为湿性坏疽、干性坏疽及混合性坏疽三种类型。本病多为干性坏疽。坏疽分为三级：一级坏疽局限于趾（指）部位；二级坏疽延及跖趾（掌指）关节及足跖（手掌）部；三级坏疽延及足跟、踝关节（掌、背）或踝（腕）关节以上。

6. 肢体动脉搏动减弱或消失。

7. 有反复发作游走性血栓性浅静脉炎。

8. B超多普勒、动脉造影等检查可进一步确诊。

二、鉴别诊断

	血栓闭塞性脉管炎	糖尿病足	下肢动脉硬化闭塞症	雷诺病	动脉栓塞
发病年龄及性别	20~40岁,青壮年多见;男性多见,女性罕见	中老年多见,男 > 女	50岁以上中老年多见;男 > 女	青年多见;女性多见,男性少见	中老年多见
病史	无高血压、冠心病、糖尿病病史	多有高血压、糖尿病病史	多有高血压、冠心病、动脉硬化症病史	无高血压、冠心病史	多有心脏病、手术、动脉损伤病史
吸烟嗜好对疾病发展的影响	有严重的吸烟嗜好,对疾病的发展有明显影响	有或无,对疾病的发展不如脉管炎明显	有或无,对疾病的发展不如脉管炎明显	无或有,对疾病的发展无关	无或有,对疾病的发展无关
临床症状	疼痛较甚,皮肤温度和颜色改变、肢体营养障碍的征象出现得较早而且明显;几乎都有间歇性跛行;有游走性血栓性浅静脉炎	主要有肢体缺血、神经功能障碍和感染三个方面;几乎都有间歇性跛行,无游走性血栓性浅静脉炎	疼痛较轻,酸胀麻木更为明显,多双侧发病;几乎都有间歇性跛行;无游走性血栓性浅静脉炎	发病呈对称性,皮肤颜色呈苍白—青紫—潮红—正常间歇性改变,寒冷刺激可诱发症状发作;无间歇性跛行及游走性血栓性浅静脉炎	发病急骤,肢体可见剧痛、苍白、感觉障碍、麻痹、无脉;无间歇性跛行及游走性血栓性浅静脉炎
坏疽	多为干性,病程进展缓慢,多局限于四肢末端,范围较小,少有累及足部,多单侧或双侧对称性	多为湿性,发展迅速,范围大,好发于足趾和足跟部	多为干性,病程进展较糖尿病足缓慢,但20%可发生急性动脉血栓形成,自趾端开始,可累及全足、小腿或大腿,范围较大	一般不发生或局限浅表	发展迅速,范围广泛
动脉搏动	明显减弱或消失	正常或减弱	明显减弱或消失,患肢近心端有收缩期血管杂音	正常	栓塞远端动脉搏动减弱或消失
血糖、尿糖	血糖及尿糖正常,血脂基本正常	血糖及尿糖增高,血脂多数升高	血糖及尿糖可能增高,血脂升高	血糖及尿糖升高,血脂基本正常	血糖及尿糖正常,血脂基本正常
X线表现	无动脉硬化斑块出现	可有动脉壁钙化或硬化斑块	动脉壁钙化或硬化斑块	正常	正常

三、辨证论治

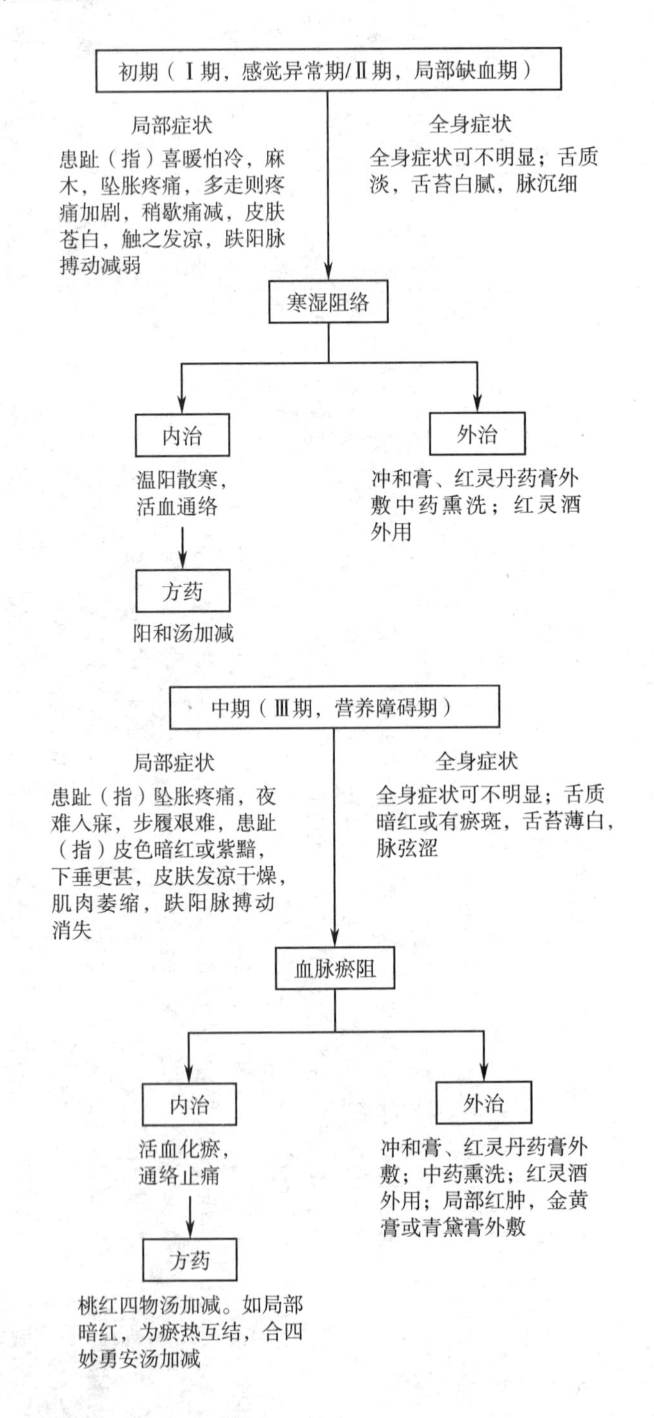
初期（Ⅰ期，感觉异常期/Ⅱ期，局部缺血期）
局部症状
患趾（指）喜暖怕冷，麻木，坠胀疼痛，多走则疼痛加剧，稍歇痛减，皮肤苍白，触之发凉，趺阳脉搏动减弱
全身症状
全身症状可不明显；舌质淡，舌苔白腻，脉沉细
寒湿阻络
内治
温阳散寒，活血通络
方药
阳和汤加减
外治
冲和膏、红灵丹药膏外敷中药熏洗；红灵酒外用
中期（Ⅲ期，营养障碍期）
局部症状
患趾（指）坠胀疼痛，夜难入寐，步履艰难，患趾（指）皮色暗红或紫黯，下垂更甚，皮肤发凉干燥，肌肉萎缩，趺阳脉搏动消失
全身症状
全身症状可不明显；舌质暗红或有瘀斑，舌苔薄白，脉弦涩
血脉瘀阻
内治
活血化瘀，通络止痛
方药
桃红四物汤加减。如局部暗红，为瘀热互结，合四妙勇安汤加减
外治
冲和膏、红灵丹药膏外敷；中药熏洗；红灵酒外用；局部红肿，金黄膏或青黛膏外敷

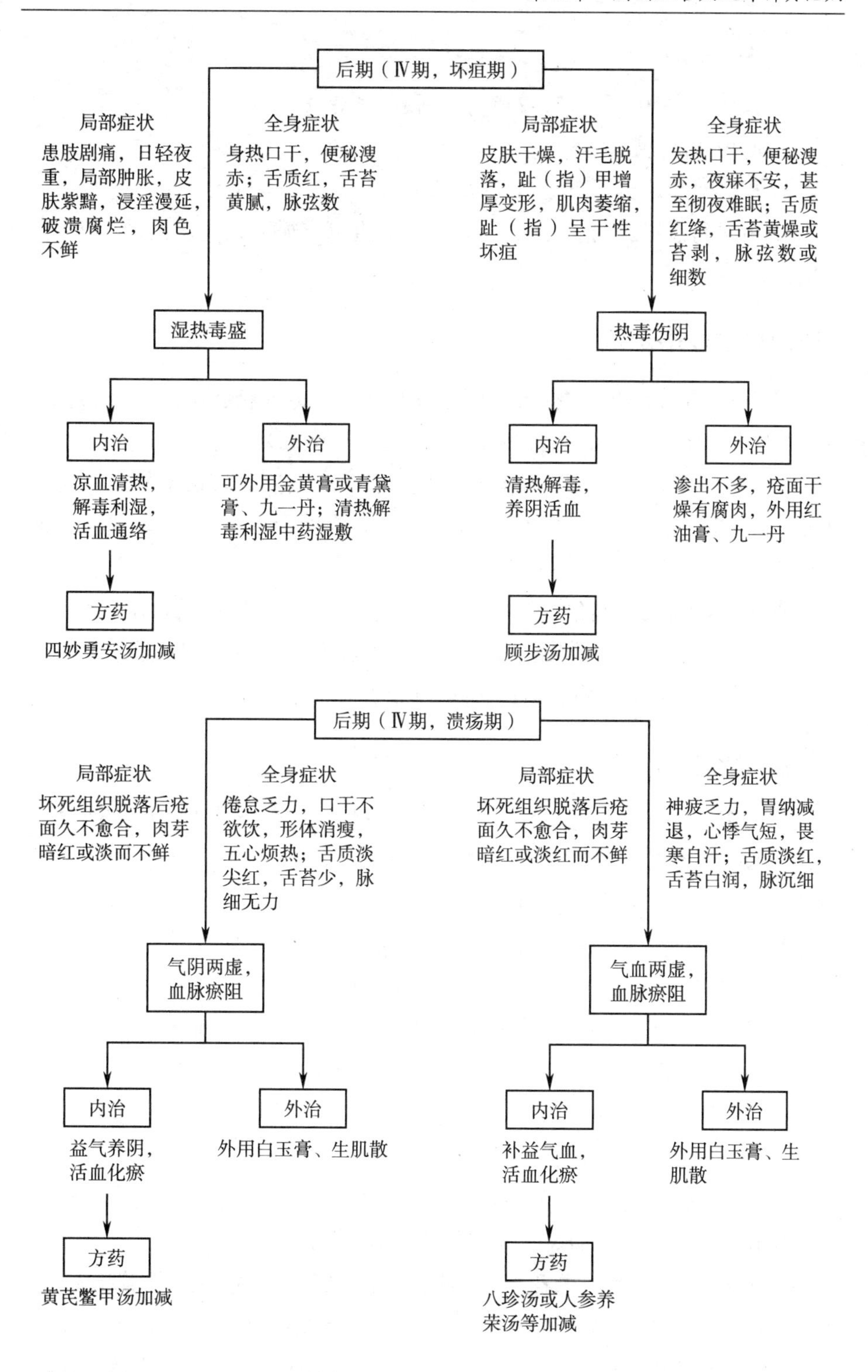
后期（Ⅳ期，坏疽期）
局部症状
患肢剧痛，日轻夜重，局部肿胀，皮肤紫黯，浸淫漫延，破溃腐烂，肉色不鲜
全身症状
身热口干，便秘溲赤；舌质红，舌苔黄腻，脉弦数
局部症状
皮肤干燥，汗毛脱落，趾（指）甲增厚变形，肌肉萎缩，趾（指）呈干性坏疽
全身症状
发热口干，便秘溲赤，夜寐不安，甚至彻夜难眠；舌质红绛，舌苔黄燥或苔剥，脉弦数或细数
湿热毒盛
热毒伤阴
内治
外治
凉血清热，解毒利湿，活血通络
可外用金黄膏或青黛膏、九一丹；清热解毒利湿中药湿敷
内治
外治
清热解毒，养阴活血
渗出不多，疮面干燥有腐肉，外用红油膏、九一丹
方药
四妙勇安汤加减
方药
顾步汤加减
后期（Ⅳ期，溃疡期）
局部症状
坏死组织脱落后疮面久不愈合，肉芽暗红或淡而不鲜
全身症状
倦怠乏力，口干不欲饮，形体消瘦，五心烦热；舌质淡尖红，舌苔少，脉细无力
局部症状
坏死组织脱落后疮面久不愈合，肉芽暗红或淡红而不鲜
全身症状
神疲乏力，胃纳减退，心悸气短，畏寒自汗；舌质淡红，舌苔白润，脉沉细
气阴两虚，血脉瘀阻
气血两虚，血脉瘀阻
内治
外治
益气养阴，活血化瘀
外用白玉膏、生肌散
内治
外治
补益气血，活血化瘀
外用白玉膏、生肌散
方药
黄芪鳖甲汤加减
方药
八珍汤或人参养荣汤等加减

四、注意事项

1. 起居有常，生活有节，避免精神刺激，严格戒烟。

2. 避免寒冻、潮湿、外伤。

3. 积极治疗足癣，防止引起继发感染。

4. 可进行患肢锻炼，Buerger 运动法，促进侧支循环建立。禁用于坏疽感染时。

【病例思维程序示范】

吴某某，男，42 岁。2009 年 11 月 19 日就诊。患者双足发凉、麻木、疼痛 5 年，加重 6 个月。5 年前患者出现双下肢发凉、麻木，继之疼痛较甚，出现间歇性跛行。6 个月前双下肢疼痛剧烈，夜间为甚，常抱膝而坐，夜不得寐，常需口服止痛药才能入睡。伴乏力，口干，纳呆，尿黄，大便干结，3 日未行。既往有吸烟史 20 余年，平均每天约 30 支。

查体：双小腿肌肉轻度萎缩，小腿以下皮色暗红，足趾肿胀，皮肤汗毛稀疏，触之发冷，双足背动脉及胫后动脉搏动消失。右小腿内侧扪及条索状肿块，质中，触痛。舌质暗红，舌苔黄白相间，脉弦细。

辨证思维程序：

第一步：明确诊断。患者为壮年男性，有长期多量吸烟史，具有下肢缺血表现，双足发凉麻木，间歇性跛行，逐步加重至静息痛，皮肤感觉异常，局部呈营养不良性改变，动脉搏动消失，有血栓性浅静脉炎，故诊断为脱疽（血栓闭塞性脉管炎）。并与下肢动脉硬化闭塞症、糖尿病足等相鉴别。

第二步：进行相关检查。①为进一步了解血管闭塞部位和程度，可行下肢动脉彩色超声多普勒、踝肱指数、经皮氧分压测定、肢体血流图、动脉造影（MRA 或 DSA）、肤温测定等检查。②为了解血液的高凝、高黏、高聚状态，可行血脂、血液流变学、凝血纤溶功能测定等检查。③为判断感染的程度，可行血常规、C 反应蛋白、降钙素原、血沉等检查。

第三步：进行分期。患者疼痛剧烈，夜间为甚，常抱膝而坐，夜不得寐，双足背动脉及胫后动脉搏动消失，病在Ⅱ期（营养障碍期）。

第四步：辨证论治。患者久受烟毒侵袭，经络阻隔，气血凝滞，肢端失于温养，不通则痛，则发凉麻木疼痛；瘀久化火，故局部暗红，口干，尿黄，便秘；气血瘀滞，阻碍气血生化之机，以致新血不生，正气无由恢复，皮肉失于濡养，故乏力，肌肉萎缩，汗毛脱落。舌质暗红，舌苔黄白相间，脉弦细，为瘀久化热之象。证属血脉瘀阻，治拟活血化瘀，通络止痛，方用桃红四物汤合补阳还五汤加减。

处方：生黄芪 30g，白术 9g，茯苓 12g，当归 9g，赤芍药 15g，川芎 15g，丹参 30g，桃仁 9g，红花 6g，失笑散（包）9g，炙乳香 9g，玄参 15g，忍冬藤 30g，薏苡仁 15g，桑枝 15g，火麻仁 15g，牛膝 15g，生甘草 9g。

第五步：随症加减。疼痛较甚，可加延胡索 12g、炙没药 9g 等；口干，加生地黄 15g、石斛 15g 等；便秘，加生大黄（后下）9g、瓜蒌子 30g 等。热盛，加金银花 15g、蒲公英 30g、地丁草 15g 等；肿胀甚，加玉米须 15g、赤小豆 15g 等。

第六步：外治。证属血脉瘀阻，可外用冲和膏，或用桂枝、红花、威灵仙、透骨草等活血化瘀通络中药湿敷。

第七步：调摄与生活指导。起居有常，生活有节，避免精神刺激，严格戒烟，避免寒冻、潮湿、外伤。

（自拟医案）

【医案、经验方及常用中成药】

一、医案

1. 顾伯华医案（《外科名家顾伯华学术经验集》）

王某，男，45 岁。1974 年 3 月 25 日就诊。16 年前在外地野外工作时，冻伤两足，以后常常局部隐痛，寒冷时加重。12 年前起见间歇性跛行，足趾发紫、发冷，苍白，有肢端静脉痉挛现象，虽经数次治疗，症状如故。10 年前的冬天，左足第 2、3、4 趾已先后腐烂。近半年来疼痛剧烈，常整夜不能入睡，抱膝而坐，外院拟行高位截肢术，乃要求中药治疗。

检查：两下肢肌肉萎缩，皮肤温度明显降低，汗毛脱落，趾甲变厚，足背动脉搏动消失，胫后动脉、腘动脉搏动也减弱，左足第 2、3、4 趾端溃烂，脓水较多，肿胀蔓延前足背，周围皮色暗红。左手食指不能屈伸，指端呈干性坏死，两侧桡动脉搏动减弱。苔薄，舌红。两侧桡动脉搏动减弱，脉细数（85 次 /min）。

诊断：脱疽（血栓闭塞性脉管炎）坏死期。

治疗：脱疽已坏死，疮面脓水淋漓，臭秽不堪，疼痛剧烈，夜不能眠。寒邪郁久化热，已成火毒，经络阻塞，气血凝滞。先予养阴清热、和营托毒。四妙勇安汤加减。

处方：银花 9g，玄参 12g，当归 12g，生地黄 30g，四季青 12g，白花蛇舌草 30g，赤芍药 15g，红花 9g，牛膝 12g，野赤豆 18g，虎杖 15g，生山楂 15g。

外用庆大霉素溶液浸泡后，再敷红花油膏掺九一丹。

治疗 1 个半月后，疮面坏死组织与正常组织界限明显，腐肉尚未全脱，疼痛虽大减而未止。再拟前法增减。

处方：生地黄 15g，当归 12g，赤芍药 15g，杜红花 9g，野赤豆 18g，川牛膝 12g，粉萆薢 15g，生甘草 6g。

又治 1 个半月，疮面腐肉大部分已脱，脓水既清，逐渐减少，疼痛亦止，肉芽新鲜。苔薄润，脉濡细。病久气血两亏，拟以益气养阴，和营清解。

处方：生黄芪 12g，潞党参 12g，全当归 9g，赤芍药 15g，杜红花 9g，生地黄 30g，玄参 12g，白花蛇舌草 30g，忍冬藤 30g，生甘草 6g。

外用红油膏，九一丹。

治疗 6 个月，疮面痊愈。经功能锻炼，可步行 500 米路，后出院。

按语：本案患者发病因寒湿下受，致寒凝络闭而血行不畅，阳气不能下达而成，但寒湿郁久，亦能转化为热，故始为寒凝，久则热毒为患。顾氏治疗分寒湿型、湿热型、气血两虚型论治，并多用活血化瘀法，但只用于营养障碍期、功能障碍期、坏死期稳定阶段，活血化瘀可使病情得以改善；当疾病处于坏死期急性阶段，出现热毒炽盛见证时，因活血化瘀药多性温燥，应用活血化瘀药可加重气滞血瘀，使病情恶化。因此，必须辨证应用活血化瘀法。

2. 医案［何英，阙华发．阙华发教授运用活血化瘀法治疗脱疽验案．四川中医，2011，29(3)：8-10.］

张某某，男，40 岁。2008 年 9 月 28 日初诊。左足趾发凉麻木疼痛 2 年，破溃不愈 1 个月。有吸烟史 20 余年。2 年前出现左足趾末端发凉麻木疼痛，间歇性跛行 1 年，1 个月前因嵌甲在外院行拔甲术，疮口始终不愈，疼痛剧烈，遇寒痛甚，下垂左足后疼痛稍缓解，剧痛彻夜不眠。彩超示：左腘动脉血流减慢，左胫后动脉、足背动脉血流消失，胃纳尚可，大便调，口不干，喜温饮，舌体淡胖，边有瘀斑及齿痕，苔薄黄，脉涩。

专科检查：左小腿肌肉轻度萎缩，左足肤色暗红，抬高肢体则见肤色转苍白，左足趾端散在瘀斑，左大趾瘀紫肿胀，甲床处痂盖形成，痂盖约 1.5cm×1.2cm，干燥未见渗出；左足肤温明显降低，足背动脉搏动微弱。

辨为气滞血瘀证，拟活血化瘀、温阳通脉法。

处方：生黄芪 30g，党参 15g，苍白术 9g，茯神 15g，当归 12g，赤芍药 15g，丹参 30g，三棱 15g，莪术 30g，桃仁 9g，延胡索 15g，郁金 18g，熟附子 18g，肉桂 3g，鹿角胶 6g，仙灵脾 15g，炙麻黄 3g，熟地黄 15g，珍珠母 30g，炙甘草 9g。

外治：痂盖予红油膏厚贴，左足背冲和膏外敷。

2 周后疼痛稍减，仍觉趾端发凉，趾端瘀斑渐消，肿胀稍退，甲床疮面转湿润，痂盖松动，边缘界清。前方改熟附子 30g，加桂枝 9g、补骨脂 15g。外治修剪松动痂盖组织，余同前。

4 周后患足疼痛基本已止，发凉麻木减轻。见左足肤色稍暗，肿胀已消，疮面内坏死组织已尽，淡红肉芽组织生长，夹有少量黄白色筋膜。辨为气血两虚证，治拟补气养血、活血生肌，前方去苍术，加陈皮 6g、姜半夏 9g、川芎 15g。外用生肌散、白玉膏。

4 周后疮面痊愈，患肢疼痛基本缓解。

按语：血栓闭塞性脉管炎多因肾阳虚，复感寒湿，致气血凝滞、经脉阻塞发病，如《素问·举痛论》所言"寒气入经而稽迟，泣而不行……客于脉外则血少，客于脉中则气不通，故猝然而痛"，本病病机特点为"寒湿为标，其本在肾"。治疗中以活血化瘀为总则，另取清代医家郑钦安之意，重视温补肾阳。血瘀的根本在于"阳气"推动不利，而肾阳为一身阳气之根本，故欲活血行血，当先补气理气，而欲补气行气，当先温阳补肾。温肾助阳取法《外科证治全生集》的阳和汤，活血取法桃红四物汤，药用当归、赤芍药、丹参、桃仁、延胡索、郁金。本案患者疼痛较重，气血瘀滞明显，急则治其标，以活血通脉为主。二诊中加重熟附子用量，着重温阳散寒，补肾助行血，用桂枝辛温通络助化瘀。三诊脓腐已尽，取法八珍汤。临证喜重用附子，因其乃温壮阳气要药，其味大辛，性大热，气雄烈，入心、脾、肾三经，为百药之长。其功兼通补，补者，温补阳气，有利于气血复原；通者，通阳散寒，可促使气血畅通。附子与肉桂配伍，温肾助阳，大补元阳，散寒通脉活血。纵观本案，在急性期、恢复期适当调整温肾阳与活血药比重，急则治标，缓则治本，扶阳通脉，消散瘀滞，兼以健脾补气血，助生肌敛疮。配合外治清创，冲和膏祛寒活血、消肿定痛。内外合治，血脉通畅，疮面收敛。

二、经验方

1. 石晶华脱疽Ⅰ号方（《外科专病中医临床诊治》第 2 版）

功能：清热解毒，养阴活血 .

主治：血栓闭塞性脉管炎热毒伤阴，瘀血阻络证。

组成：金银花 30g，玄参 30g，当归 15g，延胡索 9g，蒲公英 30g，黄芩 12g，赤芍药 15g，生黄芪 12g，石斛 30g，野菊花 30g，天花粉 30g，鸡血藤 30g，紫花地丁 13g。

用法：水煎服，每日 1 剂，分 2 次服。

2. 杜俊宝毛冬青汤（《实用专病专方临床大全》）

功能：活血通脉，清热解毒。

主治：血栓闭塞性脉管炎Ⅲ期。症见肢皮暗红，犹如煮熟之红枣，足趾变黑坏死，甚则波及足背，呈干性坏死或溃破腐烂，气味恶臭，疼痛剧烈等。

组成：毛冬青 150g，蒲公英 30g，白花蛇舌草 30g，当归 60g，玄参 60g，穿山甲 15g，大黄 10g，生甘草 10g。

加减：食欲减退加鸡内金 10g；发热加柴胡 10g、黄芩 10g、金银花 30g；下肢肿胀加黄柏 10g、苍术 10g。

用法：水煎服，每日 1 剂，分 2 次服。

三、常用中成药

可选用丹参片、通塞脉片。

（阙华发、单玮）

下肢动脉硬化闭塞症

【概述】

下肢动脉硬化闭塞症是一种由于大、中动脉硬化造成的内膜增厚出现斑块，管腔狭窄或闭塞，导致下肢慢性缺血改变的周围血管疾病。常为全身性动脉硬化血管病变在下肢动脉的表现。其临床特点是多发生于 40 岁以上的中老年人，男性多于女性，下肢发凉、麻木、疼痛，间歇性跛行，皮温降低，发生溃疡或坏疽等。常合并心、脑、肾等脏器血管的病变及高血压、糖尿病等。

【主要病因病机】

1. 年高脏腑功能失调，肝脾肾之气渐衰，加之思虑过度，更伤心脾，运化失司，又膏粱厚味太过，痰浊内生，或脾肾不足，气血亏虚，使寒湿之邪乘虚侵入机体，凝滞脉络，导致气滞血瘀，脉络闭阻，痰瘀互结而成。

2. 邪气蕴久化热，热毒灼烁脉肉、筋骨，热邪伤阴，而发为坏疽。

3. 病久阴血亏虚，或气血两虚，肢节失养。

总之，本病病位主要在血脉，脾肾阳虚、痰瘀互结是病机关键。

【辨证注意点】

1. 根据下肢动脉硬化闭塞症的发展过程，在疾病的不同阶段，虚、邪（寒、热、痰、瘀、毒）的性质、轻重和主次等不是一成不变的，临证应有所侧重。必须根据疾病不同时期的特点，审证求机。

2. 注意辨析局部疼痛、麻木、肤温、肤色、肿胀等情况。

3. 注意辨析局部溃疡色泽、脓液及腐肉组织情况。

【辨证思路】

一、明确诊断

1. 多发于45岁以上中老年人，常有高血压、高脂血症、冠心病、脑血管疾病等病史。

2. 病变常累及大、中动脉。随着病情的进展，出现感觉异常、肢体缺血、局部营养性改变，后期可出现肢端溃疡或坏疽、动脉搏动减弱或消失。

3. 患肢出现发凉、怕冷、针刺感、烧灼、酸胀麻木等感觉异常。

4. 肢体缺血表现为间歇性跛行、静息痛。

5. 营养不良性改变包括皮肤变薄、汗毛脱落、肌肉萎缩、趾（指）甲增厚等。

6. 坏疽多为干性，如继发感染后呈湿性坏疽。但20%可发生急性动脉血栓形成。

7. 肢体动脉搏动减弱或消失。

8. 动脉B超、计算机断层动脉造影（CTA）、核磁共振动脉造影（MRA）及数字减影血管造影（DSA）、X线摄片、ABI测定、经皮氧分压测定、眼底动脉硬化等检查有助于明确诊断。

二、鉴别诊断

1. 本病应与血栓闭塞性脉管炎、糖尿病足、雷诺病、动脉栓塞等鉴别。详见“血栓闭塞性脉管炎”。

2. 多发性大动脉炎（无脉症）　多见于年轻女性，病变可为多发性，侵犯胸腹主动脉及其分支，出现颅脑及上、下肢缺血症状。病变活动期常有发热及血沉加快。

3. 红斑性肢痛症　发病急，双足出现阵发性烧灼样、针刺样剧痛，肤温高，肤色红，但动脉搏动正常。如在发作时，浸泡于冷水中症状可减轻。下肢抬高试验不引起皮肤苍白等缺血性表现及疼痛。

4. 神经源性跛行　其特点是疼痛可因运动而加剧，疼痛在下肢外侧，动脉搏动存在。

三、辨证论治

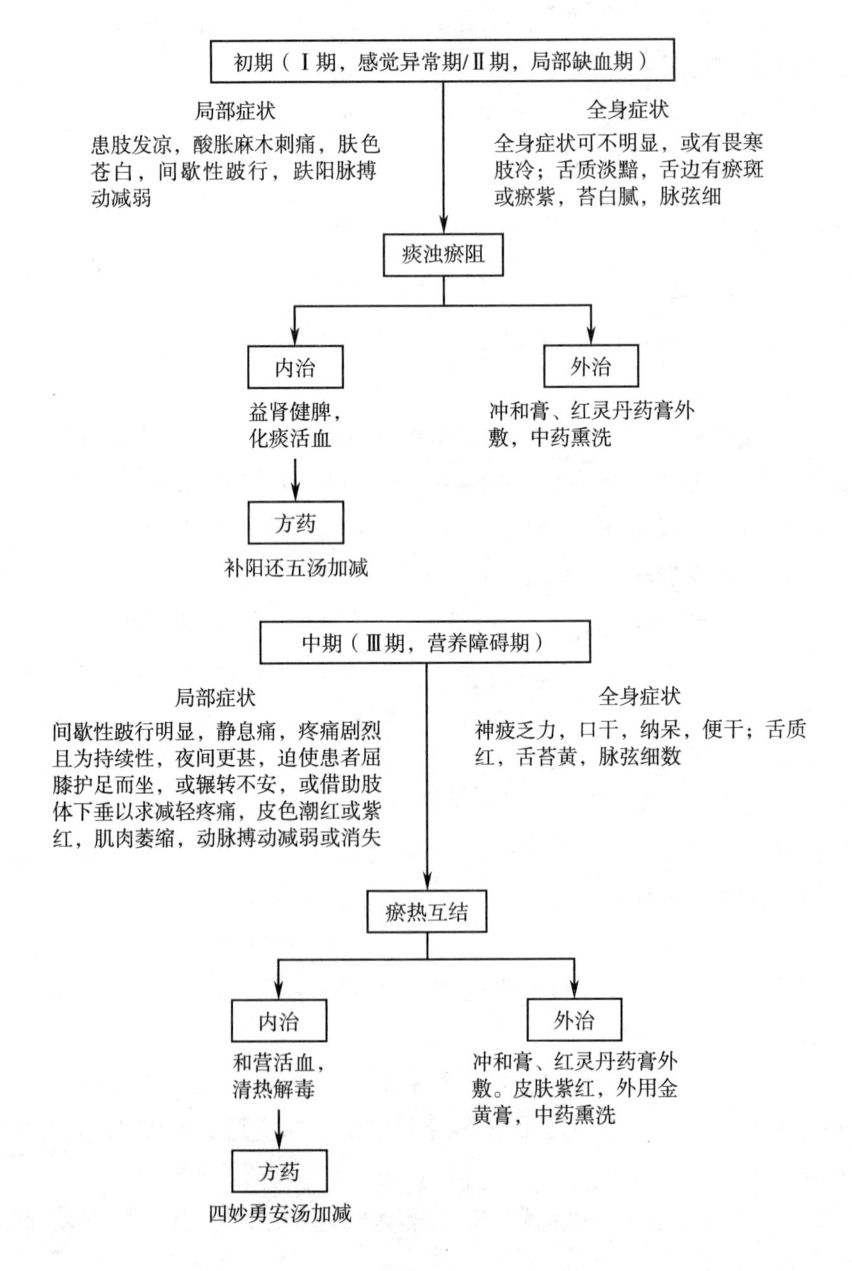

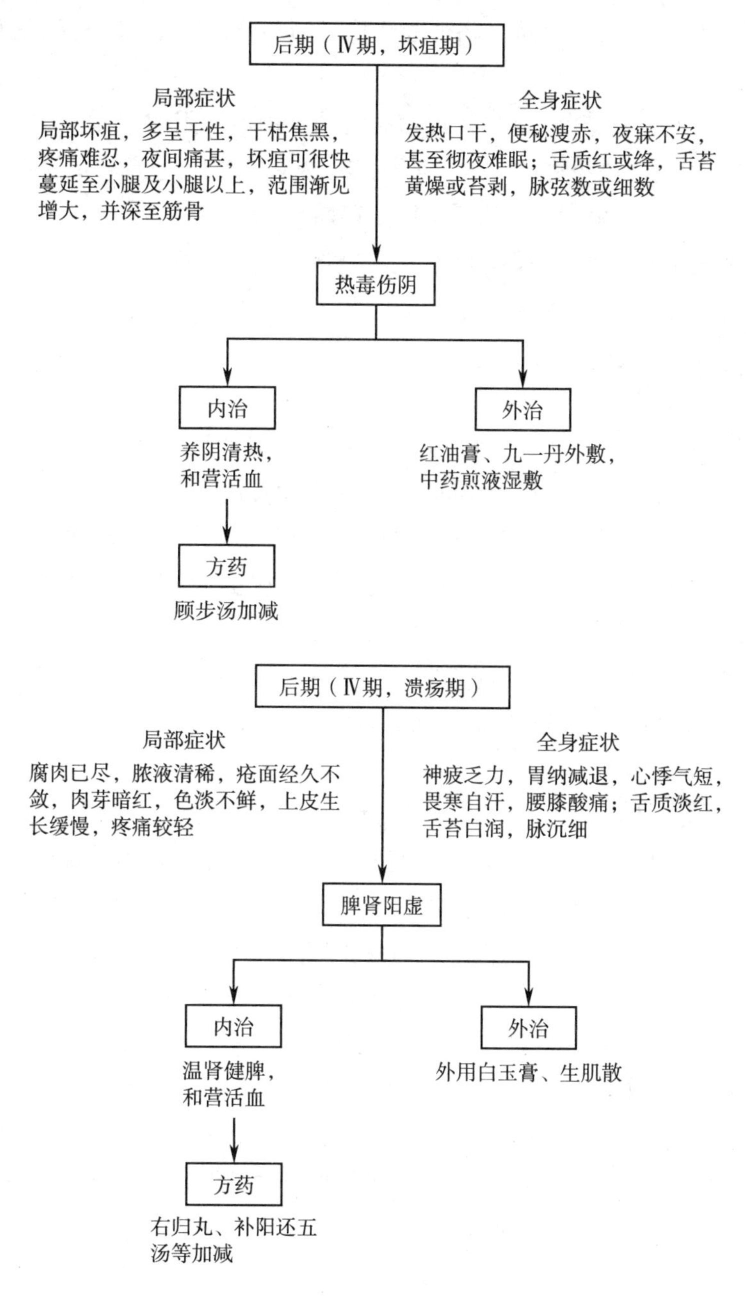

四、注意事项

1. 下肢动脉硬化闭塞症是全身性动脉硬化血管病变在下肢动脉的局部表现。临证必须局部与整体结合论治。根据疾病病程不同，治疗侧重点亦异。

2. 本病为本虚标实之证，本虚指脏腑虚损，以肾虚为主，标实为血瘀、寒凝、痰浊、热毒，以痰浊为重。临证当注重应用益肾健脾、活血化瘀、清热解毒等治法。

3. 本病是慢性进展性疾病，即使病情缓解仍需巩固治疗，内服益肾养精、益气健脾、活血化瘀药物，改善侧支循环，延缓动脉硬化进展，改善下肢缺血症状，挽救肢体，提高患者的生活质量和生存期。

4. 积极治疗高血压、高脂血症、冠心病等疾病。

5. 注意肢体保暖，避免寒冻、潮湿、外伤，严禁吸烟。

【病例思维程序示范】

杨某，男，75岁。2010年7月19日就诊。患者双下肢发凉、麻木、怕冷10年。近3年来，步行一段时间后双小腿疼痛，休息后缓解，继则行走时间逐步缩短，疼痛加剧。2周前夜间疼痛加剧，影响睡眠。经当地医院治疗，疼痛未见明显减轻，肢端皮色渐渐暗紫。伴乏力，心悸，纳呆，尿黄，大便干结，2日未行。既往有高血压、高脂血症、冠心病、脑梗死病史。

查体：双下肢肤冷，趾端皮色呈暗紫红色，双小腿肌肉萎缩，双足背动脉及胫后动脉搏动减弱。舌质淡暗红，舌苔薄黄，脉弦细数。

辨证思维程序：

第一步：明确诊断。患者有高血压、高脂血症、冠心病、脑梗死病史，具有下肢缺血表现，皮肤感觉异常，局部呈营养不良性改变，动脉搏动减弱，故诊断为脱疽（下肢动脉硬化闭塞症），并与血栓闭塞性脉管炎、糖尿病足等相鉴别。

第二步：进行相关检查。①为进一步了解动脉硬化的部位和程度，可行下肢动脉彩色超声多普勒、踝肱指数、经皮氧分压测定、肢体血流图、动脉造影（MRA或DSA）、肤温测定等检查。②为了解血液的高凝、高黏、高聚状态，可行血脂、血液流变学、凝血纤溶功能测定等检查。③为了解是否有心、脑、肾、眼、神经、水电解质失调及酸碱平衡紊乱，可根据具体情况行心电图、超声心动、颈动脉B超、头颅CT、肾功能、眼底镜、肌电图、尿常规、尿微量白蛋白、血电解质、血气分析等检查。

第三步：进行分期。患者出现静息痛，双下肢肤冷，趾端皮色呈暗紫红色，双小腿肌肉萎缩，双足背动脉及胫后动脉搏动减弱，病在Ⅱ期（营养障碍期）。

第四步：辨证论治。患者高龄，脏腑虚衰，肝脾肾精气不足，脉道失养，则艰涩不行，加之精微不化，易变生浊邪，留于脉络；同时正气不足，无力推动血行，并且寒冷之邪乘虚侵入机体，凝滞脉络，致使脉道收引凝滞，气血运行不畅，故见乏力，肢体发凉、麻木、怕冷、疼痛。脾虚，不能运化水谷，水湿内生，湿聚成痰；肾虚，精气不足，肾阳虚，则水不生土，化生痰浊，肾阴虚，更可化生火热，灼津为痰；加之忧思恼怒，肝气郁结，气机不畅，津液代谢失常而化生痰湿，又膏粱厚味，损伤脾胃，内生痰浊；痰入脉中，阻碍血液运行，瘀血内生，痰瘀互结，交结凝聚，着于脉内，聚而成形，导致脉道不通，有所阻隔，久则甚至脉道完全阻塞，故见静息痛；或化热成毒，热毒灼烁皮肉筋骨，故出现趾端皮色呈暗紫红色；湿热互结，出现心悸，纳呆，尿黄，大便干结，2 日未行。舌质淡暗红，舌苔薄黄，脉弦细数均为瘀热互结之象。证属瘀热互结。治拟和营活血，清热解毒。方用四妙勇安汤加减。

处方：生地黄 30g，赤芍药 15g，丹参 15g，苍术 9g，黄柏 9g，薏苡仁 15g，土茯苓 30g，全当归 15g，玄参 15g，金银花 15g，忍冬藤 30g，桑枝 15g，生黄芪 15g，牛膝 12g，生甘草 10g。

第五步：随症加减。热盛，加蒲公英 30g、地丁草 15g、半枝莲 15g 等；疼痛较甚，可加延胡索 12g、炙乳香 6g、炙没药 6g 等；口干，加石斛 15g、女贞子 12g 等；便秘，加生大黄（后下）9g、瓜蒌子 20g 等。

第六步：外治。证属瘀热互结，可外用金黄膏，或用马齿苋、黄连、桂枝、红花等清热解毒利湿中药湿敷。

第七步：调摄与生活指导。起居有常，生活有节，避免精神刺激，严格戒烟，避免寒冻、潮湿、外伤；积极治疗足癣，防止引起继发感染。

（自拟医案）

【医案、经验方及常用中成药】

一、医案

1. 唐汉钧医案（《唐汉钧学术经验撷英》）

胡某，女，90 岁。初诊：2003 年 6 月 5 日。左足第 3、4、5 趾发黑疼痛半年。患者半年多来左足第 3、4、5 趾发黑疼痛，在外院多方治疗未效，病情日渐加重，昼夜疼痛难忍。胃纳差，便秘。患者有冠心病、高血压病史。舌质红，舌苔薄，脉濡涩。

专科检查：面色苍白无华。左足第 3、4、5 趾已发黑，第 4 趾青紫，第 1、2

趾暗红，足背动脉搏动消失。

证属气血经脉瘀阻，湿热蕴阻为患。治拟益气活血，祛瘀通络，清热化湿。

处方：生黄芪 30g，当归 15g，桃仁（打）10g，红花 10g，泽兰 10g，赤芍药 10g，地龙 10g，炙山甲 10g，牛膝 10g，忍冬藤 15g，川芎 10g，防己 10g，木瓜 10g，丹参 30g，鹿含草 30g，生军（后入）9g，炙甘草 10g。

二诊：用药 1 个月，寒与热往来，胃纳欠佳，大便调畅。左足第 3 趾已脱落，第 4、5 趾干性坏死，局部疼痛较甚，左足背第 5 趾处瘀滞肿胀加重，色暗红，第 5 趾末端趾骨坏死未脱，创面周围有稀薄脓液，痉疼。为防其炽盛，局部清创后，用骨钳去除左足第 5 趾末端坏死趾骨。舌尖红，苔光薄剥，脉濡细。证属气阴不足，湿浊瘀滞。治拟益气养阴，活血化瘀，清化湿浊。

处方：生黄芪 30g，太子参 30g，白术 15g，生地黄 15g，黄精 15g，山萸肉 10g，丹参 30g，红花 10g，赤芍药 10g，牡丹皮 10g，黄柏 10g，陈皮 10g，蛇舌草 15g，鹿含草 30g，生米仁 15g，红枣 20g，谷麦芽各 10g，生草 10g。加服血府逐瘀口服液，每次 1 支，每日 3 次。

外治：清洁伤口后，先喷贝复济，后以九一丹和生肌散 1∶1 混合外扑，再用浸有康复新液的纱布外敷，外加绷带包扎。

三诊：又治 1 个月，创口略收，渗液见少，九一丹和生肌散改为 1∶3 混合外用，又 2 周则单用生肌散外扑。

经过 6 个多月的内外合治，患肢创口已愈合，疼痛缓解，左足瘀滞明显消退，随访 2 年患者病情稳定，心悸缓解，面色渐趋红润。仍在服药治疗。

按语：中医学文献中的“脱疽”包括西医学的血栓闭塞性脉管炎、糖尿病性坏疽、闭塞性动脉硬化等疾病。唐师认为治疗要辨证准确，用药精当，辨证与辨病相结合，中西医合治，内治外治配合，方能取效。脱疽早期临床表现为患肢皮肤发白、发冷、麻木，间歇性跛行，足背动脉搏动减弱或消失，证属寒湿阻滞经脉，治疗原则以“温经散寒，活血通络”为主，方用阳和汤合补阳还五汤加减。脱疽中后期临床表现为皮肤暗红而肿，疼痛昼轻夜重，彻夜不能眠，患者常弯膝抱足而坐，患趾如煮熟的红枣，溃破腐烂，甚则肢端焦黑坏死，溃烂流脓，常伴有发热恶寒、口干、尿少，舌红，苔黄腻，脉濡数，多为病程日久，或失治、误治，导致湿邪郁而化热，热毒内盛，热盛则肉腐，辨证为湿热炽盛，脉络瘀阻，治疗应清热解毒，祛瘀通络，方用四妙勇安汤合补阳还五汤加减。恢复期患趾脱落，创面日久不愈，颜色苍白，伴有面色萎黄，神疲乏力，纳差便溏，患肢肌肉萎缩，辨证为气血亏虚，肝肾不足，脉络受阻，治疗以补益气血，滋养肝肾，活血通络，方用八珍汤、六味地黄丸、左归丸、右归丸等加减。本病为外科难治之症，“重在预防”，“以消为贵”。

2. 医案[何英，阙华发．阙华发教授运用活血化瘀法治疗脱疽验案．四川中医，2011，29(3)：8-10.]

刘某某，女，82岁。主诉：双下肢发凉、麻木、疼痛肿胀3年。3年前出现双下肢怕冷、发凉、麻木、肿胀，后间歇性跛行及静息痛。超声示双下肢股动脉、腘动脉内膜增厚，左下肢股动脉硬化斑块形成，双下肢股动脉、腘动脉、足背动脉血流速度正常。于2009年3月4日入院。平素喜肉食，时口干喜温饮，二便调，夜寐易醒说胡话。舌淡，苔白中根厚腻，脉滑。

辅助检查：血尿常规、血糖、肝肾功能基本正常。血脂：甘油三酯2.3mmol/L，血总胆固醇5.5mmol/L，高密度脂蛋白0.66mmol/L，极低密度脂蛋白0.83mmol/L。

专科检查：双足肤温低，色青紫，轻度肿胀，触痛明显，足背动脉搏动减弱。

辨为痰浊瘀阻证，拟化痰活血，温补脾肾。

处方：生黄芪15g，党参15g，苍白术各9g，茯苓30g，姜半夏9g，陈皮6g，当归9g，赤芍药15g，丹参30g，仙灵脾15g，桂枝9g，夏枯草15g，枳实15g，熟附子9g，肉桂6g，枣仁15g，牡蛎30g，珍珠母30g，炙甘草9g。

外用三七粉、冲和膏。

2周后，诉双下肢发凉、麻木、疼痛稍减，舌淡，苔白中根腻，脉滑。前方加路路通30g、忍冬藤15g。

4周后，家属诉仍有夜寐胡言乱语，前方加瓜蒌12g、白芥子12g、海藻15g、磁石30g。

随症加减治疗半年，双下肢发凉、麻木、疼痛基本消除，夜寐转安。

按语：动脉硬化性闭塞症以患者高龄、高血脂、多伴心血管疾病、大中型动脉血管受累为特点。老年脾肾不足，思虑过度或嗜食肥甘，损伤脾胃，酿湿生痰，痰阻气机，气滞血瘀，血脉瘀塞，痰浊、瘀血互结于经脉为本病的病机特点，化痰活血为基本治则。病痰饮者，当以温药和之，又老年患者脏腑亏虚，补脾助化痰散结，温肾助活血通脉。故治疗上针对标本缓急，协调化痰活血、温补脾肾药力。化痰散结取法六君子汤、二陈汤，活血化瘀取法桃红四物汤，温肾取法右归丸。外治方面用三七粉、脉血康等活血药促进络脉畅通。

二、经验方

1. 尚德俊活血通脉饮(《动脉硬化闭塞症》)

功能：活血化瘀。

主治：血栓闭塞性脉管炎，闭塞性动脉硬化等周围血管疾病血瘀较重者。

组成：赤芍药60g，丹参30g，当归15g，川芎15g，金银花30g，土茯苓60g。

用法：水煎服，每日1剂，分2次服。

2. 唐祖宣脱疽方（《外科专病中医临床诊治》）

功能：养阴清热，益气化瘀。

主治：各型老年脱疽。

组成：麦门冬15g，五味子10g，人参15g，玄参20g，石斛18g，丹参20g，红花10g，当归12g，金银花20g，甘草10g。

加减：初期患肢发凉，麻木酸困，苍白或紫绀，疼痛或不疼痛，动脉搏动减弱或消失，舌质紫，脉沉迟，上方去石斛、玄参、金银花，加炮附片、蜈蚣、水蛭、细辛等；坏死期，湿性坏疽，上方去丹参、红花，加蒲公英、知母、大黄、黄柏等；湿热内蕴，苔黄多津而不化，加苍术、薏苡仁；恢复期，上方去玄参、金银花，加炮附片、桂枝；有瘀者，加桃仁、水蛭等。

用法：每日1剂，分3次，水煎服。

三、常用中成药

可选用血府逐瘀口服液、通塞脉片。

（阙华发）

糖尿病足

【概述】

糖尿病足是由于糖尿病引起的下肢动脉病变和局部神经异常所致的足部感染、溃疡和深部组织破坏的一种周围血管疾病，是糖尿病的主要、常见而又严重的血管并发症之一。其临床特点是多发生于50岁以上的中老年人，下肢发凉、麻木，疼痛、间歇性跛行、坏疽或溃疡等。常合并糖尿病、高血压、高脂血症、动脉硬化等。

【主要病因病机】

1. 素体消渴，阴虚之体，水亏火炽，火毒炽盛，热灼营血，瘀血阻滞。
2. 年高脏腑虚衰，肝脾肾精气不足，脉道失养，则艰涩不行，加之正气不足，无力推动血行，致使脉道收引凝滞，气血运行不畅。

3. 消渴之人，多喜膏粱厚味，而致湿浊内生，湿性滞下，湿热互结。

4. 感受外邪及外伤等诱因，以致气血运行失常，络脉瘀阻，四肢失养，瘀久化火蕴毒，热毒灼烁脉肉、筋骨而为溃疡、坏疽。

5. 病久阴血亏虚，或气血两虚，肢节失养。

总之本病病位主要在血脉，正气不足，血脉瘀阻是病机关键。

【辨证注意点】

1. 临证从疾病发生发展变化的整个过程着手，把握不同阶段的“虚、邪、瘀、腐”证候特点而审证求机。

2. 注意辨析局部疼痛、麻木、肤温、肤色、肿胀等情况。

3. 注意辨析局部溃疡色泽、脓液及腐肉组织情况。

【辨证思路】

一、明确诊断

1. 多发于50岁以上的中老年人；糖尿病病史在5~10年以上。常有高血压、高脂血症、动脉硬化等病史。整个病程一般分为感觉异常期、局部缺血期、营养障碍期、坏疽溃疡期四期。

2. 感觉异常表现为初起患肢苍白、发凉、怕冷、麻木、针刺感、烧灼等。

3. 肢体缺血表现为肢体疼痛，出现间歇性跛行，甚则静息痛。

4. 营养不良性改变为皮肤干燥、皲裂，汗毛脱落，趾（指）甲增厚、变形和生长缓慢，肌肉萎缩。

5. 肢体坏疽多呈湿性坏疽，发展迅速，范围大。

6. 应根据病情做血常规、C反应蛋白、降钙素原、血沉，血糖、C肽、血胰岛素水平、血胰岛素抗体、血脂、血液流变学、血浆纤维蛋白原含量、凝血功能、脓液细菌培养、计算机断层动脉造影（CTA）、核磁共振动脉造影（MRA）及数字减影血管造影（DSA）、肌电图、ABI测定、经皮氧分压测定等检查。

二、鉴别诊断

本病应与血栓闭塞性脉管炎、下肢动脉硬化闭塞症、雷诺病、动脉栓塞、多发性大动脉炎、红斑性肢痛症、神经源性跛行等鉴别。详见“下肢动脉硬化闭塞症”部分。

三、辨证论治

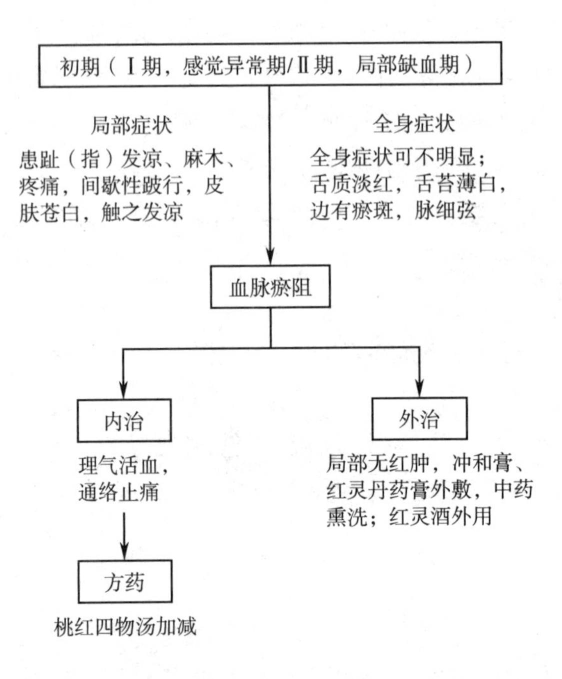
初期（Ⅰ期，感觉异常期/Ⅱ期，局部缺血期）
局部症状
患趾（指）发凉、麻木、疼痛，间歇性跛行，皮肤苍白，触之发凉
全身症状
全身症状可不明显；舌质淡红，舌苔薄白，边有瘀斑，脉细弦
血脉瘀阻
内治
理气活血，通络止痛
方药
桃红四物汤加减
外治
局部无红肿，冲和膏、红灵丹药膏外敷，中药熏洗；红灵酒外用

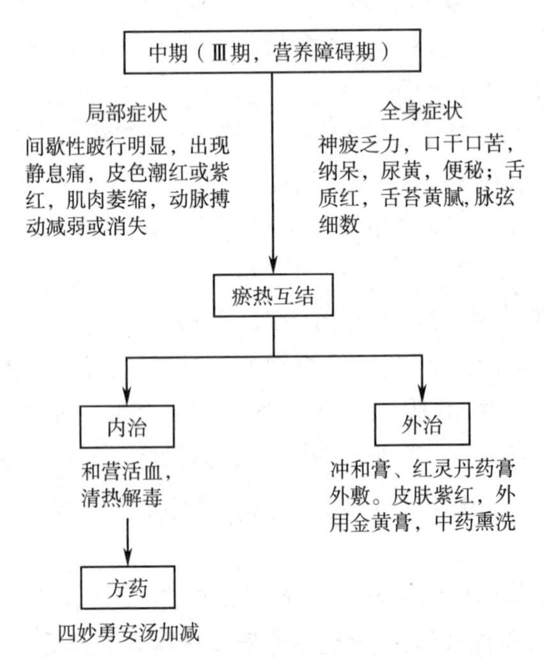
中期（Ⅲ期，营养障碍期）
局部症状
间歇性跛行明显，出现静息痛，皮色潮红或紫红，肌肉萎缩，动脉搏动减弱或消失
全身症状
神疲乏力，口干口苦，纳呆，尿黄，便秘；舌质红，舌苔黄腻,脉弦细数
瘀热互结
内治
和营活血，清热解毒
方药
四妙勇安汤加减
外治
冲和膏、红灵丹药膏外敷。皮肤紫红，外用金黄膏，中药熏洗

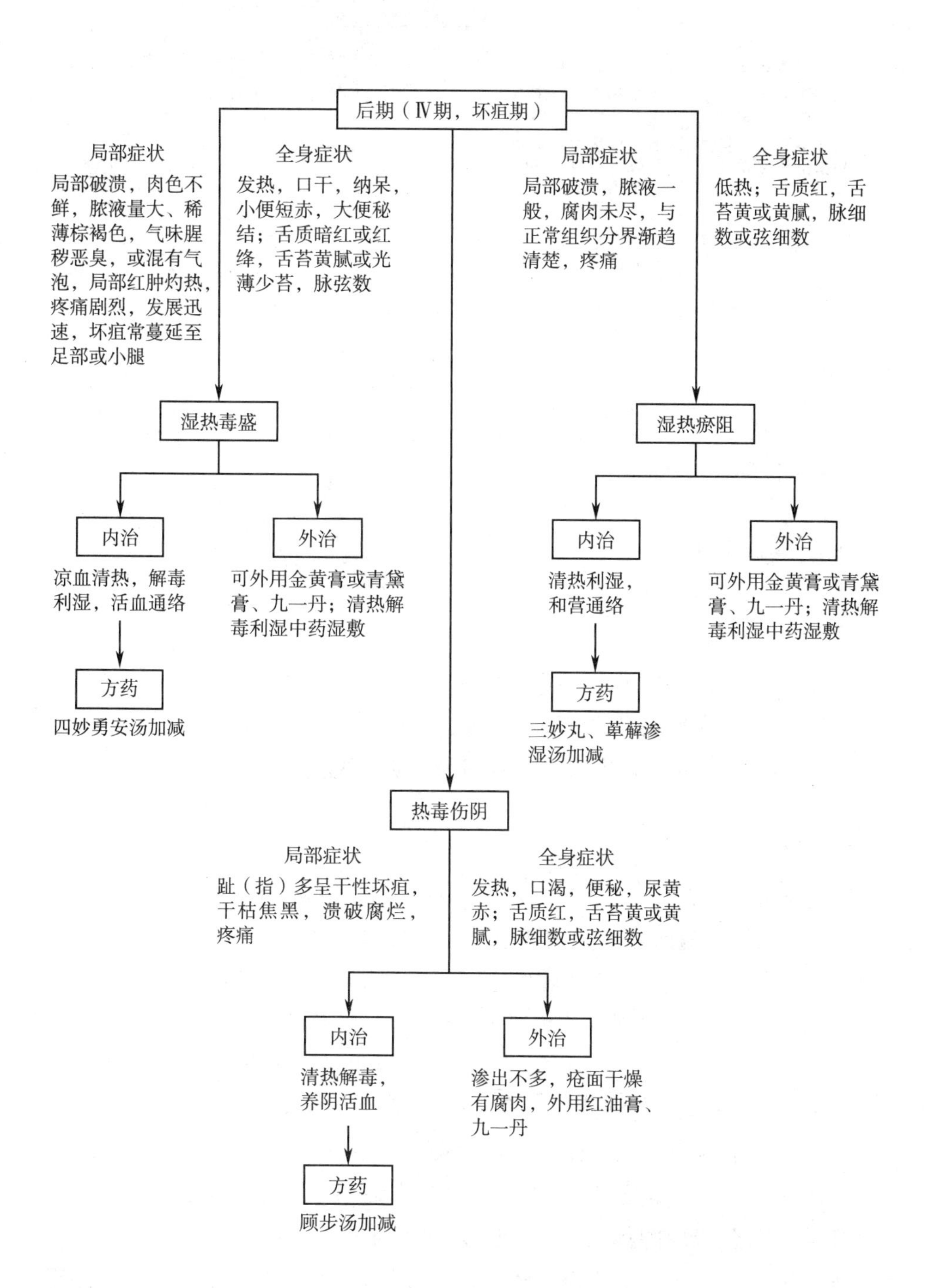
后期（Ⅳ期，坏疽期）
局部症状
局部破溃，肉色不鲜，脓液量大、稀薄棕褐色，气味腥秽恶臭，或混有气泡，局部红肿灼热，疼痛剧烈，发展迅速，坏疽常蔓延至足部或小腿
全身症状
发热，口干，纳呆，小便短赤，大便秘结；舌质暗红或红绛，舌苔黄腻或光薄少苔，脉弦数
湿热毒盛
内治
凉血清热，解毒利湿，活血通络
方药
四妙勇安汤加减
外治
可外用金黄膏或青黛膏、九一丹；清热解毒利湿中药湿敷
局部症状
局部破溃，脓液一般，腐肉未尽，与正常组织分界渐趋清楚，疼痛
全身症状
低热；舌质红，舌苔黄或黄腻，脉细数或弦细数
湿热瘀阻
内治
清热利湿，和营通络
方药
三妙丸、萆薢渗湿汤加减
外治
可外用金黄膏或青黛膏、九一丹；清热解毒利湿中药湿敷
热毒伤阴
局部症状
趾（指）多呈干性坏疽，干枯焦黑，溃破腐烂，疼痛
全身症状
发热，口渴，便秘，尿黄赤；舌质红，舌苔黄或黄腻，脉细数或弦细数
内治
清热解毒，养阴活血
方药
顾步汤加减
外治
渗出不多，疮面干燥有腐肉，外用红油膏、九一丹

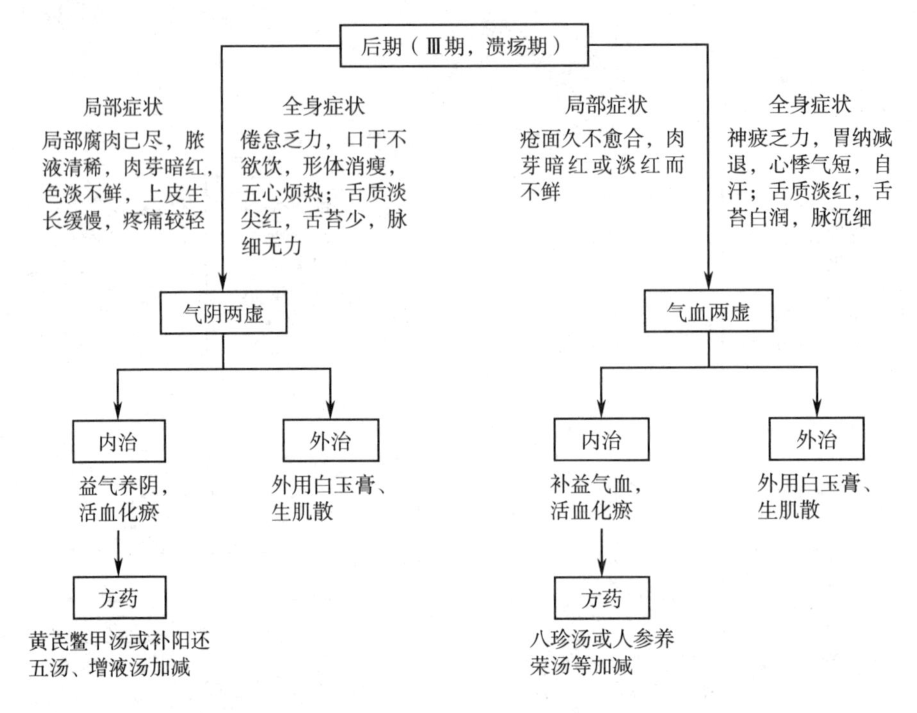
后期（Ⅲ期，溃疡期）
局部症状
局部腐肉已尽，脓液清稀，肉芽暗红，色淡不鲜，上皮生长缓慢，疼痛较轻
全身症状
倦怠乏力，口干不欲饮，形体消瘦，五心烦热；舌质淡尖红，舌苔少，脉细无力
局部症状
疮面久不愈合，肉芽暗红或淡红而不鲜
全身症状
神疲乏力，胃纳减退，心悸气短，自汗；舌质淡红，舌苔白润，脉沉细
气阴两虚
气血两虚
内治
外治
内治
外治
益气养阴，活血化瘀
外用白玉膏、生肌散
补益气血，活血化瘀
外用白玉膏、生肌散
方药
方药
黄芪鳖甲汤或补阳还五汤、增液汤加减
八珍汤或人参养荣汤等加减

四、注意事项

1. 定期检查足部，识别并重视控制相关的危险因素，如皮肤改变、骨与关节畸形与突起、赤足走路、错误地修趾甲、穿不合适的鞋袜等。

2. 其他注意事项参见“血栓闭塞性脉管炎”部分。

【病例思维程序示范】

胡某某，男，70岁。2000年4月19日就诊。患者30年前因口干、多饮、多食、多尿、消瘦就诊，诊断为2型糖尿病，曾口服消渴丸、格列齐特等，血糖控制情况不详。3年前出现双小腿发凉、麻木、无力及间歇性跛行，继之双下肢疼痛。1个月前右足第2趾因修剪胼胝后溃破，创面不敛，局部肿胀作热，疼痛，夜间为甚，常屈膝而坐，夜不得寐，伴发热，体温38.8℃，经控制血糖、抗感染等治疗后，体温平，然局部症状无明显改善，伴乏力，口干明显，目糊，心悸，纳呆，尿黄，大便3日未行。既往有高血压、脑梗死病史。

查体：双小腿肌肉萎缩，小腿以下皮色紫黯，皮肤汗毛稀疏，触之发凉，双足背动脉及胫后动脉搏动消失，右足第2趾局部暗红，肿胀作热，触痛明显，见一溃口约1.5cm×1.5cm，有黄色脓性分泌物溢出，味臭，并见褐色变性坏死筋膜组织，球头银丝探针探查深约1cm，触及粗糙骨质，疮周红肿，触痛明显。舌质暗红，舌苔黄腻，脉弦数。

辨证思维程序：

第一步：明确诊断。根据患者有糖尿病病史，具有下肢缺血表现、皮肤感觉异常、局部呈营养不良性改变、足趾坏疽、动脉搏动消失，故诊断为脱疽（糖尿病性坏疽）无疑，并与血栓闭塞性脉管炎、动脉硬化闭塞症等相鉴别。

第二步：进行相关检查。①为了解糖尿病的控制程度，可行空腹血糖、餐后2小时血糖、糖化血红蛋白检查。②为判断患者糖尿病的类型，可行血清C肽、血浆胰岛素、胰岛素释放试验检查。③为判断感染的程度，可行血常规、血沉、C反应蛋白等检查。④为明确疮面细菌种类，可行脓液细菌培养。⑤为了解血液的高凝、高黏、高聚状态，可行血脂、血液流变学等检查。⑥为进一步了解血管闭塞部位和程度，可行超声多普勒、肢体血流图、动脉造影等检查。⑦为了解是否有心、脑、肾、眼、神经、水电解质失调及酸碱平衡紊乱，可根据具体情况行心电图、头颅CT、肾功能、眼底镜、肌电图、尿常规、尿微量白蛋白、血电解质、血气分析等检查。

第三步：进行分期。根据患者右足第2趾局部暗红，肿胀，触痛明显，创面有黄色脓性分泌物溢出，味臭，并见褐色变性坏死筋膜组织，疮周红肿，触痛明显，病在Ⅲ期（坏疽期）。

第四步：辨证论治。患者消渴已有30年，阴虚之体，水亏火炽，火毒炽盛，热灼营血，灼津伤液，终至气阴益虚，故见乏力，口干；年高脏腑功能失调，正气不足，肝、脾、肾之气渐衰，湿浊内生，湿性滞下，湿热互结，复因外伤，以致气血运行失畅，络脉瘀阻，四肢失养，瘀久化火蕴毒，热毒灼烁脉肉、筋骨，故局部红肿作热，剧痛，局部溃破腐烂，气秽；湿热阻于中焦，则纳呆，尿黄，便秘；舌质暗红，舌苔黄腻，脉弦数，乃湿热之象。证属湿热毒盛，脉络痹阻，治拟凉血清热，解毒利湿，活血通络，方用四妙勇安汤加减。

处方：生地黄30g，赤芍药15g，牡丹皮12g，苍术9g，黄柏9g，薏苡仁15g，土茯苓30g，虎杖15g，全当归9g，玄参15g，黄连9g，忍冬藤30g，金银花15g，皂角刺9g，牛膝15g，生甘草9g。

第五步：随症加减。热盛，加蒲公英30g、地丁草15g、半枝莲15g等；肿胀甚，加泽泻15g、车前子（包煎）12g、玉米须15g等；疼痛较甚，可加延胡索12g、炙乳香6g、炙没药6g等；口干，加石斛15g、女贞子12g等；便秘，加生大黄（后下）9g、瓜蒌子20g等；损骨，加补骨脂12g、骨碎补15g等。

第六步：外治。证属湿热毒盛，可外用金黄膏、九一丹，或用马齿苋、黄连、茵陈、土茯苓等清热解毒利湿中药湿敷。

第七步：调摄与生活指导。起居有常，生活有节，避免精神刺激，严格戒烟，避免寒冻、潮湿、外伤，积极治疗足癣，防止引起继发感染。

（自拟医案）

【医案、经验方及常用中成药】

一、医案

1. 唐汉钧医案（《唐汉钧学术经验撷英》）

唐某，女，82岁。因“左足背皮肤溃烂疼痛3周”入院。患者有糖尿病20余年，3周前浴足时，左足背不慎烫起一2cm×3cm水疱，1周后，水疱溃破，形成黑色结痂，周围皮肤出现红肿，并向四周蔓延至整个足背，黑腐范围亦扩大，入夜后疼痛剧烈。平素口渴明显，小便量多，纳可，寐安。查体：左足背外侧有一约5cm×2cm的黑痂，坚硬难脱，足背皮肤颜色暗红，皮温较高，触痛明显，双足背动脉搏动减弱。舌红少苔，脉沉细。证属气阴两虚，经脉痰浊瘀阻。治拟益气养阴，活血通络，祛痰化浊。

处方：生黄芪30g，沙参15g，麦冬12g，生地黄15g，枸杞子15g，山萸肉15g，莪术15g，当归15g，红花9g，地龙9g，桃仁15g，生山楂12g，生米仁15g，黄柏12g，忍冬藤15g，生甘草6g。并予九一丹、红油膏外敷。

1周后，疼痛减轻，左足红肿渐消，足背动脉可及轻微搏动，黑痂已松动。上方去麦冬、沙参，加伸筋草12g，外治同上。

再诊时，黑痂已脱，疮面颜色较红，少许坏死肌腱暴露，疮周皮色微红，肿势已消，疼痛缓解。原方加黄精15g、石斛15g。外治以白玉膏外敷。

4周后伤口愈合、疼痛已消，属服上方以巩固疗效。

按语：糖尿病性坏疽属中医“脱疽”范畴，临床多见于年纪较大的消渴患者，往往气血虚衰，气阴不足，复因气虚无力推动血行，或兼膏粱厚味损伤脾胃，而致湿阻中焦，痰浊内生阻于血络，痰瘀互结，症情较重，极易蚀筋腐骨，每易造成高位截肢。本案患者年事已高，脾肾双亏，气阴两虚，又有血脉瘀阻，故治宜益气养阴，活血通络，祛痰化浊，以生黄芪、沙参、麦冬、枸杞、山萸肉、地黄等益气养阴，当归、红花、桃仁、地龙、莪术、山楂等活血通络，米仁祛痰化浊，黄柏、忍冬藤清化湿浊，外用祛腐生肌之品，内外合治，取得较好疗效，使患者免受截肢之苦。

2. 医案［张臻. 阙华发教授分期辨证综合治疗糖尿病性坏疽验案举隅. 新中医，2011，43（4）：149-151.］

徐某，男，73岁，2008年10月17日入院。主诉：右足趾发黑坏死2周。患者1995年起即有多饮、多食、多尿伴体重减轻等症，未予重视，后因视物模糊于外院就诊，诊断为糖尿病，经治疗血糖控制情况尚可。3周前患者在国外旅游时无明显诱因下出现寒战发热伴呕吐，口服“消炎片”后体温恢复正常，约2周后右足部出现红肿疼痛，后因穿皮鞋局部受挤压导致足背部第2、3跖骨处出现破溃，病情迅速恶化，第2、3足趾迅速发黑坏死，国外医生建议截肢，患者即回国治疗。于外院口服头孢类抗生素，并换药外治，症情未见明显好转。至本院求治，遂收入本科住院部。

入院检查：右足背及足踝部暗红肿胀，肤温稍高，第2、3趾发黑坏死延及足背中部，足背第2、3跖骨处破溃，可见大小约4cm×4cm溃疡面，上覆大量灰褐色坏死组织，味臭秽，各足趾间糜烂，足底部浸渍肿胀。

诊见：右足坏死疼痛，身热平，无明显口干口苦，纳寐可，二便尚调。舌红，苔薄黄中剥，脉滑数。

四诊合参，中医诊断为脱疽、消渴，证属湿热毒盛。治拟清热利湿，和营解毒，方取犀角地黄汤合四妙丸加减。

处方：生地黄、虎杖、白花蛇舌草、忍冬藤、生黄芪各30g，赤芍药、牛膝、皂角刺、补骨脂各15g，黄柏、生薏苡仁各12g，苍术、白术、牡丹皮各9g，升麻3g，生甘草6g。每天1剂，水煎服。溃疡面予九一丹外用、金黄膏外敷。

于2周后在连硬外麻醉下行右足扩创引流术加右足第2、3足趾截趾术。术后予九一丹、红油膏纱条内嵌引流、金黄膏外敷，并酌情配合蚕食疗法修除发黑坏死之筋膜组织。内服药随症酌减清热凉血之品，而渐增黄芪、丹参、当归等补气化瘀托毒之类。

经治疗1月余，溃疡面脓腐已去十之八九。舌淡红，苔薄，脉濡。证属气虚血瘀。治拟益气活血，少佐清热利湿，并根据久病及肾理论，佐以补肾温阳之品促进溃疡愈合。

处方：生黄芪、丹参、忍冬藤、鹿含草各30g，太子参、薏苡仁、牛膝、赤芍药、补骨脂、白芍药各15g，苍术、白术、黄柏各9g，茯苓、姜半夏、当归、桃仁、熟附子、炙甘草各12g，陈皮6g。如法煎服。先后外用生肌散、复黄生肌愈创油、白玉膏等，并辅以垫棉压迫、缠缚等外治疗法。

再治 2 个月后空腔逐渐闭合，上皮爬生而愈。

二、经验方

1. 迟景勋茵陈赤小豆汤（《糖尿病下肢病变中医治疗思路》）

功能：清热利湿，芳香化浊，通络消肿。

主治：糖尿病下肢血管病变湿热型。

组成：茵陈、生薏苡仁各 30g，赤小豆 18g，苦参 12g，苍术、黄柏、防己、泽泻、佩兰、白豆蔻各 9g，木通 6g，生甘草 3g。

用法：水煎服，每日 1 剂，分 2 次服。

2. 胡慧明溶栓汤（《糖尿病下肢病变中医治疗思路》）

功能：活血化瘀，清热利湿，散结止痛。

主治：糖尿病性坏疽、动脉硬化性坏疽、血栓闭塞性脉管炎、下肢血栓性静脉炎、臁疮腿（大隐静脉曲张合并慢性溃疡）、下肢丹毒、下肢慢性骨髓炎等。

组成：牛膝、地龙、水蛭、当归、泽泻、苍术各 10g，连翘 15g、忍冬藤、丹参各 30g，壁虎粉（冲服）1.5~8g 或壁虎 10g 同煎，皂角刺 45~60g，生甘草 6g。

加减：气阴两虚者，加生黄芪 30g、党参 10g、生地黄 30g。

用法：水煎服，每日 1 剂，分 2 次服。

三、常用中成药

可选用金芪降糖片、通塞脉片。

（阙华发）

第六节 冻 疮

【概述】

冻疮是人体遭受寒邪侵袭所引起的局部性或全身性损伤。临床上以暴露部位的局部性冻疮最多见，以局部肿胀发凉、瘙痒、疼痛、皮肤紫斑，或起水疱、溃烂为主要表现。

【主要病因病机】

1. 寒邪侵袭过久，耗伤元气，以致气血运行不畅，气血凝滞而成冻疮。

2. 平素气血衰弱，耐寒性差，处于疲劳、饥饿、创伤失血等情况下，遭受寒冷，亦容易致气血凝滞而成冻疮。

【辨证注意点】

1. 首先应辨清是局部冻疮，还是全身冻伤。全身冻伤、严重的局部冻疮预后差。

2. 辨患者气血盛衰，平素畏寒怕冷，四末不温者，疗程较长。

3. 注意局部冻疮的严重程度。

【辨证思路】

一、明确诊断

1. 儿童、妇女多见，年迈老人多见。

2. 有明确的受寒史。

3. 局部冻疮以手足、耳廓、面颊等暴露部位多见，多呈对称性。

4. 全身冻伤除有局部冻疮症状外，还伴随体温逐步下降，出现知觉消失甚至昏迷。

二、与类丹毒、多形性红斑相鉴别

	冻疮	类丹毒	多形性红斑
发病季节	多见于冬季与初春	四季均可	多发于春、秋两季
皮损	红斑、水肿、水疱、溃烂	局限性深红色或青紫色斑，不会溃烂	风团样丘疹或红斑，中心部重叠水疱，呈特殊的虹膜状
全身症状	轻者无；重者出现患肢麻木、僵硬、幻觉，视力或听力减退，意识模糊，呼吸浅快，甚至昏迷	大多无	常伴有发热、关节疼痛

三、判断冻疮病情之轻重

1. Ⅰ度（红斑性冻疮）　损伤在表皮层。局部皮肤红斑、水肿，自觉发热、瘙痒或灼痛。

2. Ⅱ度（水疱性冻疮）　损伤达真皮层。皮肤红肿更加显著，有水疱或大疱形成；疼痛较剧烈，对冷、热、针刺感觉不敏感。

3. Ⅲ度（腐蚀性冻疮）　损伤达全皮层，严重者可深及皮下组织。肤温极低,触之冰冷,疼痛感迟钝或消失。

4. Ⅳ度(坏死性冻疮)　损伤深达肌肉、骨骼。外观表现类似Ⅲ度冻疮,局部组织坏死可有干性坏疽和湿性坏疽之分。湿性坏疽周围炎性反应明显,渗出多,容易并发细菌感染,严重者可危及生命。

四、辨证论治

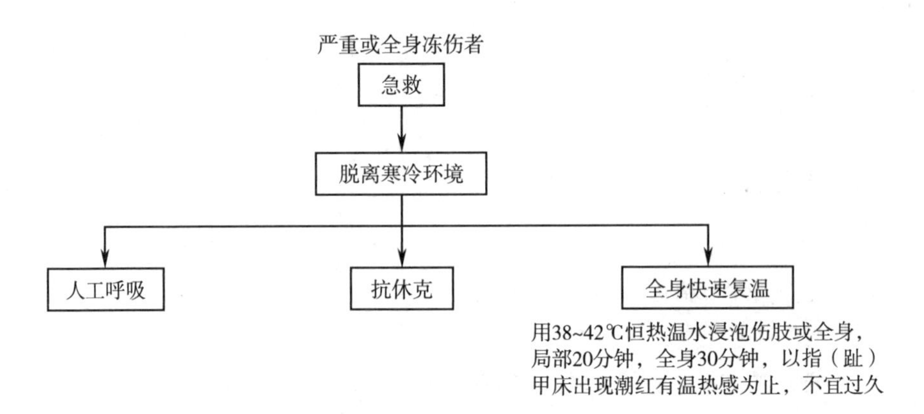

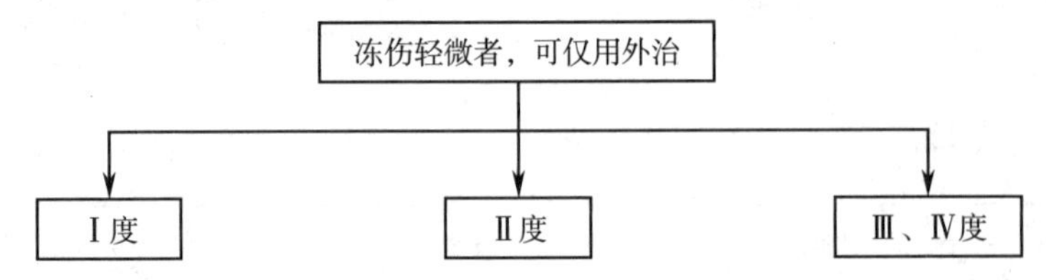

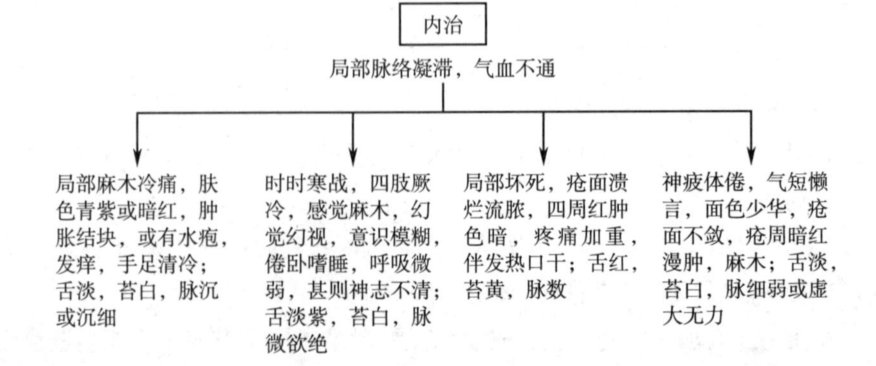

严重或全身冻伤者

脱离寒冷环境

全身快速复温
用38~42℃恒热温水浸泡伤肢或全身,局部20分钟,全身30分钟,以指(趾)甲床出现潮红有温热感为止,不宜过久

冻伤轻微者,可仅用外治

有水疱者应在局部消毒后,用无菌注射器抽出疱液,或用无菌剪刀在水疱低位剪个小口放出疱液,外涂冻伤膏、红油膏或生肌白玉膏
水疱抽液后用红油膏纱布包扎保暖;溃烂者用红油膏掺八二丹、九一丹外敷;腐脱新生时,用红油膏掺生肌散或用生肌玉红膏外敷;局部坏死严重,骨脱筋连者,可配合手术修切,肢端全部坏死或湿性坏疽威胁生命时,可行截肢(趾、指)术

内治
局部脉络凝滞,气血不通
局部麻木冷痛,肤色青紫或暗红,肿胀结块,或有水疱,发痒,手足清冷;舌淡,苔白,脉沉或沉细
时时寒战,四肢厥冷,感觉麻木,幻觉幻视,意识模糊,倦卧嗜睡,呼吸微弱,甚则神志不清;舌淡紫,苔白,脉微欲绝
局部坏死,疮面溃烂流脓,四周红肿色暗,疼痛加重,伴发热口干;舌红,苔黄,脉数
神疲体倦,气短懒言,面色少华,疮面不敛,疮周暗红漫肿,麻木;舌淡,苔白,脉细弱或虚大无力

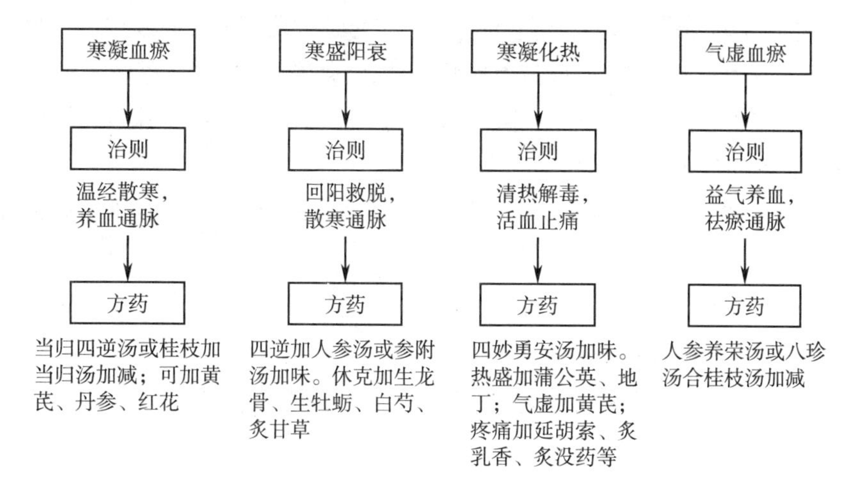

五、注意事项

1. 受冻后，不宜立即用火烤。

2. 复温后立即离开温水，覆盖保暖。可给予姜汤、糖水、茶水等温热饮料，以促进血液循环，扩张周围血管。

3. 有疮面者，不可用酒精制剂外擦。

4. Ⅳ度冻疮者，需考虑有骨坏死的可能，可进行X线摄片检查。

5. Ⅰ、Ⅱ度冻疮者可以外治为主，Ⅲ、Ⅳ度冻疮者必需内外合治。

【病例思维程序示范】

王某，女性，48岁。于2019年1月12日就诊。患者长期从事户外保洁工作，工作环境恶劣、劳动强度大。近日气温骤降，患者双手暴露在外，受到低温影响，出现局部红肿、发痒，自用温水浸泡、按摩，未见好转，遂来医院就诊。刻下：双手背局部红肿、瘙痒；伴有畏寒、肢冷、手足不温。

查体：双手皮肤较粗糙；双手第5掌指关节部肿胀，色泽暗红，范围约3cm×2cm，中央见0.5cm×0.5cm的疮面，肉色暗，无脓腐，少量渗液，触痛（+）。舌淡红，苔薄白，脉沉细。

辨证思维程序：

第一步：依据患者冬季患病，双手暴露在外，受寒后出现局部痒痛、红肿，诊断为冻疮。

第二步：需与类丹毒和多形性红斑相鉴别，前者多发生于接触过鱼、虾、蟹等的手部，发病与季节无关，不会溃烂；后者皮损为风团样丘疹或红斑，典型者中心部常发生重叠水疱，形成特色的虹膜状，常伴有发热、关节疼痛等症状。

第三步：进行分度。患者局部以红斑、水肿为主，对冷、热、针刺感觉未减退，痒重于痛，属于Ⅰ度。

第四步：外治。疮面无脓腐，予生肌散、冲和膏外敷。并注意局部冷热适度，可配合红外线照射辅助治疗。

第五步：嘱患者双手注意保暖，其余未溃破处可予红灵酒或生姜辣椒酊外擦，轻揉按摩，每日2~3次。

第六步：内治。患者伴有畏寒、肢冷、手足不温，舌淡红，苔薄白，脉沉细。可予当归四逆汤加黄芪、红花口服。

处方：当归12g，桂枝9g，芍药9g，细辛3g，通草6g，大枣8枚，炙甘草6g，黄芪15g，红花6g。

（自拟医案）

【医案、经验方及常用中成药】

一、医案（《房芝萱外科经验》）

王某，男，33岁。1974年11月11日初诊。双足冻疮反复发作已3年。1972年初冬，保温不好，以致双足跟冻伤，溃破成疮，经治暂愈。此后每年初冬即犯，始而肿痛，继而焮红作痒，不久则化脓自溃，今冬已发病1月余，双足肿痛轻痒，行走不便。刻下发热，面色苍白，双足跟红肿，皮肤光亮，触痛拒按，按之应指。舌苔黄，质红，脉沉弦。寒湿凝滞，化热成脓。治拟清热解毒，托里透脓。

方药：银花18g，蒲公英18g，皂角刺9g，白芷9g，桔梗9g，生黄芪18g，当归9g，赤芍9g，牛膝9g，生甘草3g，炒穿山甲9g。外用铁箍散软膏外敷。

二诊：11月14日。服药3剂后，脓肿自溃，体温正常。上方去银花、公英，加肉桂9g。局部清除腐肉，薄薄干撒甲字提毒粉，外贴阳和解凝膏。

三诊：11月25日。疮口缩小，腐肉已清，新肌已生，改用益气养血之法。

方药：生黄芪24g，党参24g，当归9g，赤芍9g，云茯苓15g，白术12g，肉桂15g，牛膝9g，生甘草9g。局部用甲字提毒粉与利字粉各半，干撒，外贴阳和解凝膏。

四诊：12月5日。疮面缩小。改服阳和丸，每早2丸；人参养荣丸，每晚2丸。

局部用利字粉与吃疮粉各半，干撒。

12月15日停服阳和丸，改服肾气丸。12月30日，疮面痊愈。

按语：冻疮每于冬日发生，天气转暖后可自愈，患者大多有反复发作史。本案患者此次发病已有月余，足跟部红肿，有应指感，说明已成脓。本病阳气不足为本，寒邪外受为标。故治拟托里透脓，用黄芪、当归补养气血，用银花、蒲公英清热解毒，山甲、皂角刺透脓外出。3天后脓出热退，上方去银花、蒲公英，并适当清创后外敷祛腐生肌药。又10天，腐祛新生，处方改拟益气养血方，并重用肉桂温补阳气。

二、经验方

许履和之冻疮水（《许履和外科医案医话集》）

功能：温阳散寒。

主治：冻疮。

组成：樟脑80g，松香100g，肉桂50g，干姜20g，酒精600ml。先将肉桂、干姜在酒精内浸泡1天；过滤后再将樟脑、松香加在桂姜浸出液内1天，再过滤。

用法：外涂，每日3~4次。

三、常用中成药

可选用红灵酒外搽，血府逐瘀口服液口服。

（程亦勤、单玮）

第七节　烧　伤

【概述】

烧伤是因热力（火焰，灼热的气体、液体或固体）、电能、化学物质、放射线等作用于人体而引起的一种急性损伤性疾病。属于中医学“水火烫伤”的范畴。

【主要病因病机】

1. 火、电、化学能、放射能等热力，直接作用于皮肤、肌肉、筋骨，导致皮肉溃烂。

2. 若失于治疗，或外邪入侵，会出现火毒侵入营血，内攻脏腑，阴阳失调，重者可致死亡。

【辨证注意点】

1. 辨创面大小，依据手掌法、中国新九分法及儿童烧伤计算法。

2. 辨烧伤深度，依据三度四分法。

3. 辨有无全身症状，创面小于10%且深度浅者，一般无身症状；创面大且深度深者，可出现高热、口渴喜饮、呼吸短促等症状。

4. 辨创面是否感染，渗出液是否混浊，创周有无红肿。

5. 辨热毒之轻重，汤水烫伤热毒轻，油火烧伤热毒重，酸碱及光灼伤热毒最重。

6. 辨病位，颜面及会阴部烧伤程度重。伤在皮肤程度轻，伤及肌肉、筋骨或呼吸道、食管程度重。

【辨证思路】

一、明确何种热力外袭。

二、判断烧伤面积及深度

1. 烧伤面积的计算

（1）手掌法：伤员五指并拢时手掌的面积，占其全身体表面积的1%。此法计算简便，常用于小面积或散在烧伤的计算。

（2）中国新九分法：将全身体表面积分为11个9%的等份，头、面、颈部为9%，双上肢为2×9%=18%，躯干前后包括外阴为3×9%=27%，双下肢包括臀部为5×9%+1%=46%，此法主要用于成年男性，女性臀部面积和双足的面积各为6%。

（3）儿童烧伤计算法：在不同年龄期的婴儿和儿童，身体各部体表面积百分比亦不同，年龄越小，头部相对体表面积越大，而下肢体表面积越少。其他部位体表面积与成人大致相同。计算公式如下：

头颈面部：9+（12-年龄）=？%

双下肢：41-（12-年龄）=？%

2. 烧伤深度的计算　依据三度四分法。

Ⅰ度烧伤（红斑性烧伤）：仅伤及表皮（角质层）。表面呈红斑状，干燥无渗出，灼热疼痛感，3~7天痊愈，不产生瘢痕，短期内可有轻度色素沉着。

浅Ⅱ度烧伤（水疱性烧伤）：伤及表皮全层及真皮浅层。局部红肿明显，有薄壁水疱形成，内含淡黄澄清液体，疱皮下创面红润、潮湿，疼痛明显，如不发生感染，通常在1~2周内愈合，一般不留瘢痕，多数有色素沉着。

深Ⅱ度烧伤（水疱性烧伤）：伤及皮肤真皮深层，尚有皮肤附件残留。可有水疱，疱皮下创面微湿，红白相间，疼痛较迟钝。若不发生感染，一般需3~4周可愈合，常有瘢痕形成。

Ⅲ度烧伤（焦痂性烧伤）：全层皮肤坏死，甚至深达脂肪、肌肉与骨骼。创面呈蜡白或焦黄色，甚至碳化，痛觉消失，皮肤失去弹性，触之如皮革。2~3周后发生焦痂下液化，易发生感染。愈后有瘢痕，常因瘢痕挛缩造成畸形。

3. 判断伤情

轻度烧伤：总面积在10%（儿童5%）以下的轻症Ⅱ度烧伤。

中度烧伤：总面积在11%~30%（儿童6%~15%）之间的Ⅱ度烧伤，或Ⅲ度烧伤面积在10%（小儿5%）以下。

重度烧伤：总面积在31%~50%或Ⅲ度烧伤面积在11%~20%。

特重度烧伤：总面积50%以上或Ⅲ度烧伤面积20%以上（小儿总面积在25%以上或Ⅲ度烧伤面积在10%以上）。

三、必要的理化检查。血常规、血电解质的检测可判断全身感染和体液丢失情况，脓液细菌培养的检测可了解疮面感染的菌种，血培养可判断有无菌血症。

四、辨证论治。伴有全身症状者，需内外治结合。无全身症状的小面积烧伤仅需外治。

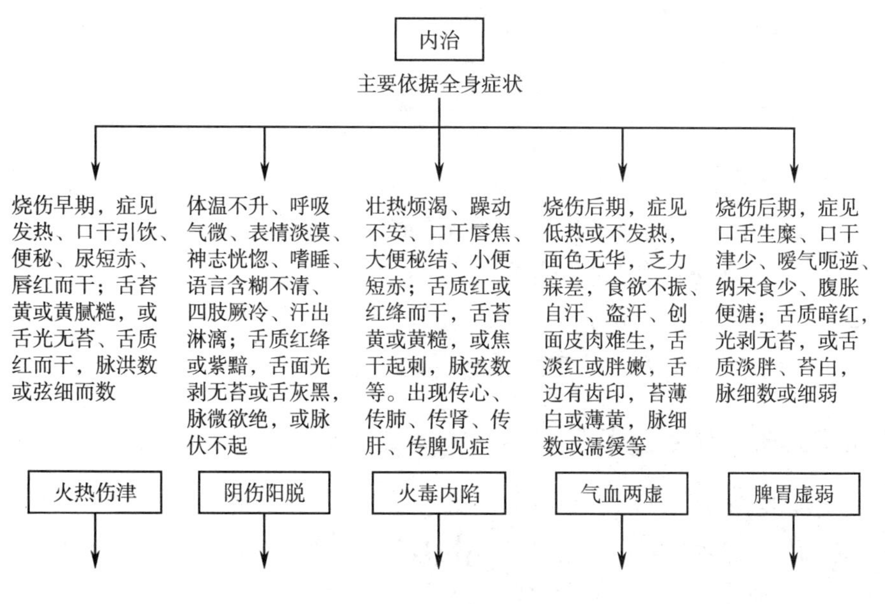

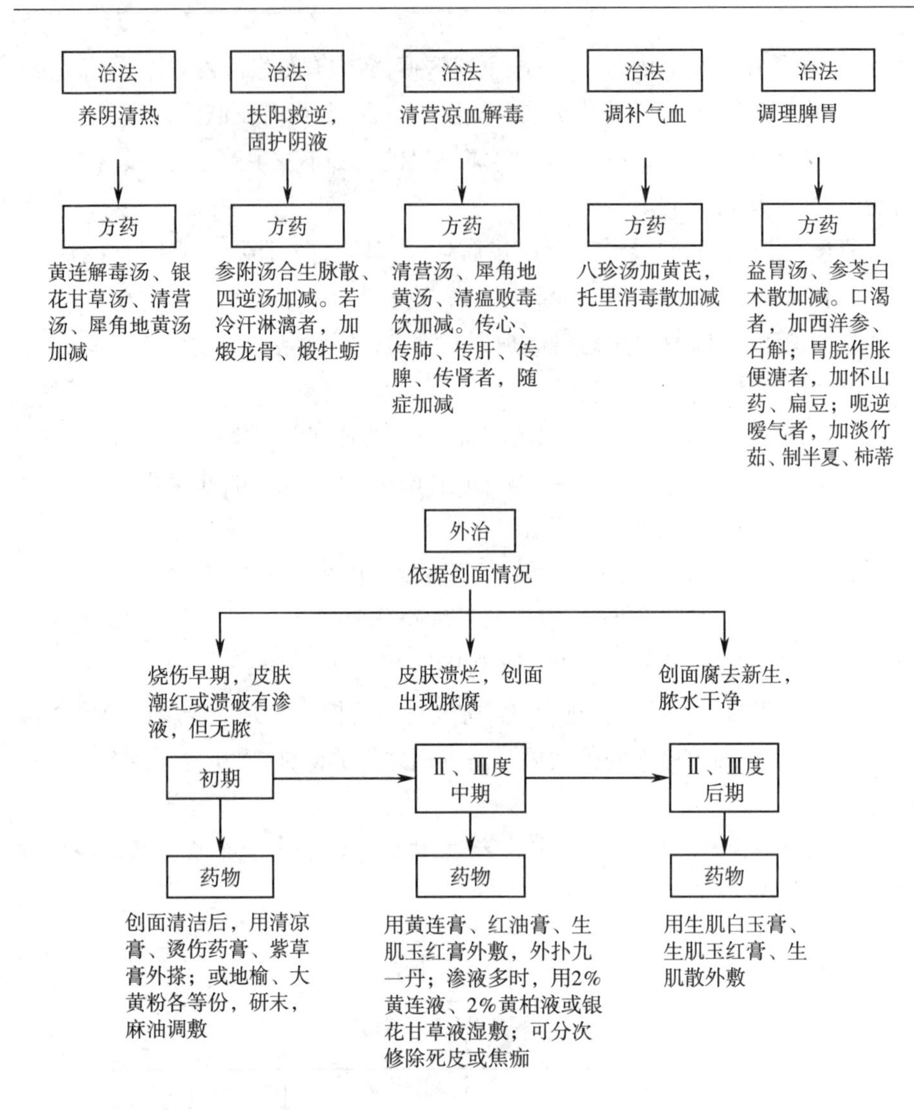

五、注意事项

1. 正确估计烧伤面积和深度，对患者的治疗和预后有重大意义。

2. 轻度烧伤，无明显全身症状，可单用外治。严重烧伤、面积大（超过30%）的应中西医结合治疗。

3. 若条件许可，尽可能采用湿润 - 暴露疗法。

【病例思维程序示范】

许某某，男性，27 岁。2019 年 7 月 9 日就诊。左大腿被热油烫伤 2 小时。患者 7 月 9 日晚 8 点左右，左大腿不慎被热油烫伤，当即来我院急诊，当时见左大腿皮肤散在潮红，部分发红处上见小水疱，疼痛剧烈。刻下左大腿烫伤处疼痛，部分水疱溃破，渗流滋水，胃纳可，二便通。

查体：体温 36.8℃，左大腿伸侧见散在红斑，边界清，红斑上见小水疱，部分水疱溃破，渗流滋水，疮底色淡红，触痛(+)。舌淡，苔薄黄腻，脉弦数。

辨证思维程序：

第一步：依据患者病史，烧伤诊断明确。

第二步：估算烧伤深度及面积。水疱，疮底色淡红，烧伤深度为Ⅰ度～浅Ⅱ度，依据中国九分法，烧伤面积大约 2%。因此伤情判断为轻度烧伤。

第三步：进行必要的理化检查。验血常规以了解感染情况，疮面做脓液细菌培养以指导用药。

第四步：消毒清创。对于大的水疱予以两端刺孔排出疱液，但浮起的表皮不必尽除，能起屏障保护作用。清创后可用红油膏纱布包扎或用清凉油乳剂外涂暴露。

第五步：辨证论治。患者烧伤仅 2 小时，疮面虽有渗出，但总量不多，局部痛觉敏感，舌淡，苔薄黄腻，脉弦数。当属火热伤津。治拟清热凉血，解毒生津。

处方：生地 20g，赤芍 12g，丹皮 12g，紫草 12g，金银花 15g，蒲公英 30g，虎杖 15g，黄柏 9g，苍术 12g，生薏苡仁 15g，生黄芪 20g，皂角刺 9g，牛膝 15g，生甘草 6g。

第六步：采用暴露治疗时，应当保持创面湿润。

（自拟医案）

【医案及经验方】

一、医案

顾伯华医案（《中医外科学》）

朱某，男性，35 岁。烧伤总面积 62%，其中Ⅲ度 30%。血培养：金黄色葡萄球菌生长。

治疗：除联合应用抗菌药物及采用液体电解质、营养补充等一系列综合措施和控制局部感染的疮面处理外，又按辨证论治给服中药。当时见身热(38.3℃)，口渴喜冷饮，舌光红津干，乃火毒内陷、热极劫津之象。治拟清热生津解毒：玄参，银花，生石膏，鲜茅芦根，连翘，丹皮，鲜生地，鲜沙参，麦冬，赤芍，生龟甲。

2帖后，血培养(–)，而壮热不退(38.8℃)。舌光红而润，大便溏薄。此肠热不退，造成热痢之征。故处方在原方中去鲜沙参、麦冬、鲜茅芦根等滑肠之药，加川连、淡竹叶以清热止泻。

服药4天，身热持续39℃左右，且出现神昏、谵语、四肢抽搐。舌光绛。血培养(+)。治拟生津养阴、壮水制火、解毒：玄参、川连、生龟甲、西洋参、银花、连翘、鲜石斛、鲜生地、牛黄、茯神、嫩钩藤。

10天后，形容消瘦，神志时清时昏，泛泛欲恶，胃纳不佳，口糜累累。舌质淡，苔薄，脉细数。血培养(–)。乃火毒伤阴败胃，拟清浊养胃：西洋参、金石斛、冬瓜子、麦冬、生米仁、炒川连、野蔷薇、橘白、炒谷芽、炒枇杷叶、茯神。此后，热退，神志清晰，夜寐渐安，胃纳渐复。舌淡红，苔薄，脉细数。故宗清热生津养胃等原则出入，旋至痊愈出院。

按语：烧伤总面积达62%，其中Ⅲ度面积30%，属于特重度烧伤。故需积极联合应用抗菌药物及补充水电解质、营养等一系列综合措施。另外见身热，口渴喜冷饮，舌光红津干，乃火毒内陷、热极劫津之象。处方以玄参、银花、生石膏、鲜茅芦根、连翘清热解毒，丹皮、鲜生地、赤芍清热凉血，鲜沙参、麦冬、生龟甲养阴生津。后出现身热持续39℃，伴神昏、谵语、四肢抽搐，舌光绛。血培养(+)。选用牛黄、茯神、嫩钩藤以清心解毒镇静。经治十余天，热退，神志转清，胃气受损，故改拟清热生津养胃之法调治到痊愈。

二、经验方

1. 烧伤药油剂(《中医外科学》)

功能：清凉润肤生肌。

主治：Ⅰ度和Ⅱ度烧伤。

组成：乌桕油(木子油、清油)、油桐树花、老南瓜瓤(立秋前者为佳)。先将桐花洗净、晾干、切碎，放入乌桕油中浸泡，至夏末取出等量南瓜瓤，亦放入油内(以浸没药面为度)，每周搅拌1次，连续搅4~5次，浸泡2~6个月即可使用。

用法：外用，涂抹于伤处。

2. 清凉油乳剂(《医宗金鉴》)

功能：清热润肤。

主治：Ⅰ度和Ⅱ度烧伤。

组成：风化石灰1L，清水4碗。将石灰与水搅浑，待澄清后，吹去水面浮衣，取中间清水，每 1 份水加麻油 1 份，搅调百遍。

用法：外用，涂抹于伤处。

（程亦勤、单玮）

第八节　毒蛇咬伤

【概述】

毒蛇咬伤是指人体被毒蛇咬伤后，由于毒液侵入体内而引起的一种急性全身中毒性疾病。

【主要病因病机】

《普济方·蛇伤》中记载："夫蛇，火虫也，热气炎极，为毒至甚。"蛇毒系风、火二毒。风者善行数变，火者生风动血、耗伤阴液。风毒偏盛，每多化火；火毒炽盛，极易生风。风火相煽则邪毒鸱张，必客于营血或内陷厥阴，形成严重的全身性中毒症状。

1. 风毒　风为阳邪，其性开泄，易袭阳位。风邪侵入人体，先中经络，肌肉失去气血濡养，可见眼睑下垂、张口困难、颈项不适等；风毒深入脏腑，气血逆乱，上冲于脑，可致烦躁、神志不清等。

2. 火毒　心主火，主血脉，火毒之邪最易归心。热盛肉腐，肉腐成脓，可见肿胀、坏死、溃烂；火毒可耗血动血，迫血妄行，致皮下瘀斑及各种出血；继而热扰心神，出现烦躁不安、惊厥、昏迷等。

3. 风火毒　风助火势，火可生风。风者善行数变，痹阻经络，深中脏腑；火者生风动血、耗伤阴精。风火相煽则邪毒鸱张，可耗血动血，出现溶血出血症状；热极生风，则有谵语、抽搐等症状。

【辨证注意点】

1. 辨毒蛇的种类、咬伤的时间、蛇体大小及咬伤的地点，了解咬伤后经过何种紧急处理。

2. 辨风毒、火毒、风火毒。

3. 风毒（神经毒）蛇伤者，伤处红肿疼痛不明显，多仅有麻木感。临床上不应忽视。

【辨证思路】

一、明确诊断

1. 咬伤处有明显的点状或逗点状毒牙痕。

2. 迅速出现局部红肿瘀紫灼痛，伤口流血不止，或麻木不肿，很快出现呼吸困难、口齿不清、恶心呕吐、复视等全身症状。

二、与无毒蛇咬伤相鉴别

无毒蛇咬伤的牙痕小而排列整齐，多以局部症状为主，少有全身症状。毒蛇咬伤的牙痕一般较粗大且深，除局部症状外，伴有严重的全身症状。

	有毒蛇咬伤	无毒蛇咬伤
有无毒牙	有	无
牙痕形状	成对或单个点状、逗点状牙痕	成排或单排锯齿状线形牙痕
局部症状	伤处流血不止、红肿灼痛显著，可有瘀紫斑，肿势蔓延迅速，或局部不红不肿、麻木	伤处轻度红肿，疼痛或轻或重，肿势发展相对缓慢
全身症状	恶心呕吐、口齿不清、复视、呼吸困难，甚则昏迷	一般无

三、判断病情轻重

无全身症状者病情轻，迅速出现全身症状者病情重。局部肿势超过三关者病情严重。

四、辨证论治

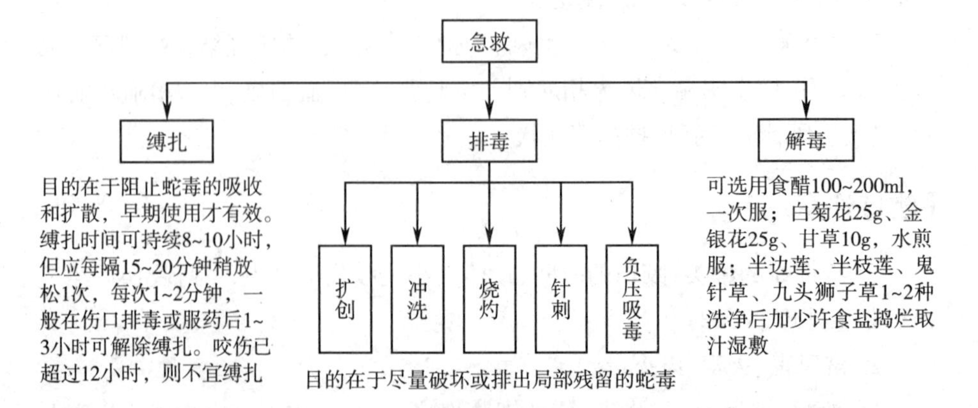

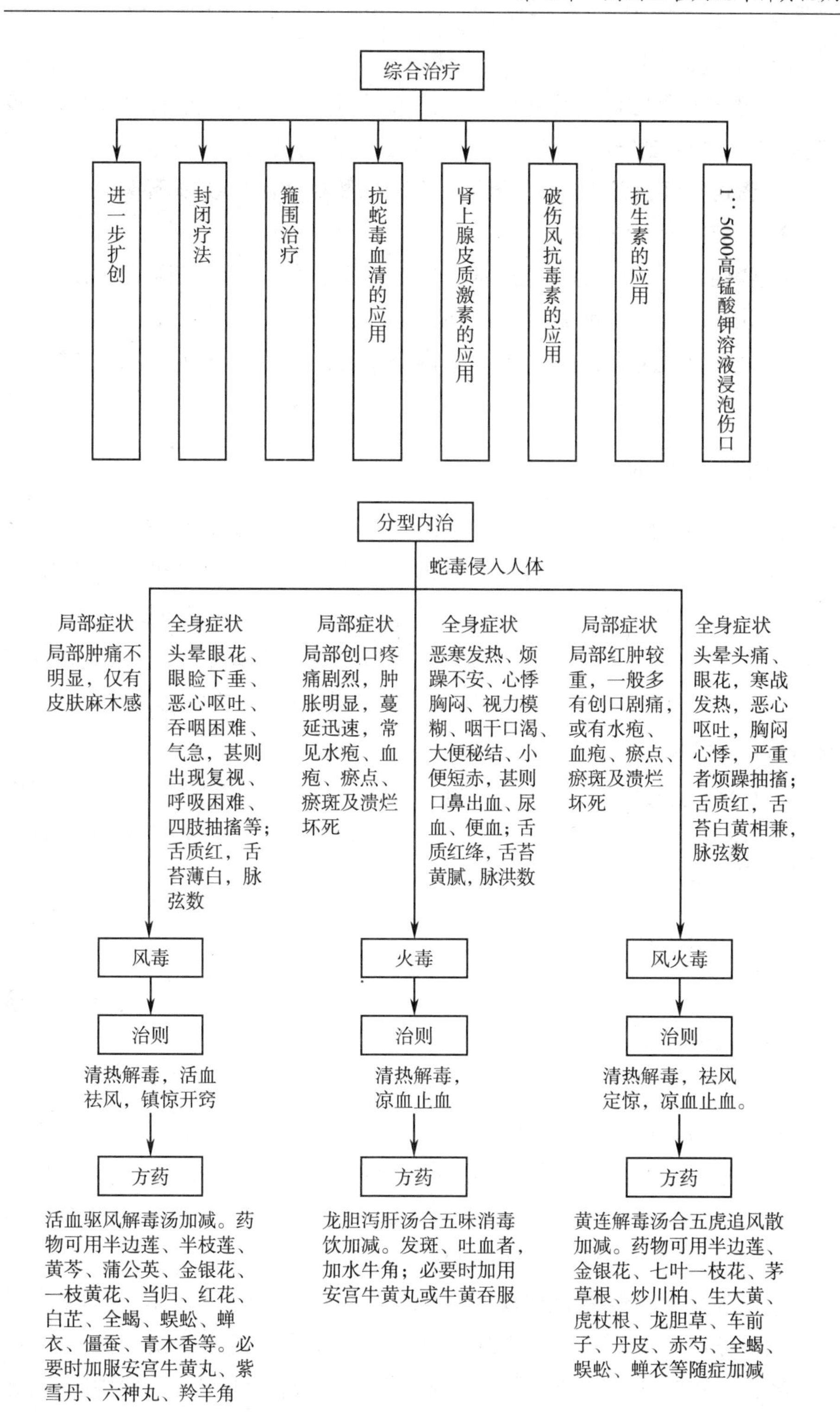
综合治疗
进一步扩创
封闭疗法
箍围治疗
抗蛇毒血清的应用
肾上腺皮质激素的应用
破伤风抗毒素的应用
抗生素的应用
1∶5000高锰酸钾溶液浸泡伤口
分型内治
蛇毒侵入人体
局部症状
局部肿痛不明显，仅有皮肤麻木感
全身症状
头晕眼花、眼睑下垂、恶心呕吐、吞咽困难、气急，甚则出现复视、呼吸困难、四肢抽搐等；舌质红，舌苔薄白，脉弦数
局部症状
局部创口疼痛剧烈，肿胀明显，蔓延迅速，常见水疱、血疱、瘀点、瘀斑及溃烂坏死
全身症状
恶寒发热、烦躁不安、心悸胸闷、视力模糊、咽干口渴、大便秘结、小便短赤，甚则口鼻出血、尿血、便血；舌质红绛，舌苔黄腻，脉洪数
局部症状
局部红肿较重，一般多有创口剧痛，或有水疱、血疱、瘀点、瘀斑及溃烂坏死
全身症状
头晕头痛、眼花，寒战发热，恶心呕吐，胸闷心悸，严重者烦躁抽搐；舌质红，舌苔白黄相兼，脉弦数
风毒
治则
清热解毒，活血祛风，镇惊开窍
方药
活血驱风解毒汤加减。药物可用半边莲、半枝莲、黄芩、蒲公英、金银花、一枝黄花、当归、红花、白芷、全蝎、蜈蚣、蝉衣、僵蚕、青木香等。必要时加服安宫牛黄丸、紫雪丹、六神丸、羚羊角
火毒
治则
清热解毒，凉血止血
方药
龙胆泻肝汤合五味消毒饮加减。发斑、吐血者，加水牛角；必要时加用安宫牛黄丸或牛黄吞服
风火毒
治则
清热解毒，祛风定惊，凉血止血。
方药
黄连解毒汤合五虎追风散加减。药物可用半边莲、金银花、七叶一枝花、茅草根、炒川柏、生大黄、虎杖根、龙胆草、车前子、丹皮、赤芍、全蝎、蜈蚣、蝉衣等随症加减

五、注意事项

1. 对于火毒（血循毒）蛇伤者，伤口流血不止时，不可进行伤口的进一步扩创，必要时可在进行伤口解毒清洗后做缝扎止血。

2. 密切观察患者的呼吸、循环系统变化，积极救治呼吸、循环衰竭。

3. 患肢应置低位。

4. 咬伤后，二便不通，蛇毒内攻。故需询问二便，治疗上当通利二便。

5. 伤后应减少活动，卧床静养，以免加速毒素随血运行全身。

6. 病症已缓解者，应注意在7日内仍需防止迟后出现的抗蛇毒血清过敏反应。

【病例思维程序示范】

封某某，男，48岁。2019年6月12日就诊。左足被毒蛇咬伤4小时。患者于6月12日早6点在上海郊区田间劳作时，左外踝后方不慎被蛇咬伤，蛇种不清，左外踝后方咬伤处疼痛难忍，并出现头晕，故至我科急诊就诊。患者自被咬伤后伤口疼痛明显，肿势蔓延较快伴头晕，否认恶心呕吐，否认复视等症状。刻下：左外踝咬伤处疼痛剧烈，左小腿肿痛较甚，无发热，应答切题，视物清楚，胃纳可，小便通，大便未解。

专科检查：左外踝后方见2个粗大牙痕，中心相距1cm左右，牙痕周围皮色瘀紫，微微渗血，色不鲜，触痛剧烈，左足至左膝下瘀肿明显，触痛（+）。舌质暗红，舌苔薄黄腻，脉弦。

辨证思维程序：

第一步：明确诊断。根据患者主诉，局部牙痕的形状，肿势发展的速度，诊断明确为毒蛇咬伤。

第二步：立即进行积极救治。咬伤口出血不多，瘀紫明显，先进行局部切开扩创排毒，并以0.9%氯化钠注射液10ml+2%利多卡因10ml+地塞米松5mg在左膝关节上方环封，同时静滴抗蝮蛇毒血清6 000U中和已进入人体的蛇毒，甲强龙80mg以减轻全身毒性反应保护内脏，青霉素钾560万U预防感染，破伤风抗毒素1 500U肌注预防破伤风。

第三步：进行必需的理化检查。如血常规、肝肾功能、血电解质、出凝血时间、心肌酶谱、心电图等，以了解心、肝、肾等重要脏器受损情况，并应随时观测。

第四步：结合患者的局部及全身症状辨证论治。咬伤处疼痛瘀肿明显，肿势发展较快，判断为风火毒。内治拟清热解毒，凉血祛风，通利二便。外治拟解毒消肿。

内服：季德胜蛇药片首剂20片口服，后每次10片，每6小时一次，口服。

处方：半边莲30g，半枝莲30g，蒲公英30g，七叶一枝花30g，菊花12g，生地20g，陈皮9g，制半夏9g，制僵蚕12g，车前草15g，全瓜蒌（打）18g，生甘草6g。每日1剂。

第五步：外用复方黄柏液湿敷伤口，金黄膏外敷左足和左小腿。

第六步：嘱患者减少活动，卧床休息。观察肿势进展及二便情况。

（自拟医案）

【医案、经验方及常用中成药】

一、医案

1. 顾伯华医案（《外科经验选》）

李某，女，25岁。农民。初诊于1974年5月24日。12小时前，被毒蛇咬伤右足背，麻木肿痛，迅速向上延伸小腿过膝，足背出现紫血疱及紫青瘀斑。于四五小时前，出现嗜睡、复视、眼睑下垂、恶心呕吐等症，小溲短赤，大便不解。苔腻质红，脉濡数（96次/min）。证由蛇毒入血，上蒙清窍。治拟清热解毒、通利二便。

半枝莲1两，半边莲1两，蒲公英1两，野菊5钱，黄柏3钱，玄明粉4钱，生大黄3钱，车前草1两，七叶一枝花1两。

局部循经扩创后，用1∶2 000高锰酸钾溶液冲洗创口。创口周围用玉露散水调成糊状湿敷。蛇咬伤后，有两个伤口，需循经（血管）方向扩创，不能横断切开。

息风镇惊解毒：蝎蜈片，每次5片，每日2次，口服；一枝黄花针剂，2ml，每日3次，肌注；南通蛇药片、解毒片各10片，每日3次，口服；破伤风抗毒素1 500U，肌注（立刻）；群生注射液4ml，每日3次，肌注。

解毒及抗感染：氢化可的松200ml，静脉滴注；青霉素、链霉素肌注。

二诊：5月25日。经上述处理后，复视现象消失，嗜睡减轻，眼睑下垂亦稍轻些，小便增多。患肢肿胀不减，且向上延伸达腹股沟。伤口经扩创后，一直流出紫黑水液。苔、脉如前，再拟原意进出。原方治疗2天。

三诊：5月27日。毒蛇咬伤3天，右下肢肿胀比前软些，足背创面渗出渐减少，创周皮肤有小片坏死，低热，视物欠清，头痛项强及关节酸痛均比前减轻，二便通利。苔薄，脉数（84次/min）。再拟清热解毒、通腑利湿为治。原方加鬼针草5钱，4帖；氢化可的松减为每日100mg；28日停用激素；停青霉素、链霉素，群生改为2ml，每日3次，肌注。

四诊：5月31日。毒蛇咬伤右足背坏死未落，毒水外溢，足背足踝暗红肿胀未退，低热已除，视力恢复。脉濡，再拟凉血清热解毒。

蒲公英1两，鲜生地1两，赤芍5钱，丹皮2钱，鬼针草5钱，半枝莲5钱，半边莲5钱，蛇舌草1两，银花3钱，车前子3钱。3帖。

五诊：6月3日。毒蛇咬伤下肢肿胀渐退，足背坏死组织约2cm×2cm，与健康组织已分离，脓水不多。肿痛已减，纳食尚可，二便尚调，苔薄润，脉濡数。再拟前法出入，以排余毒。

赤芍5钱，蛇舌草1两，鲜生地1两，车前子3钱，牛膝3钱，粉萆薢5钱，野赤豆6钱，半边莲5钱，丹皮2钱，鬼针草5钱，生大黄（后入）4钱。7帖。

外用：红油膏、九一丹。

患者于6月8日出院，当时仅见足背坏死疮面。以外用祛腐生新药物为主，带回清解余毒之中药。

按语：患者被毒蛇咬伤后12小时，已出现明显的全身中毒症状，立即给予半枝莲、半边莲、蒲公英、野菊、黄柏、玄明粉、生大黄、车前草、七叶一枝花煎服清热解毒通利二便，同时予氢化可的松控制全身中毒反应，应用青霉素、链霉素以预防感染。局部进行适当的扩创排毒，并应用高锰酸钾溶液浸泡解毒。经治3天，患肢肿势趋缓，全身症状减轻，病情得到控制，激素减量，停用抗生素，原方加鬼针草续进。治疗2周痊愈出院。毒蛇咬伤的救治应及时，局部以排毒、破坏伤口处残留毒素为主，全身以解毒、通利二便泄毒为主，出现全身症状者应当及时适量的应用激素，待症情好转后逐步递减。

2. 唐汉钧医案（《历代名医医案精选》）

周某，男，32岁。因“右手被五步蛇咬伤3天”而收住院。入院前曾在外院予扩创，并运用抗蛇毒血清、地塞米松等治疗，局部疼痛有所缓解，但肿势仍向前臂扩展，局部扩创疮面渗血不止。为进一步治疗，急送至我科救治。患者烦躁，头晕乏力，胸闷，时有呕吐，小便近一日未解，大便三日未行。

查体示：右上肢肿胀瘀紫，右手中指与无名指间、小指掌指关节处见3处疮口，渗血不止。眼呈蛇眼状，心率120次/min，血压60/30mmHg。尿常规示：

RBC 80 个 /HP，血常规示：RBC 2.4×10^{12}/L，Hb 77g/L。

此乃蛇毒内结，内攻脏腑，症情十分危急。口服季得胜蛇药片 20 粒，每隔 6 小时口服一次。中药拟清热凉血解毒，通利二便。

处方：半枝莲 30g，半边莲 30g，虎杖 15g，白花蛇舌草 30g，菊花 12g，天麻 15g，生地 30g，丹皮 9g，赤芍 12g，桑枝 20g，生黄芪 30g，车前子 15g，玉米须 30g，姜夏 9g，陈皮 9g。另予生大黄 9g 开水泡服。

局部疮口以明胶海绵外敷止血，患肢以金黄散水调敷箍围消肿。同时配合西医补充血容量，升压治疗，并静滴地塞米松 15~20mg/d。经中西医积极救治后，次日患者血压、心率等生命体征均恢复正常。1 周后痊愈出院。

按语：中医历来有“治蛇不泄，蛇毒内结”“二便不通，蛇毒内攻”之说，因此在毒蛇咬伤治疗中，通利二便是十分重要的。同时，五步蛇蛇毒为血循毒，属中医的“火毒”，在治疗中应以清热凉血解毒为主。方中半枝莲、半边莲、虎杖、白花蛇舌草、生地、丹皮、赤芍清热解毒、凉血止血；生大黄、车前子、玉米须通利二便，使蛇毒外泄；陈皮、姜夏和胃止呕；菊花、天麻醒脑明目；桑枝舒筋通络。诸药合用，清热之中兼以养阴，使热清血宁而无耗血之虑；凉血之中兼以散结，使血止而无留瘀之弊。对于中毒较重的患者主张早期足量运用肾上腺皮质激素，可以提高患者对蛇毒的耐受性，防治休克及血清反应，从而阻止病情的发展。

3. 医案［阙华发，唐汉钧，邢捷，等．中西医结合救治毒蛇咬伤 4 例．中西医结合学报，2008，6（10）：1071-1073.］

郑某，男，16 岁，2005 年 11 月 17 日入院。患者于 2005 年 11 月 6 日被银环蛇咬伤左手食指，3 小时后出现呼吸困难，神志不清，乏力肢软，在浙江舟山医院住院，予激素、抗蛇毒血清以及气管插管、呼吸机辅助通气等治疗后，神志转清，但仍不能脱机自主呼吸，气促，痰多，肢软乏力，由我院急诊收入 ICU 病房。

入院时检查：神清气促，气管插管，呼吸机辅助通气中，两肺呼吸音低，未及干湿啰音，心（-），双上肢肌力Ⅱ级，双下肢肌力$Ⅱ^{+}$级。舌质红，舌苔白腻，脉数。

入院后中医诊断：毒蛇咬伤（风毒证）。治以清热解毒，活血通络，祛风化痰。

处方：半枝莲 30g，半边莲 30g，七叶一枝花 30g，蛇舌草 30g，生军（后下）15g，枳实 15g，白芷 15g，蜈蚣 2g，全蝎 3g，水蛭 15g，黄连 12g，黄芩 12g，生地 15g，鱼腥草 30g，葛根 30g，仙灵脾 12g，生芪 30g，白术 30g，生甘草 10g。

并予气管切开，机械通气，抗感染，大承气汤浓煎灌肠肛滴，营养支持等。

经治痰液渐少，气促渐缓，肌力渐复，于 11 月 21 日自主呼吸恢复，去除呼吸机。舌质红，舌苔白腻，脉细。治以益气健脾。

处方：太子参 12g，炒白术 30g，白茯苓 15g，山药 15g，莲子肉 15g，薏苡仁 15g，白扁豆 15g，木香 10g，砂仁（后下）6g，陈皮 9g，枳壳 9g，莱菔子（包煎）15g，焦楂曲各 15g，生大黄（后下）3g，生甘草 9g。

同时加用生黄芪 240g 煎汤代茶频服。鼓励患者加强肌肉恢复锻炼。

12 月 2 日患者出院，肢体肌力恢复至Ⅳ级。

二、经验方

蛇伤一点红方（《中医外科学》）

功能：清热凉血，解毒息风，清解蛇毒。

主治：毒蛇咬伤。

组成：一点红、白花蛇舌草、七叶一枝花、千里光、蜈蚣、乌蔹莓、大蓟、八角莲、三叶刺针草、矮冷水花干品各等份，研细末。

用法：每次 9~15g，每日 3 次，口服。

三、常用中成药

可选用季德胜蛇药片、上海蛇药片、广州蛇药片。

（程亦勤、单玮）

第九节　虫　蜇　伤

【概述】

虫蜇伤，指蜂、蜈蚣、蝎、蜘蛛、蚂蟥等虫类，通过毒刺及毒毛刺或口器刺吮人体皮肤，虫毒入里，引起局部和全身中毒症状的疾病的统称。

【主要病因病机】

虫毒注入，侵入肌肤，循经入传营血，内攻脏腑而成。

【辨证注意点】

1. 首辨虫毒特性　风毒、火毒、风火毒。

2. 辨病位　辨病邪在经络、气血、脏腑之异。

【辨证思路】

一、明确诊断

1. 曾接触蜂、蝎、蜈蚣、蜘蛛或蚂蟥等及被其蜇咬伤。

2. 虫蜇伤处有明显的红肿、灼热、疼痛、麻木，以及伴随有（或无）全身中毒症状。

二、鉴别诊断

主要与毒蛇咬伤相鉴别。

	蜈蚣蜇伤	蝎蜇伤	黄蜂蜇伤	毒蜘蛛蜇伤
与毒蛇咬伤相似症状	剧痛，局部红肿，可有组织坏死	局部疼痛、麻木	局部疼痛、肿胀	局部剧痛、麻木，可有组织坏死
与毒蛇咬伤鉴别症状	牙痕小而浅，多呈楔形，间距甚近，肿痛较局限，无麻木感，较少出现全身症状	刺痛剧烈，常有流泪、流涎反应，严重者可出现烦躁不安、抽搐和哮喘等症状	不见牙痕，仅见多个点状伤口，无麻木，肿痛局限，多无全身症状，如被众多毒蜂同时刺伤，可出现休克、肾衰竭	无典型牙痕，无明显肿胀，严重者才出现腹痛、腿部抽搐性疼痛等全身症状

三、辨证论治

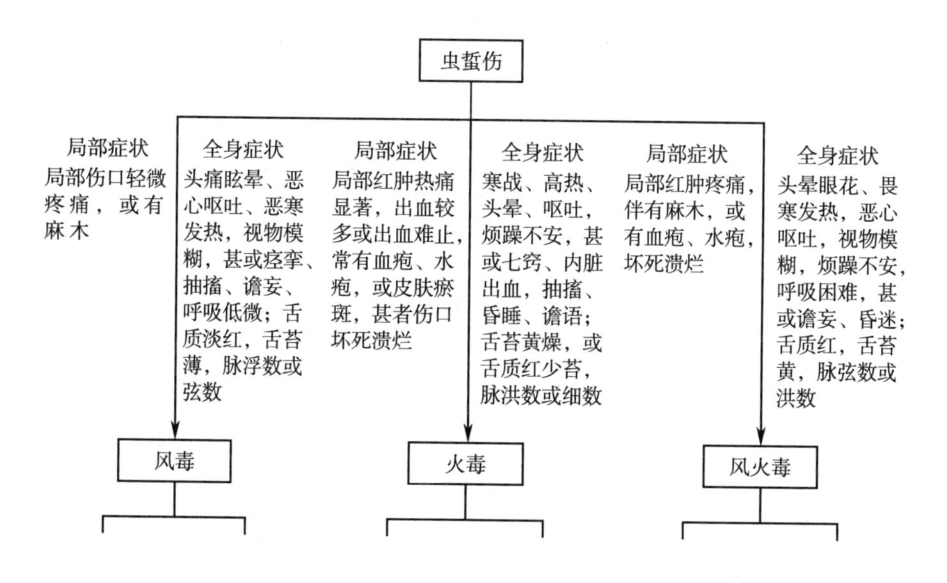

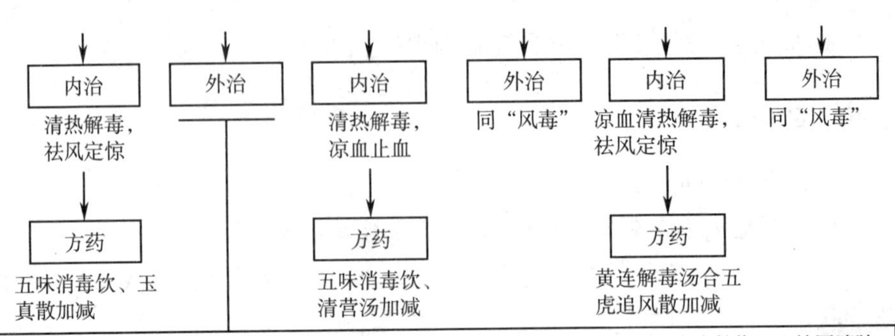
内治
清热解毒，
祛风定惊
方药
五味消毒饮、玉
真散加减
外治
内治
清热解毒，
凉血止血
方药
五味消毒饮、
清营汤加减
外治
同“风毒”
内治
凉血清热解毒，
祛风定惊
方药
黄连解毒汤合五
虎追风散加减
外治
同“风毒”
祛除毒刺；处理创口：对创面进行扩创排毒，并用1:5 000高锰酸钾溶液洗涤或冷敷伤口；箍围消肿：用玉露散、金黄散或蛇药片捣碎，以菊花汁或麻油调匀成糊状，外敷箍围于创口周围及肿胀部位；或新鲜中药捣烂外敷。局部肿胀严重者可用火罐拔除毒汁。局部溃烂者可外敷九一丹、红油膏，待毒尽腐脱改用生肌散、白玉膏

四、注意事项

1. 卧床休息，室内安静，空气宜流通。

2. 充分饮水。

3. 忌食鱼腥、辛辣等发物。

【病例思维程序示范】

束某，女，38岁。1996年7月15日就诊。患者于1天前在野外不慎被黄蜂蜇伤头面、颈项部、手足部，患处即出现剧烈疼痛，瘙痒，局部出现红肿、灼热、水疱，自觉头晕，恶心，胸闷，心悸，烦躁不适，小便短赤，大便秘结。

查体：头面部、颈项部、手足部见散在的微小蜇伤点5处，皮肤明显焮红肿胀，水疱，肤温升高。舌质红，苔黄，脉数。

辨证思维程序：

第一步：明确诊断。根据黄蜂咬伤史，局部皮肤明显焮红肿胀，水疱，肤温升高，自觉头晕，恶心，胸闷，心悸，烦躁不适，小便短赤，大便秘结，可明确诊断为蜂蜇伤，当与毒蛇咬伤相鉴别。

第二步：判断中毒程度。根据局部症状、有无全身反应、全身反应出现的快慢及轻重来判断，本病例患者病情较重，如出现痉厥、抽搐、血红蛋白尿、急性肾衰竭、喉头水肿、气管痉挛、过敏性休克则病情严重。

第三步：进行相关检查。①为判断感染程度，可行血常规、血沉、C反应蛋白等检查。②为了解是否有心、肝、肾损害，可根据具体情况行心电图、心肌酶谱、肝功能、肾功能、尿常规、出凝血时间等检查。

第四步：进行辨证论治。火毒入侵局部，毒邪壅滞不通，故灼热疼痛，焮红肿胀；火毒炽盛，侵入营血，故有烦躁；火毒内结，腑气不通，气化不利，故大便秘结，小便短赤；内攻脏腑，故有头晕，恶心，胸闷，心悸；舌质红，苔黄，脉数，为热入营血之征。属火毒证，治拟凉血清热解毒，方用犀角地黄汤合五味消毒饮加减。

处方：生地黄30g，赤芍药15g，牡丹皮12g，金银花15g，连翘15g，野菊花12g，蒲公英30g，紫花地丁30g，半枝莲30g，白花蛇舌草30g，生甘草10g。

第五步：随症加减。小便短赤，加泽泻15g、车前子（包煎）12g；大便秘结，加生大黄（后下）9g；恶心，加姜半夏15g；头晕，烦躁，加僵蚕12g、钩藤（后下）9g等。

第六步：外治。本案属火毒炽盛，可用新鲜马齿苋30g、半边莲30g、金银花20g等中药捣烂湿敷，或蛇药片捣碎，冷水调敷。

第七步：调摄与生活指导。卧床休息，室内安静，空气宜流通；充分饮水；忌食鱼腥、辛辣等发物。

（自拟医案）

【医案、经验方及常用中成药】

一、医案

黄振鸣医案（《奇难杂症》）

卢某，男，45岁。1978年7月14日初诊。患者于1978年7月9日夜，被蜈蚣咬伤左足外踝，当时伤口微见出血，局部微痛，即用开水洗患处，外涂生鸡口液。翌日，左踝、足背红肿，一条红筋直上腘窝，腹股沟淋巴结肿大、按痛，步履蹒跚，恶寒发热。经当地医院注射青霉素，局部用雷佛奴尔湿敷，治疗5天后，病势仍不见减轻，遂来诊治。来诊时，且兼恶寒发热，头痛，小便黄，大便3天未解。

查体：体温38.2℃，舌质红，苔微黄，脉洪数；左足外踝及足背红痛高肿，外踝伤口胬肉翻出约0.7cm×1cm，有少量淡红色血水渗出，自伤口沿小腿外侧正中线有一条20cm长红丝，腹股沟淋巴结如白果大，压痛。证属毒邪入血，火郁经络。治拟清热，解毒，凉血。

大黄（后下）24g，银花12g，连翘9g，青黛6g，赤芍药12g，牡丹皮9g，白花蛇舌草 18g，蓼刁竹 18g，土茯苓 24g，生槐花 12g，牛膝 12g。嘱便通去大黄。

外治：用黄灵丹撒在胬肉翻出局部，再用 201 消炎水湿敷，日换 3~4 次。

复诊：1973 年 7 月 17 日。经上治疗，泻大便 3 次，恶寒发热、头痛诸症消失。查体温 37.1℃，左踝部胬肉平复，血水渗出通畅，红肿范围已缩减一半，疼痛大减，小腿红丝减退，腹股沟淋巴结肿消失，黄苔已退，脉弦微数。

蓼刁竹 18g，白花蛇舌草 18g，金银花 15g，连翘 12g，牛膝 12g，赤芍药 12g，玄参 15g，土茯苓 24g，生槐花 12g。

外治：用 201 消炎水湿敷患部红肿处及伤口，日换 3~4 次。

三诊：1978 年 7 月 21 日。自觉症状基本消失，左踝、足背红肿消退，局部伤口已有新生肉芽。继续外用 201 消炎水湿敷，数周后痊愈。

按语：本案患者被蜈蚣咬伤后表现为局部红痛高肿，伤口胬肉突出，红丝直上，脉洪数，舌红苔黄，大便秘结。为毒入血分，化热、化火，郁于肌肤而发。治宜清热、解毒、凉血。故首先要大便通畅，使邪毒有出路，以生大黄、玄参通腑泻热，青黛、蓼刁竹、白花蛇舌草清热解毒，金银花、连翘透热转气，赤芍药、玄参、生槐花清血分之热，再加土茯苓清解血中湿热之毒，而起利尿解毒作用，由于咬伤部位在下，加牛膝引经。外治胬肉翻出，用黄灵丹撒 1~3 天后，胬肉平复，肿处用 201 消炎水湿敷，有消肿、凉血、解毒之功，以促痊愈。但不宜用膏剂，以免影响创面愈合。

二、经验方

1. 梁增业银花合剂（《中国中医秘方大全》）

功能：清热解毒，祛瘀消肿。

主治：蜈蚣咬伤。

组成：金银花 10g，连翘 10g，白芷 10g，威灵仙 10g，细辛 3g，没药 3g，五灵脂 10g，吴茱萸 6g，大黄 10g，木通 10g，生甘草 6g。

用法：水煎服，每日 1 剂，分 2 次服。

2. 郑茂荣七一方（《中国中医秘方大全》）

功能：清热解毒，消肿止痛。

主治：蜂蜇伤。

组成：七叶一枝花。

用法：研末，50% 酒精浸泡 3 天，取出浸液，再用等量的 50% 酒精浸泡药渣 3 天，取 2 次浸液合并，过滤加适量 50% 酒精制成 10%（及 20%）七叶一枝花酊，用时涂患处。

三、常用中成药

可选用季德胜蛇药片。

（阙华发）

第十节　破　伤　风

【概述】

破伤风是由皮肉破伤，风毒之邪乘虚侵入而引起发痉的一种急性疾病，临床以有皮肉破伤史，有一定的潜伏期，发病急骤，发作时全身或局部肌肉强直性痉挛和阵发性抽搐，但神志始终清楚为特征。本病中西医同名。

【主要病因病机】

本病总因皮肉破伤，或疮疡溃后，失于调护，感受风毒之邪，着于肌腠，传于经络，攻入脏腑所致。

【辨证注意点】

1. 首辨疾病的轻重缓急　前驱期风毒在表，病情较轻；发作期风毒入里，属风邪播散经络者，病情较重，循经入传脏腑者，病情重，内陷于心者、正气欲脱者，病情极重；恢复期，风邪由里转出，多属正虚邪留，病情相对较轻。

2. 辨风邪　初起有寒热，头痛，轻度吞咽困难和牙关紧闭，周身拘急，多为外风所致；后期以痉挛、抽搐为主，多为外风入里，引起内风之象。

3. 辨虚实　前驱期、发作期多为实证；恢复期以正虚为主，多为虚实夹杂证。

【辨证思路】

一、明确诊断

1. 有近期皮肤外伤史。

2. 出现苦笑面容、张口困难、牙关紧闭、颈项强直、角弓反张等，且每因光亮、噪声、震动、饮水等轻微刺激诱发或加重肌肉强直性痉挛和阵发性抽搐，抽搐间期全身肌肉仍紧张强直。

3. 神志始终清楚。

二、鉴别诊断

	狂犬病	化脓性脑膜炎	癫痫发作	口齿疾病
病史	病犬、猫等咬伤史	常有上呼吸道感染、肺炎、头皮化脓性感染等病史	有癫痫反复发作史	有口腔炎、齿龈炎等口齿疾病史
与破伤风相似症状	频发抽搐	颈项强直、角弓反张	四肢抽搐，口吐涎沫，喉间痰鸣	张口困难，牙关紧闭，咀嚼不便
与破伤风鉴别症状	抽搐以吞咽肌为主，极度恐水，每每见风水发作，且每次发作时常狂喊乱叫，如犬吠声，但无牙关紧闭	常有高热、嗜睡，剧烈头痛、喷射性呕吐，但无阵发性肌肉痉挛，无牙关紧闭。脑脊液检查多有阳性病理发现	常突然仆倒、昏不知人，移时苏醒，醒后如常人	口齿局部有明显压痛，有原发病灶。但无牙关紧闭、颈项强直、角弓反张等

三、辨证论治

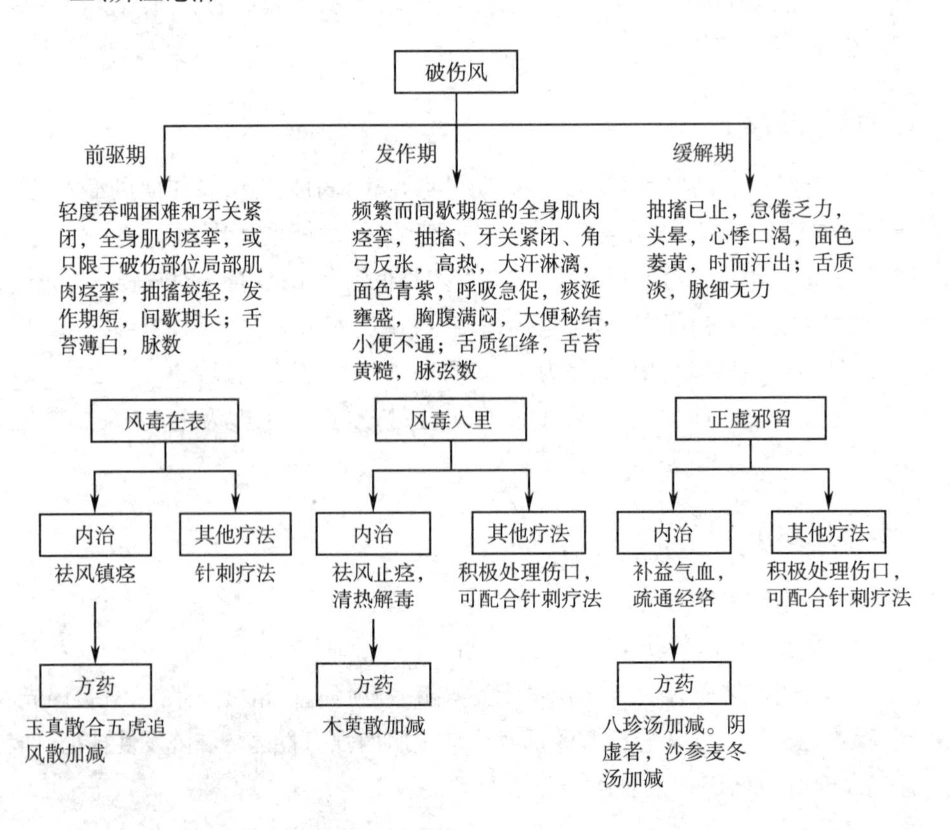

四、注意事项

1. 破伤风的发生和发展过程极为迅速，死亡率高，必须坚持中西医结合的综合治疗。西医治疗应尽快消除毒素来源、中和体内毒素、控制和解除痉挛、积极防治并发症。

2. 积极治疗破伤风常见的各种并发症，如肺炎、肺不张、窒息、酸中毒、肌肉撕裂、出血、骨折、脱位、便秘和尿潴留等。

3. 注意隔离，环境安静，避免光、声、振动。

4. 注意口腔及皮肤护理，保持呼吸道通畅，及时吸出口、鼻、咽分泌物。

【病例思维程序示范】

宋某，男，65岁。1997年5月18日就诊。患者于半个月前右足底不慎被铁钉刺伤，次日晨，患者即觉得张口不便，轻度吞咽困难，牙关紧闭，周身拘急，继则出现苦笑面容，项背强急，四肢抽搐，角弓反张，反复发作，口干口臭，便秘。发病后曾注射过“破伤风抗毒血清”；针刺合谷、下关、大椎、风池、太冲、曲池、外关等穴位，并服中药玉真散等无显效。

查体：舌质黯尖红，舌苔黄，脉弦细。

辨证思维程序：

第一步：明确诊断。根据患者有铁钉刺伤足底史，出现苦笑面容、张口困难、牙关紧闭、颈项强直、角弓反张等，反复发作，可明确诊断为破伤风，并与疯犬咬伤、癫痫发作、化脓性脑膜炎、士的宁中毒、口齿疾病等相鉴别。

第二步：进行相关检查。①为明确是否并发感染及感染程度，可行血常规检查。②为与化脓性脑膜炎相鉴别，可行脑脊液检查。

第三步：进行分期。患者苦笑面容、张口困难、牙关紧闭、颈项强直、角弓反张，属发作期。

第四步：辨证论治。外伤染毒，感染风邪，着于肌表，风伤太阳经络，故张口不便，轻度吞咽困难；风邪播散经络，则周身拘急；风邪循经传里，入肝引动肝风，则苦笑面容，项背强急，四肢抽搐，角弓反张；风毒入内，化热化燥，腑气不通，故口干口臭，便秘，舌质黯尖红，舌苔黄，脉弦细。

处方：蝉蜕9g，僵蚕9g，全蝎9g，蜈蚣2条，胆南星12g，天麻12g，钩藤（后下）10g，川芎12g，防风6g，生甘草10g。

第五步：随症加减。口臭，加生石膏（先煎）30g、知母18g；便秘，加生大黄

(后下)12g、芒硝(冲)15g。

第六步:外治。病属发作期,可行局部扩创排毒。

第七步:调摄与生活指导。注意隔离,环境安静,避免光、声、振动;注意口腔及皮肤护理,保持呼吸道通畅,及时吸出口、鼻、咽分泌物;保证水及营养的摄入。

(自拟医案)

【医案、经验方及常用中成药】

一、医案

1. 张觉人医案[《中华名医医案集成·外科医案(上册)》]

朱某,男,32岁。1951年左脚掌被锈钉刺入约4分深,但出血不多。是晚回家用草药敷包局部,并不十分疼痛。第三日忽感咀嚼不便,吞咽困难,颈部亦觉不自由,当晚10点钟发生痉挛一次,至第四天,痉挛次数增多,颈部、脊、腰均呈强直状态,由人介绍来所诊治,上下包车均需人扶持始能勉强行动。体温39.6℃,脉搏跳动甚速,大小便如常,神识清醒,不异常人。在诊察刚毕时又痉挛一次,但不严重,约3分钟即恢复正常。当将患部包扎草药除去,洗洁患部,见伤口呈肿硬状态,即以玉真散厚撒伤部,外用纱布绷带包扎,另给药散3包,每包重9g,命其回家时用热黄酒调服,每隔3小时一包。

次日由人抬来复诊,揭示伤口肿硬较昨日初诊时减退约3/4。称服药3包后,痉挛次数大减,洗净患部后,仍以玉真散撒布伤处包扎,仍给玉真散3包带回服用。

至第三天来诊时,伤部僵硬已完全软化平复,惟伤口尚未愈合,当即易以生肌收口药散,吞咽已恢复如常,痉挛次数大为减少。发作间隔延长,发作症势已转轻缓,内服玉真散如前,惟每包减量为6g,如此延续服用,计12天而完全恢复正常。

[附方]玉真散:白附子320g,生南星(姜汁炒)、明天麻、羌活、防风、白芷各30g,蝉衣90g。共研细末,贮瓶备用,不可泄气。

2. 翟青云医案[《中华名医医案集成·外科医案(上册)》]

三岁余,与他儿戏耍,木棍误触头面,破皮出唾甚多。六七日后,渐觉口噤,言语謇涩。又二日,两手握固而难伸,角弓反张,饮食难进,邀余往治,六脉浮紧,此为破伤风也。余曰:“此证最为凶险,十中不过愈其四五。”周曰:“此证虽凶,情属父子,人事不忍不尽。乞先生念余年四十余,惟有此子,万一痊愈,没齿难忘。”怜其恳切,遂制一方,名曰逐风丹。全蝎1条,麝香0.3g,艾叶3g,蓖麻子2个,天麻5g,羌活6g,防风6g,荆芥5g,当归5g。共为细末,香油调抹患处,每日十余次,内服活血除风汤。外抹内服。二日口渐开能言,诸症皆轻,五日共服四帖,竟获十全。

活血除风汤:当归10g,黄芪10g,羌活6g,川芎6g,防风10g,生白芍10g,荆芥10g,全蝎2条,白芷6g,天麻5g,秦艽6g,生地黄10g,生甘草6g。

二、经验方

木萸散(《实用专病专方临床大全》)

功能:祛风解毒,镇痉舒挛。

主治:筋脉拘急,动风痉挛,如颈项强直、角弓反张、肢体抽搐等。

组成:木瓜20g,吴茱萸15g,防风10g,全蝎6g,僵蚕8g,蝉衣12g,天麻8g,藁本10g,桂枝8g,白蒺藜10g,朱砂(冲服)1g,猪胆(炖服)1个。

加减:合并继发感染发热者,加蒲公英15g、黄连10g;痉挛抽搐频发者,加蜈蚣2条、羚羊角1.5g;肢冷息微,汗出如珠者,加参附汤;气血虚弱者,加生地黄15g、熟地15g、黄芪15g。

用法:水煎服,每日1剂,分2次服。

三、常用中成药

可选用玉真散、蝎蜈胶囊。

（阙华发）

第十一节　痛　风

【概述】

痛风是因脾肾功能失调,饮食失宜,外邪侵袭,阻闭气血,痰瘀闭阻经脉,以关节红肿热痛反复发作,痛风石沉积,关节畸形,病久可内损肾脏为临床特征的一组疾病。本病西医学亦称为痛风。

【主要病因病机】

1. 饮食失宜,过食膏粱厚味,湿热内蕴。

2. 先天禀赋不足，脾肾功能失调，正虚而致风、寒、湿、热之邪留注关节。

以上因素均可致瘀血凝滞，络道阻塞，津液凝聚，痰浊瘀血闭阻经脉，继则侵蚀筋骨，内损脏腑而成。

【辨证注意点】

1. 辨疼痛　初起皮色焮红，灼热疼痛，遇冷则痛减，多为湿热痹阻；皮肤不红、不热，酸痛，得温则缓，肢体沉重，多为寒湿之邪痹阻；局部疼痛不甚，肤热不高，皮色暗滞，多为寒湿之邪郁而化热；痛无定处，忽此忽彼，遇风则剧，多夹风邪。

2. 急性发作期当辨湿热之轻重，缓解期需辨脾肾不足、痰瘀阻络、肝肾阴虚之候　局部红肿热痛明显，热重于湿；关节红痛不甚，热势较轻，湿重于热。

3. 分清新久寒热虚实　新病多为湿热或寒湿之邪乘虚入侵人体，闭阻气血，属实证；久病，反复发作，络脉瘀阻，湿聚为痰，痰瘀互结，多为正虚邪实；或久病入深，气血亏损，肝、脾、肾虚损，多为正虚邪恋，正虚为主。

4. 注意询问病史（家族史等），了解诱发因素（饮食、劳累、受寒湿、剧烈运动、外伤等）及伴发疾病（高血压、高脂血症、冠心病、糖尿病、肾功能不全、肥胖、瘘管），了解肾脏病、血液病及药物等引起的继发性痛风。

【辨证思路】

一、明确诊断

1. 好发于跗趾、跖趾关节。

2. 多有高嘌呤饮食、饮酒、受寒、劳累、感染、关节外伤、紧张等诱因。

3. 单关节突发剧烈疼痛，多因半夜足痛惊醒，如刀割或虎咬。

4. 血尿酸升高，关节腔内有尿酸盐结晶。

二、鉴别诊断

需与类风湿关节炎、蜂窝织炎或假性痛风相鉴别。

	痛风性关节炎	类风湿关节炎	蜂窝织炎	假性痛风
性别年龄	多见于肥胖中年男性	多见于中年女性	不定	多见于老年人，男性偏多
受累关节	单个关节发病，受累关节渐增；关节损伤的病期不一致；一般不侵犯下颌关节、髋关节	对称性多关节炎；关节损伤的病期多一致；可侵犯下颌关节、髋关节	多单个关节发病	以膝、髋、肩、肘等大关节多见

续表

	痛风性关节炎	类风湿关节炎	蜂窝织炎	假性痛风
临床表现	局部关节红肿热痛，疼痛剧烈；可并发肾结石	关节对称性肿胀，疼痛不甚明显，可有晨间关节僵硬，午后减轻	关节疼痛不甚明显，畏寒发热等全身症状较为明显	局部关节红肿热痛
实验室检查	血尿酸增高；类风湿因子 5%~10% 阳性，滴度较低；关节液检查可见尿酸盐结晶；关节 X 线见痛风石沉积，骨质呈凿孔样缺损，其边缘锐利，有增生反应	血尿酸不增高；类风湿因子 70%~80% 阳性，滴度较高；关节液检查无结晶；关节 X 线见关节面粗糙，关节间隙狭窄，甚至关节面融合	血尿酸不增高；白细胞升高	血尿酸不增高；关节液检查有焦磷酸钙结晶；关节 X 线见关节软骨钙化，关节退行性改变

三、辨证论治

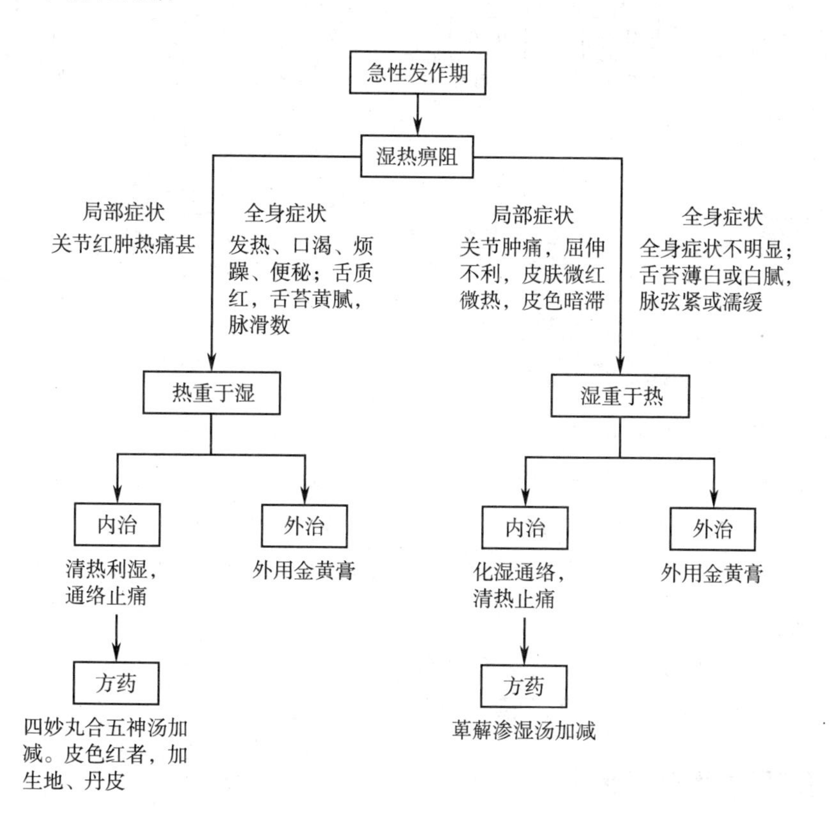

急性发作期
湿热痹阻
局部症状
关节红肿热痛甚
全身症状
发热、口渴、烦躁、便秘；舌质红，舌苔黄腻，脉滑数
局部症状
关节肿痛，屈伸不利，皮肤微红微热，皮色暗滞
全身症状
全身症状不明显；舌苔薄白或白腻，脉弦紧或濡缓
热重于湿
湿重于热
内治
外治
清热利湿，通络止痛
外用金黄膏
方药
四妙丸合五神汤加减。皮色红者，加生地、丹皮
内治
外治
化湿通络，清热止痛
外用金黄膏
方药
萆薢渗湿汤加减

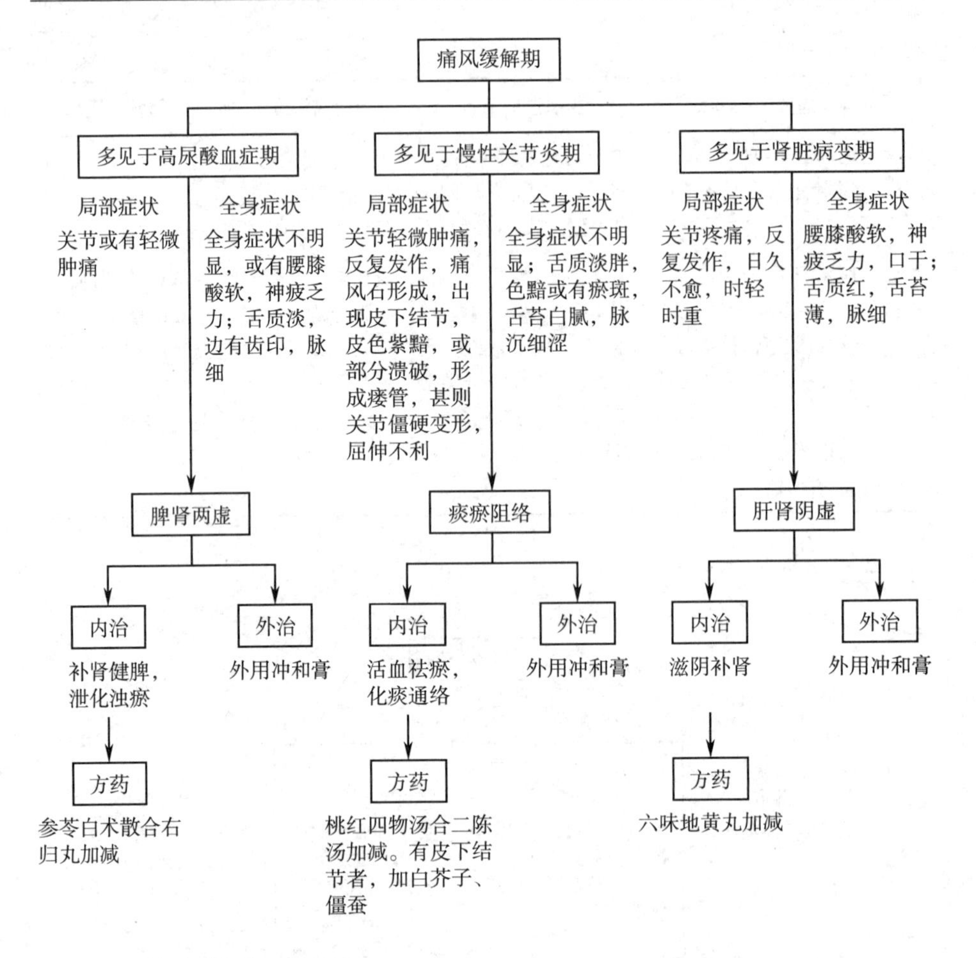
痛风缓解期
多见于高尿酸血症期
多见于慢性关节炎期
多见于肾脏病变期
局部症状
关节或有轻微肿痛
全身症状
全身症状不明显，或有腰膝酸软，神疲乏力；舌质淡，边有齿印，脉细
局部症状
关节轻微肿痛，反复发作，痛风石形成，出现皮下结节，皮色紫黯，或部分溃破，形成瘘管，甚则关节僵硬变形，屈伸不利
全身症状
全身症状不明显；舌质淡胖，色黯或有瘀斑，舌苔白腻，脉沉细涩
局部症状
关节疼痛，反复发作，日久不愈，时轻时重
全身症状
腰膝酸软，神疲乏力，口干；舌质红，舌苔薄，脉细
脾肾两虚
痰瘀阻络
肝肾阴虚
内治
外治
补肾健脾，泄化浊瘀
外用冲和膏
方药
参苓白术散合右归丸加减
内治
外治
活血祛瘀，化痰通络
外用冲和膏
方药
桃红四物汤合二陈汤加减。有皮下结节者，加白芥子、僵蚕
内治
外治
滋阴补肾
外用冲和膏
方药
六味地黄丸加减

四、注意事项

1. 节制饮食,防止过胖。

2. 避免进食高嘌呤的食物,戒酒。

3. 增加碱性食物摄入量。

4. 注意休息,避免过度劳累及精神刺激;注意保暖、避寒、多饮水;避免关节损伤。

5. 避免使用妨碍尿酸排泄的药物。

6. 病情缓解后,必须定期复查血尿酸。

【病例思维程序示范】

吴某某,男,56岁。1999年4月5日就诊。患者10年前右足第1跖趾关节处红肿热痛,诊断为痛风,予秋水仙碱治疗后迅速缓解,以后逐渐累及双下肢踝关节、膝关节，左手第2、3指间关节、腕关节，且经常反复发作，近2年来发作趋于频繁，间歇期缩短，服用别嘌醇、立加利仙、新癀片等治疗，10天内多能缓解。此次于半个月前无明显诱因在半夜睡眠中因疼痛剧烈而惊醒发病，出现左足踝关节、第1跖趾关节处红肿热痛，不能着地，外院检查血尿酸614μmol/L，予苯溴马隆、布洛芬等疼痛不见缓解。刻诊：纳呆，口干口苦，小便黄，大便秘结，夜寐欠安。

查体：左足踝关节、第1跖趾关节处暗红肿胀，肤温高，触痛明显，关节活动尚可，左足踝关节及左手食、中指处见隆起结节，质地偏硬。舌质暗红，舌苔薄黄腻，脉滑。

辨证思维程序：

第一步：明确诊断。根据患者年龄，关节红肿热痛反复发作，高尿酸血症，关节处结节，诊断为痛风，并应与类风湿关节炎、化脓性关节炎或创伤性关节炎、蜂窝织炎、假性痛风等相鉴别。

第二步：进行相关检查。①为了解痛风后肾脏病变情况，可做肾脏B超、肾功能、尿常规、肌酐清除率等检查。②为了解骨与关节情况，可做骨关节X线检查，或行关节腔穿刺关节液检查。③为了解感染程度，可行血常规检查。

第三步：进行分期。局部关节红肿热痛，当属急性发作期。

第四步：辨证论治。患者痛风病史已有10年，脏腑功能失调，脾肾之气渐衰，湿浊内生，湿为阴邪，湿性滞下，湿邪郁而化热，湿热互结，以致气血运行失畅，络脉瘀阻，故局部关节红肿作热，剧痛，夜间尤甚；湿邪久羁，瘀血内阻，故病多迁延，反复发作；久病必瘀，湿凝为痰，痰瘀互结，流注关节，则见局部结节；纳呆，口干苦，尿黄，便秘，舌质暗红，舌苔薄黄腻，脉滑，乃湿热瘀阻之象。证属湿热痹阻，治拟清热利湿，通络止痛，方用四妙丸加减。

处方：苍白术各12g，黄柏9g，薏苡仁15g，土茯苓30g，萆薢30g，牛膝12g，当归9g，赤芍药12g，忍冬藤30g，络石藤30g，仙灵脾15g，玉米须15g，延胡索15g，生甘草10g。

第五步：随症加减。疼痛较甚，加细辛6g、徐长卿（后下）30g等；关节红肿甚，加生地黄30g、生石膏（先煎）30g、知母18g等；皮下结节，加白芥子15g、生牡蛎（先煎）30g、海藻12g、蜈蚣2g等；关节变形，加蜈蚣2g等。

第六步：外治。证属湿热痹阻，予金黄膏外敷。

第七步：调摄与生活指导。节制饮食，防止过胖；避免进食高嘌呤的食物；

戒酒;增加碱性食物摄入量;注意休息,避免过度劳累及精神刺激;注意保暖、避寒、多饮水;避免关节损伤;避免使用妨碍尿酸排泄的药物;病情缓解后,必须定期复查血尿酸。

(自拟医案)

【医案、经验方及常用中成药】

一、医案

1. 唐汉钧医案(《唐汉钧学术经验撷英》)

吴某,男,46岁。初诊:2003年4月5日。患者有痛风病史近10年,双下肢经常交替发作。3周前左足第1跖趾关节红肿疼痛又作,并迅速延及足背,行走不利,外院予以肌注林可霉素,口服别嘌醇、立加利仙等,症情不减。刻诊:左足疼痛,行走困难,胃纳差。舌质红,苔薄黄腻,脉滑小数。

专科检查:左足背前2/3及左踇趾跖趾关节处红肿,肤温高,触痛明显。证属湿热瘀滞,风痛痹肿。治拟清热利湿,祛风消痹。

处方:生地黄20g,赤芍药15g,牡丹皮9g,苍白术各12g,黄柏12g,生米仁15g,川牛膝15g,鹿含草30g,木瓜9g,威灵仙9g,虎杖15g,延胡索12g,冰球子12g,玉米须15g,生草6g。外敷金黄膏。

二诊:治疗6天,患者左足背肿痛已消,左踇趾跖趾关节处红肿减轻,疼痛缓解。内服:前方去鹿含草,加防己9g、络石藤15g。外敷冲和膏。

按语:痛风大多好发于第1跖趾关节处,而且多于半夜或凌晨起病。根据患者起病较急,在下肢者多为风邪袭络,湿热瘀阻,故治疗以清热利湿、祛风消痹为法,处方中生地黄、赤芍药、牡丹皮、黄柏、米仁等清热除湿;木瓜、苍术、防己、威灵仙、虎杖,冰球子等祛风消痹。以上二组药的治疗,是以除标为主要目的,若标邪已去,则应改用健脾补肾之品治本。

2. 印会河医案(《内分泌科专病与风湿病中医临床诊治》)

郑某,男,45岁。1974年1月11日初诊。患者1959年第一次发病,至今已达15年。开始仅在右足关节处红肿热痛,以后逐渐累及右足踝关节和左膝关节,且经常反复发作,发作时剧痛难忍,红肿如脱,全身汗如水洗,尤以足关节为甚,日轻夜重,甚至未触即痛增,连声音也有所恶。局部注射吗啡封闭,疼痛也不能缓解。1966年经西藏自治区医院检查,血尿酸6.21mg/dl,诊为痛风,但骨质无异常改变。经服秋水仙碱止痛效果显著，但头晕恶心等副作用反应也大。以后发病症状逐渐加重，发作时间逐渐增长，间隔时间逐渐缩短。仅1973年就发作了5次之多。1973年11月来到北京治疗。12月中旬再次急性发作。经查：血尿酸7.35mg/dl，血沉40mm/h，X线拍片见右足第1跖骨远端骨质蚕食样缺损，并发骨质增生，跖趾关节腔轻度狭窄。确诊为痛风。当时因患者不能接受秋水仙碱和可的松治疗，经服磺胺类药物治疗未效，改为中医治疗。就诊时患者痛苦病容，由人搀扶架双拐而来，两下肢关节疼痛，右足大趾和右踝关节及左膝关节红肿热痛，小便黄赤，苔黄黑厚而湿润，脉细数。证属湿热下注，治拟清热燥湿，方用三妙汤加味。

苍术5钱，黄柏4钱，薏苡仁1两，牛膝4钱，木瓜4钱，青黛2钱，滑石5钱，知母3钱，鸡血藤1两，当归5钱，赤芍药5钱，萆薢4钱。

1月8日二诊：服上药下肢肿痛减轻，黄黑苔见退，已能弃拐行走，但行动还不方便。继用上方，当归加至1两，再加蚕沙1两。

1月28日三诊：痛风症状基本消失，舌黄黑苔已退，行走自如。再用前方加木通3钱、丝瓜络3钱。6天后患者病情稳定。一直以原方继服。

3月1日，经查血沉4mm/h，已恢复正常。5月7日检查血尿酸6.9mg/dl，也有所降低。以后病情一直稳定，故仍以原方改为丸药观察。

9月16日复查血尿酸4.55mg/dl。已基本正常，行动如常人。仍以丸药巩固疗效。

11月12日X线拍片见：右足第1跖骨远端痛风样病理改变10个月，与前两次片比较其病变明显好转，病变原缺损周围骨质增生较著。痛风基本痊愈。

按语：印氏认为本病有明显的红肿热痛，属于阳证热证的范畴，但一般阳证热证的痹痛症状多见于上部，唯湿热有向下流注的特性，结合舌苔异乎寻常的黄黑厚腻，而且湿润，故本病应从湿热来考虑。投用燥湿清热的三妙丸为主方，又因为病有湿热引起剧痛，故乃以舒筋活络的药来缓解其标证的痛感。通过标本兼顾，因而收到显著的疗效。

3. 黄振鸣医案（《内分泌科专病与风湿病中医临床诊治》）

阮某某，女，52岁。1986年4月18日初诊。患者患糖尿病5年、高血压3年，长期接受中、西医治疗，血糖维持在6.7~7.3mmol/L，血压控制在180/94mmHg左右，病情基本稳定。1985年1月，左踇趾关节突然肿痛，经某医院诊为“风湿性关节炎”。西药治疗2个月，病情加重，继而左外踝及左腕关节肿痛，左踇趾关节及左外踝关节肿痛处隆起结节，时轻时重，重时上述关节活动受限。到某医院住院诊治，检查血尿酸 1.07mmol/L，诊断为“痛风（急性关节炎期）”，服用激素，病情缓解，关节疼痛已止，活动基本正常，但感胸翳，恶心。检查血压 180/105mmHg，尿糖阳性，故停西药，不久关节肿痛如前，患者要求出院，于门诊治疗。曾先后在多家医院中西医治疗不效，关节部的结节肿痛溃破，排出白色分泌物，不能行走，由家人背来诊治。来诊时上述各关节症状同前，且胸翳，恶心，口干苦、口臭，大便燥结，小便黄赤，查面赤，呻吟不绝，右腕关节、外踝、跗趾关节红、肿、热、痛；左跗趾关节及外踝关节硬结如白鸽蛋大小，溃破，排出白色分泌物，拒按；舌暗红，苔薄白，脉弦微数有力。空腹血糖 7.3mmol/L，血尿酸 1.08mmol/L。证属湿热郁结，瘀阻经脉。治拟清热利湿，活血化瘀，通络止痛。方用羚犀骨皮饮加减。

内服：羚羊角（先煎）15g，水牛角（先煎）30g，地骨皮 30g，生石膏 30g，老桑枝 24g，白茅根 18g，薏苡仁 30g，茯苓皮 30g，威灵仙 15g，蜈蚣 3 条，红花 9g，大黄（后下）15g。水煎服，每天 1 剂。复渣再服。

外治法：回春散（田七 15g，大黄 9g，荜茇 6g，红条紫草 12g，僵蚕 6g，玄明粉 9g，半夏 6g，紫花地丁 6g，生南星 6g，血竭 9g，蟾酥 1g，上药研细末和匀）浸泡肿痛患处。用法：药散与水为 1：40，煮沸 15 分钟，待温度降至 38~40℃时，将患部浸泡于药液中，2 小时后用消毒纱布敷盖，每天浸泡 2 次。

1986 年 4 月 23 日复诊：服药 5 剂和外治后，每天大便二次，便溏、胸闷、恶心消失，各关节红肿疼痛已减，左跗趾及外踝关节硬结溃破略收敛，能在家人扶持下自行来诊，小便黄，脉弦数。药已对症，继用前方，大黄改成同煎，加炒山甲（先煎）18g，以加强攻坚通络之力。水煎服，每天 1 剂，复渣再服。外治法同上。

1986 年 4 月 30 日三诊：服药 7 剂和外治后关节红肿疼痛已去七八，能自行来诊及做些家务，但左跗趾及外踝关节处硬结皮色微暗红，舌红苔少，脉细数。有伤阴见证，增配益气养阴之药。处方如下：大黄 12g，黄芪 18g，生地黄 24g，牡丹皮 12g，茯苓皮 30g，泽泻 15g，蜈蚣 3 条，炒穿山甲 18g，丹参 15g，羚羊骨（先煎）15g。外治法同上。

1986 年 5 月 6 日四诊：服药 7 剂和外治后，关节红肿疼痛基本消失。左跗趾及外踝关节的硬结大部分消散，溃破面大部分愈合，皮色如常。复查血尿酸 0.48mmol/L。按前方减羚羊骨、黄芪，加山萸肉 12g 以养阴。外治法隔天进行，方法同上。

1986年7月2日五诊：服药26剂，左跗趾及外踝关节结节已消散，溃破已愈合。检查血尿酸正常，仍按上方，嘱患者一个月内每周服2剂，以巩固疗效。随访1年未复发。

按语：黄氏认为，本病主要病因是风、湿、热，主要病机是气血、经络为病邪阻闭，治疗关键在于祛邪、活血行气、疏通经脉。本案患者素嗜膏粱厚味，且少动，形体肥胖，以致湿热郁结，日久累及脏腑经络，气血运行不畅，瘀阻经脉致关节红肿热痛，日久气滞血瘀凝结，呈现坚硬结节。故用羚犀骨皮饮以清热利湿，活血化瘀，通络止痛。方中羚羊骨、水牛骨、地骨皮皆能深入筋骨，清骨泻火，清热息风，止痛最捷；薏苡仁、茯苓皮、白茅根、老桑枝善清湿火；蜈蚣、威灵仙走而不守，引药力直达病所，通经达络；生石膏清热止痛；红花、丹参活血化瘀；牡丹皮能清血中伏火；由于痛风石（结节）比较坚硬，重用山甲以攻坚；用大黄以荡涤脏腑湿浊（如患者便溏，大黄与他药同煎能起清湿化浊而不泻之功）。外用中药回春散浸泡，能清热解毒、活血通络、利湿消肿，对硬结肿块有奇效。因患者有糖尿病、高血压病史，素体阳有余而阴不足，后期舌红苔少、脉细数，运用滋阴潜阳而巩固疗效。

二、经验方

1. 朱良春泄浊化瘀汤（《内分泌科专病与风湿病中医临床诊治》）

功能：降浊泄毒，活血化瘀。

主治：急、慢性痛风性关节炎和痛风性肾病。

组成：土茯苓45g，萆薢15g，威灵仙30g，桃仁10g，红花10g，泽兰20g，生薏苡仁30g，全当归10g，车前子10g，泽泻10g。

加减：急性期以关节红肿热痛为主症，加忍冬藤、鸡血藤、半枝莲等清热通络药；慢性间歇期，关节漫肿剧痛、僵硬、畸形、皮下结节，或流脂浊，加虫蚁搜剔、化痰消瘀之品；痛风性肾结石，加通淋排石之类；痛风性肾病加健脾补肾之品。

用法：水煎服，每日1剂，分2次服。

2. 张瑞仪痛风方（《内分泌科专病与风湿病中医临床诊治》）

功能：清利湿热，行气豁痰。

主治：痛风湿热痰阻证。

组成：苍术15g，黄柏15g，蚕沙12g，木瓜10g，牛膝6g，丹参15g，白芍12g，桑枝12g，五灵脂9g，延胡索15g，路路通15g，槟榔10g，茯苓15g，升麻3g，生甘草3g。

加减:热甚加金银花、蒲公英、牡丹皮等;肿甚加泽泻、防己、瞿麦等;后期补肝肾,加龟甲、枸杞子、淫羊藿、锁阳等;豁痰散结,加胆南星、法半夏、浙贝母等;体虚加黄芪、人参等。

用法:水煎服,每日1剂,分2次服。

3. 刘再朋痛风定痛汤(《内分泌科专病与风湿病中医临床诊治》)

功能:清热利湿,活血定痛。

主治:痛风性关节炎急性发作。

组成:金钱草30g,泽泻10g,车前子10g,海藻15g,生石膏30g,知母10g,黄柏10g,赤芍药10g,生地黄15g,防己10g,地龙10g。

加减:疼痛明显者,加水牛角以治热痹;局部红肿不明显,疼痛又较剧者加川乌、草乌、桂枝;局部结节明显,手足关节或耳部有痛风石形成者,加山慈菇、海藻等软坚化石;脾虚湿重,关节漫肿者,加苍术、白术、茯苓等健脾助运,化湿除痹。

用法:水煎服,每日1剂,分2次服。

三、常用中成药

可选用新癀片、蝎蜈胶囊、六味地黄丸。

(阚华发)

第十二节　痹　　证

【概述】

痹证是人体感受风寒湿热之邪的侵袭,致使气血运行不畅,引起的以肢体关节肌肉疼痛、酸楚、麻木、重着、屈伸不利或关节肿胀为主要症状的病证,临床上具有渐进性或反复发作的特点。根据病邪特点,可分为风痹(行痹)、寒痹(痛痹)、湿痹(着痹)、热痹、顽痹、虚痹(气血虚痹、阳虚痹、阴虚痹)及脏腑痹。包括了西医学的风湿性关节炎、类风湿关节炎、强直性脊柱炎、骨关节病、坐骨神经痛、痛风等疾病。

【主要病因病机】

1. 体虚感邪　素体阳气阴精不足,阳虚者,卫外不固,风寒湿邪易袭;阴虚者，内有蕴热，风湿热邪易侵。

2. 外邪入侵　风寒湿热之邪侵袭，流走经络，痹阻不通。

以上因素病久均可致气血运行不畅，而致“血停为瘀，湿聚为痰”，痰瘀互结，更加重了痹阻，使气血失荣，诸邪深入骨骱，或气血耗伤，或复感于邪，内舍脏腑而成。

【辨证注意点】

1. 首辨“新久虚实”　痹证病程漫长，易反复发作，通常是在素体正气亏虚，肝肾不足或劳伤正气的情况下，风寒湿热之邪乘虚入侵，气血运行受阻，经脉不畅，日久化痰成瘀，深筋着骨，可出现关节畸形，或内舍其合而致脏腑痹的诸多变证。故“虚、风、寒、湿、热、瘀、痰、久、变”为其病机特点，临证必须掌握体虚与邪实的轻重，脏腑阴阳气血的亏耗。一般新病多实，病久多虚，或虚实夹杂。

2. 辨体质　阳虚之人发病者，多为风寒湿邪侵袭；阴虚之人发病者，多属风湿热邪侵袭。

3. 识病邪特点　痹证病邪有风寒湿热之异，然诸邪常常“先后杂至”，“合而成痹”，故必须明悉诸邪各自的特点，分清主次。

4. 明痰瘀特征　关节肿痛为痰瘀互结之证。关节肿大，多为痰留关节，湿未成痰者，多见漫肿，按之柔软，而疼痛不甚；痰瘀互结者，则按之较硬，肢体麻木，疼痛剧烈。此外，瘀血证脉象细涩，舌有紫色瘀斑；痰浊证脉象濡缓，舌苔白腻。

5. 病久者　应辨识有无气血损伤及脏腑亏虚之候。

【辨证思路】

一、明确诊断

1. 四肢肌肉关节疼痛、酸楚、麻木、重着、屈伸不利或关节肿胀。

2. 起病缓慢，呈渐进性发展，时轻时重，反复发作。常在秋冬之际或早春季节，潮湿、寒冷、气候急剧变化时诱发或加重。

3. 骨关节X线摄片、类风湿因子、血沉、抗链球菌溶血素O、血尿酸等检查有助于明确诊断。

二、鉴别诊断

	类风湿关节炎	风湿性关节炎	骨关节炎	痛风性关节炎
性别年龄	多见于中壮年女性	多发于青少年	多见于40岁以上中老年	多见于肥胖中年男性
受累关节	对称性多关节炎，多为小关节；关节损伤的病期多一致；可侵犯下颌关节、髋关节	主要累及四肢大关节	各关节均可受累	单个关节发病，受累关节渐增；关节损伤的病期不一致；一般不侵犯下颌关节、髋关节
临床表现	关节对称性肿胀，疼痛不甚明显，可有晨间关节僵硬，午后减轻	游走性关节炎，关节红肿热痛，很少遗留关节畸形，可伴有心肌炎。发病前多有咽痛	关节疼痛，无红肿发热，无压痛	局部关节红肿热痛，疼痛剧烈；可并发肾结石
实验室检查	血尿酸不增高；类风湿因子70%~80%阳性，滴度较高；血沉增快，抗链球菌溶血素O效价增高；关节液检查无结晶；关节X线见对称性、侵蚀性病变，关节面粗糙，关节间隙狭窄，甚至关节面融合	类风湿因子阴性，血沉增快，抗链球菌溶血素O效价增高	血沉正常，类风湿因子阴性。关节X线见关节间隙狭窄，骨硬化，骨赘，无侵蚀性病变	血尿酸增高；类风湿因子5%~10%阳性，滴度较低；关节液检查可见尿酸盐结晶；关节X线见痛风石沉积，骨质呈凿孔样缺损，其边缘锐利，有增生反应

三、辨证论治

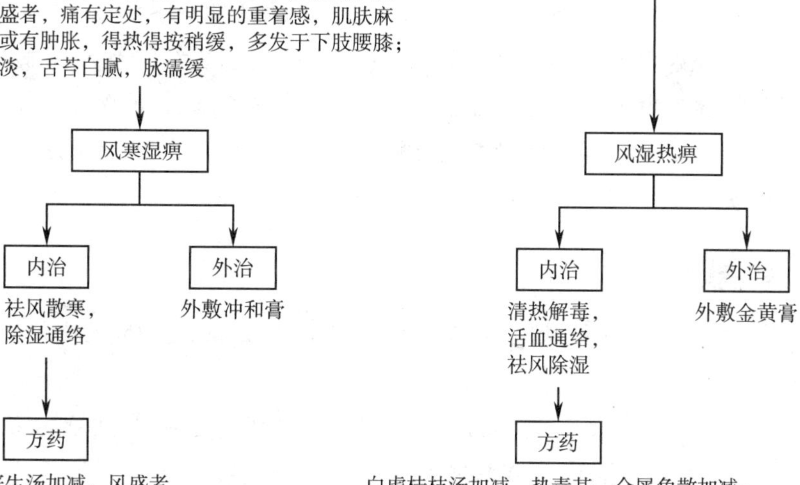
痹证
肢体关节肌肉疼痛，活动不利。风邪偏盛者，多见于上肢肩背，痛处游走不定，或有恶风、发热等表证；舌苔薄白，脉浮。寒邪偏盛者，疼痛剧烈，痛有定处，得热痛减，遇寒痛增，日轻夜重，关节不可屈伸，常有冷感；舌苔白，脉弦紧。湿邪偏盛者，痛有定处，有明显的重着感，肌肤麻木，或有肿胀，得热得按稍缓，多发于下肢腰膝；舌质淡，舌苔白腻，脉濡缓
风寒湿痹
内治
祛风散寒，除湿通络
外治
外敷冲和膏
方药
独活寄生汤加减。风盛者，合防风汤加减；寒胜者，合麻黄附子细辛汤加减；湿盛者，合薏苡仁汤加减
关节疼痛剧烈，痛不可触，同处红肿灼热，发病较急。全身症状较重，发热，口渴，心烦；舌质红，舌苔黄，脉数
风湿热痹
内治
清热解毒，活血通络，祛风除湿
外治
外敷金黄膏
方药
白虎桂枝汤加减。热毒甚，合犀角散加减；湿热甚者，合四妙散加减；风热甚者，合麻黄连翘赤小豆汤加减；风寒湿痹久而化热，寒热夹杂者，合桂枝芍药知母汤加减

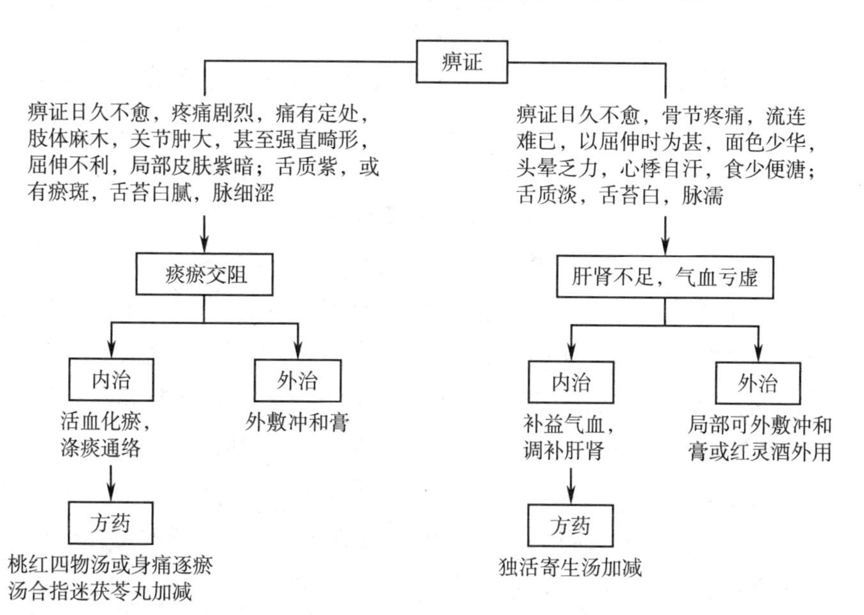
痹证
痹证日久不愈，疼痛剧烈，痛有定处，肢体麻木，关节肿大，甚至强直畸形，屈伸不利，局部皮肤紫暗；舌质紫，或有瘀斑，舌苔白腻，脉细涩
痰瘀交阻
内治
活血化瘀，涤痰通络
外治
外敷冲和膏
方药
桃红四物汤或身痛逐瘀汤合指迷茯苓丸加减
痹证日久不愈，骨节疼痛，流连难已，以屈伸时为甚，面色少华，头晕乏力，心悸自汗，食少便溏；舌质淡，舌苔白，脉濡
肝肾不足，气血亏虚
内治
补益气血，调补肝肾
外治
局部可外敷冲和膏或红灵酒外用
方药
独活寄生汤加减

四、注意事项

1. 加强体质锻炼,避免居住在潮湿环境,注意冷暖,防止外邪侵袭;注意饮食及精神调理。

2. 注意顾护脾胃。

【病例思维程序示范】

刘某,男,59岁。2002年4月5日就诊。患者于2000年7月因骑车身热出汗,复遭雨淋,出现四肢肌肉关节沉重疼痛,呈游走性,红肿不显,左侧尤甚,屈伸不利,晨僵明显,无汗,经用抗风湿及糖皮质激素制剂、理疗等治疗,始则有效,后疗效欠佳。刻诊:关节肌肉疼痛,夜间较甚,面色少华,神疲乏力,心悸自汗,食欲不振,腰膝酸软;舌质淡,舌苔白,脉濡。

辨证思维程序:

第一步:明确诊断。根据患者年龄,感受风寒湿邪史,四肢肌肉关节沉重疼痛,当属痹证,应与痿证相鉴别。

第二步:当分清虚实。患者病已1年余,关节肌肉疼痛,夜间较甚,面色少华,神疲乏力,心悸自汗,食欲不振,腰膝酸软,舌质淡,舌苔白,脉濡,辨证属肝肾不足、气血亏虚的虚痹。

第三步:进行相关检查。①为进一步明确诊断,可行类风湿因子、抗链球菌溶血素O、黏蛋白、抗核抗体(ANA)、双链DNA(ds-DNA)、ENA多肽抗体(IBT-ENA)、免疫球蛋白(IgG、IgA、IgM)等检查。②为明确细菌感染及病变活动程度,可行血常规、咽拭子培养、血沉、C反应蛋白、免疫球蛋白(IgG、IgA、IgM)等检查。③为了解骨与关节情况,可做骨关节X线、CT、MRI等检查。④为排除痛风性关节炎,可行血尿酸、尿尿酸、肾功能等检查。

第四步:辨证论治。患者久病,脏腑功能失调,正气不足,加之冒雨,身热汗出,以致风寒湿邪乘虚侵袭,注于经络,流于关节,关节疼痛;寒为阴邪,遇寒则血益凝涩,故夜间较甚;面色少华,神疲乏力,心悸自汗,食欲不振,腰膝酸软,舌质淡,舌苔白,脉濡,为肝肾亏虚、气血不足之候。辨证属肝肾不足、气血亏虚,治拟补益气血,调补肝肾,方用黄芪桂枝五物汤加减。

处方:生黄芪30g,党参18g,白术芍各12g,茯苓12g,当归12g,川芎12g,熟地黄9g,桂枝6g,仙灵脾15g,杜仲15g,桑寄生15g,鸡血藤30g,熟附子6g,细辛3g,炙麻黄3g,生甘草10g。

第五步:随症加减。寒甚,加制川乌 9g、制草乌 9g;湿甚,加薏苡仁 12g、泽泻 15g;疼痛较甚,加延胡索 12g 等;病在上肢加姜黄 9g、桑枝 12g;病在下肢加牛膝 12g、独活 9g;背痛加葛根 15g、鹿角片(先煎)9g;关节变形加蜈蚣 2g 等。

第六步:外治。证属肝肾不足、气血亏虚,予冲和膏外敷。

第七步:调摄与生活指导。加强体质锻炼,避免居住在潮湿环境,注意冷暖,防止外邪侵袭;注意饮食及精神调理。

(自拟医案)

【医案、经验方及常用中成药】

一、医案

1. 陈湘君医案(《历代名医医案精选》)

卢某,女,25 岁。患类风湿关节炎 3 年余。3 年前诸关节时有肿痛僵硬,时发时止,1 年前两腕关节肿僵酸痛反复发作,不易消退。经光华医院予风痛宁、双氯芬酸治疗,并在南通服中药治疗,效果均不显,月经延期,色紫黯,舌边尖红,苔薄,脉细。双手腕关节肿胀,活动受限,局部压痛明显,晨僵约 15 分钟。辨证属气虚痰湿阻络,气血阻滞不通,治拟益气活血,祛风通络。

生黄芪 30g,生地黄 15g,生甘草 10g,川芎 30g,红花 10g,僵蚕 15g,制南星 30g,蜂房 12g,白术 10g,蕲蛇 12g,青风藤 30g,生米仁 30g,延胡索 30g,桂枝 6g,泽泻 30g。

二诊:投 7 剂之后,左腕关节肿痛得减,右腕关节仍肿僵,舌边紫斑,苔薄,脉细。前方活血之力尚弱,拟前法加重活血化瘀。

生黄芪 30g,生白术 10g,防风已各 12g,僵蚕 15g,制南星 30g,红花 10g,莪术 30g,王不留行 15g,蜂房 12g,西河柳 20g,青风藤 30g,生米仁 30g,蜈蚣 2 条,菟丝子 30g,白英 30g。

外用洗方:生川乌 9g,生草乌 9g,生南星 9g,红花 10g,冰片 6g,枯矾(冲)15g。

上方投 14 剂后,患者关节痛好转,无明显不适,予上方及外洗方加减同用近 2 年后停药,至 2 年前其母来告患者精神面色均正常,关节不痛,并已顺利产子,拟赴美深造云云。

按语:陈氏认为类风湿关节炎属中医学“历节”“尪痹”“湿热痹”范畴。本病多见于青年女性,久处寒湿之地、过劳孕产均可诱发,且病程缠绵难愈,日久往往导致关节变形,活动受限。本案患者病历3年,迭用中西药物不效,来时双手腕关节肿痛,活动受限,其病位固定,局部肿胀僵硬,当辨为痰湿血凝为患,而类风湿关节炎与风寒湿邪密切相关,但得病之人多为壮年,何以易受风寒湿邪?此乃系患者气虚腠理不密,外邪易入,且因气虚无力祛邪,致邪恋于内,导致发病。故气虚为其本,风寒湿邪为其标,日久则湿凝为痰,血滞为瘀,而见局部肿痛,僵硬,日久不消。治疗多用防己黄芪汤出入,佐以化痰软坚之南星、僵蚕,搜风剔络、祛湿强筋之虫、蛇之品。初诊即已见效。二诊再加活血之品,并配合外治之法,予辛温祛湿、化痰活血之品局部熏洗,内外合治,历2年余,病情完全缓解,生活一如常人。

2. 施杞医案(《历代名医医案精选》)

何某,女,41岁。颈项疼痛伴背部作僵,几几不舒已3年余,四肢少温,两肩及前臂、双手麻木,咽喉干痛少津,汗出绵绵,每届经事超前量多,胃纳二便尚可。检查:颈压痛(+++),咽(+++),Hoffman征(-),苔薄白,脉细弦。X线摄片示颈椎轻度退变。气血失和,风寒入络。治拟疏风通络,和营解肌。

炙黄芪15g,党丹参各12g,全当归9g,赤白芍各12g,大川芎12g,粉葛根15g,川桂枝9g,麻黄根9g,糯稻根30g,板蓝根18g,大玄参12g,软柴胡9g,炒子芩9g,香谷芽12g,炙甘草5g。

二诊:药后颈项僵滞、手臂麻木、四肢少温已有缓减,自汗盗汗已止,口干咽痛亦少,苔薄脉细。药已见效,再拟前法化裁。原方去糯稻根、麻黄根,加羌独活各9g、左秦艽9g、鸡血藤18g。

三诊:药后诸症均已消失。患者畏惧复发,要求巩固。原方续服14剂。

按语:本案患者以颈项强痛为主,属风寒痹阻类颈椎病。施氏取葛根汤之意,遵仲景去项背强几几法,用葛根、桂枝、麻黄、白芍诸味疏散风寒,调和营卫,解肌止痛;复因病程已久,血脉亏虚,经行失隧,乃以益气活血诸品相佐;于驱太阳风寒之时,兼顾血痹日久痰瘀化热,遂引板蓝根、大玄参、柴胡、炒子芩养阴清肝利咽而除瘀热痰火。诸法相得益彰,为治神经根型颈椎病之常用方药,每有显效。

二、经验方

1. 朱良春益肾蠲痹丸(《内分泌科专病与风湿病中医临床诊治》)

功能:益肝肾,补气血,温经散寒。

主治:类风湿关节炎、强直性脊柱炎等。

组成：生熟地各150g，全当归100g，鸡血藤200g，仙灵脾100g，鹿衔草100g，淡苁蓉100g，炙乌蛇100g，炙全蝎20g，炙蜈蚣20g，炙蜂房100g，炙僵蚕100g，蜣螂虫80g，广地龙100g，地鳖虫100g。

用法：上药共研细末，另以老鹤草120g、徐长卿120g、寻骨风120g、虎杖120g、生甘草30g煎浓汁作丸，如绿豆大，每服6~8g，日服2次，食后服。妇女经期或妊娠忌服。

加减：阴虚咽干口燥者，另加生地黄10g、麦冬10g、石斛10g，泡茶饮服。

2. 焦树德补肾祛寒治尪汤（《内分泌科专病与风湿病中医临床诊治》）

功能：补肾祛寒，化湿散风，壮筋骨，通经络。

主治：类风湿关节炎、强直性脊柱炎等。

组成：川续断12~20g，补骨脂9~12g，熟地黄12~24g，淫羊藿9~12g，制附片6~12g，骨碎补10~20g，桂枝9~15g，赤芍药9~12g，白芍9~12g，知母9~12g，独活10~12g，防风10g，麻黄3~6g，苍术6~10g，威灵仙12~15g，伸筋草30g，牛膝9~15g，松节15g，炙穿山甲6~9g，地鳖虫6~10g，炙虎骨（另煎兑入）9~12g（虎骨现已禁用，可用适量透骨草、寻骨风、自然铜，醋淬，先煎以代）。

加减：上肢关节病重者去牛膝，加片姜黄10g、羌活10g；瘀血证明显者加红花10g、皂刺5~6g、乳没各6g或苏木15~20g；腰腿痛明显者去松节、苍术，加桑寄生30g，并加重续断、补骨脂用量，随汤药嚼服胡桃肉（炙）1~2个；肢体关节蜷挛僵屈者去苍术、防风、松节，加生薏苡仁30~40g、木瓜9~12g、白僵蚕10g；关节疼重者加重附片用量，并再加制草乌6~9g，七厘散三分之一支（随药冲服）。

用法：水煎服，每日1剂，分2次服。

3. 焦树德补肾清热治尪汤（《内分泌科专病与风湿病中医临床诊治》）

功能：清热除湿，宣痹通络。

主治：类风湿关节炎、强直性脊柱炎等肾虚标热重证。

组成：生地黄15~20g，川续断15g，地骨皮10g，骨碎补15g，桑枝30g，赤芍药12g，秦艽20~30g，知母12g，炒黄柏12g，威灵仙15g，羌独活各6~9g，制乳没各6g，地鳖虫9g，白僵蚕9g，蚕沙10g，红花10g，忍冬藤30g，透骨草20g，络石藤30g。

用法：水煎服，每日1剂，分2次服。

4. 任继学验方（《内分泌科专病与风湿病中医临床诊治》）

功能：补肾养血，祛风通络止痛。

主治:类风湿关节炎。

组成:酒炒当归 20g,肉桂炒熟地 10g,姜汁炒白芍 30g,蜈蚣 1 条,全蝎 3g,土虫 10g,蜂房 15g,乌梢蛇 15g,山甲珠 10g,苍耳 10g,仙灵脾 10g,仙茅 10g。

加减:身重浮肿者,加白芥子、豨莶草;病见微热者,去二仙,酌加草果仁、知母、石膏。

用法:水煎服,每日 1 剂,分 2 次服。

三、常用中成药

可选用小活络丹、雷公藤多苷片、蝎蜈胶囊、尪痹冲剂、风湿灵胶囊。

(阙华发)

第十三节　胃、十二指肠溃疡急性穿孔

【概述】

指胃、十二指肠溃疡活动期病变由黏膜层向深部侵蚀,穿破浆膜层,致使胃、十二指肠内容物流入游离腹膜腔,造成腹膜炎。本病多因过度劳累、饥饿、暴饮暴食、情绪改变、应用糖皮质激素和非甾体抗炎药等因素而诱发。临床上以突发性上腹剧痛,难以忍受,甚则虚脱为主要表现。中医文献中虽无此病名,但历代医书有关“腹痛”“胃脘痛”“胃痛”“厥心痛”“厥逆”“心下痛”等类疾病的记载,与本病的临床表现有相似之处。

【主要病因病机】

素有胃脘疼痛积疾,大多为脾胃虚寒或肝胃不和证候,复因饮食失节,劳累过度,伤及脾胃;情志不畅,肝失调达,横逆犯胃,致使病情加重,终成溃疡穿孔。胃肠有形之物流入腹腔,乃致中焦不运,气血郁闭。气血闭久化热,热毒深壅,血肉腐败,而成脓疡,甚则热深厥深,阴阳两竭而死亡。

【辨证注意点】

1. 详细询问既往是否有慢性胃、十二指肠溃疡病史。

2. 注重发病近期的主要不适和服药史(尤其是非甾体抗炎药、糖皮质激素)。

3. 掌握腹痛的特点和主要伴随症状。本病大多为突然发生的上腹部剧烈刀割样疼痛,同时伴有恶心、呕吐及厥逆等症状。

4. 注意腹部触诊。除老弱幼小患者外,大多腹痛拒按,有典型的板状腹,同时存在腹膜刺激征。

5. 区分是单纯穿孔还是复杂穿孔。前者指穿孔是溃疡唯一的并发症,而后者指同时还合并出血、幽门梗阻等并发症。

6. 区分是饱腹穿孔还是空腹穿孔。穿孔发生前2小时之内和穿孔后吃过食物者属于饱腹穿孔,造成腹腔污染和感染的程度较重。

【辨证思路】

一、明确诊断

1. 病史特点　素有慢性胃脘痛,突发上腹部剧痛,呈持续性或阵发性加剧;多伴有面色苍白、出汗、四肢厥冷甚至休克。穿孔早期反射性呕吐,并不剧烈;后期出现肠麻痹时,呕吐剧烈,腹胀加重。

2. 体征特点　全腹压痛,腹肌紧张呈"板状腹",肠鸣音减弱或消失;肝浊音界缩小或消失。早期苔薄白,脉沉弦或沉细数;化热后苔转黄腻或黄糙,脉洪数或滑数或沉细而数。

3. 检查特点　腹腔穿刺可抽出黄色或浑浊液体,血白细胞计数增高,中性粒细胞百分比增高。X线检查可见腹腔内有游离气体;超声波检查见腹腔内积液,晚期可见局限性脓肿。

二、鉴别诊断

本病在不同的发病阶段,与以下外科常见急腹症有相似之处,必须做好鉴别诊断。

急性胰腺炎	急性阑尾炎	急性胆囊炎
背部疼痛和触痛较明显,腹痛多有阵发性加剧现象,恶心呕吐多较剧烈,腹痛及触痛多以左上腹为重,血、尿淀粉酶增高,无气腹。CT检查有助于鉴别	腹痛常先开始于上腹部或脐周,而后转移至右下腹部,多为阵发性,逐渐加重,右下腹局限性压痛为其典型体征	腹痛多为右上腹阵发性绞痛,压痛局限于右上腹,腹膜刺激征轻,疼痛可放射至右肩背部。血清胆红素可增高。X线检查无腹腔游离气体,B超可发现胆囊结石和炎症。

三、疾病分期

根据发病时间和症状体征特点，本病在临床上主要分为三期。

	第一期（郁闭期）	**第二期**（毒热期）	**第三期**（脘痛期）
症状	胃脘剧痛，恶心呕吐，腹坚满，拒按，气短声微，四肢厥冷，冷汗自出，面色青苍	腹痛胀满，腹硬拒按，发热口干，便秘尿黄，甚至四肢厥冷，口唇青紫	脘腹隐痛，喜按喜温，面色萎黄，饥时痛甚，食后减轻；或脘胁疼痛，嗳气反酸，食欲欠佳
舌苔脉象	舌淡红或色红，苔薄白或薄黄，脉弦紧或弦数	舌红，苔黄，脉洪数或弦数，重则脉微欲绝	舌淡，苔白，脉弦缓无力或脉沉弦

四、辨证思路

本病发病较急，病情较重，仅空腹穿孔或穿孔恢复期等病情较轻者，可进入中医辨证治疗流程。

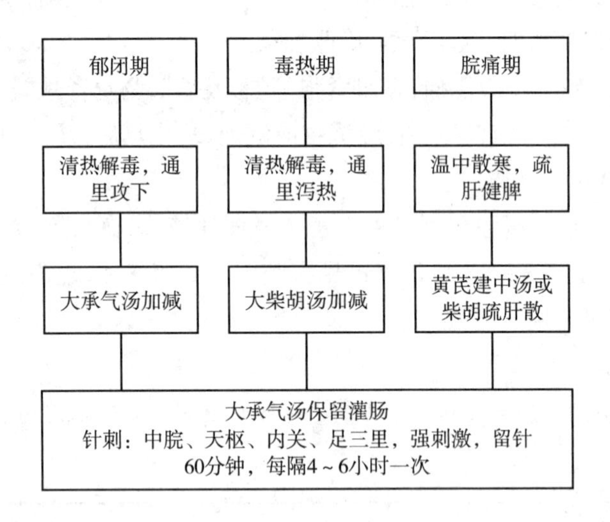

五、注意事项

1. 掌握以中医为主、非手术治疗的适应证　适合非手术治疗的对象主要指：

（1）单纯性溃疡穿孔。

（2）年龄较轻，溃疡病史不长，未曾接受过正规内科治疗。

（3）空腹穿孔。

（4）腹部体征相对较轻，全身情况较好，估计穿孔不大，腹腔渗液少，肠麻痹不重，中毒症状不显著。

（5）入院时腹膜炎有局限趋势，无严重感染现象。

2. 非手术治疗过程中需严密动态观察　由于本病来势凶、变化快，必须十分注意病情的演变，警惕热深厥深等变证出现，并随时采取相应的急救措施。

3. 正确判断空腹穿孔　对于饱腹穿孔的患者，如果在发病后曾多次呕吐，并吐出大量食物残渣，就诊时全身情况良好、腹部体征较轻，也可视为空腹穿孔，在严密观察下先采用非手术治疗。

4. 应酌情及时更改治疗方案　如果患者运用非手术治疗 4~8 小时（一般不超过 12 小时）后，症状、体征不见缓解或反而加重，应适时地中转手术，切忌延误手术时机。

5. 本病系胃肠溃破引起的疾病，因而在未明确病变已局限的情况下，切莫草率采用中药内服，以免在穿孔未完全闭合时胃内容再度溢入腹腔，造成进一步的污染而加重腹腔感染。

【病例思维程序示范】

张某，男，28 岁。近 2 周感上腹嘈杂不适，正值年终加班未予重视。因上腹突发刀割样疼痛，并迅速转移至右下腹，伴频繁呕吐 4 小时来院。刻下症见面色苍白、肢冷、出汗。

查体：血压 90/60mmHg，心率 100 次 /min，脉弦细。全腹压痛、反跳痛和肌紧张，以剑突下和右下腹为显著，肠鸣音消失，肝浊音界明显缩小，立位腹平片见膈下游离气体。

辨证思维程序：

第一步：初步诊断。患者发病突然，呈刀割样疼痛，有明显的腹膜刺激征和气腹征表现，首先考虑存在空腔脏器穿孔引起的弥漫性腹膜炎。患者近期胃脘不适，因工作紧张未及时就医，腹膜刺激征以剑突下为重，应考虑胃、十二指肠溃疡穿孔可能性大。

第二步：进一步了解穿孔的性质。患者为年轻男性，平素体健，恶性病变穿孔可能性较小，也缺乏复杂穿孔的依据。询问患者发病前后是否进食，评估其为空腹穿孔还是饱腹穿孔。

第三步：做相关检查以排除邻近脏器病变，了解穿孔的程度。做腹部超声波检查除外胆、胰腺等邻近器官的疾病，并可估算腹腔内渗出液的量，结合立位腹平片检查可快速评估膈下游离气体情况，可以对穿孔的程度做出判断；腹部 CT 检查对判断穿孔的位置、腹腔内积气积液也很有价值。

第四步：制定治疗方案。综合患者信息，年轻男性、发病时间短，考虑患者为单纯性穿孔，并且系空腹穿孔（穿孔前仅喝过两口水，穿孔后频繁呕吐），患者来院后脸色逐渐转红，全身情况较稳定，估计穿孔相对较小，可以选择在严密观察下的非手术治疗。针对郁闭期气机郁闭的病机特点，采用针刺为主的治疗方法缓急止痛，疏经通络。并辅以禁食、胃肠减压、半卧位、输液、应用 H_2 受体阻滞剂及预防感染等治疗。

（自拟医案）

【经验方】

1. 大承气汤（《伤寒论》）

功能：峻下热结。

主治：阳明腑实证。

组成：大黄、厚朴、枳实、芒硝。

用法：水煎服，每日 1 剂，分 2 次服。

2. 大柴胡汤（《伤寒论》）

功能：和解少阳，内泻热结。

主治：少阳阳明合病。

组成：柴胡、黄芩、白芍、半夏、枳实、大黄、大枣、生姜。

用法：水煎服，每日 1 剂，分 2 次服。

3. 黄芪建中汤（《金匮要略》）

功能：温中补气，和里缓急。

主治：脾胃虚寒，中气不足，虚劳里急。

组成：黄芪、桂枝、白芍、生姜、大枣、甘草、饴糖。

用法：水煎服，每日 1 剂，分 2 次服。

4. 柴胡疏肝散（《景岳全书》）

功能：疏肝解郁，行气止痛。

主治：肝气郁滞证。

组成：陈皮、柴胡、川芎、香附、枳壳、白芍、甘草。

用法：水煎服，每日 1 剂，分 2 次服。

（张静喆、余奎）

第十四节　急性肠梗阻

【概述】

任何原因引起的肠腔内容物通过障碍统称为肠梗阻。腹痛、呕吐、腹胀、停止排气排便是本病的典型表现，简称为“痛、呕、胀、闭”。后世医书所述的“关格”“结胸”“肠结”“吐粪”等与肠梗阻颇为相似。

【主要病因病机】

饮食不节、劳累过度、寒邪凝滞、热邪郁闭、湿邪中阻、瘀血留滞、燥屎内结或蛔虫聚团等因素，使肠管气血痞结，通降失调而发病。肠道气血瘀结，不通则痛；肠腑闭阻，胃肠之气上逆则呕；清气不能上升，浊气不能下降，气体、液体积于肠内则胀；肠道传导失司，大便矢气不通则闭。故临床上本病具有痛、呕、胀、闭四大症状。

【辨证注意点】

1. 首先要明确有无肠梗阻　临床上主要根据有无“痛、呕、胀、闭”四大症状，结合腹部体征和相关检查（主要是立位腹平片或腹部 CT 扫描）来判断。

2. 区分肠梗阻的类型　应分清是机械性肠梗阻还是动力性肠梗阻。

3. 明确肠梗阻的性质　必须分辨明确是单纯性肠梗阻还是绞窄性肠梗阻，这对决定是否采取急诊手术至关重要。

4. 判断肠梗阻的部位（病位）　是小肠梗阻还是结肠梗阻，是高位肠梗阻还是低位肠梗阻，必须通过对病史和体征的仔细分析，结合影像诊断等资料做出清晰的判断。

5. 掌握肠梗阻的程度　通过对病史资料和相关检查内容的分析，判明是完全性肠梗阻还是不完全性肠梗阻。

6. 了解肠梗阻的具体原因　应综合年龄、性别、发病特点、有无手术史及相关的检查结果，分析引起肠梗阻的具体原因，为选择治疗方案提供依据。

【辨证思路】

一、明确诊断

1. 从共性中找出不同病因的临床个性。

（1）四大主要症状：痛、吐、胀、闭。

（2）腹部典型体征：可见局限性隆起和肠蠕动波；单纯性肠梗阻腹软、无压痛及反跳痛；绞窄性肠梗阻腹部有压痛和肌紧张；机械性肠梗阻早期常肠鸣音亢进，有气过水声，或高音调金属音；麻痹性肠梗阻则肠鸣音消失。

（3）影像检查特点：立位腹部透视，可见小肠扩张、积气、肠内有阶梯状液平；低位小肠梗阻立位腹平片可见腹中部多个阶梯状液平，平卧位片可见扩大的空肠呈鱼骨样；结肠梗阻时胀气肠袢在腹部周围，有明显结肠袋形；麻痹性肠梗阻整个小肠、结肠均胀气，有时有直肠胀气。

2. 肠梗阻最常见的原因主要有以下几种，尽管它们都有痛、吐、胀、闭等临床共性，但各自还有可资区别的相应的临床特点。

（1）粘连性肠梗阻：有腹部手术、创伤或感染史，曾反复类似发作。症状、体征大多以邻近原手术瘢痕处最严重。

（2）肠扭转：发病甚急，腹痛剧烈，腹胀明显，休克发生率高是本病的最大特点。其中，①小肠扭转多见于青壮年和饱食后运动时发病，脐周剧痛，频繁呕吐，腹胀不显著，大多有绞窄性肠梗阻的表现，X线检查可见倒“U”形充气肠袢或有多个液平面。②乙状结肠扭转多见于伴有习惯性便秘的老年男性，腹部绞痛，明显腹胀，呕吐不显，X线平片可见巨大的双腔充气肠袢，立位可见到两个液平面。③盲肠扭转多见于40岁以下青年人，右下腹绞痛，腹部隆起，不对称，上腹部可扪及一弹性包块，叩诊鼓音，X线平片可见巨大的充气肠袢。

（3）急性肠套叠：多见于小儿，有果酱样血便。腹部可扪及腊肠样肿块，回盲部有空虚感。X线空气或钡剂灌肠可见“杯口状”或“弹簧状”阴影。

二、鉴别诊断

1. 胆道感染和胆石症　表现为中、右上腹部剧烈绞痛，并向肩背放射，中、右上腹压痛、肌紧张，或可触及肿大的胆囊，常伴发热或畏寒发热，可能有黄疸。发病大多与进食油腻有关。B型超声等影像检查有助于鉴别。

2. 肾及输尿管结石　输尿管走行区或腰部阵发性剧烈绞痛，向会阴部放射，腹部无肯定的压痛，腰部叩击痛明显，或沿输尿管有轻压痛。尿检有红细胞,X 线平片可见结石影。

3. 卵巢囊肿蒂扭转 一侧下腹部阵发性剧烈绞痛,腹部无肠型,肠鸣音不亢进,患侧下腹部有压痛、反跳痛,盆腔检查可发现卵巢囊肿。B 型超声检查有助于发现病变。

4. 急性胃扭转 腹痛位于上腹部,上腹部进行性膨胀,下腹平坦,大多数不能经食管插入胃管。X 线检查有特殊改变。

5. 细菌性痢疾 菌痢多见于夏秋季节,大便多为黏液脓血便,镜检可见大量脓细胞及红细胞,早期即可出现发热,腹部多无明显包块,无固定压痛点,常伴里急后重。

6. 术后肠麻痹 腹部手术后的肠麻痹,一般在术后 3~4 日即可恢复,主要表现为全腹胀满隐痛、肠鸣音减弱。若不能恢复则可发展为麻痹性肠梗阻,特征为腹部胀痛,腹膨隆,叩诊鼓音,听诊肠鸣音减弱或消失。

三、中医证型

	痞结型(气滞型)	**瘀结型**	**疽结型**
腹痛情况	腹痛呈阵发性,腹胀不显,腹痛时腹部有条索状聚起,按之胀痛更甚	腹部剧烈疼痛,痛有定处而拒按,按之痛甚,腹胀较重,可扪及包块	腹痛剧烈难忍,疼痛拒按,腹皮挛急,脘腹痞满,腹胀如鼓
伴随症状	伴有恶心呕吐,大便秘结,或间有矢气,小便少或黄	伴有胸闷气促,恶心呕吐,便秘,无矢气,发热,小便黄赤	呕吐剧烈,呕出或自肛门排出血性液体,伴有发热、烦躁,甚则高热神昏谵语,循衣摸床,自汗、四肢厥冷等,口干舌燥
舌脉	舌质红,苔薄白,脉弦	舌质红甚,苔黄腻,脉弦数	舌质红赤,苔黄腻或黄糙,脉沉细而数
肠梗阻临床类型	早期单纯性机械性肠梗阻和早期麻痹性肠梗阻	早期绞窄性肠梗阻和肠管开始有血运障碍的其他肠梗阻	晚期绞窄性肠梗阻,肠坏死而有弥漫性腹膜炎的其他肠梗阻,以及中毒性肠麻痹等

四、辨证思路

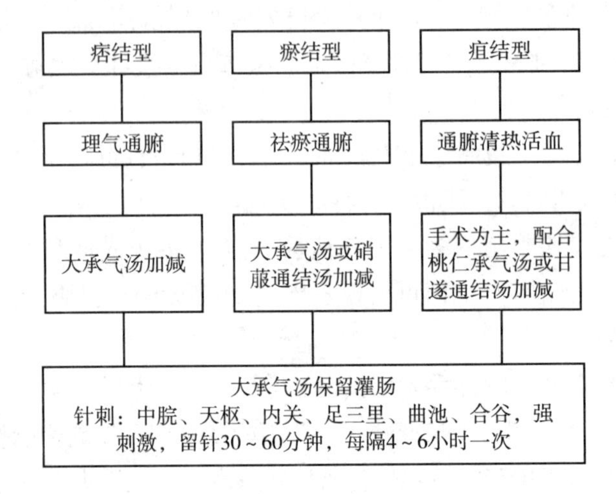

五、注意事项

1. 严格掌握非手术治疗的适应证

（1）属痞结型的单纯性粘连性肠梗阻、动力性肠梗阻、蛔虫团或粪便堵塞性肠梗阻、腹腔结核引起的肠梗阻，首先采用非手术治疗。

（2）瘀结型轻症患者，包括嵌顿疝、早期肠扭转、高位肠梗阻、有绞窄趋势的粘连性肠梗阻，以及病程长、腹胀严重的单纯性肠梗阻，应在积极做好术前准备和严密观察下，采用中医为主的非手术治疗。

2. 注意临床变证，及时中转手术治疗

（1）非手术治疗过程中必须严密动态观察，一般情况下对痞结型患者，经1~3天或3次以上用药仍不能奏效者，可考虑手术。对瘀结型轻症患者，如病情继续发展或经6~12小时治疗后，症状仍不解除，应及时转为手术治疗。

（2）瘀结型重症患者和疽结型患者，原则上必须采用手术治疗。

（3）对于先天性畸形和肿瘤引起的肠梗阻，以及病期长、一般情况不良的单纯性肠梗阻，首选手术治疗。

【病例思维程序示范】

李某，男，40岁。脐周阵发性疼痛3天，逐渐加重，伴频繁恶心呕吐，稍感腹胀，2天来肛门少量排气、无排便。近5年曾多次出现类似不适。

查体：腹胀，偶见肠型，右下腹有手术瘢痕，其内侧近脐部有相对固定的压痛，无反跳痛和肌紧张。肠鸣音亢进，偶闻及气过水声。舌质红，苔薄白，脉弦。

辨证思维程序：

第一步：初步诊断。本案患者具有阵发性腹痛、恶心呕吐、腹胀、停止排便，其临床表现基本符合肠梗阻四大症状，即“痛、吐、胀、闭”。因此，根据其临床特点，应当首先考虑肠梗阻的可能。

第二步：进一步明确梗阻的性质、部位、程度和原因。患者腹部无反跳痛，可以排除局限性腹膜炎，考虑单纯性肠梗阻可能。患者有较典型的肠梗阻四大症状——“痛、吐、胀、闭”，体格检查发现肠鸣音亢进、有气过水声，可排除麻痹性肠梗阻，考虑为机械性肠梗阻。患者有腹部手术史（见手术瘢痕），近5年曾有类似发作，且腹痛发作为阵发性，因此肠粘连可能性大，梗阻原因应首先考虑术后肠粘连。患者恶心呕吐频繁，吐出物未见明显的粪汁样内容物，肛门有少量排气、腹胀相对较轻，应首先考虑为高位小肠梗阻。综合上述信息，可以初步判断：术后肠粘连致不完全性肠梗阻，高位小肠梗阻可能大。

第三步：做必要的检查以利更全面地掌握患者病情。腹部立卧位X线片检查有助于快速、初步了解有无膈下游离气体，扩张肠段是结肠还是小肠，有无气液平，借此可以初步判断梗阻的部位、程度、性质等，并可能发现一些有助于鉴别诊断的线索。血常规检查可以判断患者有无合并感染，肝肾功能、血清电解质检查及尿常规检查，可以评估患者体液丢失情况及有无电解质紊乱等情况。

第四步：辨别临床征象，区分中医证型。腹胀、腹痛、恶心呕吐，大便未行，为肠腑气机运行不畅的表现，患者舌苔无明显异常，脉弦，弦脉主肝胆、气滞、气郁等，综合判断，应为气滞型（痞结型）。

第五步：制定治疗策略。综合判断，患者系单纯性不完全性小肠梗阻，暂无手术指征，建议保守治疗，可以采取中医为主的非手术治疗。治拟通里攻下，行气散结。方以复方大承气汤。

处方：厚朴9g，炒莱菔子30g，枳壳9g，生大黄（后下）9g，元明粉（冲）30g。

用法：水煎服，日2剂，酌情分2~4次服。

此外，还应根据患者的全身状况，采用禁食或流质饮食、胃肠减压、中药保留灌肠、纠正水电解质紊乱和抗感染等治疗措施。

（自拟医案）

【经验方】

1. 硝菔通结汤(《医学衷中参西录》)

功能:行气通下。

主治:单纯性和机械性肠梗阻、阻塞性肠梗阻、麻痹性肠梗阻。

组成:鲜萝卜、芒硝。

用法:将鲜萝卜适量切成碎块与芒硝15~30g一起置入500ml水中,浓煎成200ml。成人每日2~3剂,小儿每次5ml/kg,口服或胃管注入。

2. 桃仁承气汤加减方(《新急腹症学》)

功能:祛瘀通下,行气消胀。

主治:腹部外伤引起的腹膜后血肿、麻痹性肠梗阻而无空腔脏器穿孔者;肠系膜小血栓形成或肠系膜动脉小栓塞所致的血运性肠梗阻的早期(无肠坏死体征者);妇科宫外孕有肠麻痹者。

组成:桃仁、当归、赤芍、红花、川朴、生大黄(后下)、芒硝。

用法:水煎服,每日1剂,分2次服。

3. 甘遂通结汤(《新急腹症学》)

功能:行气祛瘀,逐水通下。

主治:肠腔积液较多的重型肠梗阻。

组成:甘遂末、桃仁、赤芍、生牛膝、川朴、生大黄(后下)、木香。

用法:水煎服,每日1剂,分2次服。

(张静喆、余奎)

第十五节　急性阑尾炎

【概述】

急性阑尾炎是外科最常见的急腹症,各年龄段及妊娠期妇女均可发病,但以青壮年最为多见,男性多于女性。本病在中医学中属“肠痈”范畴。“肠痈”之名,首见于《内经》,《素问·厥论》云:“少阳厥逆,发肠痈不可治,惊者死……”《外科大成·内痈总论》载:“大肠痈之发,必先天枢穴隐痛不已,右边痛甚,脉则右寸洪数”。

【主要病因病机】

《灵枢·上膈》认为“喜怒不适，食欲不节，寒温不时”是引起肠痈的主要原因，并阐述了其病机为“卫气不营，邪气居之……积聚以留，留则痈成”。《灵枢·玉版》认为“阴阳不通，两热相持，乃化为脓”；《诸病源候论》更进一步明确了其病因病机，谓之：“肠痈者，由寒温不适，喜怒无度，使邪气与营卫相干，在于肠内，遇热加之，血气蕴积，结聚成痈，热积不散，血肉腐败，化而为脓”；《外科正宗》云：“夫肠痈者，皆湿热瘀血流入小肠而成也”。综上，肠痈的病因由于嗜食膏粱厚味，或恣啖生冷，或肠道寄生蛔虫，或暴急奔走，跌仆损伤，担负重物，或暴怒忧思，或寒温失调、情志不畅等种种因素，导致肠胃受损，运化失职，糟粕积滞，生湿生热，气血不和，留为败瘀，积于肠道而成本病。其总的病机为气滞，血瘀，湿阻，热壅，最后导致瘀滞积热不散，血肉腐败而成痈肿。肠痈的病理基础可概括为肠道气滞血瘀，其病理环节为化热，热邪的强弱、正气的盛衰是决定病理发展的关键。

【辨证注意点】

1. 本病早期临床征象多不典型，又易与多种疾病混淆，需注意密切随访与观察，以免漏诊、误诊。

2. 不能轻视本病为“小病”而放松警惕，对于老年人、儿童及妊娠期腹痛的患者要尤其重视，治疗过程中应严密监测，谨防病变进展酿成变证而危及生命。

3. 注意本病发生发展中“郁”“热”“湿”的动态变化，掌握孰轻孰重辨证关系，以指导临床正确实施辨证论治，提高疗效。

【辨证思路】

一、明确诊断

80% 左右的急性阑尾炎患者存在转移性右下腹痛或右下腹痛、阑尾部位压痛（麦氏点）和白细胞升高，这三点也是诊断绝大多数急性阑尾炎的决定性依据。本病症状出现大多有一定顺序，先上腹、脐周或全腹痛，伴食欲不振，随后有恶心呕吐，几小时后疼痛转至右下腹，呈局限性。

1. 病史　转移性右下腹痛，呈持续性疼痛阵发性加剧。多伴有恶心、呕吐和一定程度的发热。

2. 体征　右下腹有固定压痛，重者可有反跳痛和腹肌紧张；体格检查结肠充气试验、腰大肌试验、闭孔内肌试验可呈阳性。早期舌质淡红，或有瘀斑，舌苔薄白；有化热现象时，则舌质红，苔黄腻，脉象弦数、滑数或洪数。

3. 实验室检查　白细胞计数增高，多在（10~15）$\times 10^9$/L，中性粒细胞百分比增高。

二、鉴别诊断

本病早期由于临床表现不典型，容易与以下疾病误诊，必须细心观察和分析，按以下思路做好鉴别诊断。

常见疾病		临床特点
常见内科疾病	右肺下叶大叶性肺炎或右侧胸膜炎	早期体温多突然升高，除腹痛外可有右侧胸痛，右下腹无局限性显著压痛点，胸部听诊可闻及摩擦音、啰音、呼吸音减弱等阳性体征。胸部X线检查发现异常可资鉴别
	急性胃肠炎	有饮食不洁史，多以吐泻为主，吐泻先于腹痛，腹部压痛部位不固定，肠鸣音多亢进。大便检查可有脓细胞及未消化的食物
	急性肠系膜淋巴结炎	病起即有高热，腹痛、压痛相对较轻，压痛范围较广，部位在右下腹相对偏高且近内侧，如系多个肠系膜淋巴结发炎，则压痛部位与肠系膜根部方向符合
常见妇科疾病	急性盆腔炎	多发生于有性生活的妇女，痛起下腹，逐渐向上扩展，白带增多，压痛部位以下腹为主，阴道或直肠指检可有助诊断
	宫外孕破裂	有性生活的妇女出现月经延期或近期有不规则出血，应考虑此病。腹痛虽多发生在下腹部，但可伴有会阴部重坠感，局部体征以下腹部耻骨上最明显，妇科阴道内诊及后穹窿穿刺多可明确诊断
	卵巢囊肿蒂扭转	腹痛多为阵发性绞痛，但位置偏低，可出现轻度休克现象，盆腔检查可发现肿瘤，对诊断有决定意义
	卵巢滤泡或黄体破裂和出血	卵巢滤泡破裂多在两次月经的中期；黄体破裂多在月经中期之后，下次月经前14天以内。为突发性下腹痛，开始较剧，随后可能减轻，出血较多时，为持续性腹痛，阵发性加剧，并可放射至肩部，出血如有存积在直肠窝，则可引起下垂感或欲便感。必要时做腹腔或阴道穹窿穿刺
常见外科疾病	胃、十二指肠溃疡急性穿孔	多有上消化道溃疡病史，发病突然，腹痛多从上腹开始迅速蔓延至全腹，疼痛剧烈，压痛、腹肌紧张明显，可出现休克。此外，多有肝浊音界消失，X线检查显示腹腔游离气体
	急性胆囊炎	发病多在进食油腻或夜间卧床后，疼痛位于右上腹，系阵发性绞痛，可伴有右肩放射痛，右上腹压痛及腹肌紧张明显，墨菲征多呈阳性。盲肠下降不全引起的高位阑尾炎与之很相似，应用B超检查有助于区别

续表

常见疾病		临床特点
常见外科疾病	右侧输尿管结石	为突发性绞痛，多放射到会阴部或大腿内侧，伴有尿频、尿痛，疼痛虽剧烈但腹部体征不明显，有右肾区叩痛，可见肉眼血尿，B超检查可以确诊

三、中医辨证分型

根据急性阑尾炎发病的病理过程及临床表现，近年来将其分为三个阶段：梗阻期、炎症反应期和并发症期。这一临床分期与中医对该病的辨证分型相对较统一，总结如下。

	蕴热型	湿热型	热毒型
腹痛	有转移性右下腹痛，腹痛呈持续性或阵发性加剧，右下腹有压痛、反跳痛，腹肌紧张不明显，有时可扪及局限性的肿块	右下腹压痛加重，腹痛拒按，并出现反跳痛，不超过右下腹一个象限，无扩散趋势	腹痛剧烈，可遍及全腹，腹壁有弥漫性压痛、反跳痛及腹肌紧张
伴随症状	伴有脘腹胀闷、恶心、嗳气、纳呆、大便秘结、小便清或黄	发热，口干欲饮，大便秘结，小便短赤	高热或恶寒发热，持续不退，时时汗出，烦渴欲恶，面红目赤，唇干口臭，呕吐不食，大便多秘结或似痢不爽，小便短赤
体温	体温在38℃左右	38℃以上	体温多在39℃左右
血常规	白细胞计数正常或稍高	白细胞计数明显升高，一般在（10~15）$\times 10^9$/L	白细胞计数在15$\times 10^9$/L左右，甚至可达20$\times 10^9$/L以上
舌脉	舌淡红，苔薄白腻，脉濡数或弦数	舌质红，苔黄腻，脉弦滑数	舌质红绛而干，苔黄厚干燥或黄厚腻，脉弦滑数或洪大而数
临床病理分类	相当于急性单纯性阑尾炎梗阻期或阑尾周围脓肿炎症消散的后期	相当于急性阑尾炎炎症反应期或急性阑尾炎并发局限性腹膜炎或阑尾周围脓肿	相当于急性阑尾炎并发症期，如并发局限性或弥漫性腹膜炎；或由腹膜炎引起肠麻痹、盆腔脓肿、感染性休克、阑尾周围脓肿扩散等并发症

四、辨证思路

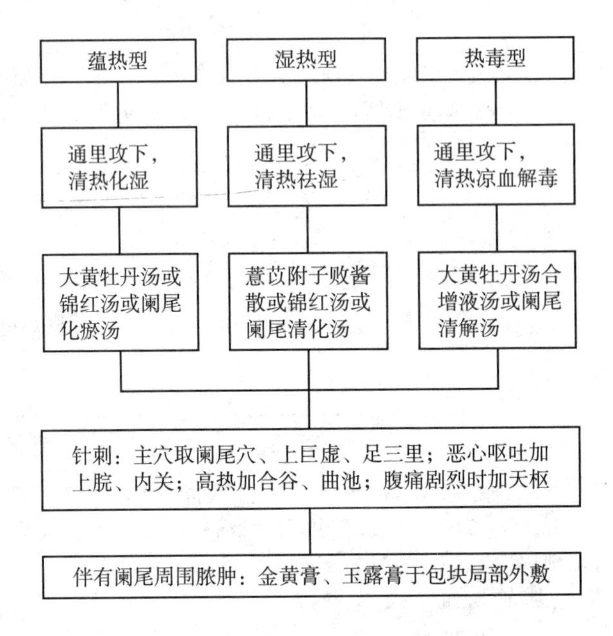

五、注意事项

1. 掌握非手术治疗的适应证　对于中医辨证为湿热型和热毒型的患者，如属于以下情况，原则上应采取手术治疗，中药内服仅作为辅助措施：①急性化脓性、坏疽性阑尾炎，临床表现严重者；②急性阑尾炎穿孔并发弥漫性腹膜炎；③小儿、妊娠、老年人化脓性、坏疽性阑尾炎；④慢性阑尾炎反复急性发作者；⑤阑尾蛔虫病。

2. 非手术治疗要做到“内动外静”　对采用中医为主非手术治疗的患者，要求用药必须达到“通下”的效果，必要时需加倍用药量以保证通便。但治疗的同时应要求患者尽可能卧床，避免活动，保证休息，减少腹腔感染扩散的危险。

3. 密切观察，谨防变证　本病发病急，变化快，易出现并发症。在非手术治疗时必须密切随访、动态观察，注意中医证型的转变，及时发现和处理相关的情况，包括及时中转手术、适时调整药物剂量和辨证用药等。

【病例思维程序示范】

李某，女，30岁。脐周和上腹部隐痛不适12小时，伴恶心、呕吐，大便秘结、小便黄，现右下腹疼痛。

查体：右下腹局限性固定压痛，轻反跳痛，无肌紧张，体温 37.5℃。舌质淡红，苔薄白腻，脉弦数。

辨证思维程序：

第一步：初步诊断。患者有较典型的转移性右下腹痛，伴有胃肠道症状，右下腹有局限性压痛和轻反跳痛，诊断首先考虑为急性阑尾炎。

第二步：仔细了解病史，排除相似疾病。应详细了解患者发病前的饮食情况和是否伴随其他诸如大便异常、排尿异常等情况，询问近期是否有胸痛、咳嗽、咯痰等呼吸系统症状，还应了解患者的月经生育情况。

第三步：做相关检查以资鉴别。血常规检查了解感染情况、排除有些妇科疾病可能造成的贫血等改变。尿常规有助于除外泌尿系统疾病。胸部和腹部的放射学检查可排除胸膜和肺部疾病，以及胃肠穿孔和梗阻性疾病。超声波检查可帮助区别胆系疾病和胰腺病变。鉴于患者系育龄妇女，还应在确诊前请妇科会诊除外妇科有关疾病。

第四步：判断疾病的严重度和中医证型。根据患者的体征和体温，诊断为急性单纯性阑尾炎。依据患者有发热、大便秘结、小便黄，舌质淡红，苔薄白腻，脉弦数等临床征象，符合中医蕴热型肠痈。

第五步：治疗。可选择在严密观察下的非手术治疗。针对肠腑湿热内蕴，治拟通里攻下，清热化湿。方用大黄牡丹汤加减。

处方：生大黄（后下）9g，芒硝（冲）9g，制川朴 6g，红藤 60g，蒲公英 30g，丹皮 9g，桃仁 9g，薏苡仁 15g，冬瓜仁 12g。

用法：水煎服，日 1 剂，分 2 次服。

另外，酌情配合控制饮食，适当输液，采用针刺治疗等。

（自拟医案）

【经验方】

1. 大黄牡丹汤（《金匮要略》）

功能：泻热破瘀，消肿散结。

主治：湿热瘀滞之肠痈初起。

组成：生大黄（后下）、牡丹皮、桃仁、冬瓜子、芒硝。

用法：水煎服，每日 1 剂，分 2 次服。

2. 锦红汤（上海中医药大学附属龙华医院方）

功能：清热解毒，活血消肿，行气通腑。

主治：肠痈蕴热型或湿热型。

组成：生大黄（后下）、蒲公英、红藤、厚朴。

用法：水煎服，每日 1 剂，分 2 次服。

3. 阑尾化瘀汤（天津市南开医院方）

功能：行气祛瘀，清热解毒，通里攻下。

主治：肠痈蕴热期或瘀滞期。

组成：金银花、川楝子、延胡索、牡丹皮、桃仁、生大黄（后下）、木香。

用法：水煎服，每日 1 剂，分 2 次服。

4. 薏苡附子败酱散（《金匮要略》）

功能：排脓消肿。

主治：肠痈脓成，毒结阳伤证。

组成：薏苡仁、附子、败酱草。

用法：水煎服，每日 1 剂，分 2 次服。

5. 阑尾清化汤（天津市南开医院方）

功能：清热解毒，行气活血，通里攻下。

主治：肠痈湿热期。

组成：金银花、蒲公英、牡丹皮、生大黄（后下）、赤芍、川楝子、桃仁、甘草。

用法：水煎服，每日 1 剂，分 2 次服。

6. 阑尾清解汤（天津市南开医院方）

功能：泻火解毒，行气活血，通里攻下。

主治：肠痈热毒期。

组成：金银花、蒲公英、败酱草、冬瓜仁、牡丹皮、赤芍、木香、生大黄（后下）。

用法：水煎服，每日 1 剂，分 2 次服。

（张静喆、余奎）

第十六节　胆道感染和胆石症

【概述】

胆道感染和胆石症包括急性、慢性胆囊炎，急性、慢性胆管炎，胆囊、胆总管及肝内胆管结石。中医文献中无此病名，但有关本病证候在黄疸、胁痛、肝胀、胆胀、癖黄、结胸发黄、诸腹痛、肝气及肝胃气等门类中，已有类似的描述。如《灵枢·胀论》云："胆胀者，胁下痛胀，口中苦，善太息"；"肝胀者，胁下满而痛引少腹"；《素问·缪刺论》云："邪客于足少阳之络，令人胁痛，不得息"。

【主要病因病机】

由于暴怒忧思，或多食油腻厚味炙煿饮食，或寒温不适，或蛔虫上扰等因素，致使肝胆失疏，气郁化火；或脾胃运化失司，湿浊内生，湿热蕴结。胆气不通则痛，湿热蕴蒸，胆液逆溢肌肤而发黄，胃气上逆则恶心呕吐，若热积不散，热盛肉腐酝而成脓，甚则热毒化火，火毒炽盛，毒入营血，导致"亡阴""亡阳"。胆为中清之腑，以通降下行为顺，若湿热久蕴不散，胆汁久经煎熬，则结成砂石。

【辨证注意点】

1. 首先要区分胆石症处于急性期还是静止期。
2. 仔细询问发病前有无饱餐和过食油腻等诱因。
3. 本病在女性、40 岁以上、经产妇和肥胖者中较为多见，应高度重视。
4. 有无黄疸是本病转归的关键和判断病位的依据，应详细询问和仔细观察。
5. 郁、湿、热三者的交织和演化，是疾病发展的主要环节，应注意分辨。
6. 肝、胆、脾胃三者关系，是本病脏腑辨证的重点。

【辨证思路】

一、明确诊断

1. 发病特点　腹痛大多在进食油腻后发作，多为右上腹局限性疼痛，疼痛为持续性，并可放射至右肩，如伴有结石，则兼有阵发性绞痛；病变在胆囊者有发热，无畏寒；病变在胆管时发热高，有寒热往来。多有恶心、呕吐，病变严重者可出现脉细数或沉细数、神志淡漠、四肢厥冷、出汗、血压下降等亡阴亡阳征象。

2. 体征特点　剑突下或右上腹肋缘下压痛，肌紧张，墨菲征阳性，有时可触及肿大压痛的胆囊；合并胆道梗阻或化脓性胆管炎时可出现黄疸。

3. 辅助检查　血白细胞计数增高，中性粒细胞百分比增高；约 10% 的患者可伴有血清总胆红素升高，尿中胆红素阳性；上腹部 CT、胆囊 B 超等影像检查可显示胆道结石、炎症及梗阻等异常。

二、鉴别诊断

1. 胆道蛔虫病　剑突下剧烈钻顶痛而腹部体征轻微是胆道蛔虫病的特点，疼痛发作时，患者辗转不安，弯背屈膝，大汗淋漓或四肢厥冷，缓解时如常人，一般无黄疸及感染症状，有肠蛔虫病史。

2. 急性胰腺炎　上腹或左上腹呈持续性剧痛，有时可放射至腰部，疼痛程度较胆道疾病为重，常伴有不同程度休克表现。轻者除右上腹、剑突下压痛外，左上腹常有深压痛，重者全上腹均有压痛。血、尿淀粉酶升高。有时胆石症可并发胰腺炎，使两种疾病同时存在，应加注意。

3. 胃、十二指肠溃疡病穿孔　有溃疡病史，上腹部突发持续剧烈疼痛，有明显压痛，腹壁呈板样强直，肠鸣音减弱或消失，肝浊音界消失，X 线检查可见膈下游离气体。

三、中医辨证类型

1. 静止期（相当于胆石症静止期或慢性胆囊炎）

	肝胆气郁型	肝阴不足型
腹痛	中上腹或右上腹时有隐痛	胁下胀满或胁痛
伴随症状	食入作胀，胃纳不馨，嗳气便秘，症状随情绪起伏	头晕目眩，口舌咽干欲饮，纳食不馨，食入胀甚
舌脉	舌苔薄腻，脉平或弦	舌尖红刺或有裂纹，或见光剥，脉细弦

2. 急性期（相当于急性胆囊炎、急性胆管炎等）

	气滞型	湿热型	火毒型（热毒型）
腹痛	胁脘隐痛、胀痛或窜痛，痛引肩背	起病急，胁脘疼痛拒按，胁脘部压痛，腹肌紧张	胁脘痛剧，持续不解，甚者痛及满腹，腹肌紧张，压痛拒按

续表

	气滞型	湿热型	火毒型(热毒型)
伴随症状	食少腹胀	恶心呕吐,口苦咽干,不思饮食,食则痛剧,发热或寒热往来,或有目黄、身黄,黄似橘色,大便秘结	高热或寒战高热,黄疸,口干唇燥,便秘尿黄赤,或有包块,甚至神昏谵语,皮肤瘀斑,鼻衄,齿衄
舌脉	舌质微红,舌苔薄白或微黄,脉弦细或弦	舌质红,苔黄腻,脉弦滑或弦数	舌质红绛或紫,苔黄厚腻干糙灰黑,或舌光如镜,脉弦滑数或脉细欲绝

四、辨证思路

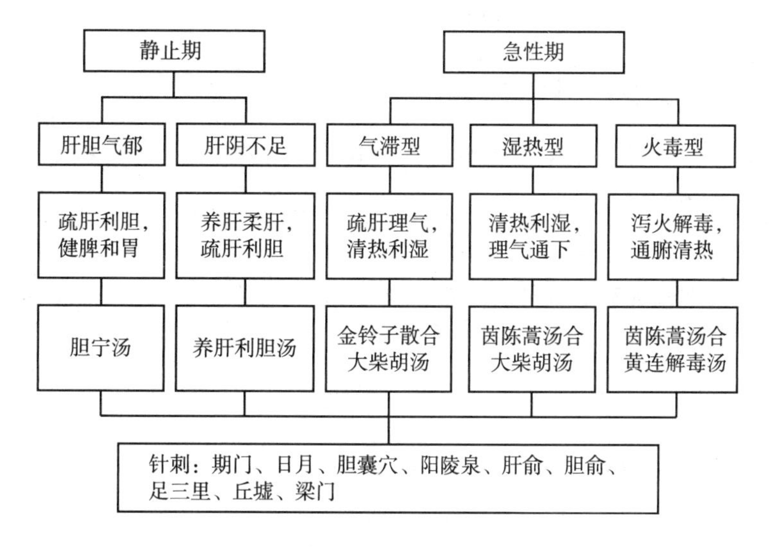

五、注意事项

1. 掌握治疗适应证　以中医为主的非手术治疗主要适用于以下患者:①胆总管结石横径 1cm 左右;或无严重并发症的较大结石;②结石性或蛔虫性急性胆道感染而无明显休克者;③肝内胆管或肝内广泛小结石,手术难以彻底取净者;④手术前后用以排出泥沙样或小块结石,有利于手术进行或预防复发。除上述情况之外,原则上均应采取手术治疗,而中医中药可作为辅助治疗以提高疗效。

2. 发作期治疗应严密观察,注意变证　针对有黄疸的患者,更应警惕变证的出现。黄疸患者其病位在胆管,肝胆湿热交蒸,更易热入营血,热腐成脓,极易发生"亡阴""亡阳"等变证。故非手术治疗中遇临床诸症不缓解或短期内迅速加重,应当机立断中转手术,以免延误时机,危及生命。

3. “通里攻下”是治疗的关键　有效通下能疏通瘀滞,泻下实热,急下存阴,挽沉疴于既倒,是针对本病“郁、湿、热”病机交织最关键的治疗方法。因此,在非手术治疗时必须确保足量通下药物的服用。如果患者不适应服药,也应想方设法通过留置鼻胃管,先行胃肠减压引流,然后将中药煎剂灌入胃内。对于普通剂量未能取得通下效果者,应在一定的时间内重复用药(通常间隔 6~8 小时),以期尽快痛随利减,阻断疾病向恶发展。

4. 注意“邪从热化”“热从燥化”　本病发作期的基本病理特征包括了这两大传变,由于发病时不能进食或限制摄食,治疗中又必须强调通下,更容易导致津液亏耗和伤阴等变化。因此,在非手术治疗中应格外注意护养阴液,包括酌情配伍养阴清热中药和输液治疗维护体液平衡。

【病例思维程序示范】

赵某,男,37 岁。有右上腹疼痛伴发热、黄疸反复发作病史 10 多年。2 日前又出现上述症状,并伴有寒战、高热(体温 39.6℃),恶心呕吐,口苦咽干,不思饮食,大便秘结。

查体:体温 38.3℃,血压 100/64mmHg,巩膜、皮肤均有黄染,右上腹及剑突下压痛,肝区叩痛。舌质红,苔黄腻,脉弦滑。

辅助检查:血常规白细胞计数 $12 \times 10^9/L$。

辨证思维程序:

第一步:初步推断。患者曾有多次类似发病史,目前症状为右上腹疼痛,伴有高热和黄疸(皮肤、巩膜黄染),查体见右上腹及剑突下压痛,肝区叩痛,血常规提示白细胞升高,初步诊断急性胆道感染(急性胆管炎、阻塞性黄疸、胆总管结石可能)。

第二步:仔细分析病史,辅以必要检查,做出确切诊断。患者反复发病多年,至今情况尚可,不发作时如常人生活,可除外肝胆恶性病变或慢性肝炎。患者每次发病有腹痛、高热、黄疸,为查科三联征,符合急性梗阻性胆管炎表现。辅助检查及影像学检查对于明确此类疾病病因非常重要,超声波检查可评估有无胆囊、胆管及肝内胆管结石,胆总管有无扩张,胰腺有无异常等,是首选检查手段;对于超声波检查仍不能明确者,需综合 MRCP、上腹部 CT 等影像学检查。肝功能检查对于判断黄疸的类型也有一定的帮助,如提示总胆红素增高、直接胆红素大于50%，则提示梗阻性黄疸可能。

第三步：对疾病的严重程度做出判断。患者腹部体征较轻，血白细胞轻度升高，生命体征稳定且无神志异常，可排除重症胆管炎可能。

第四步：辨清疾病中医分型。胁脘疼痛，恶心呕吐，口苦咽干，寒热往来，肌肤巩膜黄染，可判断为少阳肝胆之病症，苔黄腻为湿热之象，由此可辨证为肝胆湿热证。

第五步：明确治疗措施。确诊胆管结石的情况下，建议ERCP等外科治疗手段介入，及时解除胆道梗阻。同时，可联合中医药治疗。患者证属肝胆湿热，治拟清热利湿，理气通下。方以茵陈蒿汤合大柴胡汤加减。

处方：茵陈30g，生山栀9g，黄芩9g，黄柏9g，柴胡9g，陈皮9g，枳壳9g，木香9g，生大黄（后下）9g，元明粉（冲）9g。

用法：水煎服，日1~2剂，分2~4次服。

服药同时，酌情配合应用静脉滴注抗生素、解痉止痛药物及针刺等治疗。

（自拟医案）

【经验方】

1. 大柴胡汤（《伤寒论》）

功能：外解少阳，内泻热结。

主治：气滞或湿热型急性胆道感染。

组成：柴胡、黄芩、半夏、杭芍、枳实、生大黄、生姜、大枣。

用法：水煎服，每日1剂，分2次服。

2. 金铃子散（《素问病机气宜保命集》）

功能：疏肝清热，活血止痛。

主治：肝郁化火证。

组成：金铃子、延胡索。

用法：水煎服，每日1剂，分2次服。

3. 茵陈蒿汤（《伤寒论》）

功能：清热，利湿，退黄。

主治：湿热黄疸。

组成：茵陈、栀子、大黄。

用法：水煎服，每日1剂，分2次服。

4. 黄连解毒汤（《外台秘要》）

功能：泄火解毒。

主治：三焦火毒热盛证。

组成：黄连、黄芩、黄柏、栀子。

用法：水煎服，每日1剂，分2次服。

5. 胆宁汤（上海中医药大学附属龙华医院方）

功能：疏肝利胆。

主治：胆石症属肝胆气郁型。

组成：茵陈、虎杖、生大黄、青皮、陈皮、郁金。

用法：水煎服，每日1剂，分2次服。

6. 养肝利胆汤（上海中医药大学附属龙华医院方）

功能：养肝柔肝，疏肝利胆。

主治：胆石症属肝阴不足型。

组成：生地、首乌、枸杞子、茵陈、虎杖、生大黄、生山楂、鸡内金、麦芽、玫瑰花、佛手、绿萼梅。

用法：水煎服，每日1剂，分2次服。

（张静喆、余奎）

第十七节　胆道蛔虫病

【概述】

胆道蛔虫病是由于肠道蛔虫钻入胆道引起的一种急腹症，大多发生于儿童及青壮年，以农村等卫生条件差的地区为多见，随着经济条件的改善，近年来该病在国内已属罕见。张仲景《伤寒论》有关“蛔厥”的记载，与现在所认识的胆道蛔虫病的症状基本吻合。

【主要病因病机】

1. 由于饮食不洁，饥饱失常，发热，下利，胃热，脏寒，或服驱虫药剂量不足等因素，致使胃肠运化失司，肠内虫体，乘机扰动，蛔虫性喜钻窜，上窜钻入胆道而发病。

2. 肝胆相为表里，肝主疏泄，胆喜通降，蛔虫堵塞胆道，引起肝胆气滞，不通则痛，以致蕴湿生热，若邪留不去，热盛肉腐则为脓，若阻塞更甚，湿热熏蒸，胆汁逆溢上泛，浸淫肌肤，发为黄疸。

【辨证注意点】

1. 本病患者以儿童和青年居多，大多有肠道寄生虫病史和以往类似发病史。

2. 患者大多卫生习惯较差，或来自卫生条件差的农村和贫困地区。

3. 腹痛症状重而腹部体征轻是本病初期的临床特点。

4. 发病后期病情加重，临床症状与胆道感染和胆石症相似，可引起一系列变证，需注意区别。

5. 本病容易并发胰腺炎。蛔虫停止上扰胆道后，临床有时主要表现为胰腺炎症状，应予以分辨，以选择全面和合理的治疗。

【辨证思路】

一、明确诊断

1. 病史特点　有肠道蛔虫病史，或近期有过饥、过食肥腻，感寒发热，腹泻呕吐，服用驱虫药不当等诱发因素。

2. 临床表现特点　腹痛突然发生，为上腹部剑突下剧烈的阵发性绞痛，伴有“钻顶感”，痛后如常人，有时发作频繁。发作时脉象弦紧，缓解时脉平；多伴有恶心呕吐，约有1/3的患者可吐出蛔虫。继发胆道梗阻或感染可出现高热、寒战、黄疸等。

3. 辅助检查特点　腹部平坦柔软，剑突下偏右下方有深压痛。经穴触诊约80%的患者可在胆囊穴（右侧阳陵泉下3cm）有触痛或触及硬结。血白细胞计数多有轻度增加，嗜酸性粒细胞百分比增高，可达10%以上，粪便检查可找到蛔虫卵；B型超声检查可观察到胆道内的平行光带，有时还能发现虫体的蠕动。

二、鉴别诊断

1. 胆道感染和胆石症　腹痛为持续性，无间歇期和“钻顶感”，腹部体征较明显，中、右上腹有压痛、肌紧张，或可触及肿大的胆囊，伴发热或寒热往来和黄疸。B超检查可资区别。

2. 急性胰腺炎　腹痛在上腹或左上腹，疼痛性质为持续性剧痛，上腹部压痛呈横位性，血、尿淀粉酶升高。CT检查能较准确地做出判断。

3. 胃、十二指肠溃疡急性穿孔　疼痛为持续性，始于上腹，渐及全腹，腹部有显著的触痛，腹肌紧张硬如木板，肝浊音界缩小或消失，X线透视可见横膈下积气。

三、中医分型

	蛔滞型	蛔热型	蛔火型	蛔隐型
腹痛	突发上腹部钻顶痛和绞痛，时痛时止，痛时腹软喜按	持续性上腹疼痛，拒按，伴有阵发性加剧	上腹疼痛较重，拒按	上腹饱胀感或无不适
伴随症状	汗出肢冷，恶心、呕吐或吐蛔	发热，寒热往来，口苦咽干，肌肤发黄，大便干结或不爽，小便短少黄赤	寒战高热，身目发黄，神昏谵语，大便燥结，可有呕血、便血	无
体征	腹软，无压痛	压痛明显	压痛明显，腹肌紧张，或腹部包块	轻压痛或无压痛
舌脉	舌淡红，苔白，脉弦紧或沉弦	舌红，苔黄或干，脉弦滑或滑数	舌红绛，苔黄燥，脉微欲绝	舌脉可正常

四、辨证思路

1. 内治

(1) 理气通下，安蛔驱蛔，方以大承气汤合乌梅丸加减。

(2) 食醋疗法用以安蛔止痛。

(3) 合理使用驱蛔药物。

(4) 酌情使用解痉止痛药物。

(5) 阿司匹林0.5~1.0g，每日服4次。

(6) 一般不需要使用抗生素，如并发严重感染可能引起病情恶化者，可配合应用抗生素。

2. 针刺　主穴：足三里、阳陵泉、胆囊穴；酌情辨证配穴。

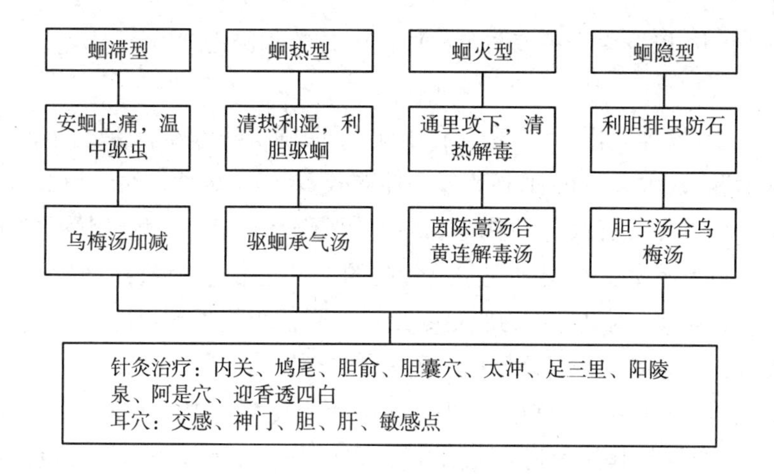

五、注意事项

1. 掌握治疗的适应证　临床上多数患者可选择以中医为主的非手术治疗，但对于有以下情况者，应考虑手术治疗，包括：①胆道蛔虫病并发急性梗阻性化脓性胆管炎，或考虑有胆管穿孔者；②胆囊蛔虫伴有严重化脓性胆管炎，坏死性胆囊炎，或怀疑有胆囊穿孔者；③蛔虫性肝脓肿已经形成者；④胆道大出血反复发作，经非手术治疗无效者；⑤并发急性出血性坏死性胰腺炎者；⑥胆道蛔虫病疼痛严重，发作频繁，经积极非手术治疗 1 周以上不能缓解者；⑦胆道内蛔虫与胆石症同时存在，经非手术治疗无效者。

2. 蛔厥症状一时缓解后切勿掉以轻心，大多会反复发作。应不失时机序贯地采取驱蛔治疗，并注意配伍疏肝利胆通下治疗。

3. 对于合并胆道感染和胰腺炎的患者，如症状较轻，应根据相应疾病的辨证治疗原则做针对性的治疗。

【病例思维程序示范】

王某，男，15 岁。上腹部和剑突下间歇性发作“钻顶样疼痛”5 小时，疼痛时辗转不安，坐卧不宁，大汗淋漓。间歇缓解时则谈笑如常人。其间呕吐 3 次，其中吐出蛔虫 1 条。幼年曾有相似腹痛病史。

查体：形体瘦弱，体温 37.3℃，上腹部深压痛，无肌紧张和反跳痛。舌淡，苔薄白，脉弦紧。

辨证思维程序：

第一步：初步诊断。根据患者特征性的上腹部“钻顶样疼痛”、有间歇缓解期、吐蛔虫，以及疼痛程度与腹部体征不符等临床表现，首先考虑为胆道蛔虫病。

第二步：仔细分析病史，充分利用检查，明确疾病诊断。患者幼年就有类似发病情况，这次又曾吐蛔，检查发现体质较差，提示患者自幼患肠虫病，需进一步了解最近是否有饮食习惯改变或接受驱蛔治疗等。B型超声检查可排除胆石症和肝脏疾病。如能发现胆总管内的平行光带，尤其在疼痛发作时如发现平行带的蠕动，则可确诊为胆道蛔虫病。粪便中找虫卵也可为B超检查暂时未发现异常患者的最终确诊提供依据。

第三步：做好相似疾病的鉴别，了解是否出现并发症。胆道蛔虫病发作期症状严重，容易与其他急腹症混淆，应加以区分。此外蛔虫逆入胆道，也可引起系列并发症，故需做相关检查予以明辨。腹部X线检查有助于排除胃肠穿孔和梗阻性疾病。B型超声检查对是否有胆系其他疾病和是否并发肝脓肿有帮助。CT则能更清楚地显现肝、胆、胰腺的形态变化，不仅可资鉴别，还可提供是否合并胰腺炎等信息。血常规和血、尿淀粉酶的测定有助于了解是否继发感染以及胰腺炎等情况。

第四步：掌握病机，辨别证型。患者间歇剑突下"钻顶样疼痛"，痛时辗转不安，坐卧不宁，大汗淋漓，呕吐蛔虫，痛后犹如常人，舌淡，苔薄白，脉弦紧，无寒战发热及黄疸，可辨为蛔滞型。

第五步：明确治疗措施。治拟安蛔止痛，温中驱虫，方以乌梅汤加减。

处方：乌梅肉6g，槟榔9g，苦楝根皮15g，枳壳9g，木香9g，细辛3g，生大黄（后下）9g，元明粉（冲）9g。

用法：水煎服，日1剂，分2次服。

另以使君子肉15g炒香，空腹分2次嚼吞，9岁以下服9g，10~14岁12g，2小时后服汤药。

（自拟医案）

【经验方】

1. 乌梅丸（《伤寒论》）

功能：安蛔止痛。

主治：蛔厥证。腹痛，时发时作，心烦呕吐，食入吐蛔，手足厥冷；或久泻、久痢。

组成：乌梅、黄连、黄柏、川椒、细辛、人参、当归、桂枝、附子、干姜。

用法：汤剂水煎服，日 1 剂；蜜丸每次 9g，每日 1~3 次，口服，3 岁以下小儿酌减。

2. 驱蛔承气汤（《中西医结合治疗急腹症》，天津市南开医院经验方）

功能：安蛔驱蛔。

主治：蛔滞型胆道蛔虫病。

组成：槟榔、使君子、苦楝皮根、乌梅、木香、枳壳、川椒、细辛、干姜、元明粉。

用法：水煎服，每日 1 剂，分 2 次服。

（张静喆、余奎）

第十八节　急性胰腺炎

【概述】

急性胰腺炎是指胰腺消化酶被激活后对胰腺自身及其周围脏器产生消化作用而引起的炎症性疾病，是外科常见的炎性急腹症。任何原因造成胰腺酶原不适时地提前激活是引起急性胰腺炎的始动因素；胆囊泥沙样结石、高脂血症、酒精中毒是临床上引起急性胰腺炎最常见的因素。中医学文献中虽无本病的专门记载，但类似急性胰腺炎的症状则散见于“脾心痛”“胃脘痛”“肝胃不和”“结胸”“膈痛”等门类中。

【主要病因病机】

多因情志不畅，饮食不节（尤其是嗜食肥甘，醇酒厚味，生冷不洁），蛔虫内扰，或外感风寒湿邪等诱发，导致肝胆、脾胃功能紊乱，气机升降失司，清升浊降障碍，气滞湿阻壅塞，瘀凝不通，郁久化热，湿热阻于中焦而成。热毒炽盛损伤血络，可致胰腺及周围组织出血，进而伤阴损阳，正虚邪陷，发生虚脱。本病的主要病理是肝郁气滞，湿热蕴结肝胆，脾胃实热及热实结胸为主，属阳证、里证、热证、实证。

【辨证注意点】

1. 多数患者发病有诱因,需仔细询问有无胆囊泥沙样结石病史,发病前有无暴饮暴食、饮酒、过食油腻等。

2. 患者腹胀程度、肠鸣音有无、大便干燥程度及有无大便是辨证的要点,也是判断治疗效果的因素之一。

3. 由于胰腺位于腹腔深部,发病早期临床征象大多不典型,必须在对症治疗的同时严密随访和动态观察,以便尽早明确诊断。

4. 一些邻近脏器的急性病变,既是本病容易误诊的原因,又常常是发病诱因(如胆道蛔虫病、胆石症等),要注意分辨,以指导有效地对因治疗。

【辨证思路】

一、明确诊断

本病早期临床表现不太典型,仔细询问有无诱因,并仔细查体,血尿淀粉酶、血清脂肪酶、上腹部CT检查有助于明确诊断。

1. 发病特点　突发性持续性上腹部刀割样剧痛,伴阵发性加剧,常向左肩及腰背部放射;恶心、呕吐明显,部分可伴黄疸。可有程度不同的发热,重症患者腹胀严重。

2. 体征特点　轻症患者仅有腹痛,以中上腹为主,可伴有轻度腹胀;重症病例可出现中上腹压痛、反跳痛及肌紧张,腹痛甚至可弥漫至全腹,腹胀明显,肠鸣音减弱;少数患者皮肤可见出血点,脐周或腰部有蓝色瘀斑。早期舌苔薄白,湿热盛后转黄腻或焦糙;脉象弦细,重症者弦数或滑数,更甚者沉细数。

3. 辅助检查特点　血、尿淀粉酶是诊断急性胰腺炎的主要指标之一,血清淀粉酶多在2小时后开始升高,24小时达高峰,可持续4~5天;尿淀粉酶多在发病后24小时开始上升,可持续1~2周。血白细胞计数大多增高,中性粒细胞百分比增高。血糖早期可反应性轻度升高,若长期禁食状态,血糖仍超过11.0mmol/L,则提示胰腺广泛坏死。血钙降低发生在发病2~3天以后,若血钙低于2.0mmol/L,提示病情严重。腹部立卧位X线平片可见十二指肠、横结肠积气。胰腺B超和上腹部CT检查能准确显示胰腺的病变和范围。

二、鉴别诊断

1. 急性胆道感染和胆石症　腹痛部位在剑突下偏右侧,腹痛程度轻于胰腺炎,疼痛向右肩放射。若伴有胆总管结石时,常有寒战、高热及黄疸,血、尿淀粉酶正常或稍高。

2. 胆道蛔虫病　在上腹部剑突下偏右侧，呈剧烈的阵发性绞痛，伴有“钻顶感”，腹痛发作时，手捧腹部，辗转不安，弯背屈膝，四肢厥冷，冷汗淋漓，痛后如常人。血、尿淀粉酶正常。

3. 胃、十二指肠溃疡病急性穿孔　有溃疡病史，上腹部突发持续剧烈疼痛，腹壁呈板样强直，肠鸣音减弱或消失，肝浊音界消失，X线检查可见膈下游离气体。

4. 急性肠梗阻　腹痛开始多为阵发性，呕吐频繁，呕吐后腹痛可暂时稍缓解。腹痛时肠鸣音经常亢进，腹肌紧张不显著，X线检查可见肠袢内气液平面。既往多有手术史。

5. 肠系膜血管栓塞　既往多有心血管病史。腹痛一般位于中腹部，疼痛程度不如急性胰腺炎剧烈，甚至肠管坏死后腹痛可完全消失，腹胀较明显，腹肌不甚紧张。患者常有休克，且较急性胰腺炎患者更久，几乎直至死亡亦不见好转。

三、辨证分型

	肝郁气滞型	脾胃实热型	肝胆湿热型	蛔虫上扰型
腹痛	上腹部阵痛或窜痛，腹胀，轻压痛，无腹肌紧张	全上腹突然剧烈胀满疼痛，拒按，持续性或阵发性加剧	上腹中部偏右侧突然胀痛，拒按，持续性钝痛阵发性加剧或绞痛	上腹中部偏右侧突发剧烈绞痛，有“钻顶感”，呈阵发性
发热	无发热	伴有高热	发热或往来寒热	伴有发热
伴随症状	可有恶心、呕吐	呕吐频繁，呕吐后腹痛并不缓解，口干渴，大便秘结，小便短赤	多有轻度黄疸，双目微黄，重则目黄身黄，大便秘结，小便短而黄赤	痛时汗出肢冷，呕吐，甚则吐蛔
舌脉	苔薄白或微黄，脉弦紧	舌质红，苔黄厚腻或黄糙焦干，脉洪数或弦数	舌质红，苔黄腻，脉弦数或弦滑	舌淡红，苔薄白或微黄腻，脉弦或弦细
临床病理分类	多为轻型急性水肿性胰腺炎	多属重症急性胰腺炎	多为胆源性胰腺炎	多为胆道蛔虫引起之胰腺炎

四、辨证思路

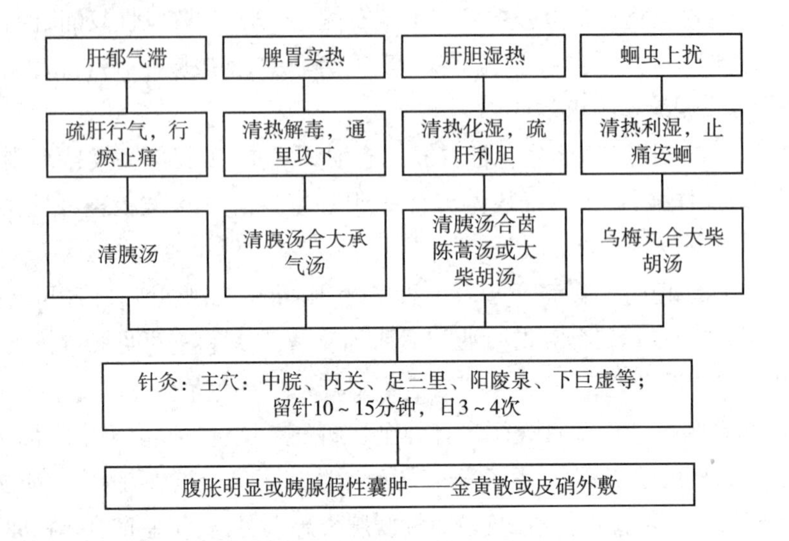

五、注意事项

1. 确未出现明显并发症的情况下，原则上首先选择非手术治疗；当有变证但患者条件尚允许时，应在严密观察的情况加强非手术治疗力度。

2. 清热通腑是本病辨证治疗的关键，必须尽可能保证中药的摄入和用药量的充足。口服有困难的患者，应从胃肠减压管中注入或经直肠给药；一般剂量未达泻下实热效果者，应加大剂量或短期内反复给药。

3. 出现严重并发症（胰腺脓肿或腹腔脓肿）者，应及时采用针对性的手术治疗。

4. 存在以下情况应考虑手术治疗：①胆石症、胆道蛔虫病或急性梗阻性化脓性胆管炎合并的胰腺炎，病情严重，经过一段时间非手术治疗病情不见好转者；②胰腺炎感染并发脓肿，须经腹腔引流者；③胰腺炎多次反复发作，疑有胆总管括约肌狭窄或胰管阻塞者。

【病例思维程序示范】

张某，男，25岁。上腹突发性疼痛72小时，初始疼痛有明显的间歇缓解，伴恶心、呕吐。发病前患者曾参加朋友聚会，饮酒及进食油腻食物较多。既往有胆囊泥沙样结石病史。

查体：体温38.5℃，血压110/95mmHg，神清，巩膜轻度黄染，腹稍膨隆，剑突下及上腹向左有横位性压痛，肝浊音界存在。舌质红，苔黄腻，脉弦数。

辅助检查：WBC 13.6×10^9/L，血淀粉酶128U（温氏），尿淀粉酶1 024U（温氏）。

辨证思维程序：

第一步：初步诊断。根据患者上腹部疼痛、剑突下和上腹横位性压痛、血尿淀粉酶明显升高，初步诊断为急性胰腺炎。

第二步：借助相关检查，做出鉴别诊断，明确疾病性质。患者发病前有进食油腻史，既往有胆囊泥沙样结石，查体发现巩膜轻度黄染，应考虑胰腺炎系胆囊结石导致的可能性较大，即胆源性胰腺炎。腹部X线检查能排除肠梗阻、肠绞窄及胃肠道穿孔性病变。B型超声检查可了解胆道内有无结石或蛔虫、是否有梗阻，以及了解胰腺的大体改变和周围渗出情况。CT检查能更清晰地显示肝、胆、胰腺的形态变化，有助于鉴别诊断和对胰腺炎轻重程度的区分。至此，可以基本明确为胆囊泥沙样结石引起的急性胆源性胰腺炎。

第三步：判别疾病严重程度，区分中医证型。患者生命体征较平稳，腹部无腹膜刺激征，结合多项影像检查，如无胰外病变，血液生化和血气分析等无其他病变，则可确定目前不是重症胰腺炎。患者腹部横位性触痛，发热，口苦咽干，恶心呕吐，双目微黄，大便秘结，小便短而黄赤，苔黄腻，舌质红，脉弦数等征象，证属肝胆湿热。

第四步：明确治疗措施。根据急性胰腺炎个体化治疗原则，针对该患者尚无明显感染和严重胆道梗阻的情况，可以在严密观察下行中医为主的非手术治疗。鉴于患者中医辨证为肝胆湿热型，治拟清热化湿，疏肝利胆。方以大柴胡汤加减。

处方：柴胡9g，黄芩9g，黄连3g，生山楂9g，制厚朴9g，枳壳9g，木香9g，生大黄（后下）9g，元明粉（冲）9g。

用法：水煎服，日1~2剂，分2~4次服。

与此同时，应酌情采用针刺、胰酶抑制剂、预防感染、禁食、胃肠减压等治疗。

（自拟医案）

【经验方】

1. 清胰汤Ⅰ号(天津市南开医院方)

功能:理气开郁,清热解毒,通里攻下。

主治:凡表现为肝郁气滞、脾胃实热及脾胃湿热之急性胰腺炎均可用。

组成:柴胡、黄芩、胡黄连、白芍、木香、元胡、生大黄、芒硝。

用法:水煎服,每日1剂,分2次服。

2. 清胰汤Ⅱ号(天津市南开医院方)

功能:疏肝清热,安蛔驱虫。

主治:胆道蛔虫引起之急性胰腺炎。

组成:柴胡、黄芩、胡黄连、木香、槟榔、使君子、苦楝皮根、细辛、芒硝。

用法:水煎服,每日1剂,分2次服。

3. 大承气汤(《伤寒论》)

功能:峻下热结。

主治:阳明腑实证。

组成:生大黄(后下)、厚朴、枳实、芒硝。

用法:水煎服,每日1剂,分2次服。

4. 茵陈蒿汤(《伤寒论》)

功能:清热,利湿,退黄。

主治:湿热黄疸。

组成:茵陈、栀子、生大黄(后下)。

用法:水煎服,每日1剂,分2次服。

5. 大柴胡汤(《伤寒论》)

功能:和解少阳,内泻热结。

主治:少阳阳明合病。

组成:柴胡、黄芩、芍药、半夏、枳实、生大黄(后下)、生姜、大枣。

用法:水煎服,每日1剂,分2次服。

(张静喆、余奎)

第十九节　腹腔脓肿

【概述】

本病系因外伤、手术或内脏病变穿孔导致腹腔内污染继发感染，或因腹内脏器感染扩散，造成腹腔内脓液积聚，属于中医“胁痛”“伏梁”“湿热下注”等证候范围。

【主要病因病机】

1. 膈下脓肿　多因肠痈等内溃，脓毒流于膈下蕴结而成；或因情志抑郁，肝胆失疏，气滞湿阻，化热化火成痈；或因闪挫跌仆，内脏损伤染毒而成。

2. 肠间隙脓肿　因腹腔内热毒流注于肠间，热毒气血凝滞，积久不散，酝酿而成脓肿。

3. 盆腔脓肿　因肠痈等内溃，湿热毒邪流注于盆腔、胞宫、肛肠之间，致使经络阻隔，气血凝滞，蕴积不散，热盛肉腐而成盆腔脓肿。

【辨证注意点】

1. 本病是一种继发性感染性疾病，多数有明确的原发性病变，其中最多的是腹腔内脏炎症和感染性疾病，应详细询问病史和认真查体。

2. 相同病位的脓液积聚可以由腹腔内不同脏腑的原发疾病所造成，应通过细致的望、问、闻、切四诊，在相似的临床征象中分辨出其原发病变，以指导合理的治疗。

3. 一种原发疾病可以造成多处病位的脓液积聚，临床上可能呈现复杂的征象，需高度重视以免漏诊，可通过全面彻底地检查（包括相关的查体和辅助检查）予以确认。

【辨证思路】

一、明确诊断

尽管腹腔脓肿主要的临床表现有其共性，但因脓肿部位的差异，不同部位脓肿有其临床特点，应熟悉和掌握各自的特点，尽早明确诊断。

1. 膈下脓肿

（1）病史特点：常继发于急性阑尾炎穿孔、胃十二指肠溃疡穿孔、急性胆囊炎、肝脓肿等病后，多在腹腔内感染病灶经治疗已有好转后，或上腹部手术后数日发病。体温逐渐升高，或伴有寒战、多汗，上腹部和季肋部有疼痛和不适，深呼吸或咳嗽时加剧，并放射至肩背及颈部。

（2）体征特点：肋间、腰背部、上腹部可出现水肿或隆起，有压痛和叩击痛。多数患者肝浊音界扩大。舌质红或有瘀斑，苔黄或黄厚腻，脉象弦数或滑数，甚则细数。

（3）辅助检查特点：血白细胞计数增高，中性粒细胞百分比增高；X线检查可见膈肌抬高，呼吸运动减弱或消失，肋膈角不清，膈下有气泡和液平；超声检查、诊断性穿刺、腹部CT扫描等有助于诊断。

2. 盆腔脓肿

（1）病史特点：常继发于阑尾穿孔、胃肠穿孔等腹膜炎和盆腔炎之后。发热持续不退，或热退后复升高，下腹胀痛，大便频繁，里急后重，带有黏液，甚则夹有脓血。

（2）体征特点：直肠指检在直肠前方或两侧可触及包块，触痛明显，脓已成则有波动感。舌质红，舌苔黄腻，脉弦数。

（3）辅助检查特点：血白细胞计数增高，中性粒细胞百分比增高；超声检查、诊断性穿刺、腹部CT扫描等有助于诊断。

3. 肠间隙脓肿

（1）病史特点：常发生于弥漫性腹膜炎以后。有持续发热，腹痛，如肠袢因粘连伴有不同程度梗阻时，可有腹胀、呕吐、便秘等症。

（2）体征特点：脓肿与膀胱相邻者，可有尿频、尿急、尿痛等膀胱刺激症状；腹部压痛或伴肌紧张和出现包块。舌质红，舌苔黄腻或黄燥，脉滑数或弦数；伤阴者，口干舌燥，舌质红，苔光剥，脉细数。

（3）辅助检查特点：血白细胞计数增高，中性粒细胞百分比增高；X线检查脓腔显示液平，部分小肠充气，腹内脏器移位或受压；超声检查有液平反射波。

二、鉴别诊断

1. 脓胸　易误为膈下脓肿，但本病多系肺炎或其他肺病的并发症，常有呼吸道疾病的病史。查体胸下部浊音增加，呼吸音减弱，甚至消失，体征随患者体位转动而改变。X线摄片显示弧形液面；胸腔穿刺有脓液。

2. 肝脓肿　与膈下脓肿很相似，但本病常有痢疾或胆道感染病史，肝脏肿大明显伴压痛。50% 阿米巴脓肿的病例,大便中可找到溶组织阿米巴滋养体。

3. 粘连性肠梗阻　肠间隙脓肿有时呈现梗阻征象,两者易误诊。但粘连性肠梗阻多有腹部手术史,单纯性梗阻时一般无发热,痛、吐、闭、胀四大症状比较明显,腹部压痛轻,多无腹膜刺激征,肠鸣音活跃或亢进,可闻及气过水声。X 线检查可见明显的肠腔积气积液征象。

4. 尿路感染　肠间隙脓肿或盆腔脓肿可以累及膀胱而出现尿频、尿急等尿路刺激症状,但尿路感染时尿痛、尿急等症状更为严重,尿液浑浊,腹部体征不明显,尿常规检查可见较多的白细胞和脓细胞。

5. 细菌性痢疾　盆腔脓肿可因出现里急后重症状而误诊为本病。但细菌性痢疾起病急骤,多有不洁饮食史,腹泻症状严重,腹部压痛轻且范围广,肠鸣音活跃甚至亢进,粪便常规和细菌学检查可资鉴别。

三、中医证型

	肝胆热毒型	脏腑热结型	湿热下注型
腹痛	胁肋和胃脘部疼痛胀满,痛引肩背及颈项	腹痛腹胀	腹痛,少腹胀痛
发热	高热大汗,或寒战高热	持续高热	高热持续或热退复升
伴随症状	气促、呃逆,口干口苦	恶心呕吐,大便干结	大便频繁,里急后重,带有黏液,甚则夹有脓血;或有尿频、尿频、尿痛、排尿困难
舌脉	舌质红或有瘀斑,苔黄或黄厚腻,脉象弦数或洪数	舌质红,舌苔黄腻或黄燥,脉弦数	舌质红,舌苔黄腻,脉滑数

四、辨证思路

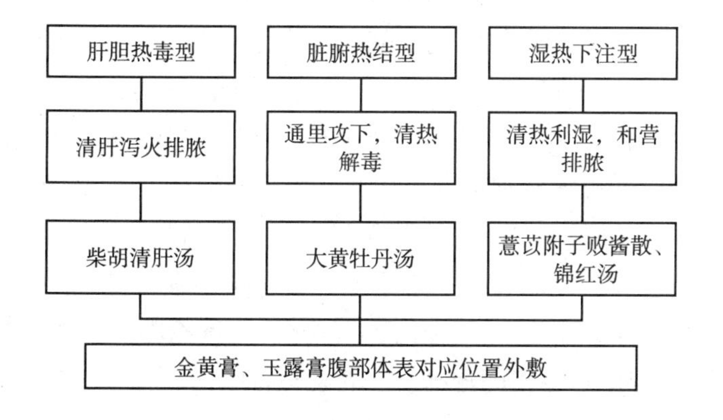

五、注意事项

1. 腹腔脓肿大多有明显的全身症状，由于因多种原发病变继发造成，病程往往持续已久，体质通常较虚弱，一般需在中药内服治疗的同时配合全身支持治疗。

2. 对于全身感染严重者，应酌情联合应用抗生素。

3. 在治疗腹腔脓肿的同时，仍应注重对原发疾病的序贯治疗，以消除病因。

4. 在以中医为主的非手术治疗过程中，应严密监测病情变化，警惕出现可能危及生命的各种变证。如治疗后病情无变化甚或加重，应及时重复影像学检查，酌情修改治疗方案，适时进行手术或介入性脓肿引流治疗。

【病例思维程序示范】

周某，男，35岁。2周前因急性阑尾炎入院，行剖腹阑尾切除术治疗，术中证实为阑尾坏疽穿孔合并弥漫性腹膜炎。4天后体温恢复正常，术后6天创口愈合拆线出院。但出院后2天起发热（体温38.5~39.5℃），持续不退，并出现腹痛，少腹胀痛，大便频繁，里急后重，带有黏液，甚则间有脓血。遂再度入院。

查体：体温38.7℃，腹部胀气，右下腹手术瘢痕无特殊，下腹部深压不适，直肠指检发现直肠前壁饱满，触痛明显。舌质红，舌苔黄腻，脉弦数。

血常规示：白细胞 $15.2 \times 10^9/L$。

辨证思维程序：

第一步：初步诊断。患者阑尾坏疽穿孔、弥漫性腹膜炎手术后，体温退而复升，腹痛腹胀，大便里急后重，腹部胀气，下腹深压痛，直肠指检直肠前壁触痛。综上所述，应高度怀疑腹腔残余脓肿。

第二步：借助相关检查，做好鉴别诊断。大便常规和培养可与细菌性痢疾相鉴别。尿常规和培养有助于区别泌尿系统病变。腹部X线检查可帮助鉴别肠梗阻，尽管腹腔残余脓肿也可有局部的肠胀气等，但一般缺乏明显的积气和液平。腹部CT既可了解腹腔内有无其他病变，又能对腹腔脓肿的具体大小和部位做出判断。该患者特别适合采用肠腔内超声检查，在诊断和局部治疗方面都有帮助。通过相关检查，可以明确患者为腹腔脓肿。

第三步：明确脓肿现状，区分中医证型。在确诊为腹腔脓肿后，还应利用影像诊断技术（主要利用CT和腔内超声检查）明确脓肿的具体位置、体积及成熟度，用以指导治疗方案的选择。患者发热持续，腹痛腹胀，少腹尤甚，大便频繁，里急后重，带有黏液，甚则间有脓血，舌质红，舌苔黄腻，脉弦数。皆因肠痈内溃，湿热毒邪流注于盆腔，致使经络阻隔，气血凝滞，蕴积不散，热盛肉腐所致。证属湿热下注。

第四步：明确治疗措施。患者辨证为湿热下注，治拟清热利湿，和营排脓。方以薏苡附子败酱散合锦红汤加减。

处方：制大黄 9g，制川朴 9g，红藤 30g，败酱草 30g，生薏苡仁 12g，蒲公英 30g，蛇舌草 30g，广木香 9g，地锦草 30g，丹皮 9g，黄连 9g。

用法：水煎服，日 1 剂，分 2 次服。

另外，配合应用中药金黄散保留灌肠。

（自拟医案）

【经验方】

1. 阑尾清解汤（《新急腹症学》）

功能：清热解毒，通里攻下，行气活血。

主治：盆腔或膈下脓肿等。

组成：生大黄、金银花、蒲公英、冬瓜仁、牡丹皮、川楝子、木香、生甘草。

用法：水煎服，每日 1 剂，分 2 次服。

2. 复方大柴胡汤（《新急腹症学》）

功能：疏肝理气，清热解毒，通里攻下。

主治：膈下脓肿或肠间隙脓肿。

组成：柴胡、黄芩、枳壳、川楝子、元胡、白芍、木香、生大黄、蒲公英、生甘草。

用法：水煎服，每日 1 剂，分 2 次服。

（张静喆、余奎）

主要参考文献

[1] 北京中医医院 . 赵炳南临床经验集[M]. 北京:人民卫生出版社,1975.

[2] 蔡谷荣 . 中国当代名医类案[M]. 成都:四川科学技术出版社,1995.

[3] 崔公让,谭鸿雁 . 动脉硬化闭塞症[M]. 北京:人民军医出版社,2000.

[4] 董建华 . 中国现代名中医医案精华[M]. 北京:北京出版社,2002.

[5] 杜怀棠 . 中国当代名医验方大全[M]. 石家庄:河北科学技术出版社,1990.

[6] 樊中州 . 肿瘤疾病千首妙方[M]. 北京:中国人口出版社,1991.

[7] 甘肃省卫生厅 . 中医医论医案医方选[M]. 兰州:甘肃人民出版社,1985.

[8] 顾伯华 . 实用中医外科学[M]. 上海:上海科学技术出版社,1985.

[9] 顾伯华 . 外科经验选[M]. 上海:上海科学技术出版社,1985.

[10] 张仲景 . 伤寒论[M]. 上海:上海人民出版社,1976.

[11] 胡熙明 . 中国中医秘方大全·外科卷[M]. 上海:文汇出版社,1989.

[12] 胡晓峰 . 中医外科伤科名著集成[M]. 北京:华夏出版社,1997.

[13] 胡永年 . 现代中医男科学[M]. 武汉:湖北科学技术出版社,1994.

[14] 黄振鸣 . 疑难杂症[M]. 广州:广东科技出版社,1983.

[15] 江瓘 . 名医类案[M]. 北京:华夏出版社,1997.

[16] 张山雷 . 张山雷医案[M]. 北京:人民卫生出版社,1955.

[17] 李僖如 . 皮肤科疾病古今效方[M]. 北京:科学出版社,1998.

[18] 李元文 . 皮肤病[M]. 北京:人民卫生出版社,2002.

[19] 李忠 . 肿瘤[M]. 北京:人民卫生出版社,2002.

[20] 刘嘉湘,徐福宁,柏立群,等 . 当代著名老中医秘验单方选[M]. 北京:中国中医药出版社,1993.

[21] 刘学勤,董慧,王卫东 . 千家名老中医妙方秘典[M]. 北京:中国中医药出版社,1997.

[22] 陈士铎 . 洞天奥旨[M]. 北京:中国中医药出版社,1999.

[23] 陆德铭,何清湖 . 中医外科学[M]. 北京:中国中医药出版社,2001.

[24] 陆孝夫,杨思澍 . 中国现代名医验方荟海[M]. 武汉:湖北科学技术出版社,1996.

[25] 罗和古,曾令真,朱秋俊,等 . 中华名医医案集成·外科医案(上册)[M]. 北京:中国医药科技出版社,2005.

[26] 米一鹗.首批国家级名老中医效验秘方精选·续集[M].北京:国际文化出版公司,1996.
[27] 陈实功.外科正宗[M].北京:人民卫生出版社,1973.
[28] 陶华.伤寒六书[M].北京:人民卫生出版社,1990.
[29] 朱棣.普济方[M].北京:人民卫生出版社,1958.
[30] 南京中医学院.伤寒论译释[M].上海:上海科学技术出版社,1959.
[31] 南京中医学院方剂教研组.中医方剂学讲义[M].北京:人民卫生出版社,1960.
[32] 庞国明,董慧,郭炳新.实用专病专方临床大全[M].北京:中国中医药出版社,1994.
[33] 庞国明,李建新,周兴开.当代中国名医高效验方100首[M].北京:中国中医药出版社,1991.
[34] 彭建中.中医古今医案精粹选评[M].北京:学苑出版社,1998.
[35] 青岛台西医院.常见急腹症[M].济南:山东人民出版社,1974.
[36] 陈梦雷.医部全录[M].北京:人民卫生出版社,1982.
[37] 中医研究院广安门医院.朱仁康临床经验集[M].北京:人民卫生出版社,1979.
[38] 周智恒.现代中医药应用与研究大系·男性卷[M].上海:上海中医药大学出版社,1995.
[39] 祁坤.外科大成[M].上海:上海卫生出版社,1957.
[40] 沈金鳌.杂病源流犀烛[M].北京:中国中医药出版社,1994.
[41] 王孟英.王氏医案[M].上海:商务印书馆,1957.
[42] 魏之琇.续名医类案[M].北京:华夏出版社,1997.
[43] 许克昌.外科证治全书[M].北京:华夏出版社,1997.
[44] 邹五峰.外科真诠[M].上海:上海中医书局,1955.
[45] 上海中医药大学中医文献研究所.外科名家顾伯华学术经验集[M].上海:上海中医药大学出版社,2002.
[46] 张浩良.方剂精华词典[M].天津:天津科学技术出版社,1996.
[47] 张锡纯.医学衷中参西录[M].2版.石家庄:河北人民出版社,1974.
[48] 张志礼.张志礼皮肤病临床经验辑要[M].北京:中国医药科技出版社,2002.
[49] 宋祖敬.当代名医证治汇粹[M].石家庄:河北科学技术出版社,1990.
[50] 眭勋华.痔瘘病中医辨治[M].长沙:湖南科学技术出版社,1998.
[51] 谭新华,陆德铭.中医外科学[M].北京:人民卫生出版社,1998.
[52] 汤一新,王瑞祥.中国当代名中医秘验方临证备要[M].成都:四川科学技术出版社,1993.

[53] 唐汉钧.唐汉钧谈外科病[M].上海:上海科技教育出版社,2004.
[54] 唐汉钧.袖珍中医外科处方手册[M].上海:文汇出版社,2002.
[55] 唐汉钧.中医外科临床研究[M].北京:人民卫生出版社,2009.
[56] 天津市南开医院.中西医结合治疗急腹症[M].北京:人民卫生出版社,1972.
[57] 天津市南开医院,遵义医学院.新急腹症学[M].北京:人民卫生出版社,1978.
[58] 王沛,李曰庆,张燕生.中医临床大系·中医外科治疗大成[M].石家庄:河北科学技术出版社,1997.
[59] 王新华.中医历代医案精选[M].南京:江苏科学技术出版社,1998.
[60] 文琢之.中医外科经验论集[M].重庆:科学技术文献出版社重庆分社,1981.
[61] 吴恒亚.中医外科学教学病案[M].长沙:湖南科学技术出版社,2000.
[62] 夏翔,王庆其.历代名医医案精选[M].上海:上海人民出版社,2004.
[63] 邢锡波.邢锡波医案集[M].北京:人民军医出版社,1991.
[64] 熊曼琪,邓兆智.内分泌科专病与风湿病中医临床诊治[M].北京:人民卫生出版社,2000.
[65] 许履和.许履和外科医案医话集[M].南京:江苏科学技术出版社,1980.
[66] 禤国维.皮肤性病中医治疗全书[M].广州:广东科技出版社,1996.
[67] 陆德铭,陆金根.实用中医外科学[M].2版.上海:上海科学技术出版社,2010.
[68] 刘胜,陈达灿.中医外科学[M].北京:人民卫生出版社,2015.
[69] 李斌,陈达灿.中西医结合皮肤性病学[M].北京:中国中医药出版社,2017.
[70] 陈红风.中医外科学[M].北京:中国中医药出版社,2016.
[71] 陈红风.中医外科学[M].北京:人民卫生出版社,2002.